— 兰州大学教材建设基金资助 —

U0593075

# 思想铸魂 专业强基

## ——护理管理与人文修养案例集

主 编　韩　琳

副主编　王　青　武佼佼　张宏晨

编　者　（按姓氏拼音排序）

卜小丽　兰州大学护理学院

胡俊平　兰州大学第一医院（第一临床医学院）

李　艳　兰州大学护理学院

陶红霞　兰州大学护理学院

王　青　兰州大学护理学院

武佼佼　兰州大学护理学院

韩　琳　兰州大学护理学院/甘肃省人民医院

金明霞　甘肃省人民医院

吕　琳　甘肃省人民医院

王　娟　兰州大学第二医院（第二临床医学院）

王晨霞　甘肃省人民医院

张宏晨　兰州大学护理学院

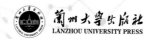

兰州大学出版社

LANZHOU UNIVERSITY PRESS

图书在版编目（ＣＩＰ）数据

思想铸魂 专业强基：护理管理与人文修养案例集 / 韩琳主编. -- 兰州 : 兰州大学出版社，2024.3
ISBN 978-7-311-06496-9

Ⅰ. ①思… Ⅱ. ①韩… Ⅲ. ①护士－修养－案例 Ⅳ. ①R192.6

中国国家版本馆CIP数据核字(2023)第112404号

责任编辑　张　萍
封面设计　汪如祥

书　　名　思想铸魂 专业强基——护理管理与人文修养案例集
作　　者　韩　琳主编
出版发行　兰州大学出版社　（地址:兰州市天水南路222号　730000）
电　　话　0931-8912613(总编办公室)　0931-8617156(营销中心)
网　　址　http://press.lzu.edu.cn
电子信箱　press@lzu.edu.cn
印　　刷　甘肃日报报业集团有限责任公司印务分公司
开　　本　787 mm×1092 mm　1/16
印　　张　24.5(插页2)
字　　数　569千
版　　次　2024年3月第1版
印　　次　2024年3月第1次印刷
书　　号　ISBN 978-7-311-06496-9
定　　价　68.00元

# 前　言

　　《健康中国2030规划纲要》强调，实施健康中国战略要不断提高人民健康和医疗卫生水平，加强医疗服务人文关怀，构建和谐医患关系。培养高素质护理队伍，提高护士人文素养，已成为新时代"建立优质高效医疗卫生服务体系、健全现代医院管理制度"的必然要求。为此，我们编写了《思想铸魂，专业强基——护理管理与人文修养案例集》一书。本书以临床护士岗位需求为基础，以护理工作者人文精神为核心，以真实临床案例为素材，以思政育人为原则，构建了教学内容体系，旨在帮助护理管理者、临床护士及在校护理学生打开科学的护理管理思维，提升护理管理中的领导艺术、沟通艺术，加强临床护理工作中的人文素养，更好地应对和解决临床工作中的管理难题、沟通问题及伦理困境等。

　　在编写宗旨上，本书以"强实践、励创新、重人文"的护理人才培养模式为宗旨，还原临床真实场景，深入挖掘临床案例及案例相关知识点中所涉及的思政元素，为护理管理学、护士人文修养、护理伦理学等护理人文课程的教学提供系统、深入的思政元素及实践案例。

　　在编写内容上，本书贯彻以患者为中心、以护士为主体的整体护理思想，力求符合临床实际，贴近患者需求，满足护士需要。本书参考了大量国内外护理文献，吸纳了近年来护理管理及护理人文的新理论、新进展、新思想，体现了新时期护理学专业的科学化、系统化、人文化。本书凝练、整合了护理人文核心课程，即护理管理学、护士人文修养、护理伦理学中的重要知识点，具体内容涉及护理管理理论及原理、管理职能、医院护理管理系统的基本结构和运作过程、人文关怀相关理论及方法、护士人际沟通、护理礼仪、护理伦理学基础理论及规范体系、临床实践中护理伦理道德、护理科研工作中的伦理道德等。

　　在编写结构上，本书分为护理管理编、护士人文修养编、护理伦理编三编29章，涵盖77个案例。每一章均围绕"知识传授、能力培养和价值塑造"三个目标凝练教学内容。在案例集具体编写过程中，首先，引入临床真实案例，提出案例思考题；其次，介绍案例中涉及的学科前沿及知识精粹；再次，依据学科前沿及知识精粹对案例进行全面、深入的分析和解读；最后，深入挖掘、提炼、引申案例中所富含的思政元素，提升案例的思政育人成效。

　　在思政育人上，本书紧密围绕习近平新时代中国特色社会主义思想，结合新时期中国特色护理事业发展的挑战和机遇，深化课程思政建设，深入挖掘案例中所蕴含的思政元素，落实思政育人方针政策。本书力求做到春风化雨，润物无声，培养护士及在校护理学生"敬佑生命、救死扶伤、甘于奉献、大爱无疆"的医者精神，塑造其"爱国爱党，为人民谋幸福"的家国情怀，树立其不忘初心、不畏困难、砥砺奋进的人生价值观。

　　本书可作为护理人才培养的教材或参考书，也可供各级护理人员自学、规范化培训或继续教育之用。

　　本书付梓之际，我们衷心感谢甘肃省护理质量控制中心、各参编院校及医院的大力支持，感谢全体编委老师的辛勤付出！

　　限于编写水平、时间和视野所限，不妥之处，敬请批评指正。

编者

2024年1月

# 目　录

护理管理编

# 第一章　绪　论

**引　言**

护理管理学既是一门科学，也是一门艺术。新时期的护理管理者应是掌握现代管理技巧、科学运用管理理论的践行者，是富有爱心、责任感的生命守护神，是胸怀宽广、具有向心力和凝聚力的领导者，是具有学识高、能力强、医学科学及社会科学等方面知识广泛的护理专家。"角色"一词最早来自戏剧，后被美国社会学家乔治·米德引入社会学中，指处于一定社会地位的个体，在实现与这种地位相关联的权利与义务时所表现出来的行为期望和要求的总模式。护理管理者在护理管理工作中扮演着诸多重要的角色，在平衡各角色职能的过程中也面临许多问题。角色理论可以帮助护理管理者更好地理解角色的概念，明确其工作职责，提高其管理能力。

## 学习目标

1. 知识目标：列举护理管理者应具备的基本素质；陈述明茨伯格的管理角色模式的主要内容。
2. 能力目标：应用明茨伯格的管理者角色模式开展护理管理实践。
3. 情感、素质和思政目标：培养爱国爱党情怀；强化群众意识；弘扬敬业奉献的职业精神；树立不畏艰险、迎难而上、敢为人先的职业态度。

## 【案例1】护理管理者的角色和素质

### "南丁格尔"黎秀芳

## 案例介绍

黎秀芳，祖籍湘潭，1917年出生于南京。年少时，黎秀芳在听完母亲讲述"提灯女神"南丁格尔的故事以后，便决心投身护理事业，矢志成为中国的"南丁格尔"。1936年夏，黎秀芳在南丁格尔精神的感召下，没有服从父亲让她学习法律或新闻的安排，考取了国立南京中央高级护士学校。1941年，黎秀芳从护士学校毕业，并以优异的成绩留校担任专职教员。

1947年，为解决护士奇缺的现状，西北第一所公立护士学校——兰州中央医院附设高级护士学校在兰州创建。由于黎秀芳在医院护理工作中表现特别突出，又曾是护校留任的专职教员，所以被聘为新护校的兼职教员，并参与新护校的全部筹建工作。当时的兰州经费奇缺，黎秀芳和她的同事们不得不自己动手筹办学校。没有教材，他们就根据自己的体会动手编写；没有教具，她和同事们就捐出被褥，把其改成教学用的绷带和棉纱。但这都不算什么，最大的困难在于没有生源。当时西北极为落后，学校四处张贴招生布告，却没有人报名。黎秀芳就走街串户，挨家劝说，即使这样，第一届高级护士班也只招来五名女学员。于是有人就泼冷水说："五个学生办什么学校？"黎秀芳却坚定地说："一个学生也要办，有了第一个，就会有第一百个，一千个。"在她眼里，这五名学员就是西北护理事业的星星之火，就是明天的希望。

1954年，在西北军区总医院，黎秀芳看到当时的护理工作不分轻重缓急，治疗时常有差错发生。她下定决心，要改变这种状况。为改进医院护理管理，黎秀芳住进医院体验患者生活。第一天，她所住的内科病房就出了问题。她和一个食物中毒的中年妇女以及一个肝硬化的老奶奶住在一起。晚上，一个护士"咚"的一声用脚踢开了门，然后提高嗓门喊："发药了，发药了，一床发药，二床发药，三床没药，咦，您不是黎校长吗？您没有药。"发完药后又"咚"的一声把门关上走了。熄灯后，得肝硬化的老奶奶一直痛苦地呻吟，声音时高时低。过了一会儿，黎秀芳听到另一张床上响了一下，食物中毒的中年妇女开门出去了，隔了好久都没有回来。黎秀芳不放心，起床去找，看见她坐在一个石凳上。黎秀芳就问她怎么不回去睡觉，中年妇女说："我听到护士喊你黎校长，你可以跟医院领导说说吗，把重患者和轻患者分开安排床位，这样谁也不影响谁。"就这样，经过一段时间的体验，黎秀芳就提出了"四轻"，即值班护士要走路轻、说话轻、开关门轻、操作轻；提出了"三级护理"，即把患者分为危重患者、一般患者、轻患者，并分病房安排，分等级护理。此后，黎秀芳还和同窗挚友张开秀创造性地提出了"三查七对"（服药、注射、治疗前后各查一次，核对床号、患者姓名、药品、剂量、浓度、时间、用法等）、"对抄勾对"等护理操作规程，她的学术成果在《护理杂志》发表。这些在今天看起来极其普通的理论，在60多年前却开创了我国护理制度的先河，将中国医院护理管理引向了有序的轨道，奠定了中国现代科学护理的基础。黎秀芳的学术成果一经公开，便迅速引起国际护理界的关注，苏联《护理杂志》将黎秀芳的《三级护理》一文全文转载，一些医院还纷纷按此理论规范护理工作。

黎秀芳晚年时，非常关注护理队伍的建设，她将精力放在调研军队护士学历结构、技术水平、人员配置等现状上，她在扭转重医轻护、提高护士待遇、发展护理教育等方面功不可没。黎秀芳终身未婚，没有子女，但却桃李芬芳，她的学生遍布全国各地，并成为全国护理队伍的中坚力量。1997年9月2日，"南丁格尔"奖颁奖大会上，时任国家主席江泽民亲手把那枚雕有南丁格尔半身像的奖章挂在她胸前，并向她表示祝贺。望着年近80岁，却依然一身戎装、神采奕奕的黎秀芳，江泽民感慨地说："你身体很好哇！你在西北工作了56年，了不起！"

虽然生活的年代相隔百年，但黎秀芳的人生经历却和南丁格尔的有着惊人的相似，她们都出身名门，受过良好的教育，但都选择了在她们生活的那个年代被视为地位低下的护士职业；她们都曾在战争中护理伤员，救死扶伤，是战士心目中的"女神"；她们都为护理教育事业倾注了自己的心血，一生桃李芬芳；她们都终生未婚。2007年7月9日，我国著名护理专家、全军首位"南丁格尔"奖获得者、兰州军区兰州总医院专家组成员黎秀芳在兰州走完了她平凡、高尚而又传奇的一生。

### 思考题

1.结合黎秀芳的事迹，阐述优秀的护理管理者应具备的基本素质。
2.分析黎秀芳在工作中承担的管理者角色。

### 知识精粹

1.护理管理者的基本素质

（1）身体素质

俗话说："身体是革命的本钱。"身体素质是管理者最基本的素质。护理管理者工作繁重，如果没有良好的身体素质为保障，将会失去承担管理工作最基本的条件，留下心有余而力不足的遗憾。因此，管理者只有拥有强健的体魄，才能肩负起繁重的生产、行政、指挥等任务。

（2）政治素质

政治素质是指人们从事社会政治活动所必需的基本条件和基本品质，是个人的政治方向、政治立场、政治观念、政治态度、政治信仰、政治技能的综合表现。护理管理者应具备较高的政治思想修养和道德品质，保持对护理管理工作和管理事业的热爱，具备强烈的事业心、责任感和奉献精神，能够正确处理国家、组织和个人三者之间的利益关系。

（3）知识素质

护理管理者不仅需要具备丰富的临床医学知识、护理学理论知识和实践技能，还应具备管理学知识及相关的人文社会科学、信息学、统计学等知识，以满足日趋复杂的护理工作和管理活动的需要。

（4）能力素质

护理管理者的能力素质是一个综合的概念，可以分为技术技能、人际技能和概念技能三类。技术技能是指管理者熟悉和精通某个特定专业领域的知识，并能将这些知识熟练应用于该领域具体工作的能力。人际技能是管理者与他人共事的能力，是协调、指导、激励组织中各类员工的能力。概念技能是管理者识别、分析、判断事件之间因果关系的能力，是管理者对复杂情况进行抽象化和概念化的能力。技术技能、人际技能、概念技能这三类管理技能都很重要，不同层次管理者所应具备的能力并不完全一致。高层护理管理者应具有更强的概念技能，基层护理管理者应具有更强的技术技能。

（5）心理素质

心理素质包括性格、兴趣、意志、情感等内容，良好的心理素质能够帮助护理管理者在面对复杂、繁重的工作时保持高度的工作热情和稳定的情绪。优秀的护理管理者既要培养事业心、责任感、心理承受能力等优良的心理素质，也要注意克服从众心理、急功近利等负面心理。

2.明茨伯格的管理者角色模式

明茨伯格在《管理工作的本质》中说："角色这一概念是行为科学从舞台术语中借用过来的，角色就是属于一定职责或者地位的一套有条理的行为。"明茨伯格将管理者在管理过程中需要履行的特定职责归纳为10种角色，又将这10种角色分为3类，即人际关系型角色、信息型角色和决策型角色。

（1）人际关系型角色

管理者所扮演的三种人际关系型角色分别是：代言者、领导者、联络者。代言者象征着护理管理者的权威，必须履行有关法律、社会、专业等方面的责任，如代表单位参加或举办各种护理会议，接待来访者，签订法律文件等。领导者要为组织制定清楚明确的目标及优先次序，这些将作为护理人员工作目标的依据，发挥引导、培育、激励护理人员的功能。联络者在工作中需要不断与上下级护理管理者、其他医务工作人员、患者及患者家属、后勤人员等进行有效沟通，保证各项护理工作协调、有序地开展。

（2）信息型角色

管理者所扮演的三种信息型角色分别是：监督者、传播者、发言人。监督者要持续关注组织内外环境的变化，以获取对组织发展有利的信息。传播者要在适当的时机、场合对上级管理者、下属护理工作者及护理对象等发布与医疗护理相关的各种信息。发言人要向外界、公众、护理对象、同行、媒体等发布信息，以提升组织形象，使组织内外部成员对组织产生积极的作用。

（3）决策型角色

管理者所扮演的四种决策型角色分别是：创业者、协调者、资源分配者、谈判者。创业者要适应不断变化的环境，在观念、思想、方法等方面做出创新与改革，以谋划和改进组织的现状与未来。协调者要使用协商、劝告、解释说明等手段，使冲突与矛盾的双方相互理解，求同存异，维持和谐、团结的工作氛围。资源分配者应结合组织的整体目标及计划，有效分配资金、材料、设备、人力等资源，保证各项护理工作顺利进行。谈判者应代表护理组织与其他管理者或组织内外部成员进行正式、非正式的协商和谈判，如向上级申请增加护理人员，提升护士福利待遇，改造病室环境等。

## 案例分析

1.结合黎秀芳的事迹，阐述优秀的护理管理者应具备的基本素质。

护理事业发展的关键是培养一支高素质的护理人才队伍。护理管理者的素质对于护理队伍的建设极为重要，其能力和行为会潜移默化地影响护理队伍、护理质量。因此，护理管理者应重视自身素质的提升。作为我国杰出的护理管理者，黎秀芳展现了良好的政治素质、身体素质、知识素质、能力素质和心理素质。

（1）政治素质

黎秀芳年少时便树立了"改变中华民族屈辱历史"的远大抱负，决心投身于护理事业，矢志成为中国的南丁格尔。她在职业生涯中，更是克服重重困难，不畏艰辛，牺牲个人的家庭幸福，投身于护理教育及护理管理事业。此外，黎秀芳一心向党，赤诚奉献，曾先后6次申请入党，在她61岁时如愿加入了中国共产党。以上这些都体现了黎秀芳过硬的政治素质。

（2）身体素质

黎秀芳一生兢兢业业、克己奉公、无私奉献，曾担任多种职务，为中国护理事业的发展做出了重大贡献。在她80多岁领取南丁格尔奖章时，依然一身戎装，神采奕奕，连江泽民总书记都夸赞她身体好，展现了她良好的身体素质。正是因为有良好的身体素质作为保障，黎秀芳才能够为我国护理事业的发展画上浓墨重彩的一笔。

（3）知识素质

黎秀芳年少时便决心投身护理事业，1941年，她从南京中央高级护士学校毕业，并以优异的成绩留校担任专职教员。此后，黎秀芳曾赴北京协和医学院师资班进修，丰富了护理理念和护理知识。1981年，黎秀芳去美国探亲期间，放弃了与亲人的团聚时光，参观了加利福尼亚的护士大学、斯坦福医院等11所医学院校和医院，还把父亲留给她的美元全部买成了医护书籍，背着大包小包的笔记、资料回到了祖国。黎秀芳一生兢兢业业，通过广泛的学习和实践，不断积累护理知识，并著书立说，为我国护理理论的开创和护理知识的积累做出了重要贡献。

（4）能力素质

黎秀芳年少时便立志成为中国的南丁格尔，她接受过专业、系统的护理教育，能够有序、出色地开展临床护理实践和护理教育工作，并有效协调、指导、激励护士，展现了良好的技术技能及人际技能。作为我国优秀的护理管理者、护理教育者，黎秀芳能够有效识别、分析、判断事件之间的因果关系，对复杂情况进行抽象化和概念化。她著书立说，创造并传播护理新知识、新理论，开创了我国护理制度的先河。她关注军队护士学历结构、技术水平、人员配置等重要问题，在扭转重医轻护、提高护士待遇、发展护理教育等方面做出了重要贡献，展现了良好的概念技能。

（5）心理素质

黎秀芳经历了中国大变革、大动荡的年代，目睹了中华民族积贫积弱的社会现实，逐渐树立起了"改变中华民族屈辱历史"的远大抱负。黎秀芳选择到祖国大西北支援护理事业的发展，年少时便与家人分开，直到1981年组织批准她出国，她才与家人在分别34年之后团聚。此外，黎秀芳奉献护理事业，终身未婚，膝下无子女，临终前，还将平生积攒的80万元存款全部捐献给兰州军区总医院，设立"为兵服务奖励基金"，鼓励医务人员努力为兵服务。以上事迹均彰显了黎秀芳坚毅的人格品质和强大的心理素质。

2.分析黎秀芳在工作中承担的管理者角色。

黎秀芳在工作中担任过多种管理者角色，曾历任西北军区第一陆军医院高级护士学校校长、兰州军区总医院附设护士学校校长、兰州军区军医学校副校长、兰州军区总医院专家组成员、全军护理专业组组长、全军护理专业委员会顾问、中华护理学会副会长等职。黎秀芳关注护理人才培养、护理队伍建设，代表护士出席各种护理会议并发表重要演讲，与其他医务工作人员、患者不断沟通、联系、合作，共同改进护理教育与护理管理质量，扮演了管理者角色中的人际关系型角色。黎秀芳持续关注组织内外环境变化，学习并引进国内外先进的知识及技术，在实践的基础上，总结经验，著书立说，传播先进理念与知识，扮演了管理者角色中的信息型角色。黎秀芳致力于提高护士待遇、发展护理教育、扭转重医轻护的局面，立足护理实践，从实践中总结经验教训，发现问题，并创新性地提出"三级护理""三查七对""对抄勾对"等护理制度，扮演了管理者角色中的决策型角色。

### 思政元素

1.弘扬爱国主义精神

五四运动以来，爱国主义成为驱动中华民族不懈奋斗的精神主基调，从而为中华民族实现凤凰涅槃、浴火重生提供了重要精神动能。习近平总书记指出："当代中国，爱国主义的本质就是坚持爱国和爱党、爱社会主义高度统一。"这一重大论断，丰富和深化了对爱国主义精神的理解，对于新时代坚持和加强党的全面领导，坚持和发展中国特色社会主义，实现中华民族伟大复兴的中国梦，具有重要指导意义。黎秀芳一生对党忠诚，为国尽责，为民奉献，作为新时代护士，吾辈当以黎秀芳先生为榜样，爱党爱国，将自己的命运和国家的命运紧密联系在一起。

2.坚持护理工作的群众路线

"一切为了群众，一切依靠群众，从群众中来，到群众中去，把党的正确主张变为群众的自觉行动。"这是《中国共产党章程》中对群众路线的表述。黎秀芳在工作中把人民情怀深植于灵魂血脉，深入医院体验患者的就医流程，充分了解患者所思、所想、所需，创造性地提出"三级护理""三查七对"等护理制度。新时代护理工作者，必须坚持践行党的群众路线，充分了解患者的疾苦、愿望、要求以及困难，以此为依据改进护理服务，更新护理知识及技术，更好地服务患者。

### 3. 树立敬业奉献的职业精神

黎秀芳一生历经磨难而坚韧不拔，毕生为发展中国护理事业而孜孜不倦地工作，对我国护理事业做出了卓越贡献。在工作学习中，我们应不懈努力，接续奋斗，敬业奉献，秉承南丁格尔精神，秉承"敬佑生命、救死扶伤、甘于奉献、大爱无疆"的医者精神，将患者和人民的利益放在首位，为护理事业发展贡献自己的力量。

（武佼佼）

# 第二章 管理理论和原理

**引 言**

历史是一部最富哲理的教科书。管理理论是对管理实践中积累起来的经验进行提炼和总结，在不断演变的历史环境与社会发展阶段的影响下，逐步形成对管理活动系统性、规律性的认识，从而对管理实践活动起到指导与推动作用。随着医疗卫生体制改革的不断深入和医学发展模式的持续转变，护理管理也迎来了新的发展机遇。在实际的护理管理工作中，护理管理者会遇到许多新问题，如何解决这些问题，如何防止类似问题再次发生，护理管理者需要基于已有理论和经验，对现存问题的性质、原因及对策进行科学的判断和预估，灵活处理，进而在实践中不断丰富管理理论和原理。

## 学习目标

1. 知识目标：识记泰勒的科学管理理论的主要内容。
2. 能力目标：理解并应用国内外管理思想，以及现代管理理论各个流派的基本观点。
3. 情感、素质和思政目标：实践科学发展观；树立正确价值观；培养科学探究及创新精神。

## 【案例2】科学管理理论

### 如何科学管理新科室？

#### 案例介绍

从某知名大学的护理学专业本科毕业后，李枫到该市最大的三级甲等专科医院的心血管内科病房工作。工作五年来，她的业务能力不断提升，从护师到主管护师，逐渐成长为责任组长、科室业务骨干。去年医院成立了老年心血管介入病房，经过民主推荐、竞聘和考核等环节，李枫被任命为该病房的护士长。

李护士长上任后，积极带领科室护士创先争优。除了常规管理工作，她经常抽空协助科室护士完成临床护理工作，比如办理患者出入院手续、静脉输液、物理治疗、静脉采血等，病区里总能见到李护士长忙碌的身影。

由于这是新组建的病房，护士们来自不同的科室，工作习惯也不尽相同，个别护士执行护理技术规范总是出错。为了完成科室工作，李护士长常常要求大家集体加班。长此以往，护士经常拖班，工作效率不高，已经完成工作的护士也因为其他人还在加班而不好意思正常下班。

渐渐地，科室里听到了一些不和谐的声音：

办公护士："护士长也真是的，今天早上帮我办理患者入院手续，入院记录单只填了个表头，入院评估和宣教没做完就被叫去开会了，我核对完医嘱也没顾上再详细看内容，直接把材料放入病历，害得我这份护理病历质控被扣分。"

护士A："就是就是，早上我给6床输液呢，她进来帮忙给7床打针，治疗车上被弄得一团乱。我们以前科室早上就是这么做治疗的，可是她说流程不对，她做完的治疗我又得梳理一遍。"

护士B："哎，我的工作节奏也老是被她打乱。因为她，我错过了11床患者抗生素皮试结果的观察时间，我跟患者解释了半天才处理好，知道她是好心想帮忙，却反而帮了倒忙。"

渐渐地，李护士长觉得大家和她有了距离感，特别是年轻护士都不愿意和她交流。她感觉很孤独，却又找不到问题的根源，不禁开始怀疑自己的能力。

苦恼的李护士长找到护理部主任诉说了自己的困惑，经过与护理部主任沟通，她明白了科学管理的重要性，她开始改变思路：①以患者为中心，重视基础护理和患者满意度提升，严格落实责任制整体护理，按照护士层级进行职责分工，并逐项落实，实现科室系统化运转；②科学计划和决策，根据科室专科特点，护士长带领大家从制定科室工作制度和规范入手，建立科室常见的冠心病、心律失常、心力衰竭等疾病临床护理路径，严格落实交接班、查对、临床抢救等各项核心制度，设计和使用专科健康教育手册，加强健康宣教工作；③分析科室管理的薄弱环节，完善单病种护理质量管理与持续改进流程，科室质控小组不定期进行质量督导，保障护理质量持续改进；④规范业务查房，加强业务学习，科室定期进行专项培训和案例学习，重视专科人才培养，定期选派骨干人员外出进修学习，要求护士坚持完成学习和自身知识更新。以科学管理为核心，以目标管理为手段，科室各项工作得以顺利开展。

**// 思考题 //**

1. 本案例体现了科学管理理论的哪些方面？

2. 本案例中李护士长是否存在管理者角色转变方面的问题？应如何解决？

## 知识精粹

### 1.泰勒的科学管理理论

弗雷德里克·温斯洛·泰勒（Frederick Winslow Taylor），1856年出生于美国费城，是西方古典管理理论的主要代表人物之一，是科学管理运动的创始人，被公认为"科学管理之父""理性效率的大师"。泰勒的科学管理思想深深地扎根于系列科学实验，使管理成为一门真正的科学。1911年，他的管理学著作《科学管理原理》出版，标志着一个管理新时代的到来，当代许多重要的管理理论都是继承和发展于泰勒的科学管理理论。

在泰勒之前，管理就一直存在，但是很少有人去分析每个人所做的努力是否有效，也很少有人去思考大家已经习惯的做法是否可以改变，而泰勒却关注到了这些问题。年轻时的泰勒在工厂的基层工作，在平日实践过程中，他发现工厂里的许多管理机制都存在不足，无法做到"人尽其才"，劳动生产水平未能提高到应有的程度。因此，需要对现有管理方法进行改革，寻求一种更有效的管理机制，以提高生产效率，发挥工人的最大效能。基于这些问题，泰勒提出了一系列实验，包括铁锹实验、搬运实验和金属切削实验等三大经典实验，并在此基础上，梳理总结出了科学管理理论，即著名的"泰勒制"。它强调将工人的工作细分，并设立一个工作标准，作为工人绩效考核及奖惩的标准。科学管理理论是一个综合概念，它不仅是一种思想、一种观念，也是一种具体的操作规程。其内涵主要体现在：①为每项工作开发科学的操作方法，制定科学的工艺流程和劳动时间定频；②科学地选择和培训工人，废除师徒制；③采用计件工资制度，实现按劳分配；④管理与劳动分离，管理者制订计划，劳动者执行计划，管理者与劳动者密切合作，以保证按规定的科学程序完成所有工作。

### 2.科学管理理论在护理管理中的应用

为了提高护理工作效率，节约护理人力，护理管理者运用科学管理理论，逐步形成了以工作内容分工为基础的功能制护理模式，即按照护理工作内容分配护士工作，发挥每位护士的特长，分工明确，使工作效率大大提高。同时，护理管理者制定护理技术操作标准和规范，并对护士进行操作标准、规范的培训和质控监督，通过提高护理技术操作的标准来提高护理工作效率。目前，护理管理中采用的科学管理理论的核心是以患者为中心，由责任护士对患者实施有计划、有目的的整体护理。在临床工作中实行的是责任制整体护理，即根据病房床位数配备护士，合理分工，为患者提供全面、全程、连续的护理，满足患者的病情需要。

### 3.临床护理路径

常用的护理质量管理方法有PDCA［计划（plan）、实施（do）、检查（check）、处理（act）的首字母组合］循环、根本原因分析法、临床路径和追踪法等。临床护理路径主要是针对特定患者群体，以时间为横轴，以入院指导、入院诊断、检查、用药、治疗、护理、饮食指导、健康教育、出院计划等护理手段为纵轴，制作一个日程计划表，对何时该做哪些检查、治疗及护理，病情达到何种程度，何时可出院等目标进行详细描述与记录。

临床护理路径是包含了循证医学、整体护理、健康教育以及持续质量改进在内的标准化护理方法，具有时间性和顺序性的显著特点。临床护理路径的实施使护理工作不再是盲目机械地执行医嘱或等医生指示后才为患者实施治疗护理，而是有计划、预见性地进行护理工作，避免了常规护理模式的随意性，使护理过程更加规范化、标准化，具有较强的临床适用性。

## 案例分析

1.本案例体现了科学管理理论的哪些方面？

护理管理是一门科学性、系统性的工程，是促进人的身心疾病康复和维护人类身心健康的科学。随着医疗体系的不断变革升级，护理管理的内容不断扩充和拓展。新科室面临着诸多新问题亟须解决。因此，本案例中新科室成立后的各项护理管理工作的有效开展和实施，是科学管理在护理实践中的最直观体现。

（1）建章立制，转变护理模式

1）落实责任制整体护理。目前，医学模式已由"生物医学模式"转变为"生物—心理—社会—环境医学模式"。但是在本案例中，由于科室新成立，大多数护士的护理职能定位和角色定位不够准确，仅重视执行医嘱和落实治疗性措施，注重护理操作技术，遵循功能制护理模式，临床实践中并未完全践行责任制整体护理。目前临床中也常见护士忽视或者淡化患者病情的观察判断、心理护理及健康教育等工作。因此，作为管理者，护士长应该明确并严格落实责任制整体护理，以现代护理理念为指导，为患者提供优质的整体护理。

2）建章立制。俗话说："无规矩不成方圆。"不同的文化层次、心理、需要、行为和动机等使护士形成了差异化的个体和群体行为，健全的护理管理制度可以有效地约束护士个体和群体的多元化行为。不健全的护理管理制度会造成护士责任意识缺失，长此以往，护理工作中的差错就会频频发生，严重影响护理质量，产生护理安全隐患。本案例中，新成立的科室由于缺乏明确的规章、制度和流程，工作流程容易混乱。护士长作为管理者，应该分析造成此种无序的原因，尽力抓主要矛盾，思考如何通过有效的方法，使无序变为相对有序，从而整合资源，把复杂无序的工作规范化、简单化、标准化。

3）建立临床护理路径。临床护理路径是一种科学规范、行之有效的护理手段，是可以将复杂的临床工作规范化、标准化的有效工具，对推动临床护理实践向标准化、高效化、精准化发展具有重要意义。针对本案例中的专科疾病护理，临床护理路径可以通过循证护理寻找最佳证据，包含整体护理理念，以及质量持续改进的标准化、系统化的护理管理方法，可以有效避免常规护理模式的随意性，使护理过程更为规范、标准。

（2）强化专业素质，提高管理能力

科学管理理论强调科学地选择和培训人员；把管理与劳动分离，管理者制订计划，劳动者执行计划。

1）提升护士专业素养。护士的专业素养、综合素质和道德培养在护理过程中非常重要，是护理不可缺少的重要组成部分。加强护理理论知识和临床实践技能培训，尤其对于本案例中涉及的开展新技术、新业务的科室来说，护士的专业素养提升是关键，提高自身素质修养，正确处理护患关系，掌握疾病的发生发展规律和操作技术规程，是促进患者早日康复、提高医院护理质量的重要保障。

2）提高护理管理者的素质。首先，护士长作为管理者，必须明确自身岗位职责，护士长是医院护理队伍中的基层管理者和组织者，是科室护理工作的具体领导者和指挥者；管理劳动是发生在共同协作生产全过程的指挥、协调、监督的劳动，它与直接生产工人的劳动一样属于生产劳动，而且是一种高水平、全局性的生产劳动。其次，大部分护理专业教育多注重护理知识及技能，而对护理学生的管理思维、职业素养等涉及较少，直接影响了护理管理队伍的整体素质和综合能力，在面临新科室成立、新技术开展和患者需求不断增多等新情况下更多的问题和困难不断显现出来。因此，护理部应该重视中层护理管理者的岗前培训，及时指导，确保新护士长上任后尽快完成角色转变，平稳顺利地完成工作交接，全面接管科室的护理管理工作。

2.本案例中李护士长是否存在管理者角色转变方面的问题？应如何解决？

护士长作为深入临床一线的基层管理者，其理念必须适应新形势的需要。本案例中李护士长存在角色转换与适应不良的问题。针对此问题，李护士长可以从以下两方面进行改进：

（1）护士长的角色定位与转变

准确进行护士长的角色定位，顺利实现从护士到护士长的角色转变，是一名普通护士成长为合格护士长的关键。科学管理理论强调要把管理与劳动分离，管理者制订计划，劳动者执行计划，管理者与劳动者要密切合作，以保证按规定的科学程序完成所有工作。护士长应该是医院政策的执行者、护理质量的控制者、利益关系的协调者、护理队伍的建设者，以及科室文化的培育者，李护士长要完成从护士到护士长的角色转变，必须提高综合素养，增强抗压能力，改进沟通方式，加强领导艺术。

（2）护士长的思想认识与转变

作为一名新护士长，李护士长不仅要关心护士工作任务的完成情况，关心护士个人的需求和愿望，还要关心护士个人发展和智力开发，充分信任护士的能力。第一，在用人时，要善于发挥每个护士的特长。护士长的用人原则是求其人之所长，而不求其人为完人。第二，要信任护士，充分认识护士的主观能动性和智慧，充分发挥每个人的聪明才智，鼓励创新，建立激励机制，如及时采纳好的管理方法，在经济上给予奖励，多创造学习机会等，使大家形成良好的学习氛围，使整个护理队伍充满活力。

只有在护士长和护士之间建立起一种相互信任、相互尊重的合作关系，为了共同的目标，创造一种和谐向上的工作环境，才有利于调动大家的积极性，提高工作效率。

## 思政元素

1.树立科学发展观

任何一门学科的发展史，都是一部科学探索发现的历史。前人在追求真理的过程中不断探索，寻找规律，造福人类。科学化是临床护理管理的重要趋势和基本特点。如何对护理工作进行科学化管理，最大限度地发挥每位护士的积极性，为患者提供更有效、更舒适、更标准的护理服务，是新时代护理管理者面临的主要问题。如护士长既要管理、协调下属的业务工作，又要面对病区的患者和家属，还要处理好与医疗相关部门的关系，每天会遇到一些意想不到的问题。这就要求护士长必须学会科学化管理，从而提高管理效能。

2.具备主动学习的思想意识

《礼记·学记》有云："玉不琢，不成器；人不学，不知道。"高质量的护理来自不断学习，护士长要及时指导护士确立正确的学习目标，产生积极的学习动机。培养护士良好的学习动机不是一朝一夕的事。在对护士进行学习目标教育时，要把近期的具体目标、长远目标、远大理想结合起来。积极调动护士的学习积极性，使护士从被动学习变为主动学习。本案例中，在新科室建立和科室管理过程中，尤其在新事物、新技术不断快速发展的现代社会，护士长应该营造全科室良好的学习氛围，不断激发护士的学习积极性。在工作中让护士参与科室决策的制订。例如，制订疾病标准护理计划、教育计划等，通过查找资料等，逐渐使护士养成学习的习惯。

# 【案例3】行为科学理论

## 为什么都不选重点科室？

//// 案例介绍 ////

某三甲医院护理部对结束轮转的60名新护士进行意向工作科室的填报摸底。结果让护理部李主任十分意外，居然没有一个护士填报发展势头很好的重点科室——内分泌科。内分泌科是该市重点建设学科，近年来开展了多项新业务、新技术，发展速度快，患者收容量大。为了配合科室的发展需求，去年护理部专门为其配备了一位具有硕士学位的护士长，在护士配置时也给予倾斜，调配了几位护理骨干至该科。李主任很是困惑：按道理，该科室对新护士应具有较强的吸引力，但是为什么大家都不填报这个科室呢？

护理部李主任在找新护士谈话后了解到，原来是内分泌科护理单元的工作氛围、人际关系及奖金分配制度让大家望而却步。科室医疗工作迅速发展，自然对该科室的护理工作提出了较高的要求，护士长面对医疗发展带来的压力和挑战，期望新护士能尽快适应护理工作并做出成绩，于是采取了"高压锅"式的管理方法。她上任后不久，便在科室推出了一系列内部刚性制度，要求多，标准高，并与奖金挂钩，意在快速推动护理工作。但制定制度时临床护士没有参与，制度实行前也没有讲解、沟通、反馈和修改的过程，制度执行后，虽然护士提出了许多不合理之处，如处罚多于正面激励，可护士长为了树立其权威，仍坚持推行新制度。工作中，护士长要求护士对工作讲奉献、讲付出；当护士个人或家庭遇到困难时，护士长也常常以不能影响工作为由，一概要求自己克服。

除此之外，护士长在科室奖金分配、排班、绩效考核等涉及护士切身利益的问题上也十分武断，一个人说了算。在护士长这种高压管理下，科室工作气氛紧张，护士长与护士关系疏远，缺乏相互信任；护理队伍士气低落，护士不愿意多做一点分外工作，工作中缺乏相互支持与合作。高年资护士因没有得到护士长的尊敬、信任和关心，工作消极，其负性情绪也传递给了年轻护士；年轻护士因对工作安排和奖金分配不满，敢怒不敢言，有些护士甚至想要辞职。该科室的管理方式、工作氛围与紧张的人际关系在轮转护士中口口相传，因而出现了上述结果。

### 思考题

1.本案例中护士长的管理存在哪些问题？

2.针对上述情况，这位护士长应如何改变管理方式呢？

### 知识精粹

1.中国传统管理思想——"重人"

中国是世界上历史最悠久的文明古国之一。早在五千年前，中国已经有了人类社会最古老的组织——部落和王国，有了部落的领袖和帝王，也就有了管理；商、周时期已形成了组织严密的奴隶制和封建制的国家组织，出现了从中央到地方高度集权、等级森严的金字塔形的权力结构。"重人"是中国传统管理的一大要素，包括两个方面：一是重人心向背；二是重人才归离。要夷定天下，治好国家，办成事业，人是第一位的，故我国历来讲究得人之道、用人之道。得民是治国之本，欲得民必先为民谋利。先秦儒家提倡"行仁德之政"，"因民之所利而利之"（《论语·尧曰》），《管子》说："政之所兴，在顺民心；政之所废，在逆民心。"要得人才，先得民心，人心所归，方能群才荟萃。

2.梅奥人际关系理论

乔治·埃尔顿·梅奥（George Elton Mayo），是哈佛大学心理专家，美国管理学家，著名行为科学家，人际关系理论创始人，美国艺术与科学院院士。1924—1932年，他在美国西方电气公司霍桑工厂进行了为期8年的霍桑试验，研究组织管理与生产效率之间的关系，先后发表代表性著作《工业文明中的人类问题》《工业文明中的社会问题》。人际关系理论强调管理者必须考虑工作场所的人性层面和社会层面，而不应该只沉迷于组织技术的提高。梅奥历时近8年进行了4个阶段的霍桑试验（照明试验、福利试验、访谈试验、群体试验），发现生产效率不仅受生理、物理等因素的影响，更重要的是受社会环境、社会心理等方面的影响，这与科学管理只重视物质条件，忽略社会环境、社会心理对工人影响相比较而言，是个重大的新发现。

梅奥的人际关系理论的主要观点和贡献：

（1）工人是"社会人"，而不是"经济人"

梅奥提出用"社会人"假设来取代"经济人"假设，认为影响工人劳动热情更重要的是社会心理因素。对于工厂所有者来说，仅有富有人性的公司政策、详细的生产计划和蓝图是远远不够的。在一个正式组织中往往会存在一个"非正式组织"，同时会有"非正式领导人"。由于这些"非正式组织"是人们通过人际关系和感情的沟通无意识形成的，这些组织能更自然地协调组织内部的关系或矛盾。正式组织的管理并不能使每一个组织内的成员都满意，都对它产生感情，即使有激励措施，也无法完全调动员工的积极性，员工不能投入全部热情。因此，管理者不仅要重视工作，还要注重关爱人，满足人的社会需求，为员工营造良好的人际关系氛围，使员工有归属感和整体意识。

（2）新型领导重视提高工人的满意度

在决定劳动生产率的因素中，第一个因素是员工的满意度，生产条件和工资仅为第二个因素。对员工本性全面、准确地把握，就要求改变管理方式，即管理必须按照社会人的要求来对待和激励员工，多方面满足员工的需求。这既是提高管理效率的途径，也是检验管理能力的标准。员工对公司的满意度越高，士气就越高，生产效率也就越高。

（3）发现霍桑效应

霍桑效应，或称霍索恩效应，是指那些意识到自己正在被别人观察的人具有改变自己行为的倾向，是心理学上的一种特征。比如让员工将自己心中的不满发泄出来；由于受到额外的关注而引起绩效上升或更加努力。霍桑效应告诉我们：从旁人的角度看，善意的谎言和夸奖真的可以造就一个人；从自我的角度看，你认为自己是什么样的人，你就能成为什么样的人。当自己受到公众的关注或注视时，学习和交往的效率就会大大增加。因此，我们在日常生活中要学会与他人友好相处，明白什么样的行为才是同学和老师所能接受和赞赏的，我们只有在生活和学习中不断地增加自己的良好行为，才可能受到更多人的关注和赞赏，这也有助于我们不断进步，并充满自信。

// **案例分析** //

1.本案例中护士长的管理存在哪些问题？

（1）管理方式机械

本案例中，护士长的工作大多"以工作任务为中心"，持续进行计划、组织、领导、控制等；护士则忙于按岗位职责、规章制度、法律条例等完成病房的具体工作，下班后各自回家。护士长和护士之间几乎没有沟通，即使沟通也仅限于工作方面的事情。护士的想法、困惑、挫折、痛苦等只能埋在心里，或者仅在护士之间交谈。护士的很多心理活动和思想情绪甚至合理要求，管理者往往难以把握，这对护士长开展工作极为不利，同时护士的问题和压力也得不到及时发现与解决。

（2）缺乏激励艺术

研究显示，护士长与护士之间的互动关系会直接对部门内护士的工作行为产生影响。本案例中，尽管护士对本职工作较为满意，但也会由于管理氛围等因素而出现不满以及逆反等心理。护士的工作满意度会直接影响其工作质量，其工作满意度越高，护士对待工作的态度越好，工作质量越高。在护理管理的过程中，护士长应注意发现护士的优点，并给予适当的鼓励和表扬。尤其针对新入职以及低年资护士，护士长应通过管理方式的改变来尽量满足护士在人际关系以及职业发展中的需求，适当对护士的工作追求等进行引导，根据具体的工作特点对护士进行有规划的培养，协助新护士对职业生涯进行规划，从而促进护士职业成就感的增加。

2.针对上述情况，这位护士长应如何改变管理方式呢？

（1）尊重护士

在临床护理管理实践中，护士长要以尊重为核心，尊重护士的人格，保护他们的自尊，让他们充分体会自己与他人在人格上是平等的，体谅他们的苦衷，正确地处理护患摩擦，不在患者面前训斥他们，而是一起分析问题的原因，让他们从心灵深处认识到错误，并从中吸取经验教训，正确对待成绩与过失。

（2）加强沟通，适时激励

工作中必须多沟通，要有人情味，让护士感到自己在工作中的地位和价值，使他们乐意去完成工作任务，主动达到高质量的护理目标。护士长应逐步将管理方法从"单向灌输、机械检查型"转变为"双向沟通、耐心指导型"；从发生问题时的"严厉训斥"到分析原因、举一反三的"温情讲解"；从出现困难后的"克服困难"到换位思考后的"设法解决"。护士长要鼓励护士积极学习，经常与他们沟通，关心他们的生活和学习，不对他们横加指责，防止他们产生压抑心理和紧张情绪，甚至逆反心理，从而使护士长和护士的感情融洽。护士长在批评教育时要注意方式方法，让护士产生积极的不甘落后的心理，在和谐的气氛中达成共识，增加彼此的亲和力，提高凝聚力。

（3）提高自身素质

护士长要加强个人业务学习和研究，不断提高理论水平，接受新知识、新信息，树立新观念；要做本专业的带头人，在学术上要领先掌握本专业的最新发展动态，对护理工作的薄弱环节、安全隐患做到心中有数，防患于未然；要广泛涉猎人文、管理等方面的专业知识，在工作中培养管理能力，使自己逐渐成为一名既懂专业又善管理的合格人才，用自己的言行给护士做示范、做榜样。研究表明，护士长的领导行为与护士间的团结度呈正相关关系。即护士长越重视工作绩效和团队维系，其所管理的护士团结度越高；护士长领导行为不仅能够影响护士的工作满意度，而且能够影响护士的离职意愿。因此，护士长要充分认识工作绩效和团队维系中领导行为的重要性，通过个人领导行为的改善来增强护士的团结度，形成融洽的工作氛围，提高工作效率，加强学术交流，降低护士离职率，节约人力资源成本，促进护理事业更快、更好地发展。

## 思政元素

1.坚持以人为本

党的二十大报告指出："江山就是人民，人民就是江山……治国有常，利民为本。为民造福是立党为公、执政为民的本质要求。"坚持以人为本，注重人文关怀，是医院思想政治工作顺应时代的客观要求。在医疗卫生体制改革进一步推进和医疗市场竞争日益加剧的形势下，坚持以人为本、注重人文关怀，是思想政治工作的正确方向，是确保医院思想政治工作成效的新理念，是有效开展医院思想政治工作的内在需求。随着社会主义市场经济的进一步发展和医疗卫生体制改革的进一步深入，医院思想政治工作面临着新的挑战，加上医患诚信危机凸显，医护人员心理压力剧增，医患关系成为社会舆论焦点，这些都给医护人员开展思想政治工作增加了难度。同时，医院坚持以人为本，关注医务人员感受，是创建和谐社会的客观要求，是增强医院思想政治工作吸引力和感染力的有力措施。

### 2.注重培养团队精神

团队精神是指团队的成员为了团队的利益和目标而相互协作、尽心尽力的意愿和作风。团队精神能推动团队运作和发展，培养团队成员之间的亲和力，有利于提高组织整体效能。要对患者实施生理、心理、精神及社会文化等全方位的整体护理，团队精神十分重要。如何培养一支充满团队精神的高素质护理队伍，是护理管理者努力探索的课题之一，也是全面提高护理质量的重要保证。护理管理者只有从实际出发，才能建设一支有崇高精神和过硬本领的护理团队，才能更好地把不同年龄、不同性格、不同岗位、不同素质的护士团结起来，以强大的整体合力，为医院管理创新、护理质量提升贡献力量。

# 【案例4】现代管理理论

## 疫情防控中的护理人力资源管理

//**案例介绍**//

2019年12月，新型冠状病毒肺炎爆发。疫情防控过程中，某三级甲等医院护理部韩主任按照"管理靠体系、调配按需求、培训有针对、使用要弹性、绩效显效果"的原则进行人力资源配置与管理。建立"主管院长—护理部—重点科室护士长"三级护理防控管理体系，形成了医院防控工作领导组、职能管理部门和重点科室之间的相互联动。一级决策层，即主管院长，主要任务是结合国家、省卫生健康委员会及医院总体部署要求，进行统筹安排与协调管理；二级控制层，由护理部主任、副主任负责，根据医院总体部署的规划和目标，结合医院护理工作实际情况，制定防控工作相关制度与流程、护理人力资源调配方案等；三级执行层，由各临时工作点和相关科室护士长负责，主要任务是落实医院护理防控管理制度及人力调配。全面评估护理人力资源，合理配置护理人力资源，采用"梯队递补"的方法，对三级执行层各临时工作点和科室进行"分批次、有计划、有重点"的人力配置与调度，按照"培训有针对"的原则分别进行全员培训和专项培训，对护士进行动态管理、弹性排班，按照岗位职责、工作量、风险程度、技术难度等指标进行绩效考核。

面对突发的新型冠状病毒肺炎疫情，作为省级直属三级甲等医院，在举国上下抗击疫情的关键时期，该医院在护理部的统一领导下，护士分工明确、责任清晰，确保防控工作切实有效落实，医院护理人力资源管理秩序井然，培训规范有序，医护人员零感染。

### 思考题

1. 本案例体现了哪些管理理论？
2. 本案例中，上述理论如何在护理实践中应用？

### 知识精粹

#### 1.系统管理理论

系统管理理论的代表人物是美国的弗里蒙特·E.卡斯特（Fremont E. Kast）和詹姆斯·E.罗森茨韦克（James E. Rosenzweig）。该理论是20世纪70年代的产物，主要相关著作有《系统理论与管理》《组织与管理：系统与权变方法》。该理论认为，组织是由人们建立起来的相互联系并且共同工作着的要素构成的系统，系统的运行效果是通过各要素相互作用的效果决定的。任何组织都是一个开放的系统，系统通过和周围环境的相互作用，并通过内部和外部信息的反馈，不断进行自我调节，以适应自身发展的需要。系统管理理论主要应用系统理论的范畴、原理，全面分析和研究企业和其他组织的管理活动和管理过程，重视对组织结构和模式的分析，并建立系统模型以便于分析。系统管理理论提出了整体优化、合理组合、规划库存等管理新概念和新方法。

#### 2.权变管理理论

权变管理理论是20世纪60年代末70年代初在经验主义学派基础上进一步发展起来的管理理论，是西方组织管理学中以具体情况及具体对策的应变思想为基础而形成的一种管理理论，其代表人物是弗雷德·卢桑斯（Fred Luthans）。他1973年发表的《权变管理理论：走出丛林的道路》，1976年出版的《管理导论：一种权变学说》，系统地介绍了权变管理理论，提出了用权变管理理论可以统一各种管理理论的观点。权变管理理论的兴起有其深刻的历史背景，20世纪70年代的美国，社会不安，经济动荡，政治骚动，石油危机对西方社会产生了深远的影响，企业所处的环境很不确定。但以往的管理理论，如科学管理理论、行为科学理论等，主要侧重于研究加强企业内部组织的管理，而且以往的管理理论大多都在追求普遍适用的、最合理的模式与原则，而这些管理理论在解决企业面临瞬息万变的外部环境时又显得无能为力。正是在这种情况下，人们不再相信管理会有一种最好的行事方式，于是形成了一种管理取决于所处环境状况的理论，即权变管理理论，"权变"的意思就是权宜应变。权变管理理论强调组织和组织成员的行为是复杂的，不断变化的，这是一种固有的性质，而环境的复杂性又给有效的管理带来困难，所以没有一种理论和方法适合所有的情况，管理方式应随不同情况而改变。

## 案例分析

1.本案例体现了哪些管理理论?

本案例体现了系统管理理论和权变管理理论。

(1)系统管理理论

系统管理理论既注重组织内部的协调,也注重组织外部的联系,把组织内外作为一个相互联系的动态过程和有机整体;既关注组织结构,也关注管理的过程;既强调组织目标,又强调人的因素。本案例中,管理者在疫情防控过程中采用"管理靠体系、调配按需求、培训有针对、使用要弹性、绩效显效果"的原则进行人力资源配置与管理,就是系统管理理论的充分体现。医院管理和护理管理工作是一项复杂而系统的工程,管理者需要建立系统和整体的观念,明确系统的目的性,建立目标管理;运用系统的相关性,建立基于岗位管理的人力资源管理和绩效管理;把握系统的动态性,在管理目标的引导下实行动态管理,根据外界环境变化和反馈及时调整系统中不合理的环节和做法,逐步完善管理的系统性,提高管理的效能。

(2)权变管理理论

权变管理理论认为,成功管理的关键在于对组织内外状况的充分了解和有效的应变策略。权变管理理论以系统观点为理论依据,从系统观点来考虑问题,权变管理理论的出现意味着管理理论向实用主义方向发展前进了一步。这一理论的核心就是力图研究组织的各子系统内部和各子系统之间的相互关系,以及组织和它所处的环境之间的联系,并确定这种变数的关系类型和结构类型。它强调在管理中要根据组织所处的内外部条件随机而变,针对不同的具体条件寻求不同的最合适的管理模式、方案或方法。本案例中的突发公共卫生事件——疫情,就是组织外部状况的改变,护理管理者应随内外部环境的需要和要求而选择最佳的管理模式,提高自身的领导力,能够随机应变,做到因时制宜、因地制宜、因人制宜和因时制宜。

2.本案例中,上述理论如何在护理实践中应用?

(1)根据管理环境调整管理行为

充分发挥护士的专业优势,尤其是突发重大公共卫生事件时,管理者必须了解目前大环境中的主要工作任务,根据不同任务合理分配护士工作。在突发公共卫生事件时,如果不能充分重视、加强和发挥护士的作用,将是工作的重大失误。在发挥护士专业技能的同时,必须充分重视护理管理,护理管理者在不断变化的医疗活动和任务中,如果采用权变和系统管理理论,主动适应变化的环境,及时调整管理的思想和方法,在特殊的环境中实现变通,就可达到有效的管理。但权变应随情况不同而变,其实质是辩证唯物主义的应用和体现,而不是紊乱的、非科学的变化,这就要求管理者在相对稳定的原则下进行科学的权变管理。

(2)依据护士特征选择管理行为

护士作为抗击疫情的中坚力量,在全面抗击疫情的关键时期,如何快速合理、科学有效地配置和管理护士，对于做好防控工作具有至关重要的作用。人是具有多方面行为特征的复合体，特别是在突发公共卫生事件这种特殊情况下，某一种或某些特征会占主导地位，所以要从"立体"的角度动态看待个体及群体，要求管理行为随人力资源的变化而变化。有的护士在科里工作有条不紊，但是在紧急突发情况中可能会表现出短暂的手忙脚乱；有的护士平时急救技术一流，可现场救护时，却无法发挥应有的技术水平。管理者应尽快了解每一位护士的性格特征，根据其能力选择合适的管理行为，合理安排工作，既要做到知人善任、人尽其才、才尽其用，又要充分发挥护士的主观能动性和创造性。

### 思政元素

**1.积极应对突发公共卫生事件**

突发公共卫生事件是指突然发生，造成或者可能造成社会公众健康严重损害的重大传染病疫情、群体性不明原因疾病、重大食物和职业中毒以及其他严重影响公众健康的事件。突发传染病疫情是典型的重大突发公共卫生事件，对世界的经济社会运行、人民生活和各行业生产等造成了极大影响，值得重点关注。我国在重大突发公共卫生事件抗击过程中制定的大政方针和政府决策，体现出的民族精神、家国情怀和医德情操，开展的疾病防控、科研攻关、健康教育和科普知识传播，媒体的舆论导向以及抗疫一线的感人故事和优秀事迹，均可作为思政教育的宝贵教学资源，在学院护理学生和医院护士通识课程培训中进行大力学习和宣传。突发公共卫生事件具有突发性、危害性、公共群体性等特点，容易对国民健康、经济发展和社会稳定产生重大影响。由于突发公共卫生事件带来的全社会、全链条的反应及影响容易激发人们的爱国主义与民族精神，引起人们对生命价值、人与自然共存关系、社会经济政治文化建设等的思考；加之我国公共卫生专业教育起步较晚，2003年非典、2005年禽流感、2009年甲型H1N1流感等突发公共卫生事件给人们的生活带来重大影响，公共卫生教育逐步得到社会各界的关注和重视。因此，有必要将突发公共卫生事件作为课程思政的重要教学素材和典型案例，以促进相关课程的教学改革。

**2.培养敢于担当、大医精诚的高尚医德**

"大医精诚"，"精"于专业，"诚"于品德，这样才是德才兼备的"大医"。唐代医学家孙思邈著《大医精诚》曰："凡大病治病，必当安神定志，无欲无求，先发大慈恻隐之心，誓愿普救含灵之苦……勿避险希、昼夜、寒暑、饥渴、疲劳，一心赴救，无作功夫形迹之心。如此可为苍生大医。"良好的医德素养和责任担当意识，是合格医务工作者的必修课和做好医务工作的基本前提。从古代济世救人的扁鹊、华佗、张仲景到现代抗击"非典""新冠"的勇敢战士钟南山，从南丁格尔奖章获得者黎秀芳、章金媛，到"人民健康好卫士"朱翠芳、刘易、孟绍菁，他们都用自己辛勤的汗水甚至宝贵的生命诠释了医者的职责、使命和医德。在面对突发公共卫生事件时，全国广大医务工作者逆行而上、勇于担当，涌现出一大批先进典型和感人事迹，体现了救死扶伤、医者仁心的崇高精神，凝聚起众志成城、全力以赴、共克时艰的强大正能量，展现了舍我其谁、共担国难的爱国主义情操。

### 3.塑造齐心协力、众志成城的民族精神

民族精神是指本民族在从事社会生产劳动过程当中产生的精神力量，是一种"对物质生产的精神反映"。中华民族是多难兴邦的民族，中国人民在长期磨难和奋斗中培育、继承、发展起了"一方有难、八方支援"的精神和"刚柔相济、自强不息"的品质。正如习近平总书记所说："为什么中华民族能够在几千年的历史长河中顽强生存和不断发展呢？很重要的一个原因，是我们民族有一脉相承的精神追求、精神特质、精神脉络。"习近平总书记在第十三届全国人民代表大会第一次会议的讲话，首次对中华民族精神作出了高度概括，他指出中华民族精神是"中国人民在长期奋斗中培育、继承、发展起来的伟大民族精神"。这一历久弥新的伟大民族精神包含了四种"伟大精神"，即"伟大创造精神""伟大奋斗精神""伟大团结精神"与"伟大梦想精神"，他还指出"中国人民是具有伟大团结精神的人民，只要14亿中国人民始终发扬这种伟大团结精神，我们就一定能够形成勇往直前、无坚不摧的强大力量。"

# 【案例5】管理的基本原理

## 医院护理成本核算

//// 案例介绍 ////

某三级甲等医院护理部张主任善于用科学方法解决实践问题。她发现临床护理中存在较严重的漏收费现象，如护士为患者测量生命体征、终末消毒、巡视病房、健康教育等多项护理服务，不仅消耗有形的卫生材料，关键是护士的体力劳动和脑力劳动等价值无法体现，而且护理级别越高、护理时间越长、提供护理服务越多，产出越低。由于以上问题，导致护士服务价值不能得到社会认可，投入的人、财、物和时间均无收费标准，违背了价值规律。医疗技术甚至是医疗仪器带来的经济效益受到重视，而医疗劳动带来的经济效益易被忽视，单纯靠减少护士数量来控制成本，造成医护比倒置现象，其结果是护士整天疲于应付而缺乏服务热情，护理质量难以保证。

如何解决临床中现存的问题？对提供护理服务过程中发生的一切物化劳动和劳动消耗的费用进行计算，从而体现护士的劳动价值，达到合理配置护理资源和规范护理成本管理的目的。于是，张主任带领团队进行医院护理成本核算的专项研究，以护理工作量测算及护理薪酬分配中用到的"资源消耗为基础的相对价值比率"为基础，综合考虑护理服务的技术难度、劳动强度、风险程度和操作时间等因素进行护理成本核算，如临床上操作频次排名前20位的基础护理项目中，人力成本最高者为导尿术，人力成本最低者为测血氧饱和度。以该院临床常见的63个护理服务项目为研究对象，计算出间接成本最高的护理服务项目是超声引导下经外周静脉穿刺中心静脉置管，间接成本最低的护理服务项目是测量身高和体重指数。团队通过科学的方法，合理、准确地核算了单项目护理人力成本，充分

体现了护士的劳动价值，也为物价部门制定护理服务价格提供了数据支撑。

## 思考题

1.本案例包含了哪些管理原理？
2.管理原理在护理实践中的应用，给我们带来哪些启示？

## 知识精粹

### 1.管理的四大基本原理

管理原理是从管理学中抽象出来的，作为管理理论的基础，它舍去了管理学中的具体方法、措施、制度等，着重研究管理学的基本理论、基本原理、基本原则。从微观而言，管理原理讲的是增强成功概率最核心、最本质的道理；从宏观而言，管理原理是一个管理理论系统，包括管理的本质、原理、构成、关键、要素、方法、工具、步骤、问题等。"道可道，非常道；名可名，非常名。"作为人类社会最高智慧的"常道"，我们可能无法说清，但对"管理"这一具体领域内的基本规律，人们应当是认识的。从人类长期的管理实践中，我们逐渐领悟到人类在进行管理活动时确实存在某些基本规律，即管理的四项基本原理：

（1）系统原理

现代管理的任何对象都是一个系统，都必须进行深入细致的系统分析、评价、设计、优化、决策和实施，进行系统管理。任何社会组织都是由人、物、信息组成的系统，任何管理都是对系统的管理，没有系统，也就没有管理。系统原理不仅为认识管理的本质和方法提供了新的视角，而且它所提供的观点和方法广泛渗透到相关的原理之中。从某种程度上说，其在管理原理的有机体系中起着统率作用。

（2）人本原理

人本原理就是以人为主体的管理思想，这是管理理论发展百年来的主要特点。世界上一切科学技术的进步、一切物质财富的创造、一切社会生产力的发展、一切社会经济系统的运行，都离不开人的努力、人的劳动与人的管理，并且都是为了造福人类、促进人的全面发展。人是管理系统的核心，管理活动应在对人的思想、感情和需求满足的基础上，充分发挥人的主动性、创造性和积极性。

（3）动态原理

系统作为一个运动着的有机体，其稳定状态是相对的，运动状态则是绝对的。系统不仅作为一个功能实体而存在，而且作为一种运动而存在。系统内部的联系就是一种运动，系统与环境的相互作用也是一种运动。掌握系统动态原理，研究系统的动态规律，可以使我们预见系统的发展趋势，树立超前观念，减少偏差，掌握主动权，使系统向期望的目标顺利发展。

（4）效益原理

良好的经济效益是企业的主要追求目标，也是企业管理的出发点和归宿点。管理是追求效率和效益的过程。在这个过程中，要挖掘人的潜能，就必须在合理分工的基础上明确规定这些部门和个人必须完成的工作任务和必须承担的相应责任。

2.研究管理原理的意义

管理原理是现实管理现象的一种抽象，是大量管理实践经验的升华。研究管理原理，对做好管理工作有着重要的指导意义。

（1）有助于提高管理工作的科学性

管理原理是不可违背管理的基本规律。实践反复证明，凡是遵循这些原理的管理，都是成功的管理，反之，都有失败的记录。例如，有很多单位存在管理混乱、职工的积极性不能充分发挥、企业经济效益差，甚至出现大量亏损的情况。出现这种后果，其原因虽然复杂，但认真分析，都与违背管理原理分不开。认识管理原理之后，实践就有了指南，建立管理组织、进行管理决策、制定规章制度等就有了科学依据。

（2）有助于掌握管理的基本规律

管理工作虽然错综复杂、千头万绪、千变万化，但万变不离其宗，各类管理工作都具有共同的基本规律，管理者掌握了这些基本规律，面对纷繁杂乱的局面就会胸有成竹，从而管理得井井有条。这也就是许多成熟的管理者在各种迥然不同的管理岗位上都能取得成功的原因。掌握管理原理，学习管理原理，能加速人们掌握管理的基本规律，更快形成自己的管理哲学，以应付瞬息万变的世界。

（3）有助于管理行为的规范化

依据组织的实际情况，建立科学合理的管理制度、方式与方法，使管理行为制度化、规范化，使管理的许多常规性工作有章可循、有规可依。

/// 案例分析 ///

1.本案例包含了哪些管理原理？

本案例包含了管理的四大基本原理：系统原理、人本原理、动态原理和效益原理。护理管理工作由过去的经验式管理逐步转为科学管理。护理管理是医院管理不可缺少的重要组成部分，管理者对护理工作的动态运行起着领导、决策、监督等作用。对护理管理者而言，成本核算直接影响整个护理对各部门人力、财产、物品、时间、信息等资源的利用程度，影响整个护理群体和护理质量。张主任从护理成本着手，统筹考虑，多方协调，体现了系统原理；管理是以人为主体的，管理是为人服务的，张主任团队根据现状，对劳动价值进行成本核算，体现了人本原理；现代管理的核心是使人走向完美，随着护理模式和人们价值观念的转变，管理者逐渐开始关注成本输出，张主任团队采用科学的成本计算方法为护理管理助力，体现了管理的动态原理和效益原理。

2.管理原理在护理实践中的应用，给我们带来哪些启示？

（1）有助于把握管理的基本规律

管理工作虽然错综复杂、千头万绪、千变万化，但万变不离其宗，各类管理工作都具有共同的基本规律，管理者只要掌握了这些基本规律，面对纷繁杂乱的局面，都可管理得井井有条。这也就是许多成熟的管理者在各种迥然不同的管理岗位上都能成功的原因。在现实生活中，许多管理者是通过自己的管理实践，经历漫长的积累过程，才逐渐领悟到管理的基本规律。学习管理原理，能加速人们掌握管理基本规律的进程，使人们更快形成自己的管理哲学，以应付瞬息万变的世界。

（2）有助于获取解决管理问题的途径和手段

依据组织的实际情况，管理者建立科学合理的管理制度、方式与方法，使管理行为制度化、规范化，使管理的许多常规性工作有章可循、有规可依。领导者就可从事务堆中摆脱出来，集中精力管理其他事项，即使领导者更换，系统运作仍可照常顺利进行。本案例以科学的方式呈现了护理成本核算这个管理问题的发现和解决过程。成本核算问题在社会各类事务管理中都会存在，其经济学方面的核算规律和方法都是共通的，这种管理规律的共同性有助于管理者更快、更便捷地发现管理问题和漏洞，以科学的管理方式迅速地解决问题。施行有效的护理成本核算，可以让护士在器械的适用、配置、用度等方面都考虑是否影响医院的经济收益，间接激发护理工作者的成本意识，杜绝浪费，合理降低护理成本，间接增加医院的经济效益。同时，国内护理操作收费低廉，护理服务处于高投入、低产出的状态。随着优质护理服务的实施，护理人力资源配置的增加，各项护理措施的落实，医院在护理人力成本和材料成本上投入较大，却得不到应有的补偿，护理陷入了一个投入越多亏损越大的怪圈，充分说明现有的收费标准不合理，不能真实地反映护理的价值。为了护理成本得到合理补偿，保证护理服务质量，卫生行政部门和物价部门合理制定专项护理技术收费价格标准势在必行。

### 思政元素

1.弘扬科学精神，秉持科学态度，遵循科学规律

科学精神是人们在长期的科学实践活动中形成的共同信念、价值标准和行为规范，是贯穿于科学活动中基本的精神状态和思维方式，凝结着探究科学真理、追求社会进步的人类至高智慧。"科学技术是第一生产力"，走科技强国之路，建设创新型国家，仅靠普及科学知识是不够的，还需唤醒全民的科学意识。新时代弘扬好这一伟大精神，关乎党和国家事业的大局，特别在创新变革时代，必须进一步发扬敢于挑战的创新精神，引领科技产业变革潮流。新时代，要在全社会厚植热爱科学、崇尚科学、报效祖国的良好氛围，努力创造一流科研成果，为建设科技强国贡献力量。

2.创新精神

党的十八届五中全会认真总结了我国改革开放和社会主义现代化建设的基本经验，并借鉴国际社会的发展经验，提出了创新、协调、绿色、开放、共享五大发展理念，并把这五大发展理念视为我国改革发展的思想引领与行动指南。把创新放在首位，创新是引领发展的第一动力，必须把创新摆在国家发展全局的核心位置，不断推进理论创新、制度创新、科技创新、文化创新等各方面创新，让创新贯穿党和国家的一切工作，让创新在全社会蔚然成风。这足见创新地位的重要。理论创新是一种思想革命，是灵魂深处的一种革

命。因此，必须有一种解放思想、大胆探索、勇于开拓、积极进取的精神，要有唯物主义者大无畏的气魄，让思想从僵化的、过时的、陈旧的、错误的观念的束缚下解放出来。"必须坚持科技是第一生产力、人才是第一资源、创新是第一动力，深入实施科教兴国战略、人才强国战略、创新驱动发展战略，开辟发展新领域新赛道，不断塑造发展新动能新优势。"党的二十大报告提出"实施科教兴国战略，强化现代化建设人才支撑"，并对完善科技创新体系、加快实施创新驱动发展战略进行部署，为实施科教兴国战略、坚定走好创新驱动高质量发展之路指明了前进方向。全党一定要勇于实践、勇于变革、勇于创新，把握时代发展要求，顺应人民共同愿望，不懈探索和把握中国特色社会主义规律，永葆党的生机活力，永葆国家发展动力。

（吕琳）

# 第三章 护理管理环境

## 引 言

　　组织存在于环境中，不可避免地会被各种环境因素所影响。医疗卫生组织的运行和发展受到政治、经济、科技、文化、心理等一系列组织内、外部环境变化的影响和制约。在管理活动中，组织环境的变化影响着组织目标的实现和管理的成功，识别和评估环境变化带来的机会与挑战、制定应对环境变化带来的策略，是医疗卫生组织环境管理的重要内容。作为医疗卫生组织环境的一部分，护理管理环境面临着很多新的变化，护理管理者要善于在不同的环境中发现问题，应用组织环境管理理论进行思考和分析，适应管理环境的变化，营造适宜的工作环境，从而及时、有效地解决问题。

## 学习目标

　　1.知识目标：识记医疗卫生组织的外部环境和内部环境；识记SWOT分析的概念，阐述SO、WO、ST、WT的含义；识记文化环境中护理组织文化的构成，陈述良好组织文化环境的作用。

　　2.能力目标：结合SWOT矩阵模型，对护理管理环境进行分析；能应用组织文化，建设良好的护理文化环境。

　　3.情感、素质和思政目标：响应健康中国战略要求，践行职业精神，提升社会责任感；培养决策思维，提高科学思维能力；树立以人为本的护理管理理念和以德兴护的护理文化理念，塑造人文关怀精神及良好的服务形象。

# 【案例6】医疗卫生组织环境

## 家门口的专科护士

### 案例介绍

这天是某三甲医院外科病房6床患者李奶奶出院的日子，责任护士小王来病房做出院前的健康宣教。李奶奶躺在床上愁眉不展，看到小王进来，不好意思地问："我能不能多住几天再出院？这个造口袋到底该怎么换，我俩还不会呢，年龄大了记不住，可能我们老两口还得再学几次。"旁边站着的李爷爷低着头，看着手里的车票嘀咕道："是啊，干脆记不住啊，可是就算再学几次也不一定就会做啊……"小王见状赶紧说："我正要给您二老说这个事儿呢，不用担心，你们回到家后，可以去您家附近的县医院，那家医院是我们护理专科联盟的成员单位，我的同事已经跟那儿的护士沟通过了，你们在造口护理方面的任何问题都可以找他们帮忙，所有的护理技术和标准都是一样的，您不用担心。"听小王一说，李奶奶和李爷爷终于放心了。

为了提升基层医疗机构的服务能力，响应国家医联体建设的号召，某三甲医院护理部与当地数家基层医疗机构的护理部建立了专科联盟形式的医联体互助组织，通过对各联盟成员单位护士的技术指导、专科培训等，使基层医疗机构的护理质量取得了长足进步。小王的同事李珍是该三甲医院造口护理专科小组的组长，她曾多次到县医院开展业务指导，县医院的专科护士完全能够以同质化的护理质量为李奶奶做造口护理，这既解决了李奶奶的后顾之忧，又能保障出院患者延续护理的要求。

### 思考题

1.结合医疗卫生组织环境，谈谈专科联盟的产生和发展。

2.如何通过组织环境分析，加强护理专科联盟管理？

### 知识精粹

1.环境、组织环境及其类型

环境是指围绕着人群的空间及其中可以直接或间接影响人类生活和发展的各种自然环境和社会环境的总体。

组织环境是指所有潜在影响着组织运行和组织绩效的因素或力量，它对组织的生存和发展起着决定性作用。静态组织环境是指组织结构，即人、职位、任务以及它们之间特定的关系网络。动态组织环境是指维持与变革组织结构，以及完成组织目标的过程。

组织环境分为组织内部环境和组织外部环境。根据各种因素影响程度的不同，组织内部环境又分为文化环境、心理环境和物理环境，组织外部环境又分为宏观环境（一般环境）和微观环境（具体环境）。

**2.医疗卫生组织环境**

医疗卫生组织是一个多层次、多要素和多重关系的组织系统，其发展受到组织内、外部环境的影响和制约。

（1）医疗卫生组织外部环境

1）政治环境。我国卫生体制处在不断的变革过程中，每一部法规性文件的颁布、修订都会给医疗卫生组织带来一定的影响。因此，应全面了解相关的法律政策、指导方针，依法保护医疗卫生组织的合法权益。

2）经济环境。我国医疗卫生组织属于公益性组织，其经济环境是指在政府宏观调控和管制下，政府对卫生领域的投资，以保障人民群众的基本医疗卫生服务需求，提高全民健康水平。

3）科学技术环境。医疗卫生组织的科学技术环境的含义很广，主要体现为以下两个方面：①高新技术的应用，如生物技术、核技术、自动控制技术、材料科学等；②医学信息化的发展，如医院信息系统、远程医疗、智慧医院等。

4）社会文化环境。主要包括：医疗卫生组织的服务设施和服务设备；医务人员的态度、技能、知识和行为；患者的客观需求；医疗卫生组织的媒体宣传等。

5）经营环境。医疗卫生组织的经营环境具有特殊性，其经营管理不同于单纯的经济管理，它是医疗卫生组织经济管理与医疗服务管理的有机结合，是社会效益管理与经济效益管理相统一的医疗卫生组织经营管理。

（2）医疗卫生组织内部环境

1）文化环境。即组织文化。医疗卫生组织文化是指医疗卫生组织在长期医疗活动中逐步形成的以人为核心的文化理论、价值观念、生活方式和行为准则等。医疗卫生组织文化存在于社会-行业-医院这样的三重生态环境中，每一层因素均会对医疗卫生组织文化产生不同的影响。

2）心理环境。包括内部心理环境和外部心理环境。内部心理环境的状况直接影响医务人员积极性的发挥和医务人员自身的成长，从而影响整个医疗质量的提高。外部心理环境是医疗卫生组织工作人员应该遵守的行为规范和道德准则。

3）物理环境。即医院赖以存在和运行的空间，包括医院进行医疗活动直接所处的场所及其外部环境，如门诊病房环境、办公环境、医院自然景观、建筑外形、厅室内设计美化等。

**3.“医联体”及其运行模式**

“医联体”是医疗联合体的简称，是不同层级医疗机构组成的、以医疗资源整合为目的的卫生服务体系。医联体通过不同层级医疗机构的联合，将优质医疗资源下沉到基层，提升基层医疗机构的实力，并借助上下级医疗机构之间的密切联系，促进双向转诊的实现。现有的医联体有以下四种运行模式：

（1）城市医疗集团

以一家三级医院为牵头单位，联合若干城市二级医院、康复医院、护理院以及社区卫生服务中心，构建"1+X"医联体，纵向整合医疗资源，形成资源共享、分工协作的管理模式。有条件的地区推行医联体内人、财、物统一管理模式，促使医联体成为目标一致的共同体。不具备条件的，可在医联体内以对口帮扶、技术支持为纽带形成松散型合作，引导优质医疗资源下沉，提升基层医疗服务能力。

（2）县域医共体

实行以"县医院为龙头，乡镇卫生院为枢纽，村卫生室为基础"的县乡一体化管理，并与乡村一体化有效衔接，充分发挥县医院的城乡纽带作用和县域龙头作用，形成县乡村医疗卫生机构分工协作机制，构建县、乡、村三级联动的县域医疗服务体系。

（3）跨区域专科联盟

根据区域内医疗机构优势专科资源，以一家医疗机构特色专科为主，联合其他医疗机构相同专科技术力量，形成区域内若干特色的专科中心，提升专科重大疾病的救治能力，形成补位发展模式，横向盘活现有医疗资源，突出专科特色。

（4）远程医疗协作网

由牵头单位与基层、偏远和欠发达地区医疗机构建立远程医疗服务网络，大力推进面向基层、偏远和欠发达地区的远程医疗服务体系建设，利用信息化手段促进医疗资源纵向流动，提高优质医疗资源可及性和医疗服务整体效率。

**案例分析**

1.结合医疗卫生组织环境，谈谈专科联盟的产生和发展。

随着我国医药卫生体制改革的进一步深化，为了改变医疗服务不连续的诊疗格局，国家出台相关政策正式确立了分级诊疗制度。建立分级诊疗制度是合理配置医疗资源、促进基本医疗卫生服务均等化的重要举措，是深化医改、建立中国特色基本医疗卫生制度的重要内容，对于促进医药卫生事业长远健康发展、提高人民健康水平、保障和改善民生具有重要意义。

（1）医联体是实施分级诊疗的重要举措

2015年9月8日，国务院办公厅颁发了《关于推进分级诊疗制度建设的指导意见》，提出要有效引导优质医疗资源下沉，形成科学合理的就医秩序，逐步建立符合我国国情的分级诊疗制度，切实促进基本医疗卫生服务的公平可及。2017年4月23日，国务院办公厅颁发了《关于推进医疗联合体建设和发展的指导意见》，强调要加强医联体建设，各地区结合自身情况，因地制宜组建多种形式的医联体。为了认真贯彻落实深化医药卫生体制改革的总体要求和健康中国战略，扎实推进医联体建设工作，切实推动优质资源下沉，实现医疗服务同质化，探索构建医疗联合体新模式，有效提高基层医疗机构服务能力和诊疗水平，为广大人民群众提供安全、有效、方便的医疗服务，专科联盟作为跨区域医疗机构之间以专科协作为纽带组建而成的医疗联合体应运而生。

（2）专科联盟是快速提升基层医疗机构服务能力的有效途径

"我国社会主要矛盾是人民日益增长的美好生活需要和不平衡不充分的发展之间的矛盾"。医疗领域也是如此，医疗资源在城乡之间、不同区域之间的分布差异明显，人民日益增长的健康需求与医疗服务发展的不平衡存在深刻的矛盾。党的二十大报告提出，要"促进优质医疗资源扩容和区域均衡布局，坚持预防为主，加强重大慢性病健康管理，提高基层防病治病和健康管理能力。"专科联盟的特点是以专业技术为纽带，创建有效合作的联合模式，为缓解基层专科资源紧缺问题、提升基层专科技术水平和服务能力发挥重要的作用。护理专科联盟的产生和发展，旨在提升基层医疗机构护理服务能力，保障护理质量的同质化，解决患者的实际困难，保障出院患者延续护理的要求。

2.如何通过组织环境分析，加强护理专科联盟管理？

医联体护理专科联盟是在响应我国医疗卫生政策，落实医药卫生体制改革总体要求的前提下产生的，护理专科联盟的运行模式在部分地区取得了成功经验，但仍需要优化管理程序，发挥更加积极有效的作用。护理专科联盟应以提升基层医疗机构的护理服务能力为目标，顺应内部环境和外部环境的变化，根据各成员单位实际情况及合作需求，确立不同的合作模式，实现专科护理技术的同质化，达到为患者提供一体化、便利化的疾病诊疗-康复-长期护理连续性服务的效果。

护士是护理专科联盟工作落实的主要参与者，他们对医联体和专科联盟的认知和态度决定了其对相应工作的责任心和积极性。管理的核心是对人的管理，随着众多学者对人的管理的不懈探求，逐步形成了能够在理性与人性之间统筹兼顾、科学合理的人本管理理论，其重点是以人为本，研究人的行为规律，激发人的积极性，使人们具有饱满的情绪、高涨的兴致、舒畅的心情和十足的干劲。在护理专科联盟管理过程中，可以通过评先选优等方式，表扬先进，树立榜样，从政策支持、绩效薪酬、个人荣誉等方面有效激励，激发个人的智慧和能力，提升护士参与工作的积极性，发挥好护士的主观能动性。

## 思政元素

1.坚持制度自信

党的二十大报告强调，人民健康是民族昌盛和国家强盛的重要标志，要推进健康中国建设，把保障人民健康放在优先发展的战略位置，完善人民健康促进政策。全面建立中国特色基本医疗卫生制度、医疗保障制度和优质高效的医疗卫生服务体系，这是把保障人民健康融入党和国家政策的重要体现，是为人民群众提供全方位、全周期健康服务的制度保障。以医联体护理专科联盟为融入点，加强对习近平总书记卫生健康重要论述的学习，充分认识中国特色基本医疗卫生制度的优越性，坚持制度自信。

2.培育医者情怀

医者行医，必须坚持医乃仁术、大医精诚的理想，坚持人道主义、利他主义，以救死扶伤、服务健康为目的，爱岗敬业，恪尽职守。以医联体建设的初衷为融入点，从患者的实际需要出发，让患者在家门口就能享受到优质的医疗资源，这是医学职业精神的体现，是最崇高的医者情怀。

# 【案例7】护理管理环境的SWOT分析

## 运用新媒体的决策分析

### 案例介绍

医院护理部刘主任进行日常的巡查督导工作时，某病区休闲区域的三位老年患者引起了她的注意，这三位患者对着手机在休闲区跟练"八段锦"。刘主任与这几位患者交谈后了解到，子女工作比较忙，很少能回家照顾他们，为了方便随时联络，他们都改用智能手机，并学会了使用手机里的软件进行娱乐，"八段锦"就是他们刷短视频看到的。一位患者说："我觉得有些短视频内容做得很好啊，我经常在上面学习各种养生保健以及老年疾病预防的知识，但是我儿子总是担心我年纪大了，分辨能力差，分不清虚假消息和正规消息，会被坑骗。"另一位患者也表示赞同，问刘主任："你们医院和科室有没有短视频平台啊？如果医院做了健康知识推广账号，我关注你们，跟着学习，这样也不担心是虚假信息了。"病区护士长向刘主任反映，在不做治疗的时候，大部分患者和家属都在刷短视频，而病区发放的宣教资料却被闲置在床头，患者和家属对于健康教育的知晓率总是得不到提升，这是护理质量管理的薄弱点之一。刘主任萌生了一个想法：如果医院和科室申请短视频平台，通过短视频的形式进行健康宣教，这样患者和家属可能更容易接受和理解，同时也满足了患者延续性护理的需求，出院后也能获取自我健康管理的方法。

医院护理部决定采用短视频方式开展健康教育，各科室结合专科疾病特点，将健康教育内容制作成了短视频，包括疾病相关知识、专科护理要点、检查注意事项、病区管理制度、居家自我护理等，这些短视频生动形象、通俗易懂，恰好满足了患者住院期间碎片化观看的需求，得到了大家的一致好评。

### 思考题

1. 结合案例，运用SWOT分析列出采用短视频形式开展健康教育的策略。
2. 如何运用新媒体营造良好的健康教育环境？

### 知识精粹

1. 管理环境

管理环境是指存在于一个组织内、外部的影响组织业绩的各种力量和条件因素的总和，包括组织外部环境和组织内部环境。外部环境有政治环境、社会文化环境、经济环境、技术环境和自然环境。内部环境有人力资源环境、物力资源环境、财力资源环境以及内部文化环境。

### 2.护理管理环境的内容

护理管理环境包括护理管理中的政治环境（医疗卫生政策、法律法规、部门规章、诊疗护理规范及常规）、经济环境（护理需求分析、护理市场开发、护理绩效管理）、科学技术环境（护理科学技术创新、护理关键竞争力）、任务环境（服务对象、资源供给者、竞争对手、政府主管部门、社会公众）、文化环境（组织精神、组织制度、组织行为、组织形象）、安全环境（硬件环境安全、软件环境安全）等。

### 3.SWOT分析

SWOT分析又称态势分析，是20世纪80年代初由美国旧金山大学管理学教授海因茨·韦里克（Heinz Weihrich）提出的，是一种组织内、外部环境分析技术，包括分析组织的优势（strengths，S）、劣势（weaknesses，W）、机会（opportunities，O）和威胁（threats，T），其中S、W为内部因素，O、T为外部因素。SWOT分析是将与研究对象密切相关的各种主要内部优势、劣势和外部的机会、威胁等，通过调查列举出来，并依照矩阵形式排列，然后用系统分析的思想，把各种因素相互匹配起来加以分析，从中得出一系列相应的结论，而结论通常带有一定的决策性（图3-1）。SWOT分析经常被用于企业战略制定、竞争对手分析等，也可以用于区域、产业的发展战略研究，甚至还可以用于个人职业规划的设计等。

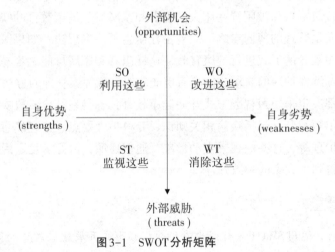

**图3-1　SWOT分析矩阵**

### 4.SWOT分析的基本要素

（1）竞争优势（S）

竞争优势指相对组织竞争者而言所具有的优势，反映了组织的核心竞争能力。如人力资源优势、竞争能力优势、技术技能优势、资产优势和体系优势等。

（2）竞争劣势（W）

竞争劣势指会使组织处于劣势的条件或者组织缺少、做得不好的方面。如缺乏具有竞争能力的资产、体系等。

（3）潜在机会（O）

潜在机会指组织面临的重大有利环境，是影响组织战略的重要因素。如消费者需求的扩大、新政策法规的推行等。

（4）外部威胁（T）

外部威胁指外部环境中对组织可能产生的威胁或挑战。如新的竞争对手的出现、消费者需求的变化等。

5.SWOT分析结果分类

SWOT分析结果通常分为四类，是将其基本要素两两匹配，形成四类策略（表3-1）。

表3-1　SWOT分析结果（四类策略）

| 环境 | 优势<br>（strengths） | 劣势<br>（weaknesses） |
|---|---|---|
| 机会<br>（opportunities） | SO策略(理想策略)<br>发挥内部优势<br>利用外部机会 | WO策略(改进策略)<br>利用外部机会<br>弥补内部劣势 |
| 威胁<br>（threats） | ST策略(长板策略)<br>利用内部优势<br>减轻外部威胁 | WT策略(防御策略)<br>减少内部劣势<br>规避外部威胁 |

（1）机会优势策略（SO）

机会优势策略：外部环境中的机会正好是自身优势，可以利用。

（2）机会劣势策略（WO）

机会劣势策略：外部环境中的机会是自身劣势，需要改进。

（3）威胁优势策略（ST）

威胁优势策略：具有自身优势，但外部环境存在威胁，需要调整。

（4）威胁劣势策略（WT）

威胁劣势策略：既有外部环境威胁，又有自身劣势，需及时消除。

6.健康教育

健康教育是指通过有计划、有组织、有系统的教育活动，使人们自觉地采纳有益于健康的行为，消除或减轻影响健康的危险因素，预防疾病，促进健康，提高生活质量。按照《健康中国行动（2019—2030年）》要求，要根据不同人群特点有针对性地加强健康教育，建立健全健康教育体系，形成有利于健康的生活方式、生态环境和社会环境。医务人员掌握与岗位相适应的健康科普知识，并在诊疗过程中主动提供健康指导，是健康中国行动的主要指标之一。

7.短视频

短视频是指在各种新媒体平台上播放的、适合在移动状态或短时间休闲状态下观看的、高频推送的视频内容，可包括技能分享、时尚潮流、社会热点、公益教育、广告创意、商业定制等主题。不同于微电影和直播，短视频制作不需要具有特定的表达形式和团队配置要求，而是具有生产流程简单、制作门槛低、参与性强等特点。

### 案例分析

1.结合案例，运用SWOT分析列出采用短视频形式开展健康教育的策略。

按照SWOT分析步骤，罗列医院和科室通过短视频形式开展健康教育的内部优势、劣势和外部机会、威胁等，把各种因素相互匹配进行分析，列出四类结果，从中得出一系列相应的结论（表3-2）。

表3-2 通过短视频形式开展健康教育的SWOT分析

| 内部因素 \ 外部因素 | 优势(S)<br>1.专业的医疗和护理团队；<br>2.团队可以提供专业、准确的健康相关知识；<br>3.住院治疗期间是对患者进行健康教育的良好时机。 | 劣势(W)<br>1.新媒体时代对护士要求更高,但相关教育体系不完善；<br>2.信息多,易混杂；<br>3.缺乏短视频制作技术,内容原创性不足。 |
|---|---|---|
| 机会(O)<br>1.互联网技术及护理信息化管理的快速发展；<br>2.短视频用户规模庞大；<br>3.患者的需求。 | SO策略<br>1.建立和发展医院短视频健康科普公众号；<br>2.多种宣教途径,更加全面地对患者进行健康教育。 | WO策略<br>1.护士需具备信息技术应用能力,持续学习以完善和更新专业知识,具备正确判断各类网络信息的能力；<br>2.向患者提供专业、准确且通俗易懂的健康相关知识。 |
| 威胁(T)<br>1.短视频的监管力度滞后于其发展速度；<br>2.部分短视频用户的观念未完全转变；<br>3.信息传播市场竞争激烈。 | ST策略<br>1.加强医护健康科普团队建设；<br>2.改进现阶段的健康教育模式。 | WT策略<br>1.加大对短视频的监管力度；<br>2.加强宣传,转变用户观念；<br>3.学习短视频拍摄和剪辑技术,增加内容的创新性和形式的新颖性。 |

2.如何运用新媒体营造良好的健康教育环境？

随着科技进步发展和新媒体时代的来临，信息传播方式发生了翻天覆地的变化，短视频以其特有的优势，让健康教育的方式有了新的选择。通过短视频的形式进行健康教育，符合患者和家属获得疾病相关知识的需要，满足患者和家属碎片化观看的需求，适合短时间观看和重复收看，提升了健康教育的知晓率和依从性，提高了患者满意度，促进了护理管理质量的提升。另外，短视频形式的健康教育还包括专科护理要点、居家自我护理、医疗常识科普等内容，可满足患者延续性护理的需求，出院后也能通过观看医院和科室发布的短视频，获取自我健康管理的方法。

1.培养决策思维，提高科学思维能力

医护人员秉持"敬佑生命、救死扶伤、甘于奉献、大爱无疆"的医者精神，坚持将人民健康利益放在首位，具备医者仁心的深厚情怀和精益求精的职业品格。面对错综复杂的病情和患者的期望，提高科学思维能力是有效履行职责的充分体现。以SWOT分析知识为融入点，增强分析问题、解决问题的实践本领，形成实事求是的科学态度，不断提高科学思维能力。

2.践行职业精神，提升社会责任感

加强健康教育，普及健康生活，是健康中国战略的重要组成部分；提供社会公共卫生服务，宣传医疗保健知识，是医护人员不可推卸的社会责任。以本案例中利用新媒体建设开展健康教育为融入点，倡导医护人员发挥自身优势，广泛开展公众健康教育活动，让老百姓认识和了解疾病预防等相关知识，促进培养良好的生活习惯和文明的生活方式，消除或降低生活中不利于健康的因素。

# 【案例8】护理文化环境建设

## 把"爱心护理"带回家

**案例介绍**

护士小吴是某二甲医院的护理部干事，医院派她前往国内一家知名三甲医院进修。这家三甲医院的综合实力强劲，护理工作和文化建设是国内的优秀典范。刚到这家医院时，小吴在住院部看到了精心设计的护理文化墙张贴着很多彰显护理文化的照片和故事，呈现出医院的护理文化理念——"爱心护理"。进入科室学习后，小吴发现护理单元环境温馨，护士的脸上洋溢着微笑，他们对待患者亲切温暖……在不断深入学习的过程中，她深切地感受到了"爱心护理"的氛围，医院护理文化建设做得太棒了！

小吴找时间跟护士长探讨了关于护理文化环境的问题。护士长一提起这个便津津乐道："医院的护理文化建设是我们最引以为豪的部分，在'爱心护理'理念的指导下，每位护士都秉承着'关怀、服务'的宗旨，真正地做到了以患者为中心。"小吴听完深受触动，询问道："护士长，您能具体讲讲是如何让每位护士都做到的吗？"护士长说："我们引入了磁性医院的理念，开展磁性医院文化建设，让护士从思想上的认识、理念上的接受逐步上升为意识上的赞同和行为上的自觉。"护士长继续详细地讲解道："我们定期给每位护士发放院刊、院报等医院文化手册，让大家对医院的文化有全面充分的认识；每月的第一个星期二是'护士礼仪培训日'，让大家在日常工作中规范语言和行为，展现护士良好的精神面貌；通过开展设计大赛、主题演讲、情景剧表演等活动，鼓励大家主动参与护理文化建设……我们还评选'文化建设优秀护士'，组织他们在院内进行事迹宣讲，并提供各种形式的外出交流学习机会，大家表现得可积极了！护理文化环境的塑造非常重要，自从我们开展了护理文化建设，医院的整体形象得到了很大的提升，护士的认同感、患者的认可度都提高了不少呢。"

为期三个月的进修很快就结束了，小吴收获颇丰，她写下了自己进修的所见所得，回到医院后整理资料，分析见闻，与护理部主任商议适合自己医院的护理文化环境建设方案。

### 思考题

1. 结合护理组织文化的构成，对照分析本案例中的护理管理者从哪些方面开展了护理文化环境建设。

2. 在护理管理环境中，护理文化环境发挥了什么作用？

### 知识精粹

#### 1. 护理文化环境和护理组织文化

护理文化环境是护理管理环境的重要组成部分，属于内部环境的范畴。护理文化环境建设是一种新型的人本管理理念，肯定了人的主观能动性，以文化引导为手段，激发护士自觉行动。

护理组织文化是指护理组织在特定的护理环境下，逐渐形成的共同价值观、基本信念、行为准则、自身形象以及与之相对应的制度载体的总和，是在一定的社会文化基础上形成的具有护理专业自身特征的一种群体文化。护理组织文化反映了护士的思想、共同的价值标准，合乎时代要求的伦理道德和行为准则，以及追求发展的文化素质。

#### 2. 护理组织文化的层次结构和关系

护理组织文化包括硬文化和软文化两个方面。硬文化又称外显文化，护理组织的外显文化包含物质层面文化和行为层面文化；软文化又称内隐文化，指护理相关的制度层面文化及精神层面文化。护理组织文化的四个层面相互影响，构成了相互作用、相互渗透的有机整体（图3-2）。

（1）物质层面文化

物质层面文化是组织创造的组织物质文化，是一种以物质形态为主要研究对象的表层组织文化。优秀的组织文化需要通过重视产品开发、服务质量、产品信誉以及组织生产环境、生活环境、文化设施等物质现象来体现。物质层面文化决定着其他三个层面文化的形式和性质，其发展也受到其他三个层面文化的制约。

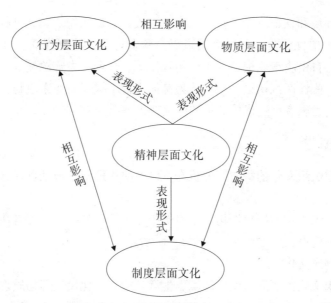

图3-2 组织文化的层次结构和关系

（2）行为层面文化

行为层面文化即组织行为文化，指员工在生产经营、学习娱乐中产生的活动文化。组织行为文化是经营作风、精神风貌、人际关系的动态体现，也是组织精神、核心价值观的折射。行为层面文化在精神层面文化的指导下形成，并能折射出精神层面文化。

（3）制度层面文化

制度层面文化是组织文化的中间层次，指对组织和成员的行为产生规范性、约束性影响的各种规章制度、道德规范和员工行为准则的总和。制度层面文化是组织行为文化得以贯彻的保证，是精神层面文化的基础和载体，对物质层面文化起到规范和优化的作用，是精神层面文化、行为层面文化和物质层面文化的桥梁。

（4）精神层面文化

精神层面文化即组织精神文化，是组织在长期实践中所形成的员工群体心理定势和价值取向，反映全体员工的共同追求和共同认识。精神层面文化是组织文化的关键和核心，是其他三个层面文化的根源，对组织文化建设起导向作用。

3.磁性医院及其认证标准

（1）磁性医院

磁性医院作为一种医院运营管理的创新形式，产生于20世纪80年代，由美国学者McClure提出。磁性医院是指在护士严重短缺的情况下，医院能够像磁铁一样吸引高素质专业护士加入，并取得更好的临床效果。磁性医院理念不仅能积极推动护理事业的发展，其价值及影响力更体现在利用"磁性要素"所产生的强大凝聚作用力和磁石吸引效应，吸引和保留护士，稳固护理团队。

（2）磁性医院认证标准

磁性医院认证标准包含3个认证目标，即认证护理服务质量的优点、认证支持护理专业实践的工作环境和认证支持护理个人专业发展的组织系统。其认证标准包括5个方面14个要素，这些"磁性要素"包括多渠道提高薪资待遇、共享管理、自我管理、多学科合作、平等责任、自由决策、模范的护理实践模式、合理人力资源配置、继续教育及促进环境改善等方面。磁性医院认证标准被认为是能为护士提高专业素质与实践技能，并提供良好的工作氛围，为患者创造优质效果的医院评价体系。

### 案例分析

1.结合护理组织文化的构成，分析本案例中的护理管理者从哪些方面开展了护理文化环境建设。

依据护理组织文化的层次结构，本案例中三甲医院的护理管理者从以下四个方面开展了护理文化环境建设：

（1）改善物质文化

优秀的组织文化需要通过生产环境、生活环境、文化设施等物质现象来体现。本案例中主要体现在改善护理工作环境、配备护理文化设施等方面。体现物质文化需要通过有形实体的物质形式表现出来，如护理文化墙、医院文化手册等。

（2）提升行为文化

护士行为是护理组织精神风貌的体现，包括护士礼仪、言谈举止、服务态度等。本案例中通过开展主题演讲、情景剧表演、优秀护士事迹宣讲等活动，在潜移默化中将"爱心护理"理念渗透到护士的日常行为中，彰显护士的人文素养，提高护理服务质量和护理文化内涵。

（3）规范制度文化

制度文化建设是保证护理工作规范开展的基础，如本案例中设立"护士礼仪培训日"，通过培训来保障和提升护士礼仪的规范性。在护理管理的过程中，制定护理规章制度，完善护理工作流程，是护理工作有序开展的制度保障。

（4）凝聚精神文化

精神文化是在文化背景和意识形态影响下，形成的一种精神成果和文化观念。本案例中的护士长提到，让护士从意识上的赞同提升到行为上的自觉，主动参与护理文化建设，形成精神成果。

2.在护理管理环境中，护理文化环境发挥了什么作用？

护理文化环境是护理管理内部环境的重要组成部分，护士在良好的护理文化环境中逐步形成以人为核心的文化理念、价值观念、行为准则等，既有利于提升护士专业形象，又有利于提高护士的组织认同感。

（1）提升护士专业形象

护士的专业形象影响着患者乃至公众对医院服务和护理质量的看法，良好的护理文化环境可以增强组织凝聚力和竞争力，提高护理专业的学术性和权威性，提升护士的自信心和自豪感，展示良好的护士专业形象。

（2）提高组织认同感

护理文化的行为主体是护士，通过护理文化环境建设，可以提升护士个体对护理专业和医院发展的关注度，引导护士对组织产生认同感，从而规范个体行为，为实现组织目标而努力。

## 思政元素

1.以人为本，以德兴护

儒家传统"仁爱"思想注重对生命的敬畏、对人的关爱、对自我品格的提升及人际关系的和谐，其核心是大爱与关怀。"仁爱"是护理工作的精髓，发扬大爱无疆的精神，在人际互动中产生并传递关怀。面对患者的疾苦和生命，护士的工作态度、道德行为直接关系到患者的苦乐安危。以本案例中护理文化环境建设为融入点，创造充满人文关怀的工作环境，倡导护士以患者为中心，营造温馨的人文就医环境，发扬革命的人道主义精神，全心全意为人民服务。

2.加强文化建设，营造人文关怀氛围

良好的医院文化建设有助于提高医护人员的责任感和归属感，提升医护人员的凝聚力。以本案例中护理文化建设为切入点，加强对"人文关怀是医学科学精神动力"的理解，展现中华民族的优良传统，结合社会主义荣辱观教育，建立与和谐社会相适应的医院文化，提高护士团队道德水平，培养爱岗敬业精神。在护理工作中融入人文关怀，为护士创造轻松和谐的工作氛围，提高护士主人翁的责任感，充分调动其积极性，以最大的热情为患者提供更加完善的优质护理服务。

（王娟）

# 第四章 计 划

管理活动始于计划。《礼记·中庸》中提到："凡事预则立，不预则废。"司马迁在《史记》中写道："运筹策帷幄之中，决胜于千里之外。"这里所说的"预""运筹"都含有计划的意思，是人们对于未来的筹划与安排。一个好的计划，可以使组织的工作事半功倍，反之，则事倍功半。护理管理者进行科学的计划管理，可以增强护理人员的工作责任心，规范护士的职业行为，使医院的护理工作井然有序、有章可循，从而提高护理质量。

## 学习目标

1.知识目标：识记计划的定义、目标及目标管理的概念、目标的性质；列举计划的内容；陈述时间管理的方法、目标管理的过程及特点。

2.能力目标：应用时间管理方法、目标管理方法开展护理管理实践。

3.情感、素质和思政目标：养成珍惜时间的习惯；树立严谨求实的职业态度；培养精益求精的工作作风；强化严于律己、以身作则的责任意识。

## 【案例9】护理管理计划

### 忙碌的护士长

#### 案例介绍

张玲是某三甲医院心胸外科的护士，平时工作细心、负责。今年是张玲工作的第六年，经过竞聘，她被任命为心胸外科的新护士长。

担任护士长后，张玲每天工作更加努力，科室的各项工作她事必躬亲。除了购置科室耗材、安排护士排班、参加护士长会议、组织开展护理查房、解决科室突发护患纠纷、进行病区质量检查等工作，她还经常帮助办公护士处理医嘱、参与科室重病患者抢救、接听护士站电话、修理病区故障的窗帘和电源开关等。忙碌的工作经常让张玲感到焦头烂额、时间不够用，但即便这样，科室里依然有护士批评张玲不是一名称职的护士长。张玲很苦恼，她感觉自己难以胜任心胸外科护士长的工作。

年底，护理部召开护士长会议，对过去一年的工作进行总结，并制订新年工作计划，布置下一阶段的工作重点。在回顾过去一年的工作时，个别科室护理质量指标与目标值有较大差距，工作成效不够显著，张玲所在的心胸外科也位列其中。张玲向护理部主任哭诉，她觉得自己每天努力工作，忙忙碌碌，患者多，病情重，自己就像消防员一样，哪里着火就扑向哪里，再加上等级医院评审的压力，一天工作下来觉得非常辛苦，但回头看，又觉得作为护士长的自己好像一事无成，科室在专业水平提升、护理质量控制、病区护士的培养等各方面的工作都没有做出成绩。当护理部主任问张玲对于病区的管理工作是否做计划时，张玲表示自己使用的是护理部和科里下发的计划和目标，没有结合本病区护理工作的具体情况制订详细计划，病区护士们也只是机械地工作，对于个人职业生涯发展也没有规划。护理部主任及其他科室的护士长纷纷为张玲护士长加油打气，并针对张玲目前在工作中遇到的问题提出了一些具体建议。在大家的鼓励之下，张玲终于重拾信心，她决定在工作中做出一些改变。

护士长会议结束后，张玲对心胸外科的护理工作进行了详细的梳理和分析，确定了一些提高护理质量、改善工作成效的突破口，并制订了详细的工作计划。如降低科室非计划拔管率、为心胸外科出院患者提供延伸护理服务、提升护士的专业技术水平、提升护士的科研创新能力、培育科室护理团队文化等。站在新的起点上，张玲对自己充满了信心，她相信在接下来的一年中，自己一定能够带领心胸外科的护理队伍做好科室的各项护理工作。

### 思考题

1. 本案例中的张玲护士长为什么会感到焦头烂额、时间不够用？请给张玲护士长提一些建议。

2. 护理部应如何指导临床各科室做好护理计划工作？

### 知识精粹

**1. 计划的定义**

计划是管理学中最基本的职能，人类的管理过程便是从计划开始的。古语中"凡事预则立，不预则废"，其中的"预"指的就是计划。在汉语中，计划既可以作为名词，也可以作为动词。作为名词，计划是指用文字和指标等形式所表述的组织以及组织内不同部门和不同成员，在未来一定时期内关于行动方向、内容和方式安排的管理文件。作为动词，计划是指组织为实现目标，制订计划的活动过程，是为组织任务及目标提供一种合理的实现方法的行为。

### 2.计划的内容

一般来讲，一个完备的计划应该包含如下内容，即 What、Why、Who、Where、When、How，也就是通常所说的 5W1H。What 指做什么，即设立明确的目标，明晰组织计划工作的具体任务和要求。Why 指为什么要做，即明确计划的目的和宗旨。Who 指谁来做，即明确总计划、分计划及计划的每个阶段应该由哪些具体的部门和人员来执行。Where 指在什么地方做，即确定计划实施的地点和场所。When 指何时做，即明确计划开始及结束的时间、具体的进度安排，以便有效协调各部门之间的资源及配合，保证计划顺利完成。How 指如何做，即明确计划完成的手段、方式、具体的实施措施。

### 3.时间管理方法

时间管理是指对时间的计划和分配，以保证重要工作的顺利完成，并能够及时处理突发事件和紧急变化。英国著名博物学家托马斯·亨利·赫胥黎（Thomas Henry Huxley）有句名言：时间最不偏私，给任何人都是二十四小时；时间也最偏私，给任何人都不是二十四小时。在历史长河中，时间取之不尽、用之不竭，但对于每个人而言，时间却是有限的。在如今这个信息时代，人们的工作和生活节奏越来越快，如何能够最大限度地提高时间的利用率和有效率，提升时间管理的能力，是每个人都需要思考的问题。

（1）二八定律

二八定律由意大利著名的经济学家维尔弗雷多·帕累托（Vilfredo Pareto）提出，指一组项目中，80%的价值通常集中在该项目的20%上，也就是说，完成20%的目标就可能获得80%的效果，因此应该注意并优先处理每天工作时间表上最重要的项目。ABC时间管理法和四象限时间管理法便是对二八定律的完美应用。

（2）ABC时间管理法

ABC时间管理法由美国著名时间管理专家阿兰·拉金（Alan Lakein）提出。他强调，管理者应将自己的目标分为三个阶段，即五年目标（长期目标）、半年目标（中期目标）及现阶段目标（短期目标），然后将这些目标分为A、B、C三类，最优先完成的是A类事项，所有A类和B类事项做完后再做C类事项。ABC时间管理法的核心就是要抓住关键因素，解决主要矛盾，保证重点，兼顾一般，其具体实施方法如下：

管理者应建立工作时间表，将目标或事项根据紧迫和重要程度分为A、B、C三类。A类事项的特征是：很紧迫，很重要，如果不处理，对完成组织目标有较大的影响，要求管理者亲自、立刻、花时间去做好。B类事项的特征是：较紧迫，较重要，如果不处理，对完成组织目标有一定的影响，管理者应该抽时间尽快去做，亲自去做，如果时间不允许，可以授权让下属去做。C类事项的特征是：不紧迫，不重要，如果不处理，对完成组织目标影响不大，管理者有时间去做，没有时间，可以授权或延迟去做，甚至可以不去做。

（3）四象限时间管理法

四象限时间管理法由美国著名管理学家史蒂芬·科维（Stephen Covey）提出。四象限时间管理法根据事情是否重要和是否紧迫两个维度划分为四个象限。每个象限的事项，管理者所采取的处理方式是不一样的。

第一象限是既紧急又重要的事情，比如医院突然接收大批外伤患者、马上要召开重要会议等，这一类事情是管理者必须而且立即要处理的。第二象限是重要但不紧急的事情，比如制订年度工作计划、自我能力的提升、人际关系的改进、身体健康的维护等，这类事情虽然不够紧急，但是对个人或组织发展至关重要，需要管理者专门定出相应的时间去做。第三象限是紧急但不重要的事情，比如参与非本职工作会议、回应护士站电话、修理病房损坏的窗帘等，这类事情虽然比较紧急，但是对管理者而言并不是至关重要的，管理者可以授权别人去做。第四象限是既不紧急也不重要的事情，比如打游戏、无用的社交活动等，这类事情既不重要也不紧急，管理者可以减少甚至不去做，或者在放松时做。（图4-1）

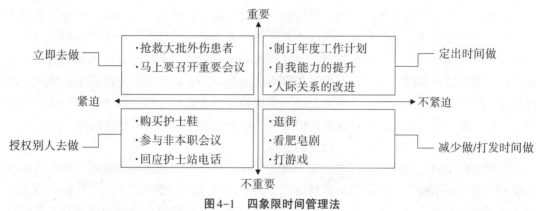

图4-1　四象限时间管理法

//// 案例分析 ////

1.本案例中的张玲护士长为什么会感到焦头烂额、时间不够用？请给张玲护士长提一些建议。

本案例中的张玲护士长之所以感到焦头烂额、时间不够用，是因为她在工作过程中没有进行有效的时间管理。管理学大师彼得·麦迪南·德鲁克（Peter Ferdinand Drucker）曾说：时间是最珍贵的资源，不能管理时间，便什么也无法管理。作为护理管理者的张玲护士长，在工作中，首先应该清理自己的时间花费现状，通过记录时间日志的方式，了解自己时间的分配情况，对时间资源保持敏感性，找出浪费时间的事情及因素，在此基础上调整时间管理的方法，重新分配自己的时间。

张玲护士长可以使用ABC时间管理法或者四象限时间管理法对自己的时间进行管理。以ABC时间管理法为例，首先，张玲护士长可以将要完成的目标列出来，并按照年目标、季度目标、月目标、周目标、日目标层层分解，通过目标分解，明确当前最重要的事项。在此基础上，张玲护士长可以按照事情的重要程度及紧迫程度将事项分为A、B、C三类，A类事情最紧迫、最重要，张玲护士长应亲自、立刻、花时间去做好，如参加护士长工作会议，解决科室突发护患纠纷等。B类事情较紧急、较重要，张玲护士长如果有时间最好亲自完成，如果没有时间，可以授权给科室中工作能力较强的下属去做，如组织开展护理查房，进行病区质量检查等。如果张玲护士长将 A、B 两类事情完成，便完成了管理工作的 80%。对于 C 类事情，如帮助办公护士处理医嘱、接听护士站电话、修理病区故障的窗帘和电源开关等事项，张玲护士长如果时间充裕，可以去做，以增进自己与科室护理团队成员之间的关系，但若没有时间，也可以完全授权给别人去做。

2. 护理部应如何指导临床各科室做好护理计划工作？

护理部是医院护理工作的指挥中心，护理部的管理水平对全院各项护理工作的开展和护理质量的控制起着至关重要的作用。计划工作是护理部工作的重中之重，关乎医院护理工作的整体内容和方向，护理部可从以下几方面帮助临床各科室做好护理计划工作：

（1）护理部应总揽全局，合理计划

首先，护理部要制定较为明确、具体的目标，即确定做什么，如明确护士接受各层次培训率、护士进修率、不同科室压疮等不良事件的发生率等；其次，护理部所制订的计划应结合上级部门及医院发展的规划要求，强调计划的政策性、方向性，使所制订的计划能够符合医院整体的发展目标，能够推进护理事业的发展，促进患者的生命健康。另外，护理部还应根据各科各病区的具体特点，进一步明确计划实施的主体、措施，计划执行的时间、进度、场所等。这样，护理部制订的计划，对于不同的护理单元将更具有借鉴意义。

（2）护理部应强调量体裁衣，鼓励创新

护理部除了制订在全院护理层面切实可行的计划外，也要强调量体裁衣，鼓励临床各科室根据各自科室特点、科室发展现状等，结合护理部计划，因时因地制宜，创新性地设立自己科室的护理人才培养、质量控制、专科建设、教学科研等方面的计划。临床各科室可将年计划逐层分解成季度计划、月计划，甚至周计划，并将计划上报护理部，以便护理部后期进行控制和监督。通过以上措施可以促进医院护理朝多元性、创新性方面发展，提升医院的整体护理水平。

（3）护理部应定期监督，及时总结

对于护理部及各科室制订的计划，护理部应按季度、按月进行定期监督，以便动态掌握计划的实施情况，促进各科室根据预期计划完成各项工作。同时，护理部应对有困难、未按照预期完成计划的科室进行重点关注，定期组织开展护士长工作会议，了解并分析计划未完成的原因及计划完成过程中存在的问题，在此基础上，团结各科室力量，协调资源，提供帮助，以保证各项计划能够顺利实施。

## 思政元素

1. 珍惜时间，笃行不怠

曾国藩曾说过："天可补，海可填，南山可移。日月既往，不可复追。"时间是一种非常重要、非常宝贵的资源。对于护士而言，时间也许是对患者的日夜守护，也许是对患者展开的一场生死抢救，也许是对患者的一句鼓励。无论是对于护士还是对于患者，时间就是生命。护士在临床工作中要脚踏实地地工作，不驰于空想，不骛于虚声，珍惜时间，笃行不怠。

2.合理计划，创造价值

案例中，张玲护士长因未能合理计划科室护理工作，在一定程度上影响了科室护理质量的提升。作为护士，尤其是护理管理人员，其计划工作开展得好坏与科室乃至整个医院的护理质量、患者的生命安全及健康水平息息相关。护士应该使用科学的时间管理方法，合理地计划、安排各项护理工作，提升护理质量，创造护理价值。

# 【案例10】目标管理

## 目标管理在导尿管相关尿路感染中的应用

//  案例介绍  //

导尿管相关尿路感染（catheter-associated urinary tract infection，CAUTI）是患者留置导尿管期间或拔除导尿管48小时内发生的尿路感染，是留置导尿管患者常见的并发症。留置导尿管作为临床侵入性操作，由医生或护士独立或合作完成，而留置导尿管相关维护主要由护士完成。CAUTI发生与护理质量关系密切。某三甲医院2020年第1季度CAUTI发生率为1.930‰（千导管日），高于同期国家护理质量数据平台同等级医院CAUTI发生率的中位数（0.386‰）及控制线（0.712‰）。医院护理质量管理组监测到这一指标的变化，并基于目标管理理论进行降低CAUTI发生率的质量改善，取得了一定成效。

针对CAUTI发生率较高这一问题，医院进行了调查与分析。在患者临床特征方面，发现卧床天数≥15天、年龄≥65岁、导尿管留置天数≥15天是3个主要影响因素。在预防感染集束化护理措施落实方面，发现每日评估留置必要性措施未落实、手卫生依从率低、未及时排空集尿袋是3个重要问题。同时，护理部质控中心工作人员通过深入访谈临床护士，发现医院对临床导尿管留置指征及使用替代装置指征未明确限定，护士对尽早拔除留置导尿管重要性认知不足。

在调查的基础上，医院护理部组织医务科及感染科相关成员、各科室主任及护士长召开会议，设定了改善CAUTI发生率的结果指标及过程指标。结果指标为CAUTI发生率≤同期国家同等级医院CAUTI发生率中位数，过程指标为导尿管维护期集束化护理措施执行完成率≥95%。护理部将制定出的目标逐级下发至各科各病区，每个责任护士对分管患者都有明确的CAUTI发生率目标值，从而形成了全员参与、层层关联、统一的目标连锁体系。此外，医院还形成了预防CAUTI集束化护理清单和预防CAUTI护理干预查检表。医院将质量改善周期设定为6个月，每个月为1个质量周期，结果指标CAUTI发生率降低且≤同期国家同等级医院中位数、过程指标集束化措施执行完成率≥95%，即完成目标。

在2020年4—9月，该医院对住院留置导尿管患者就降低CAUTI发生率这一问题进行了目标管理方案的实施。医院通过举办多次面对面培训课程、开展床旁实操技术培训，提高全院护士预防CAUTI的知识及技术。护理部积极搭建团队协作的沟通平台，定期召开会议，组织各层级护士、医生、医务处及感染科工作人员，及时讨论目标完成过程中遇到的问题及解决的方案。此外，护理部与感染科协作成立科室手卫生监督小组，共同协作，监督、统计手卫生依从率，每周公示，对排名前2位的科室进行绩效奖励，对排名后2位的科室进行绩效处罚。护理部质控中心工作人员使用预防CAUTI护理干预查检表于每个质量周期后期随机检查，每一个护理单元的周期测量质量与其基线值比较、与前一个周期质量比较，同时进行各护理单元间横向比较，与制定目标比较，并及时发现问题，反馈结果，强化各项措施落实。

实施目标管理方案6个月后，在结果指标方面，该医院CAUTI发生率为0.301‰，低于同期国家同等级医院CAUTI发生率中位数，目标达成；在过程指标方面，在12项护理措施中，10项措施执行完成率≥95%，2项护理措施执行完成率分别为91%和92%，尚未达到预定目标值。针对该问题，护理部及相关科室召开会议，及时分析目标未完成的原因，并制定了改进措施，进入新的管理循环。

总体而言，通过目标管理，该院在降低CAUTI发生率方面取得了显著的成效，导尿管护理质量得到了大幅提升。

### 思考题

1.在目标管理过程中，该医院所设定的目标具有什么样的性质？

2.针对降低CAUTI发生率这一目标，分析该医院所开展的目标管理具有什么样的特点。

3.结合该案例，分析目标管理的过程。

### 知识精粹

1.目标

（1）目标的概念

目标是指在目的和任务的指导下，整个组织所要达成的具体的、可测量的成果。目标是组织活动的预期目的，为组织活动指明了方向。

（2）目标的性质

1）目标的层次性。组织往往是分层次的系统组织，因此组织的目标也是根据组织结构的层次逐级分解所构成的一个完整的目标体系。在组织的层次体系中，不同层级的管理者需要参与不同类型目标的设立与完成。

2）目标的网络性。组织的目标体系是从组织的整体观来考察组织目标的，组织中各部门的目标及组织的整体目标形成一个互相联系着的网络，各部门目标必须相互关联、相互协调、相互支持，以保证组织整体目标的实现。

3）目标的多样性。组织目标总体来说是一个。组织目标根据目标的优先次序可分为主要目标和次要目标，根据目标的性质可分为定量目标和定性目标，根据目标完成所需要的时间长度可分为短期目标、中期目标和长期目标。

4）目标的可考核性。目标的可考核性是指组织所设定的目标必须明确，不能模棱两可或含含糊糊。如果目标不具有可考核性，也就失去了目标的作用，进而计划的作用也会大大降低。组织目标中定量目标的考核比较容易，而对于定性目标，尽管其不能像定量目标那样被考核得非常准确，但组织也应通过明确目标特征、目标完成日期等来提高定性目标可考核的程度。

5）目标的可接受性。对目标完成者来说，目标必须是在可接受范围内的，而且通过努力是可以完成的，才能够产生激励作用。如果目标超出了目标完成者力所能及的范围，则会对其造成压力，影响目标的实现。

6）目标的挑战性。对于目标完成者来说，当目标具有一定挑战性时，更能够激发其完成目标的动力和积极性。目标的可接受性和挑战性是对立统一的关系，在实际工作中，管理者必须把它们统一起来，使目标既能符合员工的需要及能力，又具有一定的挑战性。

2.目标管理

（1）目标管理的概念

目标管理的概念由美国管理学家彼得·费迪南·德鲁克（Peter Ferdinand Drucker）于20世纪50年代提出。经典管理理论对目标管理的定义为：目标管理是以目标为导向，以人为中心，以成果为标准，而使组织和个人取得最佳业绩的现代管理方法。

（2）目标管理的过程

目标管理的过程可分为三个阶段，即制定目标、实施目标、考核目标。三个阶段周而复始，螺旋上升，以不断完善组织目标。

1）制定目标。制定目标是目标管理中最为重要的阶段，此阶段可以分为四个步骤：第一，高层领导者根据组织的内外环境与下级充分讨论研究后，制定出总体目标；第二，总体目标确定之后，管理者需重新审视现有组织结构，按照目标分解要求协调部门及人员间的关系；第三，根据组织的总体目标，制定相应具体的下级目标和个人目标，明确目标完成的期限；第四，形成目标责任上级及下级，进一步明确完成目标所需的条件及目标考核的方案，授予下级相应的资源配置权力，以实现职责和权利的统一。

2）实施目标。目标管理者通过自我管理，根据目标总体要求、目标实施方案及权限范围，充分发挥主观能动性，积极行动，以确保目标的实现。

3）考核目标。根据目标管理设定的时间期限，上下级应一起对目标完成情况进行检查、评价和考核。目标考核应做到以下几点：首先，成果考评应以目标管理中设定的目标值为依据，对目标完成情况进行验证，评价成效；其次，管理者应根据评价结果实施绩效考核，奖优罚劣，以调动员工的工作热情和积极性；最后，管理者应对目标管理的经验教训进行总结，若目标未完成，应分析原因，并制定改进措施，修正目标，进入下一轮管理循环。

（3）目标管理的特点

区别于传统的管理模式，目标管理强调人的因素，是把个人的需求与组织的总体目标相结合的管理制度。目标管理具有以下特点：

1）全员参与管理。目标管理强调全员参与管理，是组织所有成员参与管理的一种形式。组织目标的制定、实现目标的措施、目标实现的评价方法由上下级共同商定，使组织目标的实现者同时成为组织目标的制定者。

2）以自我管理为中心。目标管理的基本精神是以自我管理为中心，目标管理强调员工的自我管理和自我控制，员工需要不断监督、修正自己的行为，以保证组织目标的实现。

3）重视成果。目标管理重视对工作成果的评定，重点关注组织目标、个人目标是否达到，按照员工实际的贡献大小如实地评价一个人，这也是组织进行人事考核和评奖的重要依据。

4）强调自我评价。目标管理强调组织成员自己对工作中的成绩、不足等进行反思和总结，开展自检自查，不断提升工作效率，达成组织目标。

5）强调整体性。目标管理强调目标完成的整体性，组织将总目标进行逐级分解，各级分目标要以组织的总目标为依据，在目标管理中，组织的各部门应分工协作、共同努力，保障总体目标的顺利达成。

## 案例分析

1.在目标管理过程中，该医院所设定的目标具有什么样的性质？

该医院针对降低CAUTI发生率这一问题，设定了结果指标和过程指标。结果指标为CAUTI发生率≤同期国家同等级医院CAUTI发生率中位数，过程指标为导尿管维护期集束化护理措施执行完成率≥95%。该目标具有以下特点：

（1）多样性

该医院在调查和分析的基础上，对标我国国家CAUTI发生率平均水平，制定了结果指标和过程指标两类目标。针对以上两类指标，护理部有总目标，各护理单元有分目标。此外，过程指标中又包含了12项分指标。总体而言，该医院制定的目标具有多样性的特点。

（2）层次性

在制定总体目标后，护理部依据总体目标，将目标进行逐级分解，并下发至各科各病区，每一个护理单元的责任护士也对分管患者制定了明确的目标值。因此，该案例中所设定的目标具有层次性的特点。

（3）可考核性

该医院将过程指标和结果指标进行了量化，目标明确、具体、可测量。在过程指标中，医院形成了具体的预防CAUTI护理干预查检表作为考核依据。因此，该案例中所设定的目标具有可考核性的特点。

（4）可接受性及挑战性

该医院所制定的过程指标和结果指标是基于对该医院现状进行充分调查和分析的基础上制定的，同时又将国家的平均水平作为对照，因此既具有可接受性又具有可挑战性，能够对目标完成者起到较好的激励作用。

2.针对降低CAUTI发生率这一目标，分析该医院所开展的目标管理具有什么样的特点。

与传统的管理模式不同，目标管理是一种"参与管理"，它既强调工作成果，又重视人的作用，强调员工自主参与目标的制定、实施和评价。该医院在降低CAUTI发生率的目标管理中具有以下特点：

（1）全员参与管理

该医院在调查和分析的基础上，由护理部牵头，组织医务科及感染科相关成员、各科室主任及护士长召开会议，设定了改善CAUTI发生率的结果指标及过程指标，让目标的实现者同时成为目标的制定者。同时，护理部对目标进行逐级分解，明确了组织的分目标、个人目标及相应的目标责任主体，使组织成员通过自我管理和自我控制达成组织目标。此外，护理部通过定期召开会议，组织各层级成员就目标完成过程中遇到的问题及解决的方案进行讨论，激发组织成员的积极性及能动性。通过以上措施，该医院在目标管理过程中做到了全员参与管理。

（2）以自我管理为中心

该医院在目标管理的过程中，首先通过培训等方式充分调动医院成员的自觉性，同时通过评价、考核及奖惩，进一步强化成员自我管理的积极性，使相关的医务人员能够做到自我管理，并尽最大的努力达成降低CAUTI发生率的目标。

（3）重视成果

该医院在目标管理的过程中，成立考核小组，定期对手卫生执行情况、预防CAUTI护理干预措施执行情况、CAUTI发生率等进行动态监督及考核，奖优罚劣，重视工作成效。

（4）强调自我评价

该医院定期组织相关成员召开会议，找出工作中存在的不足和错误，并进行总结和改进，经常自检自查，不断提高工作效率与质量。

（5）强调整体性

该医院所制定的结果指标和过程指标的完成，有赖于各护理单元相应目标的完成。在目标完成的过程中，只有每一个护理单元都相互合作，共同努力，才能保障医院总体目标的完成。

3.结合该案例，分析目标管理的过程。

目标管理是一种科学的管理模式。本案例中，该三甲医院针对降低CAUTI发生率高这一临床问题，依托目标管理理论，主张被管理者和管理者根据实际情况及需求共同制定和参与目标管理，激发被管理者的主观能动性，通过制定目标、实施目标及考核目标这3个步骤开展目标管理，整个过程规范、科学、明确，最终使得该院导尿管护理质量得到了大幅提升，CAUTI发生率显著降低。

（1）制定目标

该医院首先针对2020年第一季度CAUTI发生率较高这一问题展开深入的调查和分析，

确定了导致CAUTI发生率较高这一问题的主要原因，如：年龄≥65岁；重症患者卧床天数≥15天；导尿管留置时间长；临床导尿管留置指征及使用替代装置指征未明确限定；护士对尽早拔除导尿管重要性认知不足；手卫生依从率低。在对原因进行充分分析，对标我国国家CAUTI发生率平均水平的基础上，该医院制定出了降低CAUTI发生率的目标，结果指标为CAUTI发生率<同期国家同等级医院CAUTI发生率中位数，过程指标为导尿管维护期集束化护理措施执行完成率≥95%。

（2）实施目标

该医院在2020年4—9月，实施了为期6个月的目标管理方案以降低住院留置导尿管患者CAUTI发生率。在目标实施过程中，该医院按照目标要求，对目标进行逐级分解，明确分目标及个人目标的责任主体，使全员参与目标管理。此外，医院通过调动各部门资源、积极开展人员培训、搭建团队协作平台等方式，为相关成员创造良好的环境，调动成员的积极性，鼓励成员主动参与目标管理过程，以确保目标的实现。

（3）考核目标

在本案例中，管理者以设定的目标值为依据，并借助自制的预防CAUTI护理干预查验表，定期对目标完成情况进行验证。同时，该医院根据评价结果实行绩效考核，对手卫生考核排名前2位的科室进行绩效奖励，对考核排名后2位的科室进行绩效处罚，做到了奖优罚劣，调动了员工的工作热情和积极性。此外，该医院注重总结目标管理中的经验教训，定期进行目标完成效果评价并召开会议，对目标完成过程中遇到的问题进行讨论，分析原因，制定改进方案，保障目标顺利完成。

## 思政元素

1.树立严谨求实、精益求精的职业态度

严谨求实就是要从一件件具体的工作做起，把简单、平凡、普通的事情做精做细，做得出彩，做出成绩。本案例中，护理部从自身情况出发，实事求是，严谨求实，以目标管理理论为指导，将目标管理理论应用在导尿管相关尿路感染中，提升了导尿管护理水平。严谨求实是职业道德、职业能力、职业品质的体现。护士应通过践行严谨求实的职业精神，在工作中不断追求卓越，精益求精。

2.增强责任意识

所谓的责任意识，就是清楚明了地知道什么是责任，并自觉、认真地履行，把责任转化成行动。有责任意识，再危险的工作也能减少风险；没有责任意识，再安全的岗位也会出现险情。责任意识是一种精神，更是一种品格。一个人，只有尽到对父母的责任，才能是好子女；只有尽到对国家的责任，才能是好公民；只有尽到对下属的责任，才能是好领导；只有尽到对单位的责任，才能是好员工。本案例中，医院所制定的结果指标和过程指标的完成，有赖于各个护理单元、各位护理工作者对相应责任的承担和完成。在护理工作中，只有每一个护理单元、每一位护理工作者以医院及科室的护理发展为己任，把工作上的事当成自己的事，积极承担，主动完成，发挥主人翁意识，才能更好地保障医院护理工作和谐运转、持续发展。

（武佼佼）

# 第五章 组 织

组织是一种广泛存在的社会实体，是有目的、有系统、有秩序地结合起来的人群集合体。组织既是管理的载体，又是落实计划的手段和实施控制的工具。组织管理及设计、组织变革及创新是护理管理实践必不可少的组成部分，建立科学、完善的组织体系，落实组织管理职能，不仅是完成各项护理管理工作的基础，更是护理团队良好发展的保障。作为护理管理者，要将组织的相关理论运用于护理管理工作中，充分发挥正式组织和非正式组织的积极作用，促进组织目标的实现，使护理管理工作更具艺术性。

## 学习目标

1.知识目标：识记护理组织设计的原则和程序；识记正式组织和非正式组织的概念；陈述促进非正式组织发挥积极作用的方法。

2.能力目标：能应用组织设计程序进行护理组织管理；能结合实际，促进非正式组织发挥积极作用，保障组织目标的实现。

3.情感、素质和思政目标：培养医学职业精神；提升职业认同感；提高人文关怀素养。

## 【案例11】组织结构与组织设计

### 方舱医院"战疫"纪实

#### 案例介绍

医者仁心，大爱无疆。面对突如其来的新型冠状病毒肺炎疫情，各级医院积极响应卫健委安排部署，闻令而动，抽选精兵强将组建医疗队，带着对职责使命的担当，到疫情防控的最前线和主阵地。经过严格的岗前培训和考核，医疗队员迅速投入方舱医院确诊病例的救治工作中，切身经历了这场没有硝烟的"战争"。

医疗队按照组建方案统一部署，成立了临时党支部，充分发挥支部战斗堡垒和党员先锋模范作用。由综合管理组组织，通过腾讯会议每天定时召开线上工作例会，听取各小组当日工作情况汇报，主要包括医疗救治、核酸采样、感染防控、物资保障、工作计划、队员健康等内容，统一协调人员、物资的安排和调配，部署下一步工作任务。

医疗队由来自各级医院、不同科室的人员组成，虽然队员们有着不同的专业背景，但在日常工作中，各小组按照职责充分发挥自主权，各岗位分工协作，大家都能够严守工作纪律，遵守规章制度、诊疗规范和工作流程，落实风险防控和环节监督，各司其职，工作有条不紊地进行。

方舱医院收治的确诊患者大部分都是轻症，主要通过中西医结合、身心同治的方式，实施个体化的诊疗。由医疗管理组统一协调，根据舱内收治患者的病情变化，严格按照诊疗方案进行对症处理、心理疏导和必要的药物治疗。方舱医院环境特殊，护理工作的重要性不言而喻，在入舱之前，护理组组长根据护理人员的既往工作经历进行合理分组，根据患者的具体情况进行相应调整，确保每个班次的护理工作都能有序开展。除了落实患者的治疗措施，护理人员还承担了大量的生活护理和心理疏导工作，帮助患者建立战胜疾病的信心，促进患者早日康复。

除了常规的诊疗护理工作，方舱医院的院感防控工作更是重中之重。感控组队员每日按照分工落实培训和督导，监督指导工作人员的清洁、消毒与隔离、无菌操作技术、防护用品使用、手卫生、医疗废物管理等工作，一个鼓励的眼神、一句温暖的提醒，给了医疗队员们无尽的力量。感控消杀组还需要做好舱内清洁消毒、医疗废物处理、环境物表采样等工作，以确保舱内环境安全。

随着方舱医院收治患者陆续出院，医疗队的救治工作圆满结束，队员们将关心和关爱无私地奉献给了方舱医院的每一位患者。

### 思考题

1. 方舱医院的组织结构属于哪种类型？有什么特点？
2. 结合案例，谈谈方舱医院的组织设计包括哪些程序和内容。
3. 如何利用组织管理方法推动方舱医院组织目标的实现？

### 知识精粹

**1. 组织管理**

组织管理是指通过设计来维持组织内部的结构以及相互之间的关系，是人们为了实现组织目标而有效协调工作的过程。包括两个方面的内容：

（1）组织内部的管理

从组织自身的角度对组织内的微观层次进行管理。

（2）组织与环境的管理

对组织外部所处的宏观环境进行管理，以协调组织与外部及社会各相关系统之间的关系，解决外部矛盾。

2.组织设计

组织设计是一个动态的工作过程，其根本任务是建立有益于管理的组织，以有效地实现组织的各项目标。科学的组织设计需要有原则、有规律、有步骤地进行，从而有效提升组织管理效率。组织设计应遵循目标明确、分工协作、统一指挥、层幅适当、责权利相对应、精简效率等基本原则，其程序和内容如下（图5-1）：

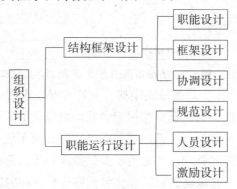

图5-1　组织设计的程序和内容

3.组织结构的概念及类型

（1）组织结构

组织结构是指一个组织内各构成要素以及它们之间的相互关系，是支撑组织的框架体系。其主要内容包括职能结构、层次结构、部门结构和职权结构。

（2）组织结构类型

组织结构类型是根据具体组织所处的内部环境和外部环境来确定的，并随着具体组织所处的内外环境变化而发展。常见的组织结构形式有U型组织结构（直线式结构、职能制结构、直线-职能制结构）、H型组织结构、M型组织结构、矩阵制组织结构、多维立体组织结构、网络组织结构等。

### 案例分析

1.方舱医院的组织结构属于哪种类型？有什么特点？

2020年初，新型冠状病毒肺炎疫情爆发，由于前期定点救治医院的容量有限，大量轻症患者无法收治，使得疫情防控工作无法有效开展，后依托会展中心、体育场馆等改造，修建了用于集中收治新冠肺炎轻症患者的临时医院，即方舱医院。方舱医院的创设，既能让流动性较大的轻症患者得到医治，还能做到隔离，是抗击新冠肺炎疫情的关键举措，在防与治两个方面发挥了不可替代的重要作用。基于方舱医院的特殊用途，采用了U型组织结构中的直线-职能制结构（图5-2）。

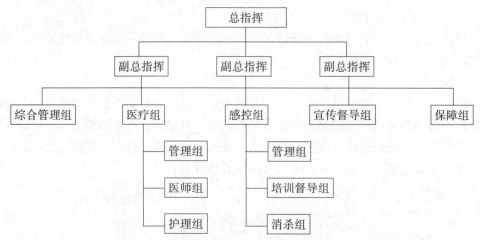

**图5-2 方舱医院的直线-职能制组织结构**

直线-职能制结构又称生产区域制结构，其特点是：设置两套结构，一套是按照指令统一原则设置的指挥系统，另一套是按照专业化原则设置的职能系统。其中，职能管理人员是直线领导的参谋，只能对下级部门进行业务指导，而不能进行直接指挥和命令，从而既保证了组织的统一指挥和管理，又避免了多头指挥和无人负责的现象。

2.结合案例，谈谈方舱医院的组织设计包括哪些程序和内容。

方舱医院是在我国突发公共卫生事件的特殊时期建立的，其组织设计要遵循科学原理，坚持目标明确、分工协作、统一指挥、层幅适当、责权利相对应、精简效率等基本原则，有规律、有步骤地按照程序逐一完成。本案例中方舱医院的组织设计包括以下程序和内容：

（1）结构框架设计

结构框架设计是组织设计的硬件，是从组织的职能出发，设计部门和岗位之间的分工与合作，包括以下内容：

1）职能设计。根据组织的战略目标和任务，设计管理职能。在本案例中，依据方舱医院医疗工作的具体任务，确定权责利，设置了综合组、医疗组、感控组、宣传督导组和保障组等。

2）框架设计。包括纵向的分层次设计和横向的分部门设计，即根据对管理职能的分解和归类，设计相应的组织结构，设置相应的职务和岗位。在本案例中，方舱医院的框架设计相当于组织结构。

3）协调设计。即协调方式的设计，包括分工和协作，在本案例中，需规范方舱医院各管理层次之间、管理部门之间的信息交流、控制、协调方式，从而发挥管理系统的整体效应。

（2）职能运行设计

职能运行设计是组织设计的软件，保证组织结构本身得以顺利运行，具体包括以下内容：

1）规范设计。即管理规范的设计，如制定规章制度、诊疗规范和工作流程等。在本案例中，制定方舱医院医疗队工作例会制度、诊疗工作方案、会诊制度及流程、物资保障应急预案等，均属于规范设计。管理规范保证了各个层次、各个部门和各个岗位按照统一的要求和标准进行配合和行动。

2）人员设计。即为各工作岗位确定人员数量，按照要求配置合适的人员。

3）激励设计。即通过设立激励系统进行目标导向，使成员按照组织所希望的方向行动，从而提高组织的整体效率。

3.如何利用组织管理方法推动方舱医院组织目标的实现？

现代管理的组织理论认为，组织管理水平直接影响到工作质量和工作效率。方舱医院建立的特殊性决定了其运行的复杂性，在方舱医院创立和运行过程中，应该通过组织设计建立合适的工作模式，把人员的相互关系和分工协作、时间和空间合理地组织起来，形成一个有机整体，从而达到组织目标。组织管理的基本方法包括确定组织结构、设立激励系统、建立控制系统等内容。

（1）确定组织结构

通过确定组织结构，明确各层级人员组成，明晰分工，为落实各级人员职责，达到组织目标提供保障。方舱医院的直线-职能制组织结构，既确保了各职能部门在职能范围内的权力，又充分发挥了各职能部门专业管理的作用。

（2）设立激励系统

从组织管理的角度设立激励系统，从而调动医护人员的工作积极性，提高组织运行的整体效率。

（3）建立控制系统

包括制订组织发展和组织管理的计划，并实施有效的控制与反馈。在方舱医院工作推进过程中，各级管理者可以通过控制工作及时发现运行中的问题，并通过组织反馈不断修订和完善计划。

### 思政元素

1.坚持制度自信

中国特色社会主义制度是马克思主义与当代中国实际和时代特征相结合的产物，中国共产党的领导是中国特色社会主义制度的最大优势。采用方舱医院来防控新冠肺炎疫情，是我国公共卫生防控与医疗的重大创举，包含着鲜明的中国特色和中国智慧，它背后的运行机制归根结底是党中央集中统一领导下制度优势支撑起来的。党中央一声号令，全党同志闻令而动，全国人民上下同心，迸发出攻坚克难、创造性解决问题的强大力量，最大限度地调集有效资源，在最短时间内找到克服危机的最佳办法，并有效地得以实施，完成既定目标。以方舱医院的组织管理知识为融入点，充分认识中国特色社会主义制度的优越性，坚持制度自信。

## 2.培育医者情怀

医者行医，必须坚持医乃仁术、大医精诚的理想，坚持人道主义、利他主义，以救死扶伤、服务健康为目的，爱岗敬业、恪尽职守。在面对突发公共卫生事件时，广大医务工作者逆行而上，勇于担当，涌现出一大批先进典型和感人事迹，体现了救死扶伤、医者仁心的崇高精神，凝聚起众志成城、全力以赴、共克时艰的强大正能量，展现了舍我其谁、共担国难的爱国主义情操。这是医学职业精神的体现，是最崇高的医者情怀。

## 3.增强文化自信

中医药学有着悠久的历史，凝聚着中华民族几千年健康养生的理念和实践。中医药蕴含着深邃的哲学智慧，是传承中华文化的重要载体，习近平总书记强调，要切实把中医药这一祖先留给我们的宝贵财富继承好、发展好、利用好。新冠肺炎疫情发生以来，中医药以其独特的优势，在疫情防治中发挥了重大作用，以此为融入点，增强对中华传统医药文化的认知与自信，在新的历史起点上，传承和发展中医药事业，发挥其独特的文化价值，将中医理念外化于行，将传统文化内化于心，对于增强民族自信、坚定文化自信具有深远的实践意义。

# 【案例12】正式组织与非正式组织

## 血液科的"画匠"

////　**案例介绍**

小张是今年新入职的护士，得知要去血液科轮转而闷闷不乐，室友小蒋发现后询问原因，小张说："唉，别提了，我第一个轮转的科室是血液科，之前实习我也去过血液科，一半以上都是白血病患儿，长期化疗让他们特别痛苦，患儿父母遭受着身心和经济的多重压力，医护人员也是身心俱疲，科室气氛可压抑了，所以我不想去血液科轮转。"小蒋宽慰她："没事儿，就待三个月，熬熬就过去了。"

上班第一天，护士长刚准备给小张介绍科室情况，就接到医院的紧急临时任务，急急忙忙地走了，走前叮嘱小张随便看看，先熟悉熟悉科室环境。小张走进病房，发现3床的患者是一个五六岁的小女孩，正趴在病床上画画，因为没有具体的工作安排，小张索性就陪着小女孩一起画起画来。小张暗自庆幸自己多年的业余爱好发挥了意想不到的作用，小女孩对小张随手画出的卡通人物赞不绝口，开心地拉着她要去病员活动室看看。病员活动室在科室的走廊尽头，房间的一侧放置着几块白板，张贴着白血病相关知识的健康宣教资料，几个小患者戴着口罩围在白板旁认真地看着……小张走近一看，不同于其他科室的宣教资料，白血病相关知识、治疗方式选择、饮食活动注意事项等，都被画成了一幅幅手绘的图片，内容简单风趣、通俗易懂，怪不得吸引了这么多小患者来阅读。小女孩指着白板上的画对小张说："这里有好多都是我的责任护士刘佳姐姐画的。"

几天过去了，小张发现这个科室跟之前实习医院的血液科完全不同。护士工作虽然忙碌，但是都认真细心，热情洋溢；白血病患儿虽然被病痛折磨，但依然坚强勇敢，积极乐观。这天快下班的时候，护士刘佳对小张说："周末我们'画匠三人组'要去公园写生，放松一下，知道你画画特别棒，要不要跟我们一起去？"小张欣然应允。接下来的几个月，小张经常会在休息时间跟刘佳她们一起去画画，画匠三人组变成了画匠四人行。每个月的工休座谈会，小张也跟着刘佳她们一起，组织科室的小患者们画画，孩子们的热情可高了。小张忍不住跟小蒋说："我觉得这个血液科很不一样，是个有温度的科室，我也是血液科的'画匠'呢！"

原本以为沉闷难熬的血液科轮转就快结束了，小张带着自己最近完成的一幅绘画作品去找护士长，这是一幅临摹的油画《向日葵》，她要把这幅作品送给科室做留念，因为这幅画是她跟刘佳她们去写生的时候完成的，更因为这幅朝气蓬勃的《向日葵》能代表小张对血液科氛围的感受——忙碌而开心。

### 思考题

1.本案例中的正式组织和非正式组织分别是什么？

2.小张认为这个血液科"很不一样"，不一样在哪里？非正式组织对护理工作产生了哪些积极的作用？

3.结合案例，谈谈护理管理者怎样促进非正式组织的积极作用？

### 知识精粹

1.正式组织和非正式组织

（1）正式组织（formal organization）

正式组织是指为了实现组织目标，有目的、有意识地设计和建立的各种关系体系。这个关系体系主要包括组织中各种职位或部门之间的责任、权力和利益关系。如世界卫生组织、医院、护理部、党支部等均属于正式组织。

（2）非正式组织（informal organization）

非正式组织是指没有自觉的共同目标的人们根据个人需要，自发地形成的非正式关系的体系。不是由职能部门组建，也无特定目标，而是由于地域相邻、经历相似或兴趣相同等因素而自发形成的，形式多样，例如同乡会、校友会、健身爱好者联盟等均属于非正式组织。这个概念是美国行为科学家埃尔顿·梅奥（Elton Mayo）通过"霍桑实验"提出的。

1924—1932年，梅奥在西方电气公司所属的霍桑工厂进行生产效率方面的研究，发现当人们知道自己成为观察对象时，会改变行为的倾向，这就是"霍桑效应"的由来。同时，梅奥在实验中发现生产小组内有一种默契，大部分工人有意识地限制自己的产量，否则就会受到小组其他成员的冷遇和排斥，奖励性工资并未像传统管理理论认为的那样使工人最大限度地提高生产效率，从而梅奥指出，企业中除了存在为了实现企业目标而明确各成员相互关系和职责范围的正式组织之外，还存在"非正式组织"。

2.非正式组织的特点

（1）以感情逻辑为基础

非正式组织是以私人感情和融洽的关系为纽带，依靠情趣一致、爱好相仿、彼此需要等因素来维系感情，成员以满足个人和他人的需要为目标，自觉地互相帮助，具有较强凝聚力。如医院或学校中的非正式组织，常常以学术上的相互认同为特点。

（2）非章程性

非正式组织在其组织形式上没有章程和纲领，没有明确的书面条文规定的成员权利和义务。对于是否自觉维护组织规范，非正式组织内部会采取赞扬、鼓励、支持或嘲笑、孤立等不同态度来对待。

（3）非正式组织领导的作用巨大

非正式组织的领导权通常由成员们默认或授予，不一定具有较高的社会地位，但作用巨大。非正式组织的领导或是善于体恤别人、笼络人心，或是业务、社交能力较强且具有实际的影响力和权威等。如在医院中，由业务上有特点的人担任相应非正式组织领导的情况比较突出。

3.非正式组织的积极作用

有利于成员之间相互理解、信任、支持、关心、体谅等，保持良好的组织氛围；有利于增强正式组织的凝聚力；有利于提供更多的沟通渠道。除了正式组织中固定的沟通层级和路线外，成员可在非正式组织畅所欲言，宣泄情绪，有利于减少隔阂、误会，稳定组织结构，弥补正式组织的不足。

为了发挥非正式组织的积极作用，应该做到以下几点：①对非正式组织中领袖的影响给予高度重视，积极谋求与其在各个层面进行理性合作来解决危机；②重视正式沟通，保持上下级之间、各部门之间的正式沟通渠道通畅，确保信息及时、准确无误地传递到信息的接受方，尤其是与广大组织成员均密切相关的事情，要尽可能地决策公开化、透明化，使组织中的每个人都有归属感；③当非正式组织阻碍组织发展时，管理者应考虑消除员工的同质化，避免"抱团现象"，尽量保持员工的多样化和差异化，必要时应清除组织发展极具破坏性的人物。

### 案例分析

1.本案例中的正式组织和非正式组织分别是什么？

本案例中的正式组织是血液科护理单元。正式组织有具体的组织目标，其结构一般具有层级，权力具有强制服从的要求，并且还具有正统性、合法性和稳定性等特点，沟通渠道是由组织规章提供的。

本案例中的非正式组织是血液科的"画匠四人行"，是由血液科护理单元中四个爱好绘画的护士组成的。非正式组织是由于人与人之间有共同的思想感情，彼此吸引，相互依赖，自发形成的团体，没有什么明确的条文规定，其最主要的功能就是满足个人不同的心理需求，自觉相互地进行帮助。

2.小张认为这个血液科"很不一样"，不一样在哪里？非正式组织对护理工作产生了哪些积极的作用？

小张认为这个"血液科"很不一样，其不一样之处就在于"画匠四人行"这个非正式组织的存在。一方面，护士个人的兴趣爱好得到了良性发展，为生活增添了乐趣，陶冶了自身情操，缓解了工作压力，提升了工作效率；另一方面，护士的业余爱好发挥了意想不到的作用，他们自发利用自己的特长改进了患者健康教育的形式，得到了患者的认可，个人也从中收获了乐趣与成就感。

非正式组织满足了护士安全、交往与被尊重的心理需要，满足了护士自我发展的需求，帮助护士找到了职业认同感、职业使命感，从而促进护士的身心健康与精神愉悦。非正式组织成员之间相互理解、支持、关心等，确保了良好的组织氛围，有利于增强护理单元的凝聚力。

3.结合案例，谈谈护理管理者怎样促进非正式组织的积极作用？

血液科存在因"绘画"这个共同的兴趣爱好而形成的非正式组织，对个人发展和组织运行都起到了积极作用。护理管理者促进"画匠四人行"这个非正式组织积极发展的策略有以下几个方面：

（1）积极引导

护理管理者抱着承认、接纳、友好、善意的态度面对非正式组织，通过宣传、教育、引导小组成员，帮助他们树立正确的价值观念和行为规范，引导护士追求高层次的归属感，为医院做贡献。

（2）区别对待

护理管理者应加强对非正式组织的监控和沟通，防微杜渐，防止不良风气在非正式组织中滋生蔓延。当非正式组织对护理单元的整体工作构成较大影响和冲击时，要对其进行教育和引导；对于小组成员违背医院目标、违反医院制度的行为，应及时批评纠正，情节较严重时，科室护理单元应严肃纪律，责令改正。

（3）适当介入

护理管理者要做好非正式组织的引领工作，要适度融入，加强沟通，对小组成员的思想和行为加以引导。同时要通过与小组成员交朋友、参与小组活动的方式，收集信息，了解护士思想动态，在可能的条件下实现正式组织与非正式组织的融合，提高工作效率。

## 思政元素

1.提升职业认同

患者的认可是护士产生职业认同感的因素之一，在本案例中，护士利用自己的兴趣爱好自发改进健康教育的形式，这一行为以及效果得到了患者的认可。以此为融入点提升护士的职业认同感，让护士真正认识到护理工作的价值和意义，牢固树立为护理事业奋斗的道德理想，激发强烈的责任感，自觉践行爱岗敬业的职业精神。

## 2.倡导人文关怀

在护理管理中体现人文关怀是护理队伍稳定发展的需要，管理者的态度对于护理团队中非正式组织的良性发展至关重要。以本案例中护理管理者对护士兴趣爱好的正向引导为融入点，实施人性化护理管理，用人文关怀理念为护士创造轻松和谐的工作氛围，促进人文关怀能力的培养和领导力的提升。

（王娟）

# 第六章　人力资源管理

　　人力资源是医院最有价值的资源。人力资源管理是组织设计的逻辑延续，是预测组织人力资源需求、制订人力需求计划、招聘选择人员，进行有效组织、考核绩效、支付报酬，并进行有效激励、结合组织与个人需要进行有效开发，以便实现最优组织绩效的全过程。护理人力资源管理是指在人员选拔、人员配置、激励、教育培训方面对护士进行管理的手段，旨在将人力资源由潜能转变为财富，实现调动护士积极性，发挥其能动性与创造性的目的。充足的人力资源、稳定的护理团队对促进医疗卫生事业发展具有举足轻重的作用。

## 学习目标

　　1.知识目标：概括医院护理岗位分类；陈述医院护士配置原则和方法；阐述护士培训目的、原则和方法；描述医院护士职业生涯发展原则及途径。

　　2.能力目标：解释并运用医院护士绩效考核原则和方法；应用理论、原则、方法设计个人职业发展规划。

　　3.情感、素质和思政目标：激发护士职业兴趣；引导护士思考与内省，结合自身内外环境，确立兴趣方向；提升护士的职业认同感；树立新时代科学人才观。

## 【案例13】医院护理人力资源配置及使用

### 护士岗位管理体系的建立及实施

## 案例介绍

　　近年来，我国许多医院逐步将护士岗位进行分层级管理，护士分级、各级护士的岗位职责要求、培训和晋级标准、绩效管理有不同的方法。

　　某三级甲等医院护理部李主任发现医院现行护理岗位管理制度存在岗位管理界定不清、绩效考核及薪酬分配体系不能完全反映不同岗位的真实价值、缺乏有效的激励机制等问题。为此，李主任在岗位管理的基础上，将护士岗位、分级、绩效、培训、人事管理紧密结合，形成了一套护士的责、权、利相统一的管理体系和长效机制，其核心为"护士分级、科室设岗、按级上岗、按劳取酬"。该护士岗位管理体系将护士分为6个级别：N0、N1、N2、N3、N4、N5，并详细制定了各层级护士的岗位职责、培训内容、考核办法、晋级条件。在岗位设定方面，确定了护士长、总务护士、办公护士、责任组长、责任护士、助理护士等岗位，为每一岗位设计岗位说明书，包括岗位基本信息、工作职责、工作概述、任职资格等；根据各护理单元工作量、工作特性、收治病种等特点，将全院科室分级，并按照级别确定各岗位护士数量。科室成立岗位任职资格评定小组，采取个人申请、小组审核的办法，将护理岗位需求与护士能级对应，按岗聘用，竞聘上岗，科室实行动态管理，形成"能者上，庸者下"的激励机制。绩效考核和奖金发放兼顾护理工作效率、工作质量和工作效益，由护理部对各护理单元直接考核，体现护理专业工作的特点。各护理单元根据护士的层级、岗位、班次，结合服务质量进行二次分配。

　　这套护理岗位管理体系严格规定了各层级相应的工作职责和能力要求，将能力培养和护士分层级管理有机结合，达到了认可和激励护士的目的，将护理人才留在临床一线，减少了护士流失；明确了护士自身发展的方向和职业空间，更好地调动了护士的工作及学习积极性，提升了护士工作满意度，提高了护理工作质量。

### 思考题

1.该案例中的岗位管理体系适用于哪种护理岗位？体现了哪些护士配置原则？

2.试分析该护士岗位管理体系对护理质量的影响。

### 知识精粹

**1.护理岗位分类**

　　根据《中华人民共和国护士条例》《注册护士管理办法》文件精神要求，护理人力资源配置标准专业委员会于2012年制定了三级综合医院护理人力配置标准，并明确界定医院护理岗位包括：临床护理岗位、护理管理岗位和其他护理岗位（消毒供应中心、医院感染管理部门等间接提供护理服务的岗位）。

**2.护士配置原则**

（1）人员保障原则

　　医院和管理部门在进行护士配置时要以卫生行政主管部门护士人力配置要求为依据，以医院服务任务和目标为基础，配置足够数量的护士以满足患者需求、护士需求和医院需要。

（2）合理配置原则

　　科学合理的护士配置可以有效地避免因患者数量和病情变化等带来的护理人力不足或

人员过剩的现象发生。护理管理部门应在分析护理业务范围、种类、服务对象需求和护士人力结构现状的基础上确定人员配置数额。

（3）成本效率原则

人力资源管理的出发点及最终目的都是提高组织效率。在护理人力资源配置过程中，管理者要结合实际情况，不断寻求和探索灵活的护士配置模式，重视护士的能级对应及分层使用，根据护理工作量的变化及时调整人员配置，由此降低人员成本，提高组织效率。

（4）结构合理原则

护理单元整体效率不仅受个体因素影响，还直接受到群体结构的影响。护理单元群体结构是指科室不同类型护士的配置及其相互关系。管理研究证明，人力资源的优化配置是取得良好组织整体效应的关键。结构合理化要求护士在专业结构、知识结构、智能结构、年龄结构、生理结构等方面形成一个优势互补的护理人力群体，有效发挥护理人力的整体价值。

（5）个人岗位对应原则

护士的个体素质包括个人的年龄、性格、智能、气质、价值观、工作动机、专业技术水平、工作经验等。这些因素不仅对部门的护理工作有直接的影响，而且同构成个人素质的各要素也存在一定的制约关系。管理者在分析个人特点与岗位要求的基础上实现个体与具体岗位的最佳组合，也是有效地利用护理人力资源、调动护士工作积极性的配置原则之一。

3.优质护理服务

原卫生部办公厅于2010年印发《"优质护理服务示范工程"活动方案》（卫办医政发〔2010〕13号），方案强调：要建立护士岗位责任制，制定并落实各级各类护士的岗位职责和工作标准，规范临床护理执业行为；建立护士绩效考核制度，根据护士完成临床护理工作的数量、质量以及住院患者满意度，将考核结果与护士的晋升、评优相结合。要求医院充实临床一线护士队伍，最大限度地保障临床护理岗位的护士配置，医院临床一线护士占护士总数的比例不低于95%。同时，医院要结合实际，探索实施护士的分层级管理，采用以临床护理工作量为基础的护士人力配置方法，并依据岗位职责、工作量和专业技术要求等要素实施弹性的护士人力调配。

**|| 案例分析**

1.该案例中的岗位管理体系适用于哪种护理岗位？体现了哪些护士配置原则？

该案例中的岗位管理体系适用于临床护理岗位，主要体现了人员保障、合理配置和个人岗位对应原则。护士岗位管理涉及岗位类别设置、岗位等级设置、岗位分析、岗位测算、岗位培训及岗位评价和晋升等多个方面，是一个系统工程。分层级管理能根据护士的具体情况分配工作，该管理体系根据护士的职称、学历、工作经验等进行分层级管理，将护理岗位需求与护士能力相对应，在对应岗位上有利于护士发挥主观能动性，提高护士工作积极性，合理分配人力资源，提高护理队伍的稳定性。

2.试分析该护士岗位管理体系对护理质量的影响。

（1）提升护理质量

传统护理工作模式没有根据护士的能力、职称以及资质进行分工，各班护士各自完成工作任务，对患者缺乏延续性、整体性护理。在实施责任制整体护理的基础上，根据患者病情、护理难度和技术要求等要素，合理分工，从人员结构上恰当地搭配各班次护理人力，体现能级对应，从而提高护理质量和患者安全。首先，分层岗位管理本着"按需设岗"的原则，根据不同护理单元的护理工作量、工作风险和患者服务需求合理设置护理岗位，保障护理人力资源的合理配置。其次，护士满意度直接影响其工作态度和工作效率，影响护理服务质量。实施护士岗位管理后，护士劳动付出与薪酬相匹配，提高了护士的工作满意度，从而提高了护理质量。再次，实施绩效考核与工作质量挂钩，让护士意识到工作中不能只注重数量，还要保证良好的护理质量，使护士在临床工作中自觉地按照护理标准工作，从而降低护理缺陷，保障患者安全，提高护理质量。

（2）提高护士满意度

对护士进行分层级管理，打破了论资排辈的管理方式，部分资历不高但工作能力强的护士通过竞聘走上了责任组长等重要岗位，而高年资护士获得了发挥其技术水平和协助管理的机会，起到质量控制、工作指导的作用，护士因工作满足而获得价值感。同时，护士的个人收入与护士层级、岗位性质、工作量以及工作质量挂钩，绩效工资向工作量大、技术难度高的护理岗位倾斜，多劳多得，优绩优酬。

（3）提高患者满意度

护理质量与患者满意度之间存在正相关关系。正是因为护士提高了护理质量，所以提高了患者满意度。一方面，通过岗位管理实行责任制整体护理，患者有了固定的责任护士，有了问题能及时解决，从患者入院到出院实现了全程、完整的无缝隙护理，避免了常规护理模式职责不清、分工不明造成护理措施落实不到位使患者产生不满，甚至纠纷的情况，融洽了护患关系。另一方面，护士岗位管理实施后，各级护士配备齐全，缓解了因人力配置不均导致的护理质量下降和患者不满。

// **思政元素** //

1.建立科学的人才分类评价机制

中共中央办公厅、国务院办公厅于2018年印发了《关于分类推进人才评价机制改革的指导意见》，并要求各地区各部门结合实际情况认真贯彻落实。人才评价是人才发展体制机制的重要组成部分，是人才资源开发管理和使用的前提。建立科学的人才分类评价机制，对树立正确用人导向，激励、引导人才职业发展，调动人才创新创业积极性，加快建设人才强国具有重要作用。当前，我国人才评价机制仍存在分类评价不足、评价标准单一、评价手段趋同、评价社会化程度不高、用人主体自主权落实不够等突出问题，亟须通过深化改革加以解决。为深入贯彻落实《中共中央印发〈关于深化人才发展体制机制改革的意见〉的通知》，创新人才评价机制，发挥人才评价指挥棒作用，改进医疗卫生人才评价制度，强化医疗卫生人才临床实践能力评价，完善涵盖医德医风、临床实践、科研带教、公共卫生服务等要素的评价指标体系，合理确定不同医疗卫生机构、不同专业岗位人才评价重点。对主要从事临床工作的人才，重点考察其临床医疗医技水平、实践操作能力和工作业绩，引入临床病历、诊治方案等作为评价依据；对主要从事科研工作的人才，重点考察其创新能力业绩，突出创新成果的转化应用能力；对主要从事疾病预防控制等的公共卫生人才，重点考察其流行病学调查、传染病疫情和突发公共卫生事件处置、疾病及危害因素监测与评价等能力。

2.树立新时代科学人才观

要努力营造人才发展的良好环境，激发人才创新活力。不断优化服务环境，营造好环境除了体现在硬件配置上，还体现在工作生活中，要为人才提供创新创业平台、机会和发挥空间，对创新创业中遇到的问题和困难要及时出面扶持和帮助，对作出贡献的人才给予奖励、提拔和重用，让其在各自平台上大展才华。要强化思想政治教育，注重全方位培养；要强化教育培训和完善体系；要从人才的职业生涯规划、教育培训、设施配置、考核评价和激励与沟通环节入手，注重培育和践行社会主义核心价值观，着力提高人才培养质量；要紧紧围绕党的方针路线政策，以经济建设为重心，引导人才用科学的思想理论武装头脑，树立正确的政治观、金钱观、生活观，弘扬劳动光荣、技能宝贵、创造伟大的时代风尚，营造人人皆可成才、人人尽展其才的良好环境；同时，要按照人才成长规律改进人才培养机制，"顺木之天，以致其性"，避免急功近利、拔苗助长。

# 【案例14】培训与开发

## 夜班后的培训

### 案例介绍

为培养临床护士解决问题的实践能力，增强知识理论、操作技能、应急处置等综合技能，打造一支业务精、素质高、效率快、反应敏捷、管理能力强的护理队伍，某院护理部于11月8日14:30组织开展了"情景模拟"案例培训。此次培训模拟了一例"急性心肌梗死"临床案例，护理部刘主任临时设置临床案例情景，并协同急诊科、ICU护士长进行现场演示。培训人员采用角色扮演、现场互动、演示等形式，涉及的护理操作技术有心肺复苏、静脉输液、氧气吸入、心电监测、简易呼吸气囊使用等，分别从病情观察、临床判断、沟通交流、健康指导、急救药品和仪器的使用、口头医嘱执行情况等方面进行了系统演示，将护理技能操作融入创设的情景中。此次院级培训要求全院各科室护士长、护理骨干、休息人员等（除当天值班人员外）一律参加，护理部要求各科具体的参会人数必须达到70%～80%，参会率和科室以及护士长的绩效挂钩。因此，各科室为了参会率达标，安排夜班护士参会，于是培训场就出现了萎靡的"趴桌子"一族。

护士A："昨天夜班，今天早上10：00下班后回家洗澡吃早餐，下午2：00就赶到医院参加培训，还剩下多少时间让我补觉？"

护士B："妹妹，身体还受得了的情况下，还是咬牙熬吧！"

护士C发了微信朋友圈："我能想到最幸福的事，就是下了大夜班后能安安稳稳睡上几个小时。"

护士D："我很佩服那些下班后还有额外精力去学习的护士，强大的工作压力让我下班后只想躺着休息，根本学不进去。从大学毕业到现在，已经当了4年护士，真的好想转行到一个不那么累的专业，但是除了做护士，我是真不知道自己还能干吗！"

护士E："我觉得这次培训形式挺新颖的，不只是机械地教心肺复苏，而是模拟临床真实案例情景，像我这种没怎么参与过抢救的新人，遇到类似情景也会判断和处理啦！"

### 思考题

1.以上案例在护士培训方面存在哪些问题？违背了哪些培训原则？

2.基于以上问题，该院护理部可以从哪些方面优化培训方案？

### 知识精粹

**1.护士培训的目的**

护士培训的目的是使其知识、技能、态度和行为得到定向改进和持续提高，以保证护士有能力按照工作岗位标准完成所承担或将要承担的工作和任务。主要体现在以下几方面：

（1）实现医院和护士个人发展目标

医疗护理技术的迅速发展，对医院护士的素养提出了更高的要求，由此决定了护士教育培训的必要性和重要性。培训对护士结合个人特点制定职业生涯发展规划具有积极作用，使其在完成组织任务的同时不断提高个人素质，个人潜能得到最大限度的发展。从医院和护士的双重角度看，培训的最终目的是实现医院发展和护士发展的有机统一，共同努力实现组织目标。

（2）改善护士行为，提高护理劳动生产力

科学技术的发展使医院护理工作性质、手段和工具均发生了很大变化。高新技术在临床的运用取代了部分重复的体力和脑力劳动，较大程度地提高了单位时间内护士劳动生产力，如笔记本电脑、平板电脑的临床应用，取代了护士烦琐的转抄医嘱、医嘱执行签字等环节。这就需要护士通过培训掌握更多的知识和技能，以更好地适应技术发展的要求。

（3）节约培训成本，提高护理效率

培训是维持和提高护士胜任能力的基本手段，帮助护士掌握工作所需要的知识和技能的基本方法，使护士护理工作更富有成效。同时，培训也是医院增强护士群体智力资本的重要途径，使护士具有不断学习的能力，学会在工作环境中知识共享，并运用所掌握的知识和技能优化护理服务过程。通过培训，使护士在工作数量和质量上得以提高，不断改善护理服务工作，不断降低服务成本消耗。护士培训对医院最大的回报就是提高护理工作效率。

（4）维持稳定的护理工作标准

培训有助于护士正确理解并遵守护理规章制度、工作职责、工作流程和操作规范等，能够促进护理工作团队成员以统一的职业标准和流程规范实施护理服务，从而保证临床护理服务的连续和有效，促进护理质量的改进。

（5）完善护理组织文化

培训可以帮助护士了解医院和护理工作的宗旨、任务和发展目标；提高和增进护士对医院护理文化的理解和认同；促进构建正确的护理职业态度和价值文化体系，通过护士的组织社会化过程，强化护士的职业素质，利于良好的护理团队文化建设和维持。

2.护士培训的原则

（1）按需施教、学用一致的原则

护士培训要从护士的知识结构、能力结构、年龄情况和岗位的实际需要出发，注重将培训结果向生产力转化的实际效果；培训结果要能够促进组织、部门和护士的竞争优势的发挥和保持，使护士的职业素质和工作效率得到不断提高，使组织培训效益达到最大化。

（2）与组织战略发展相适应的原则

护士培训要从组织的发展战略出发，结合医疗组织和部门的发展目标进行培训内容、培训模式、培训对象、培训规模、培训时间等综合方案的设计，以保证培训为组织发展服务、培训促进组织战略目标实现的目的。

（3）综合素质与专业素质培训相结合的原则

护士培训除了要注意与护理岗位职责衔接，提高护士专业素质外，还应包括组织文化建设的内容，使护士在工作态度、文化知识、理想、信念、价值观和人生观等方面符合组织文化要求，帮助护士在提高职业素质的同时，完成在组织中的社会化过程。

（4）重点培训和全员培训相结合的原则

医院的培训需要投入人力和物力成本，因此，培训工作必须要有侧重点，首先要对医院护理工作的发展影响力大的护理技术骨干力量，特别是对护理管理人员进行培训。另外，组织中的每一位护士都有接受培训和教育的权利，管理者在制订培训计划时，既要注意对组织中的骨干进行培训提高，同时又不能忽略护理队伍整体素质的提高，要做到全员培训。

（5）长期性与急用性相结合的原则

科学技术的发展要求组织对人员的培训必须坚持长期性的原则，护士只有不断学习，不断接受新的知识和信息才能使专业能力适应发展的要求。另外，护士培训的目的是更好地完成本职工作，如果岗位职责和工作内容发生了变化，就应该及时针对岗位需要增加急需的知识和技能，满足组织和部门新业务、新技术、改革项目等对护士素质的基本要求。

### 3.护士培训方法

（1）讲授法

讲授法是一种传统的教育培训方法。主要优点有：有利于护士较系统地接受新知识，有利于教学人员控制学习进度，通过教学人员的讲解可帮助护士理解有一定难度的内容，可同时对数量较多的人员进行培训。这种方法的局限性是讲授的内容具有强制性，护士不能自主地选择学习内容，学习效果容易受教学人员讲授水平的影响，护士之间不能讨论等。

（2）演示法

演示法是一种借助实物和教具，通过示范使护士了解某种工作是如何完成的方法。主要优点有：感官性强，能激发护士的学习兴趣；有利于加深护士对学习内容的理解，效果明显。但其适应范围有限，准备工作较费时。

（3）讨论法

讨论法是一种通过讨论来加深护士对知识的理解、掌握和应用，并能解决疑难问题的培训方法。主要优点有：参与性强，护士能够提出问题，表达个人感受和意见；集思广益，护士之间能取长补短，有利于知识和经验交流；促使护士积极思维，有利于其能力的锻炼和培养。局限：讨论题目的选择和护士自身的水平将直接影响培训效果，不利于护士系统地掌握知识，有时不能很好地控制讨论场面。

（4）远程教育法

远程教育法是一种利用电视会议或卫星教室等方式进行培训的方法。随着信息和互联网技术的发展及广泛应用，网络远程培训得到迅速发展，对比传统的课题教学培训方式，远程教育培训技术具有更大的灵活性和自主性，以及培训覆盖的广泛性，可以有效地利用培训资源提高培训效率。但是，实施过程中必须依靠互联网作为服务平台，参与远程教育的护士必须具备一定的计算机操作知识和技能，同时，对于护士的自我管理要求高，护士必须具有较高的自觉性和主动性才能实现教学目的。

（5）其他方法

多媒体教学、影视培训、角色扮演、案例学习、虚拟培训等教学方法是近年来发展较快、适应范围较广的培训方法，可以根据培训内容和需要有选择性地运用于护士的培训教育。

//**案例分析**//

1.以上案例在护士培训方面存在哪些问题？违背了哪些培训原则？

本案例违背了护士培训按需施教、学用一致的原则。从该案例中暴露出该医院在护士培训方面的诸多问题。虽然已经改革了培训形式，以案例分析的方式强化培训效果，但是问题依然突出，如该医院护士的在职培训缺乏规范管理，培训目的不明确，内容针对性不强，缺少人文关怀，未合理安排护士工作、学习和休息，缺乏统一的评价方法和标准等。

2.基于以上问题，该院护理部可以从哪些方法优化培训方案？

临床护士的素质不仅直接影响护理队伍的整体素质，而且也影响着护理质量的提高。尽快提高护士素质与能力是护理专业发展的需要，是护士队伍建设的需要，同时也是护理工作自身的需求，"以人的健康为中心"的护理模式对护士的培训和护士素质提出了新的要求。本案例中护理部可基于本院护士群体特点，从培训管理和培训形式两方面分别进行优化。

（1）实施分层培训

在培训管理方面，护理部对护士可以进行分层培训。目前对护士层次的划分常见的有阶梯式分层法、技术职称分层法、护龄/年龄段分层法、岗位分层法、目标分层法、多元化分层法等。分层培训指按照不同年龄、等级、能力对培训对象进行划分的培训教育方式。护士分层培训教育是根据护理管理学理论，依据能级对应的原则，对不同职称的护士在临床岗位履行不同职责时所需的专业知识与护理技能的培训。具体来说就是根据病区内护士不同的年龄、职称、学历、工作能力、生活习惯等对其进行分层次管理，进而有针对性地进行培训。

在早期的护士继续教育中，各国在培训推广方面都面临一些障碍，诸如护理人力资源紧张、经费不足、师资不强、时间不充裕、护士工作压力大、女性家庭责任重等，这使得30%左右的护士不愿意参加培训，同时还存在培训机会分配不均衡、高年资护士参与培训机会多却动力不足、低年资护士更加愿意接受培训却缺乏机会、夜班护士的培训机会远远小于白班同事等问题。为解决这些问题，各国纷纷采取了将培训与护士执照定期注册挂钩的方式，这在事实上形成了强制培训，然而效果普遍不佳。后来引入了"护士临床能力进阶模式"，护士开始主动规划职业生涯，使护士自愿参加培训成为可能。"护士临床能力进阶模式"针对护士进行分层培训，培训的针对性、层次性和实效性越来越好。

（2）加强人文关怀

在护理管理和培训过程中，要重视护士、承认护士的价值及主体地位；一切护理管理工作以调动护士的积极性、发挥护士的个人潜能为基础，做到关心护士、爱护护士、尊重护士。医院及科室管理层面，可在制定大政策的基础上，灵活把握，原则是既要做好相关培训与学习，又要兼顾下夜班护士的合理休息和睡眠，使其尽快恢复身体活力，以最佳的身心状态完成本职工作。不能到场参加者，可利用其他学习方式补课。

（3）"线上+线下"结合培训

分类施策培训，提高培训有效性。对理论知识以及适合模拟仿真和多媒体演示的内容，以线上培训为主；对实操性强的应会技能，以线下实训为主。相较于线下培训，线上远程教育培训的一个重要优势是方便，不受时间和空间限制。线上培训目前有多种教育方式，既可以采用直播的方式授课，也可以采用录播视频的方式进行授课，护士可以根据个人情况安排学习。

//| 思政元素 |//

**1.关注新时代的护理教育**

党的十八大以来，我国学科建设工作全面贯彻党的教育方针，深入学习贯彻习近平总书记系列重要讲话精神，以"五位一体"总体布局和"四个全面"战略布局为指导，各学科领域高层次人才培养水平大幅提升，服务国家经济发展和现代化建设能力显著增强，谱写了我国学科建设新篇章，形成了学科建设的"中国效应"。随着医学科学技术交叉渗透，护理学科也呈现综合化发展趋势。社会对护士的素质、价值以及在医疗卫生行业中所起的作用提出越来越高的要求。一方面，随着医学模式向生物—心理—社会医学模式转变，健康的内涵进一步延伸；另一方面，随着现代经济文化的迅猛发展，人们的健康意识不断增强，护理需求范围增大、水平增高、内容增多、时间延长，且护理观也发生了深刻的变化。我国传统的护理教学观念、模式已不能满足现代护理需求，为了更好地适应临床需要，护理教育改革势在必行。护理教育必须适应现代护理观要求，培养适应整体护理需求的高素质、精技术、实用型人才。

**2.树立终身学习的理念**

终身学习是指社会每个成员为适应社会发展和实现个体发展需要，贯穿于人的一生的、持续的学习过程。即我们常说的"活到老，学到老"或者"学无止境"。学习是人类认识自然和社会、不断完善和发展自我的必由之路。无论一个人、一个团体，还是一个民族、一个社会，只有不断学习，才能获得新知，增长才干，跟上时代。人类从诞生之日起，学习就成为整个人类及其每个个体的一项基本活动。不学习，一个人就无法认识和改造自然，无法认识和适应社会；不学习，人类就不可能有今天达到的一切进步。学习的作用不仅仅局限于对某些知识和技能的掌握，学习还使人聪慧文明，使人高尚完美，使人全面发展。正是基于这样的认识，人们始终把学习当作一个永恒的主题，反复强调学习的重要意义，不断探索学习的科学方法。同时，人们也越来越认识到，实践无止境，学习也无止境。古人云："吾生而有涯，而知也无涯。"当今时代，世界在飞速变化，新情况、新问题层出不穷，知识的更新速度大大加快，护士要适应不断发展变化的客观世界，就必须把学习从单纯的求知变为生活的方式，努力做到活到老、学到老，终身学习。

# 【案例15】护理绩效管理

## 刘护士长的"天平"

//| 案例介绍 |//

某三甲综合医院急诊科的刘护士长受到科室护士的普遍称赞。刘护士长是一个随和的人，她总是尽自己最大的努力从各方面帮助和支持下属，科室护士找她借钱，请她帮忙换班、顶班的事情经常发生，无论大事小事，刘护士长都全力帮助，在她事无巨细的管理下，科室内没有发生过冲突。

最近，刘护士长得知科室护士小吴在过去的几个月遭遇了许多家庭变故，丈夫下岗，儿子2个月前又被诊断出白血病，面对巨大的生活变故，她整个人感到非常沮丧和无奈，无心工作，护理质量也不佳。这个月科室的护士绩效评价，刘护士长决定将尽自己的最大努力帮助小吴。由于医院的奖金与科室和每个人的绩效考评结果密切挂钩，于是，她将小吴的各项考核项目都评为"优秀"，虽然小吴在许多方面都比不上其他护士。护士长向小吴解释了自己给她那么高评价的原因，小吴对护士长满怀感激之情，并向自己的亲戚朋友感慨自己多么有幸遇到这样的好护士长。

### 思考题

1. 从管理者角度看，该科室的护士绩效管理可能存在哪些方面的问题？
2. 护士长的绩效评价做法可能会给科室其他护士带来哪些影响？

### 知识精粹

#### 1. 护士绩效管理基本原则

护士绩效管理需要获得的信息包括：被评价人员在工作中取得的成果；取得这些成果的组织成本投入；取得这些成果对组织的经济收益和社会收益带来的影响。评价核心内容就是护士工作的效果、效率和效益。

（1）标准基于工作的原则

护士绩效考评标准应根据工作岗位内容来建立，用以评价护士绩效的标准必须与护理工作相关，制定标准的依据是具体岗位的职责。护士、护士长、护理部主任的岗位职责在内容上有不同要求，其评价指标就应当有所区别。制定评价标准时应尽量使用可衡量的描述，以便提高评价标准的可操作性。

（2）标准公开化原则

管理者建立的护士工作评价标准应具有客观性，并在实施前公之于众，使护士明确知道组织对他们的期望行为和绩效要求，帮助他们找准自己努力的方向。

（3）标准化原则

绩效评价的标准化有几层含义：第一，是指在同一管理者领导下从事同种护理工作的人员应使用同一评价方法进行评价；第二，评价的间隔时间应该是基本相同的；第三，重视评价反馈并有效落实；第四，提供正式的评价文字资料，被评价人应在评价结果上签字。

（4）激励原则

绩效评价的目的是激励下属更加努力地工作。通过绩效评价结果比较，发现护士之间的差别。对工作出色的护士进行肯定奖励，实行成就激励，以巩固和维持组织期望绩效水平；对工作表现不符合组织要求的护士要给予适当批评教育或惩罚，帮助其找出差距，使其建立危机意识，促进工作改进。

（5）结果公开化原则

好的评价体系会向护士提供持续性的反馈，以帮助他们把工作做得更好。从提高护士业绩的观点看，不公布评价结果对促进工作持续改进不利，最终影响医院和部门的工作效率。允许护士询问评价结果，也就是允许他们发现可能或已经出现的错误。

（6）面谈反馈原则

评价面谈为管理者和下属双方提供了交流思想的机会，无论护理管理人员工作多么繁忙，都必须进行绩效评价面谈。评价面谈一般包括三个方面的内容：讨论被考评人的工作业绩；帮助被评人确定改进工作的目标；提出实现这些目标所采取的措施和建议。面谈对护士的发展也是极为重要的。

2.护士绩效管理功能

（1）诊断功能

诊断功能是绩效管理的重要功能。在绩效目标明确的情况下，管理者能够应用绩效评价结果及时发现部门绩效存在的问题，对科室每位护士的绩效进行及时分析，确认其职业素质与护理岗位任职要求之间的差距，确认影响绩效的组织、部门和个人原因，有针对性地采取措施，达到管理不断完善、绩效持续提高的目的。

（2）人事决策功能

护士的晋升、晋级、培训、人事调整、奖惩、留用、解聘等护理人事管理决策都是以绩效考核结果为依据的。科学合理的绩效评价机制，为医院和部门正确识别人才和合理使用护士提供了客观依据。

（3）激励作用

绩效评价结果可以帮助管理人员确定护士和护士群体对组织的贡献水平，以此作为组织奖惩决定的依据。根据客观的考核结果，对成绩优异者给予奖励，对成绩低劣者进行警示或惩罚，是保证奖惩公正性的根本措施。

（4）导向功能

绩效管理的基本目标是营造良好的工作氛围，促进护士与医院共同发展，不断提高护理单元和医院的整体工作效率。因此，建立科学合理的绩效管理机制和具体可测量的绩效评价指标是发挥绩效管理导向功能的关键。

（5）规范功能

绩效管理体系针对护理行为过程和结果的评价标准，对护士的执业行为起到了规范作用。以客观指标形成的护士绩效评价体系，使护理行为有章可循，可进一步有效促进医院和部门护理人力管理的标准化和规范化。

3.影响护士绩效的因素

护理单元绩效是护理单元为了实现部门目标所完成各种任务的数量、质量和效率。护士绩效就是护士的工作效果、业绩和贡献。绩效是护士知识、能力、态度等综合素质的反映。护理单元和个人绩效水平的高低受到诸多主、客观因素的影响，主要涉及的因素有外部因素、组织因素和个人因素。

（1）外部因素

外部因素主要指与护理工作有关的外环境。外环境包括行政部门政策与法规、行业标准、社会风气、经济形势、人文环境、劳动市场状况等。

（2）组织因素

与护士绩效有关的组织因素包括护理工作条件、工作场所布局、工具设备、工作人际关系及部门工作氛围、护理管理组织结构、护理文化、医院战略及发展目标、护理工作性质、护理团队结构、工作流程、护理管理者的风格及经验等。

（3）个人因素

护士绩效与个人知识水平、工作技能和工作态度直接相关。

知识水平：在其他条件相同的情况下，有较高知识文化水平的护士通常能取得较好的工作绩效。

工作技能：工作技能指护士工作的技巧和能力。一般情况下，具备较高技能的护士会取得较好的工作成绩。护士的工作技能主要取决于本人的知识水平、智力、工作经历和受教育程度。

工作态度：指护士在岗时的工作积极性和工作热情，是护士在工作过程中主观能动性发挥的具体体现。

4.护理绩效管理的方法

护理绩效管理的方法较多，包括绩效评价表法、比较法、描述法、目标管理法、关键绩效指标法、360度反馈法、平衡计分法等。临床管理者应该结合以下因素综合考虑，选择合适的方法评估护士护理绩效：①体现组织目标和评价目的；②能对护士工作起到积极正面的引导和激励作用；③能对护士工作进行客观真实的评价；④有效，简单，易于掌握；⑤具有经济性。

////　**案例分析**　////

1.从管理者角度看，该科室的护士绩效管理可能存在哪些方面的问题？

（1）考核标准设计不够科学

一是该科室的护士考核指标缺少分级和分类，对不同层次和岗位的人员没有侧重和区别；二是考核指标设计得过于简单，不符合护理工作构成复杂、层次多、岗位种类多的特点；三是考核指标过于粗放，定性的多，定量的少，如对能力强弱、水平高低、医德优劣，仅凭考核者主观认识和估计来判定。

（2）考核的方法和程序不够规范

该科室没有认真制定绩效考核方法和程序，没有遵守或完全遵守考核方法和程序的基本规定，使考核工作盲目无序、不规范和不完整，考核随意性大，受人为因素影响大。

（3）考核的组织领导和监督缺乏力度

该科室在考核的组织和监督方面存在诸多问题：一是考核的组织机构不健全，没有与分级、分类考核相对应的考核组织，如科室绩效考核小组等；二是考核人员对绩效考核的相关政策和知识学习掌握得不够，对考核的标准、方法、程序和结果把握得不准；三是上级机构或部门以及群众对考核监督不够，透明度不高，考核的过程和结果的公平、公正性受到质疑。

2.护士长的绩效评价做法可能会给科室其他护士带来哪些影响？

绩效评价是护理质量管理的杠杆，奖金分配制度关系到每一位护士的切身利益，敏感度较大。建立奖金激励机制，直接目的是调动全体人员的工作积极性，根本目的是提高医疗护理服务质量，增强医院核心竞争力。本案例中护士小吴在生活中突遇特殊情况，护士长可以通过爱心捐款等其他补助形式帮助小吴渡过难关，但是切不可在处理该问题时通过绩效分配的方式进行"补偿"。护士长在进行科室绩效分配时，一要注重科学，二要注重公平，在管理过程中要慎之又慎，切不可让护士"伤了心"。该案例中的绩效评价方式，刘护士长"天平"的倾斜可能导致科室其他护士工作没有积极性，从而消极怠工，觉得工作做得好坏无所谓，工作量大小绩效都一样，从而影响团队协作，甚至引发临床不良事件和纠纷。

### 思政元素

1.树立公平正义的管理理念

公平正义是衡量一个国家或社会文明发展的标准，是人类文明的标志之一，也是我国构建社会主义和谐社会的重要特征之一。公平正义，就是社会各方面的利益关系得到妥善协调，人民内部矛盾和其他社会矛盾得到正确处理，社会公平和正义得到切实维护和实现。公平正义，是临床护理工作必须遵守的职业精神，要求护理管理者必须客观公正对待每一位护士，严格落实各项奖惩制度。本案例中刘护士长将个人情感带入工作，不顾整个科室的规章制度及其他护士的利益感受，没有实事求是地进行绩效评价，把本该属于有优秀表现护士的奖励荣誉偏袒地给护士小吴，虽受到了小吴的赞美与感激，却失去了其在整个科室中的客观、公正、权威的形象，长此以往，也必将失去人心。

2.发扬严谨求实的工作作风

严谨细致是一种工作态度，反映了一种工作作风。严谨细致，就是对一切事情都有认真、负责的态度，一丝不苟，精益求精，于细微之处见精神，于细微之处见境界，于细微之处见水平。本案例中，护士家庭遇到困难，需要护士长的帮助，这种帮助可以是心理和物质帮助，但是这种帮助和科室绩效分配是两件事，切不可盲目草率地混为一谈。科室管理过程中，事务琐碎，护士长更要以身作则、身先士卒、严谨求实，"正人先正己"。因临床护理工作情况错综复杂，更需要严谨求实的工作态度，只有凡事做到严谨求实，才能在变化的问题中找到切实的解决方法。护士长严谨的工作态度，可以帮助护士有效梳理工作中的内容和问题，使工作的方方面面变得井井有条，从而更好地完成工作。

# 【案例16】护士职业生涯管理

## 小王要辞职

### 案例介绍

小王是某三甲医院普外科的一名护士，最近被患者多次投诉：小王脾气很大，成天冷着脸，说话态度强硬，但是小王却觉得很委屈。该医院近年来病床编制数增加，患者的数量、周转率都在增加，但护士的增加数量却有限。小王所在的普外科每天新入患者增加，护士长期超负荷的工作，"三班倒"的生活让小王身心俱疲。而该科室最近也在强化自身学习，要求每个人在院级和科级理论和技能考核中必须至少达到良好，科室3天一小考，每周一大考，每月护理部考核一次，小王感觉压力很大，苦不堪言。同时，小王作为一名母亲、妻子、媳妇，承担了多种角色，她常感到力不从心。随着年龄增加，愈发感到力不从心，生活和工作的压力压得她喘不过气来，考虑到在该院继续深造的机会及晋升机会较少，家庭生活压力较大，职位升迁无望，小王对职业发展开始感到十分迷茫，犹豫要不要换单位，或者改做另一行。

### 思考题

1.本案例中小王本人及所在医院在护士职业生涯管理方面存在哪些问题？
2.如何解决上述护士职业生涯管理方面的问题？

### 知识精粹

1.职业生涯理论

职业生涯理论由美国护理理论家本勒（Patricia Benner）提出。他认为，护士专业技术的获得和发展要经历从新手到专家5个不同的水平。

（1）新手

对拟从事的护理领域完全没有经验，主要依照操作规程及规章制度指导他们的临床实践。由于缺乏对现任工作的熟悉和了解，新手的护理行为受到较大限制，灵活性差。

（2）初学者

由于已有一些临床护理经历，初学者对从事的护理工作有了一定的了解，并展示出一定的能力，开始被组织部分接受。

（3）胜任者

胜任者往往在同一护理岗位已经具备2～3年的实践经验。能够根据情况来计划安排自己的护理工作，开始对面临的临床护理问题进行思考和分析，处理突发事件。

（4）熟练者

在工作胜任的基础上，熟练者的行为受职业规范所指导。他们能将护理工作情景理解为一个整体，并对护理工作具有预见性。熟练者能够在多种工作中找出最重要的工作，能够根据所发生的情况调整护理工作计划。

（5）专家

专家具有丰富的临床护理经验，他们行动的依据就是对所从事护理工作职责的深刻了解，他们能直观地把握面临的护理工作情况，具有准确的临床判断力和很强的工作能力。从技术熟练水平演变到专家水平，是一个从量变到质变的飞跃过程。

2.护士职业生涯规划的基本原则

职业生涯规划原则是指组织和个人在职业生涯设计和规划时应把握的方向和准绳。

（1）个人特长和组织需要相结合的原则

个人的职业生涯发展离不开组织环境，有效的职业化生涯设计，应该将个人优势在组织需要的岗位上得到充分发挥。认识个人的特征及优势是职业生涯发展的前提，在此基础上分析所处环境、具备的客观条件和组织需要，从而找到自己恰当的职业定位。只有找准个人和组织需要最佳的结合点，才能保证个人和组织共同发展，达到双方利益的最大化。

（2）长期目标和短期目标相结合的原则

目标的选择是职业发展的关键，明确的目标可以成为个人追求成功的行为动力，目标越简明、具体，越容易实现，就越能促进个人的发展。长期目标是职业生涯发展的方向，是个人对自己所要成就职业的整体设计；短期目标是实现长期目标的保证。长期和短期目标结合更有利于个人职业生涯目标的实现。

（3）稳定性与动态性相结合的原则

人才的成长需要经验积累和知识积淀，职业生涯发展需要一定的稳定性。但人的发展目标并不是一成不变的，当内、外环境条件发生改变时，就应该审时度势，结合外界条件调整自身发展规划，这就体现了职业生涯发展的动态性。

（4）动机与方法相结合的原则

有了明确的发展目标和职业发展动机，还必须结合所处环境和自身条件选择适合自己的发展途径。设计和选择科学合理的发展方案是避免职业发展障碍、保证职业发展计划落实、使个人职业素质不断提高的关键。

3.护士职业生涯规划流程

护士职业生涯规划包括自我评估、内外环境分析、职业发展途径选择、设置个人职业生涯目标、行动计划与措施、评估与调整几项主要活动。

（1）自我评估

自我评估是对个人在职业发展方面的相关因素进行全面、深入、客观地认识和分析的过程。评估内容包括个人的职业价值观、个人做人做事的基本原则和追求的价值目标、分析自己掌握的专业知识与技能、个人人格特点和兴趣等多方面的相关因素。通过评估，了解自己的职业发展优势和局限，在此基础上形成自己的职业发展定位，如专科护士、护理教师、护理管理人员等。

（2）内外环境分析

个人如果能够有效地利用内外环境，就有助于事业的成功。护士在制定职业发展规划时要分析的环境因素有：环境特点、环境发展变化、个人职业与环境的关系、个人在环境中的地位、环境对个人提出的要求、环境对自己职业发展有利和不利的因素等。护士发展的组织环境评估内容有：组织发展战略、护理人力资源需求、组织护理队伍群体结构、组织护士升迁政策等。通过评估确认适合自己职业发展的机遇与空间环境，才能准确把握自己的奋斗目标和方向。

（3）选择职业发展途径

护士职业发展途径的选择是以个人评估和环境评估的结果为决策依据的。发展方向不同，其发展要求和路径也就不同。如果选择的路径与自己和环境条件不相适合，就难以达到理想的职业高峰。如优秀的护士不一定会成为成功的护理管理者；有效的管理和领导者，不一定就是合格的护理教师。另外，护士个人的职业发展意愿还受外在条件、组织需求、机遇等因素限制，这时就需要个人对自身职业定位进行调整。

（4）设置个人职业生涯目标

目标设置的基本要求是：适合个人自身特点，符合组织和社会需求，目标的高低幅度要适当，目标要具体，同一时期不要设定过多的目标。护士制定的个人事业发展目标要以实际环境和条件为基础，每个人的背景不同，则设置的目标也应有所区别，就整个护理职业生涯而言，有针对性地制定阶段目标更为切实可行。目标设定应该是多层次、分阶段、长期目标与短期目标相结合。

（5）行动计划与措施

职业目标的实现依赖于个人各种积极的具体行为与有效的策略和措施。护士实现目标的行为不仅包括个人在护理工作中的表现与业绩，还包括超越现实护理工作以外个人发展的前瞻性准备，如业余时间的学习提高等。护士实现目标的策略还包括有效平衡职业发展目标与个人生活目标、家庭目标等其他目标之间的相互关系，在组织中建立良好的人际关系，岗位轮转，提高个人学历，参与社会公益活动等。

（6）评估与调整

在实现职业生涯发展目标的过程中，由于内外环境等诸多因素的变化，可能会对目标达成带来不同程度的阻碍，这就需要个人根据实际情况，针对面临的问题和困难进行分析和总结，及时调整自我认识，对职业目标重新界定。

## 案例分析

1.本案例中小王本人及所在医院在护士职业生涯管理方面存在哪些问题？

（1）个体层面

小王未能进行合理的职业生涯规划，缺少对职业生涯规划知识的了解，没有进行合理的职业生涯规划。没有对职业生涯知识的了解，就不能正确评估自己和给自己定位，导致职业生涯的选择出现偏差，专业思想不稳定，缺乏奋斗方向，遇到挫折就想放弃自己的职业生涯。

（2）管理者层面

管理者不重视护士职业生涯规划。古希腊哲人苏格拉底说过："每个人身上都有太阳，问题是怎样让它发光。"国内大部分医院管理者在护士的聘用、晋升以及工作分配时，均是以护士实践技能和理论知识为考核标准，却忽视了对护士个人职业生涯的规划和辅导。职业生涯规划是双方面的互动过程，护士要参与，管理者也要参与。本案例中存在的问题是护士未能主动找管理者交流自己的职业生涯规划，管理者也没有根据护士的特长对护士进行针对性的培养。调查结果显示，78.52%的护士都愿意通过自己的努力向领导证明自己的实力，而不是通过与领导沟通和交流明确自己的想法。可见鼓励护士提高其职业优势认知，开发护士潜能，肯定他们的成绩，调动其主观能动性，让护士充分认识到不断学习的重要性，并学会沟通，帮助护士选择正确的职业生涯路径，是护理管理有待加强的方面。

2.如何解决上述护士职业生涯管理方面的问题？

对护士进行职业生涯规划有利于稳定新入职护士队伍，有助于增加护士的专业认同感，有助于提高患者满意度，有利于组织目标的实现，有利于护理学科健康快速发展。护理管理者应充分考虑影响护士职业生涯规划的相关因素，如护士能力、特长、专科特色等，进行职业生涯规划的相关辅导。

（1）加强护士自我认知

个人特点是职业生涯规划的出发点，进行自我认知是职业生涯规划的必要前提。护士要清晰地了解自己的职业兴趣类型和选择职业的主观倾向，以便做出职业选择，进行职业调整，整体上认识自己的职业能力。在护士的职业生涯中大致有临床护理专家、护理教育者、护理管理者3种发展方向。医院应针对护士的个人因素及不同阶段的特点和优势，对其职业生涯发展计划进行针对性教育及指导。

（2）完善护士职业生涯规划，留住护理人才

为护士提供水平或垂直晋升机会、明确职业发展政策的医院会受到高质量护理人才的青睐。护理管理者应从多方面满足护士需求，为其提供多渠道的晋升机会，如从护理教育、专科护理以及护理管理等方向给予护士正确引导。在护士职业生涯规划过程中，护理管理者应更多地起到引导、激励、协调、计划的作用，而非传统的发号施令。改变以往管理者重视护士的整体技能及理论培训，而忽视护士个人发展的现象。可将护士职业生涯规划纳入医院对新进护士的岗前培训，医院通过各种方式对各年资护士针对其所处阶段特点进行定期辅导、培训，将"整体护理"概念引入辅导护士职业生涯规划中来。

// **思政元素** //

1.合理规划短期与长期目标

常听到护士被夸赞执行力强，但实际上规划力对护士日常工作的影响也不可小觑。执

行和规划可以比喻成低头走路和抬头看路，二者是一体两面，不可偏颇。规划力对于护理工作而言，包括组织层面的愿景、长期规划，个人层面的职业规划等。规划与计划不同，规划从时间尺度来说侧重于长远，从内容角度来说侧重于战略层面，重指导性或原则性；而计划从时间尺度来说侧重于短期，从内容角度来说侧重于战术层面，重执行性和操作性。对于护理管理者而言，要知道应打造什么样的护理团队，并能洞察到工作中存在什么样的问题，是人力资源配备不足、培训不够，还是制度不健全、流程有漏洞、监管不够。对于护士个人而言，要知道自己需要什么、想提升什么。无论是护理管理者还是护士个人，制订目标和计划的能力都必不可少。随着护理学科的发展与人才培养需求的提升，护士的职业生涯规划已经拓展为护理管理、临床护理专家和护理教学等不同领域，护士长协助每名护士明确自己可接受的职业发展目标和方向，引导护士将自我成长与医院发展总体思路相匹配。当我们把规划力应用到临床工作和实际生活中时，不仅能够提升解决问题的能力，还能掌控自己的工作节奏和人生轨迹。正如《礼记·中庸》所言："凡事预则立，不预则废。言前定则不跆，事前定则不困，行前定则不疚，道前定则不穷。"

2.增强护士职业认同感

护理，是一份需要兼具爱与责任的工作，患者无医则无望，无护则无助。职业认同是职业人在工作中驰骋的重要心理基础，是职业人发展的内在激励因素。职业认同的形成过程具有明显的个人特征，包含了个体对职业的认知。对护士而言，提升护士职业认同感，首先要准确地自我定位、自我反思，培养职业情感；其次，要不断提高自身专业知识和专业技能来达到自我价值实现，不应当将护理工作仅作为一种谋生手段，而应当作一份事业。职业认同感的高低，反映护士对其从事护理职业发自内心的肯定和喜爱程度，只有具有高度职业认同的护士，才能爱岗敬业、努力学习、完善自我，才能体会发自内心的快乐和幸福感，才能提高工作满意度，减少离职倾向，更有利于提升护理质量。

（吕琳）

# 第七章 领 导

**引 言**

　　随着医疗技术的飞速发展和医学模式的转变，护理学科的内涵和外延不断深化与扩展，护理管理者除了要具备过硬的专业素质、掌握科学的管理方法之外，还需具备卓越的领导力和领导艺术。领导艺术是领导者对科学领导方法的具体运用，是领导者的领导科学和领导技巧的有机统一。常见的领导艺术包括授权艺术、创新管理艺术、权利运用艺术、创建高效能团队艺术、提升领导执行力艺术等。在临床工作中，护理管理者如果能很好地运用领导艺术，就能更好地发挥护士的主观能动性和整个护理团队的工作积极性，进而提高护理工作的效率和质量。

**学习目标**

　　1.知识目标：识记领导、激励、授权、压力管理的概念；列举领导理论、激励理论的主要内容；说明授权的过程及注意事项。

　　2.能力目标：能结合护理管理实践，提出提升护理管理者领导力的方法；能选用合适的压力管理方法指导护士缓解工作压力；在管理实践中能选择恰当的激励理论和方法。

　　3.情感、素质和思政目标：弘扬社会主义核心价值观；弘扬奉献精神；培养专业精神、主人翁精神；提升学习能力、创新思维；铸就阳光、自信的品格；树立正确的职业观和道德观，更好地履行护士的职责。

# 【案例17】权变领导理论

## 小张的烦恼

### 案例介绍

小张在内分泌科担任护士长已有4年,将科室管理得井井有条。原急诊科护士长退休,由于小张工作出色,医院安排她接任急诊科护士长一职。小张在了解了科室情况后,按照内分泌科的管理方法,将责任组长全部换成年龄大的护士,认为他们更有经验、更有责任心。可是半年过去了,护理质量不但没有提高,护士工作的积极性反而有所下降,小张为此很苦恼。

通过认真观察,她发现部分护士工作能力强但是积极性不高,对工作挑三拣四;部分护士工作积极性高,但是具体工作总是做得不够细致;还有个别护士能力不差,但工作懒散,喜欢耍小聪明、钻空子。仔细分析原因,小张发现不能单纯根据护士的年龄和工作经验安排工作岗位。于是她根据护士的工作能力和性格进行了有针对性的安排。比如工作能力强的护士,安排质量控制工作,挖掘其优势;工作积极性高、能力相对较弱的护士,安排总务工作,让他们感受到通过自己的努力也可以帮科室实现"节流";责任心强的护士,安排责任组长工作,让其从日常工作中体会到护士的职业价值。通过两年的努力,急诊科的护理工作上了一个新台阶,得到了患者、医生、领导的认可。

### 思考题

1.小张在急诊科使用内分泌科的管理方法为什么效果不好?
2.针对不同特点的护士,护理管理者应如何合理用人?

### 知识精粹

1.权变理论

权变理论认为,领导是一种动态的过程,领导的有效性不仅取决于领导者的特征和行为,也取决于领导者所处的具体环境。没有一种领导方式适用于任何环境,任何领导方式都可能有效,关键要与环境相适应。美国华盛顿大学心理学家和管理学家弗莱德·费德勒(Fred Fiedler)在大量研究的基础上提出了有效领导的权变理论。他指出,任何领导方式都可能有效,其有效性完全取决于与其所处的环境是否相适应。这一理论的关键在于界定了领导者的领导风格以及不同的情景类型,然后使领导风格与情景相适应。

(1)最难共事者

费德勒把领导的风格分为任务导向型和关系导向型,并开发了"最难共事者(least-preferred co-worker, LPC)"调查问卷,通过对最难共事的同事的评价打分来反映和测试领导者的领导风格。费德勒认为，高LPC值，属于关系导向型，说明他对人宽容，提倡人与人之间关系友好；低LPC值，属于任务导向型，说明他以关心生产为主，惯于命令和控制。

（2）影响领导有效性的三种情景因素

1）上下级关系，指下属对领导者的信任、尊重、喜爱和愿意追随的程度。如果双方高度信任，互相支持，属相互关系好，反之则属关系差，这是最重要因素。

2）任务结构，指工作任务明确程度和下属对所承担职责的明确程度。当任务是常规、具体、明确、容易理解的，有章可循，属任务结构明确性高；当任务复杂、无先例，没有标准程序，则属任务结构明确性低或不明确，这是次重要因素。

3）领导者职权，指与领导者的职务相关联的正式权力，以及领导者在整个组织中从上到下所取得的支持程度。如果领导者对下属的工作任务分配、职位升降和奖罚等有决定权，则属职位权力强，反之则属职位权力弱，这是最不重要因素。

2.领导生命周期理论

该理论也称情景领导理论。最初由美国俄亥俄州立大学心理学家科曼（A. Korman）于1966年提出，后由管理学家保罗·赫塞（Paul Hersey）和肯尼斯·布兰查德（Kenneth H. Blanchard）发展完善。该理论的主要观点是：成功的领导要选择合适的领导方式，而领导方式要根据下属的成熟度选择。成熟度是指个体对自己直接行为负责任的能力和意愿的大小，包括工作成熟度和心理成熟度。工作成熟度是指一个人从事工作所具备的知识和技术水平。工作成熟度越高，在组织中完成任务的能力越强，越不需要他人指导。心理成熟度是指从事工作的动机和意愿。人的心理成熟度越高，工作的自觉性越强。

（1）成熟度划分等级

1）$M_1$（不成熟）：工作能力低，动机水平低。下属缺乏接受和承担任务的能力和意愿，既不能胜任又缺乏自信。

2）$M_2$（初步成熟）：工作能力低，动机水平高。下属初知业务，愿意承担任务，但缺乏足够的能力，有积极性，但没有完成任务所需要的技能。

3）$M_3$（比较成熟）：工作能力高，动机水平低。下属具备了工作所需要的技术和经验，但没有足够的动机和意愿。

4）$M_4$（成熟）：工作能力高，动机水平高。下属不仅具备了独立工作的能力，而且愿意主动完成任务并承担责任。

（2）领导风格分类

该理论将领导行为分为工作行为和关系行为两方面，又将这两方面分为高、低两种情况，从而组合成了4种领导风格：

1）命令型（高工作-低关系）：强调直接指挥，与下属采取单向沟通的方式明确规定工作目标和工作规程，告诉他们做什么，如何做，何时做，在何地做等。适用于不成熟（$M_1$型）的下属。

2）说服型（高工作-高关系）：领导者除了向下属布置任务外，还与下属共同商讨工作如何进行，以双向沟通的方式对下属的意愿和热情加以支持，并向下属说明决定，通过解释和说服获得下属的认可和支持。适用于初步成熟（$M_2$型）的下属。

3）参与型（低工作-高关系）：上级与下级共同进行决策，领导者给下属提供支持，并加强交流，鼓励下属参与决策，对下属的工作尽量不做具体指导，促使其搞好内部的协调沟通。适用于比较成熟（$M_3$型）的下属。

4）授权型（低工作-低关系）：领导者充分授权下属，鼓励下属自己做决定并承担责任。适用于成熟（$M_4$型）的下属。

下属成熟度和领导风格的匹配见图7-1。

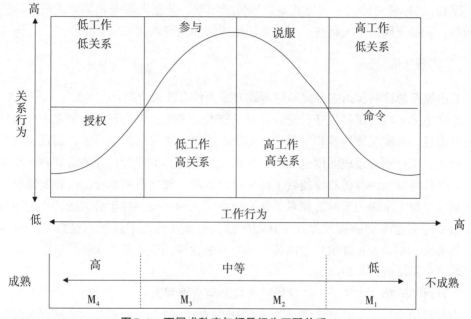

**图7-1 下属成熟度与领导行为匹配关系**

### 3.路径-目标理论

该理论由加拿大多伦多大学教授马丁·埃文斯（Martin Evans）首先提出，由其同事罗伯特·豪斯（Robert J. House）和华盛顿大学教授特伦斯·米切尔（Terence R. Mitchell）予以扩充和发展。该理论认为：领导的主要职能是帮助下属达到他们的目标，并提供必要的指导和支持以确保他们各自的目标与组织的总体目标相一致；领导者的效率是以能激励下属达到组织目标并在工作中使下属得到满足的能力来衡量的。路径-目标理论关注两个方面：一是下属如何建立工作目标和工作方法、路径；二是领导者所扮演的角色，即如何帮助下属完成工作的路径-目标循环。

这一理论认为，有4种领导方式可供同一领导者在不同环境下选择使用：

（1）指导型领导

让下属明确任务的具体要求、工作方法、工作日程，领导者能为下属制定明确的工作目标，并向下属讲清楚规章制度。

（2）支持型领导

与下属友善相处，领导者平易近人，关心下属，公平待人，尊重下属地位，能在下属需要时提供帮助。

（3）参与型领导

与下属商量，征求下属的建议，允许下属参与决策。

（4）成就导向型领导

提出有挑战性的目标，要求下属有高水平的表现，鼓励下属并对下属的能力表示充分的信心。

路径-目标理论提出领导方式要适应情景因素，并提出影响领导方式选择的情景因素有两类：一是下属的个人特点，二是工作场所的环境特点。

### 案例分析

1.小张在急诊科使用内分泌科的管理方法为什么效果不好？

小张本来在内分泌科担任护士长，其工作及心理成熟度均较高，加之内分泌科很少发生突发事件，日常工作内容相对固定，年龄大的护士不仅工作能力强，而且愿意主动承担工作任务，工作和心理成熟度也较高，护患关系融洽，护理工作开展得顺利。小张初到急诊科，工作环境和内容的改变使其工作成熟度下降，加之在不非常了解科室情况且没有与护士建立良好上下级关系时，便对工作岗位做了大的调整。对年龄大的护士突然调岗，大家不接受小张指令型的领导方式，从而导致其心理成熟度下降，消极怠工。所以在急诊科，年龄大的护士在护理组长的岗位上不但不能发挥经验丰富的优势，反而会由于抵触情绪影响整个团队的工作积极性。

2.针对不同特点的护士，护理管理者应如何合理用人？

合理科学地用人是管理者必须掌握的一项技能。结合权变理论，要从以下两个方面来解决合理用人问题：

（1）发掘护士潜能，提高成熟度

护理管理者应充分了解每一位护士的能力，发掘他们的潜能。在本案例中小张给工作积极性高、能力相对较弱的护士安排总务工作，让他们在工作中看到自己的价值，使其发现自己的潜能，提高动机水平。

（2）了解护士的成熟度，根据工作能力和动机用人

成熟度是护士业务能力、敬业精神的体现。护士应明白只有不断学习才能提高业务能力；只有改变自己对工作的看法才能提高动机水平。护士长应根据护士的性格、特长及相关情况安排最佳岗位，实现用人之长。

### 思政元素

1.专业精神

专业精神是在专业技能的基础上发展起来的一种对工作热爱和投入的品质。本案例中

小张之所以烦恼，就是没有考虑急诊科工作的特殊性，将内分泌科的管理方式应用于此。护理管理者从专业知识出发，分析自己在管理方面存在的问题，并努力提升自己的管理能力，正是培养自身专业精神的体现。

2.创新思维

创新思维是指以新颖独创的方法解决问题的思维过程。通过这种思维方式能突破常规思维的界限，以超常规甚至反常规的方法、视角思考问题，提出与众不同的解决方案。小张按照传统思维方式和惯例安排年纪较长的护士担任责任组长，本没有问题，但是没有考虑到当时的情景，从而导致没有收到预期效果，反而使护士工作的积极性下降。因此，我们必须认识到，每个问题的产生都有其特殊性，要解决这些问题，不能被经验主义所左右，要因地制宜，实事求是，具体问题具体分析。护士长必须让护士体会到个人价值及其在团队中的重要性，充分调动护士的内在动力，使其工作及心理成熟度逐渐提高。

# 【案例18】行为领导理论

## 张芳的转变

### 案例介绍

张芳是某医院普外科的护士长，在4年多的护士长工作中，树立了精明强势的形象。她对自己要求十分严格，每天早晨提前半小时到岗，检查夜班护士的护理质量，工作时间不是在病房检查护理工作，就是在护士站检查护理病历。她不苟言笑，任何时候都不与护士谈论工作以外的事情，都是直接交代工作内容，不与护士商量，不考虑护士的想法。一旦发现护士工作出错，会毫不留情搬出规章制度进行处罚；对于认真、勤勤恳恳工作的护士也少有赞赏。虽然普外科的护理质量没有问题，但工作气氛却令人不快，护士们在工作中不敢出错，对张芳布置的工作都能认真完成，但都不会积极与她沟通，主动承担科室的其他工作。

某次，张芳因故休假一个月，返岗的时候护理部主任找她谈话并跟她说了这一个月期间科室的情况，患者的满意度下降明显，患者反映护士的服务态度差、病区环境差……并指出可能出现这些问题的原因，张芳这才意识到自己的工作方式可能存在问题。她在科室时护士担心被惩罚，工作时也处于紧张状态，处处小心。她不在时，没有了护士长的监督，护理质量也开始下降。张芳反省了自己的不足，平时只注重工作，极少关心护士的生活和需求。虽然工作任务可以较好地完成，但大家士气低落，情绪消极，工作积极性差。

张芳尝试换位思考，学习管理方法，改变做法，同时重视护士的感受和需要。科务会上与大家一起分析讨论近期护理质量和患者满意度下滑的原因，并大胆自我检讨了对大家关心不够等问题。之后的工作中，她对工作和护士的需求都很重视，通过激励和沟通使大家越来越自信，工作积极性也明显提高，在大家的共同努力下普外科的护理质量又上了一个新台阶。

## 思考题

1. 张芳休假前后的领导风格各是什么类型？
2. 在护理管理实践中，护理管理者如何应用领导理论提高管理质量？

## 知识精粹

1.领导方式论

美国著名心理学家库尔特·卢因（Kurt Lewin）和他的同事们进行了关于团体气氛和领导风格的研究。研究发现，团体的领导者并不是以同样的方式表现他们的领导角色，领导者通常使用不同的领导风格，这些不同的领导风格对团体成员的工作绩效和工作满意度有着不同的影响。研究最终提出了领导风格理论，确定出了三种极端的领导风格：

（1）独裁型领导风格

独裁型领导也称专制型领导。领导者把一切权力集中于个人，靠权力和强制命令让人服从。其特点是：领导者倾向于集权管理，所有工作开展的步骤和技术都由领导者发号施令；独断专行，做决策时不与他人商量，下级没有任何参与决策的机会，只有服从和奉命行事。

（2）民主型领导风格

民主型领导是指以理服人，权力定位于群体，靠鼓励和信任使下属积极主动地工作，下属分工合作，各尽所能的一种领导风格。其特点是：领导者倾向于分权管理，所有政策由组织成员集体讨论决定，领导者采用鼓励和协助的态度；分配工作时尽量照顾个人能力、兴趣和爱好，不具体安排下属的工作，使其有选择性和灵活性。

（3）放任型领导风格

放任型领导是一种放任自流的领导行为，权力定位于组织中的每个成员，工作事先无布置，事后无检查，依靠充分授权，对下属监控少。

卢因等的最初研究发现，民主型领导风格的工作效率最高，不仅可以完成工作目标，而且成员间关系融洽，工作积极主动，有创造性；独裁型领导风格虽然达到了工作目标，但成员没有责任感，士气低落，情绪消极；放任型领导风格的工作效率最低，只达到了社交目标，而达不到工作目标。

3种不同的领导风格各具特色，适用于不同的环境。领导者要根据所处的管理层次、工作性质和下属条件等因素灵活选择主要的领导风格，并辅助其他领导风格。

2.领导行为四分图理论

1945年美国俄亥俄州立大学工商企业研究所开展了一项关于领导行为的研究。研究人员收集了大量的下属对领导行为的描述，罗列了1000多种刻画领导行为的因素，经过筛选最终将领导行为的内容概括为两类，分别是任务型领导和关心型领导。任务型领导以工作任务为中心，领导者通过设计组织结构、明确职权、相互关系和沟通渠道，确定工作目标与要求，制定工作程序、工作方法和制度，来引导和控制下属的行为表现。关心型领导以人际关系为中心，关心和强调下属的需要，尊重下属意见，给下属较多的工作主动权，乐于同下属建立相互信任、相互尊重的关系。上述两种不同的领导行为，互相结合形成4种基本的领导风格，即高任务低关心人、高任务高关心人、低任务高关心人、低任务低关心人，称为领导行为四分图，也称二维构面理论（图7-2）。

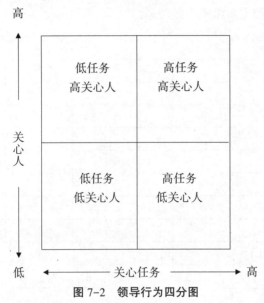

**图7-2 领导行为四分图**

3.管理方格理论

在领导行为四分图理论的基础上，美国管理心理学家罗特·布莱克（Robert R. Blake）和简·莫顿（Jane S. Mouton）提出了管理方格理论，构造了管理方格图（图7-3）。横坐标表示领导者对生产的关心程度，纵坐标表示领导者对人的关心程度。将关心程度各划分为9等份，纵横坐标共组成81个小方格，每一个方格代表一种领导风格，其中有5种典型的领导风格：

（1）协作式管理（9.9型管理）

领导者对生产和人都极为关心。这种方式的领导者能把组织的目标和个人的需求有效结合，既重视组织的各项工作任务，又能通过激励、沟通等手段，使成员在相互信任、相互尊重的基础上合作，使工作成为组织成员自觉自愿的行为，从而获得较高的工作效率。

（2）中庸式管理（5.5型管理）

领导者对工作和人都有适度的关心，保持工作与满足人的需要之间的平衡，维持一定的工作效率与士气。这类领导者往往缺乏进取心，满足于维持现状。

（3）俱乐部式管理（1.9型管理）

领导者对人高度关心，关心组织成员的需求是否得到满足，重视人际的关系，强调自己与同事和下级的感情，努力创造友好的组织气氛，但对生产很少关心，其理由是只要员工心情舒畅，自然会提高生产绩效。

（4）权威式管理（9.1型管理）

领导者全力关注任务，很少注意下级的发展和士气，虽能达到一定的工作效率，但不注意人的因素，不关心人。

（5）贫乏式管理（1.1型管理）

领导者对工作和人都不关心，只是以最小的努力来完成一些维持自己职务的工作，最低限度地完成组织工作和维系组织人际关系。

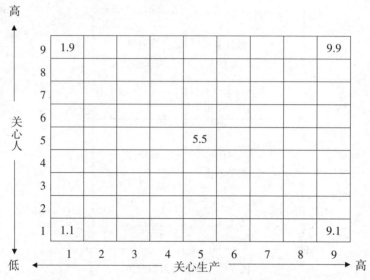

图7-3 管理方格图

布莱克和莫顿认为，5种典型的领导风格中，贫乏式管理效果最差，俱乐部式管理效果其次差，中庸式管理和权威式管理在不同情景下效果不同，权威式管理在短期内工作效率较高，或在任务紧急和员工素质较低时可能优于中庸式管理，但不利于组织长期发展，协作式管理效果最佳。

║║ 案例分析

1.张芳休假前后的领导风格各是什么类型？

张芳休假之前倾向于集权管理，独断专行，做决策时不与他人商量，下级没有任何参与决策的机会，主要依靠行政命令、纪律约束、训斥和惩罚使人服从，很少参加群体社交活动，与下级保持较远的心理距离，属于独裁型领导风格，此型领导风格虽然能达到工作目标，但成员没有责任感，士气低落，情绪消极。

张芳休假之后的风格倾向于分权管理，通过转变领导风格，把权利定位于群体，重视护士的感受和需求，决策由组织成员共同讨论决定，使护士有发挥个人能力的机会，属于民主型领导风格，此型领导风格不仅使护士完成了工作目标，而且使成员关系融洽，工作积极主动。

2.在护理管理实践中，护理管理者如何应用领导理论提高管理质量？

在日趋严峻的医疗卫生环境下，护士长的领导能力是保证护理服务质量的关键。传统的领导方式使护士机械并重复地执行分配任务，易产生厌烦、抵触情绪，不利于沟通以及护理工作的创新。护士长变革领导方式、改善领导行为，是应对不断深化的医疗改革形势的重要途径。

张芳之前精明强势，对工作要求高，但忽视对护士的关心，虽然护士的护理质量高，但工作氛围不好，士气低落，积极性不高。行为领导理论显示，领导者要把工作目标和个人需求有机结合，既重视工作任务，又能通过激励、沟通等手段，使成员提高工作积极性，在相互尊重和信任的基础上，使工作任务成为自愿行为，从而获得高的工作效率。护理管理者应根据情景主动转变领导风格，以促进护理质量的提高。

### 思政元素

1.自觉践行社会主义核心价值观

社会主义核心价值观对指导人们树立正确的价值观，对精神文明创建等有着积极的引领作用。其内容包含富强、民主、文明、和谐、自由、平等、公正、法治、爱国、敬业、诚信、友善。其中平等、友善是构建和谐护士团队的基础。虽然张护士长按照管理要求严格执行各项任务，但是忽略了团队建设，大家都是各干各的工作，没人愿意为集体多出一份力，因此，我们要将价值观内化为精神追求，外化为自觉行动。

2.提升学习能力

习近平总书记曾说过，学习是文明传承之途、人生成长之梯、政党巩固之基、国家兴盛之要。学习对个体成长有重要意义，学习是生活的重要内容，学习有利于民族发展。学习使人进步，并贯穿每个人的一生。张护士长认识到自己在管理方面存在的问题后，通过学习管理方法并听取他人的建议，取得了良好的效果。虽然学习的过程很辛苦，但是收获学习成果时内心的愉悦也会让我们体会到学习的美好。

# 【案例19】激励

## 榜样的力量

### 案例介绍

小李是一名已经工作了10年的护士，工作积极主动、认真努力，表现出色。在护士长竞聘中脱颖而出，被医院分配到骨科担任护士长。由于完全没有骨科工作的经验，并且在业务上与骨科也没有过多的联系，所以初到新科室的她无论是对业务还是对人员都不熟悉。刚上任的她感到了巨大的压力，她在刻苦学习专科知识的同时发现科室存在以下情况：护士的工作积极性不高；继续学习的意愿不强；临床护理工作不够细致；对危重患者护理的能力不足……基于对科室情况的了解，她认为应在提高自身业务能力的同时提升护士的能力，以提高科室的护理质量及水平。

恰逢医院计划培养一批专科护士，小李认为这不但提升了科室的专科护理能力，更是为护士提供了职业发展的机会。小李想以此为契机，提高护士的工作积极性，可当她在科务会提及此事时却没人主动报名。于是她找到平时工作认真负责的王茜："小王，我觉得这次机会很难得，医院不但提供学习的机会，之后在绩效上也会有体现，咱们科也有伤口延迟愈合的患者，如果有了伤口、造口、失禁护理专科护士，伤口经久不愈这个问题或许就能解决，你可以试一试！""护士长，其实我也想报名，可是我看没人举手，我也不好意思。""没关系，只要你自己想报名就行了。"通过努力，一年后，王茜成了一名伤口、造口、失禁护理专科护士，她不但学会了伤口护理技术，而且绩效水平也有所提高，同时也获得了患者的认可，她的工作做得比以前更好了。其他护士看到了王茜的改变，也以王茜为榜样。"护士长，我昨天查了一下肺挫伤患者的护理要点，我们今天早上做一下32床患者的业务查房？""护士长，我那天看到ICU的引流管是这样固定的……"

//　**思考题**　//

1.小李是如何解决护士工作积极性不高的难题的？

2.护理管理者如何正确、有效地激励护士？

//　**知识精粹**　//

**1.激励**

激励源于拉丁古词"movere"，原意是"开始行动""活动"。现代汉语词典对激励的解释为"激发勉励，使振作"。现代管理学中激励的定义为：利用外部诱因调动人的积极性和创造性，引发人的内在动力，朝所期望的目标前进的心理过程。从护理管理的角度来理解，激励是护理管理者调动护士工作的积极性，以提高其工作绩效和达成组织目标的过程。

**2.激励模式**

激励的基本模式为：未满足的需要—心理紧张—动机—行为—目标—需要被满足或未被满足—新的需要或需要调整，通过反馈构成循环（图7-4）。未满足的需要是激励的起点与基础，当需要未被满足时，就会产生心理的紧张和不安，从而产生一种内在的驱动力，即动机，动机驱使人们开展寻求特定目标的行为。如果目标最终被实现，则需要得到满足，紧张和不安会消除，继而产生新的需要，并引发新的动机和行为。如果需要未得到满足，人们会继续寻求特定目标，直到目标得以实现。激励就是在分析人们需要的基础上，不断激发、引导员工发挥高水平的主观能动性，向着组织所希望的方向行动，以实现组织的预期目标。

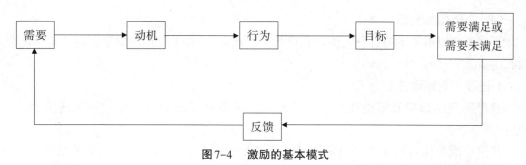

**图7-4    激励的基本模式**

3. 激励的方式

以激励理论为依据，在护理活动中可采取多种激励方法。

（1）物质激励

物质激励指运用物质的手段使受激励者得到物质上的满足，从而进一步调动其积极性、主动性和创造性。

（2）晋升激励

晋升到更高更重要的岗位，对个人与组织来讲都具有重要意义。下属获得晋升机会，得到组织对其工作能力与业绩的认可，也是自我价值的体现、个人职业生涯成功的标志。因此晋升会带来更大的工作激情与信心。

（3）培训激励

下属的成长与能力提升是组织义不容辞的责任。管理者要学会用培训帮助下属成长，特别对那些渴望自身成长与能力提升的下属，培训是一种行之有效的激励手段。

（4）情感激励

从下属的情感需要出发，通过情感上的关心、尊重、信任来打动员工，从而激发员工的工作热情。情感激励是对物质激励存在弊端的一种弥补，能使得激励手段更为完善，效果更明显。

（5）竞争激励

心理科学实验表明，竞争可以增加一个人50%或更多的创造力。每个人都有上进心，竞争是刺激员工上进的有效方法，也是激励员工的最佳手段。

（6）赞美激励

赞美就是在对方做出某些事情取得成效时给予肯定和表扬。管理者对员工适度赞美，满足员工被关注、被认可的心理，激发其内心热情和不负众望的使命感。

（7）榜样激励

榜样激励法是管理者对做法先进、成绩突出的个人或集体加以肯定和表扬，从而激发员工积极性的方法。榜样是一面旗帜，使人们有方向，有追求目标，产生模仿和追赶的心理愿望，从而使外在的榜样转化为催人奋起的内在动力。

（8）数据激励

数据对比能够使人产生明显的印象，激发强烈的感受。用数据显示成绩和贡献，能更有可比性和说服力地激励员工的进取心。

（9）个体优势激励

管理者应根据员工的自身优势，发现其"闪光点"，并采取相应措施提高其工作热情，从而达到激励目的。

4.过程型激励理论

过程型激励理论着重论述从动机的形成到采取行动的过程，包括期望理论和公平理论。

期望是指个体对特定活动可能导致特定结果的信念。激励水平的高低取决于三个变量：①期望值，指个体对自己行为和努力能否达到特定结果的主观概率。影响个人期望值的因素有个体过去的经历、自信心、对面临任务难易程度的估计等。②关联性，是工作绩效与所得报酬之间的联系。③效价，即奖励对一个人的吸引程度（图7-5）。激励水平的高低可由下列公式表达：

$$激励水平 = 期望值 \times 关联性 \times 效价$$

从公式可以看出，只有当三者水平都高时，才能真正达到高激励水平。

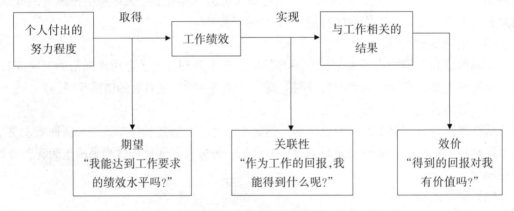

图7-5　弗鲁姆的期望理论

护理管理者要做到：①重视期望目标的难度。要让目标带有挑战性，适当高于护士的个人能力。②强调期望行为。护理管理者要让护士明确组织期望的行为表现，了解组织评价其行为的标准，以便护士依据组织目标自主调整自己的目标。③强调工作绩效与奖励的一致性。护理管理者要让护士清楚工作结果与得到奖励的匹配关系，使护士看到奖酬和自己工作绩效之间的密切联系，可促使护士自觉地将工作与绩效、奖励联系起来，以调动工作的积极性。④重视护士的个人效价。报酬在激励中起作用的价值是被激励者的主观感受价值，而不是管理者心目中的价值，也不是奖励的客观价值。因此，奖励要从护士的角度来考虑，重视护士的个人效价，提供多样化、个体化的奖励方式，以符合护士的需要，真正起到激励作用。

## 案例分析

1.小李是如何解决护士工作积极性不高的难题的？

护士长作为医院的一线管理者，希望护士自觉、努力、高质量、高效率地完成各项护理工作。案例中的小李初到新科室担任护士长，困难重重。在充分了解科室情况后发现科室主要问题是护士工作积极性差，她通过树立榜样激励护士的工作积极性。激励是通过激发人的内在动力，向目标前进，激励的出发点是满足成员的需要，因此激励是护理管理者调动护士工作积极性的好办法。

激励最显著的特点就是激发人的内在动力。在护理管理实践中，激励不仅可以调动护士的工作积极性，还有利于发挥护士的能动作用，激发护士对工作的热情和兴趣。通过多种激励方法，护士长满足了护士的需求，使人际关系和谐，有利于增强组织的凝聚力和向心力；激励机制可形成良性竞争环境，有利于形成良好的竞争氛围。案例中的小李在提出科室打算培养专科护士时，起初并没有人积极响应，小李选择了工作认真负责的小王并向其说明了科室的目标，小王表示其目标与科室目标一致并努力实现目标。小李在不知不觉中将小王树立成大家学习的榜样，进一步激发了护士工作的积极性。

2.护理管理者如何正确、有效地激励护士？

首先，应设立目标，组织目标与护士目标要客观统一，满足科室发展和护士个人发展的需求。人的行为动力主要有物质动力、精神动力和信息动力，激励措施应当将三者有机结合，根据护士的不同需求采用灵活的激励方式。激励水平的高低取决于三个变量，即期望值、关联性及效价。应重视期望目标的难度，使其适当高于护士的个人能力，但目标过高会使护士丧失信心，目标过低会使护士失去动力，起不到激励的作用。

其次，强调期望行为，应让护士明确组织期望的行为表现，了解组织评价其行为的标准，以便护士调整自己的目标，使其与组织目标一致。还应强调工作绩效与奖励的一致性，让护士清楚奖酬和自己工作绩效之间的密切联系，使护士自觉地将工作与绩效、奖励联系起来，以调动工作的积极性。

最后，应重视护士的个人效价，奖励应从护士的角度来考虑，提供多样化、个体化的奖励方式，以符合护士的需要，真正起到激励的作用。

## 思政元素

1.坚持学习，精益求精

护理工作平凡而重要，面对繁重的工作任务，许多护士仍然保持着刻苦学习的热情。医疗领域的发展已经走上了快车道，3D打印技术、模拟混合现实技术、术中放疗技术、肢体隔离热灌注化疗技术等新技术在患者治疗过程中的应用，对护理工作也提出了更高的要求。新时代的护士只有具备不断学习的能力，并在工作中保持精益求精的态度，才能跟上时代发展的步伐。

2.营造氛围，避免隐患

积极向上的氛围是一个集体内涵建设的重要组成部分，是组织成员保持战斗力的精神补给，是护士不断进取、努力工作的无形动力。本案例中，整个科室的工作积极性不高，护士安于现状，最终可能导致患者安全管理方面出现隐患。

# 【案例20】领导艺术

## 相信你能做得好

//// 案例介绍 ////

小张是某三甲医院骨科病区新任命的护士长，由于刚从其他病区调过来，对科室的业务和人员都不太熟悉。最近几天经常有护士汇报"护士长，心电监护仪指脉氧夹子坏了""2号机的心电图导联线接触不好""下肢关节活动仪脚托的螺丝掉了"等一列问题。小张每次听到这样的汇报就急忙联系设备科的老师来科室维修，不仅影响了临床工作，还浪费了很多时间。小张本来想尽快熟悉工作，却要用大量的时间和精力来解决设备管理的问题。

通过观察，小张发现护士小宗是最佳人选，她工作了十年，不但性格开朗，工作认真负责，而且和同事们的关系也不错。小张便与小宗沟通，提及自己想成立仪器设备管理小组，并让小宗当组长。刚开始小宗不好意思地说："护士长，这些不是有总务老师管吗？我再去弄会不会不太好呀！"小张劝说道："这个小组有三名成员，总务老师也是其中的一员。咱们科的仪器设备这么多，一个人根本管不过来，这几天不是这个坏就是那个坏，不仅责任护士觉得不方便，还影响了临床工作。如果成立了管理小组，大家分工，平时就做好这些设备的管理工作，故障设备及时维修，这些问题不就解决了吗？相信你能做得好！"小宗明白了护士长的初衷，便欣然接受。

科务会上，大家通过了成立仪器设备管理小组的决定。小宗和小组成员对仪器设备的清洁保养、设备状态登记、维修上报等细节工作做了详细的计划。可是常年的工作习惯很难改变，有些护士仍然不认真登记仪器设备运行记录，导致设备发生故障时不能及时发现、报修。小宗很是郁闷，小组成员也有点打退堂鼓。小宗将发现的问题报告护士长："如果追踪到是谁没有登记，也没有具体处罚措施，我们只能口头告知，人家就说不好意思我忘了，下次还是不填，我们能不能定期把督查结果公开并纳入质量考核？"小张发现要解决这个问题必须明确规章制度，并严格执行。一个科室的设备单凭几个人的努力是不可能完全管理好的。于是科务会上，大家讨论通过了科室仪器设备管理制度，其中包括如何与质量考核挂钩以及管理小组的权利与职责。

最后通过小宗及小组成员的努力，骨科病区的所有仪器设备都有专人进行日常的清洁及保养，出现故障时也能明显标识并及时维修，从而避免了影响临床工作。

### 思考题

1.小张是如何运用领导艺术解决设备管理问题的？
2.小张是如何选择授权对象的？
3.小张是如何使授权对象欣然接受任务的？

### 知识精粹

1.领导艺术

领导艺术是指领导者在履行领导职责的活动中表现出来的，在一定的知识经验和辩证思维基础上，富有创造性地运用领导原则和方法的才能。领导艺术是领导者的学识、智慧、胆略、经验、作风、品格、才能等因素的综合体现，是领导者对科学的领导方法的具体运用，是领导者的领导技巧和领导科学的有机统一。常用的领导艺术有授权艺术、创新管理艺术、权利运用艺术、创建高效能团队艺术、提升领导执行力艺术、其他领导艺术等。

2.授权艺术

授权艺术最初在20世纪90年代被提出，他们称授权艺术为"超级领导力"。坎格尔（Kangel）和卡南戈（Kanango）表示，授权艺术的实践，是因为它提高了组织效率，在管理中创造了更多的延展性和适应性，强化了员工的自我效能，从而减少了他们的无力感。授权的艺术是指在不影响个人原来的工作责任的情形下，将自己的某些任务改派给另一个人，并给予执行过程中所需要的职务上的权利。授权者对被授权者有指挥权、监督权，被授权者对授权者有汇报情况及完成任务的责任。

3.授权原则

为了使授权达到良好的效果，需要灵活掌握下列原则：

（1）明确目的

授权者需要向被授权者阐明所授任务需要达到的目标，使被授权者能够在清晰的目标指引下开展工作。

（2）合理授权

管理者要根据工作任务的性质、难度并兼顾下属的工作能力等，选择适当的任务进行授权。

（3）以信为重

管理者授权是否有效，在很大程度上取决于对下属的信任程度。管理者要充分信任下属，放手让下属工作。

（4）量力授权

管理者向下属授权，应当依自己的权力范围和下属的能力而定。既不能超越自己的权力范围，授予的工作又不能负荷过重或授权不足，更不能越级授权。

（5）带责授权

管理者授权并非卸责，权力下授，并不能减轻管理者的责任。同时，也必须明确被授权者的责任，让下属明确责任、目标和权力范围。

（6）授中有控

管理者授权不是放权，授权之后，必须进行控制。授权者必须而且能够有效地对被授权者实施指导、检查和监督，真正做到权力能放、能控、能收。

（7）容忍失败

管理者应当宽容下属的失败，不过分追究下属的责任，而要同下属一起承担责任，分析原因，总结教训。

4.授权过程

（1）确定授权对象

管理者必须仔细思考确定授权对象，既要考虑授权对象的能力，也要考虑授权对象的意愿，以保证授权对象有能力和动力做好所授予的工作。通常授权对象应具有高尚的职业道德，善于灵活机智地完成任务，有创新能力及集体合作精神，头脑敏锐，业务精通。

（2）明确授权内容

管理者向下属授权，必须明确授权的权力范围。管理者的权力保留多少，要根据任务的性质、环境条件、下级的状况而定。

（3）选择授权方式

1）模糊授权：管理者明确规定下属应达到的目标，但不规定实现目标的手段，被授权者在实现目标过程中有较大的自由空间和创造余地。

2）惰性授权：管理者因某些事务性工作简单琐碎，或不了解某岗位工作的细节，而将工作交给下属处理。

3）柔性授权：管理者对被授权者不做具体工作的指派，仅指示大纲或轮廓，被授权者有较大的余地动用有限资源做他们认为有必要做的事情。

5.授权的方法

（1）目标授权法

管理者根据下属所要达到的目标而授予下属权力的一种方法。

（2）充分授权法

管理者将完成任务所必需的组织资源交给下属并准许自行决定行动方案。

（3）不充分授权法

管理者要求下属就重要程度较高的工作做深入细致的调查研究并提出解决问题的全部可行方案，或提出一整套完整的行动计划，经过上级选择审核后，批准执行，并将部分权力授予下属。

（4）弹性授权法

当工作任务复杂，管理者对下属的能力、水平没有把握，或环境条件多变时，适宜采用弹性授权法。

（5）制约授权法

管理者的管理跨度大、任务繁重、精力不足时，将某项任务的授权分解成两个或若干部分，分别授权不同的个人或部门，并使之互相制约，可以有效地防止工作中的疏漏。

（6）逐渐授权法

授权前对下属严格考核，充分了解下属的品德和才能。当管理者对被授权者不完全了解时，就可以逐步授权，先在小范围内授权，根据工作成效逐步扩大授权，避免失误造成较大的损失。

（7）引导授权法

管理者在授权时，要充分肯定下属行使权力的优点，充分激发其积极性，同时也要指出其不足，还要给予适当的引导，防止下属偏离目标。特别是下属出现失误时，管理者更应当善于引导，提供支持，帮助下属纠正失误，尽可能地减少损失。

### 案例分析

1.小张是如何运用领导艺术解决设备管理问题的？

案例中小张是从其他科室调入现有科室的新护士长，她对现科室的人员及业务情况均不了解。她发现近几日频繁出现仪器设备故障的问题，说明该科室原来对此项工作没有有效的管理方法。为了有更多的时间和精力尽快熟悉业务，小张决定放权，把对设备管理的权限下放给工作认真负责且人缘好的护士小宗，最终解决了仪器设备管理不当的问题，这就是领导艺术中的授权艺术。

2.小张是如何选择授权对象的？

管理者在授权时应充分考虑授权对象的能力及本人意愿，以保证授权对象有能力和动力做好被授予的工作。案例中小张在想到解决问题的方法后，根据护士的性格、工作态度等在护士中选择合适的人选。最终选择了工作能力强、动机水平高的小宗担任组长。小张的授权对象符合思想道德高尚、沟通能力强、有集体合作精神、善于灵活机智地完成任务的特点。

3.小张是如何使授权对象欣然接受任务的？

为使授权达到良好的效果，小张还需遵循授权原则。首先，要明确目的，小张要向被授权者阐明所授权任务以及需要达到的目标，使被授权者能够在清晰的目标指引下开展工作；其次，还需要根据工作任务的性质、难度并兼顾下属的工作能力等条件合理授权；然后，要充分信任下属，放手让下属工作；最后，管理者不能卸责，让下属明确责任、目标、权力范围的同时，应帮助被授权者解决问题。案例中小张与小宗沟通时，小宗对权利的实施有顾虑，认为这样是在抢总务老师的工作，小张向她明确了仪器设备管理小组的人员以及工作的目标。案例中，小张给予被授权者充分的鼓励及信任，使用了充分授权的方法，其授权方法符合明确授权目的及以信为重的授权原则，通过合理授权使小宗欣然接受了任务。

### ▌▌思政元素▌▌

**1.创造团结协作的良好氛围**

"团结"是指为了集中力量实现共同理想或完成共同任务而联合或结合，也指和睦、友好。团结在任何一个团队里，都具有重要的价值，因为任何社会活动都需要在团结的前提下展开，且一个人的安身立命也要在紧密而牢固的关系中才能实现。在本案例中，新任护士长小张只有与全科护士共同营造"团结"的工作氛围才能使整个科室的工作快速、正常地推进，整个团队才能走得更长更远。

**2.树立不计得失的主人翁意识**

主人翁精神是一种信仰，是一种责任和使命，更是一种实践。它要求人们运用自己的判断力去解决组织所面临的困难和问题，用自己的自豪感、自信心及迸发出的巨大热情去创造奇迹。护理工作繁杂，仅靠护士长一人的经营与维护是远远不够的。在本案例中如果护理人员有主人翁精神，科室的仪器设备就不会出现在使用时才发现故障的情况。逐渐培养团队成员的主人翁意识，大家把科室的事当成自己的事，共同解决工作中的琐碎小事，不但组织氛围融洽，更能让每位成员体现出自己的价值。

**3.铸就爱岗敬业的高尚品质**

爱岗敬业是一张永不褪色的标签，是各行各业都该追求的高尚品质，意指脚踏实地、勤奋务实，一步一个脚印地做好工作。不论何时，"爱岗敬业"都有其不可替代的光芒以及深厚的内涵。案例中的小张虽然是新上任的护士长，但她大胆管理，用授权艺术解决了临床工作中的具体问题；护士小宗在护士长授权后，认真负责地做好仪器设备的管理工作。这些都是爱岗敬业在工作中的具体表现。

# 【案例21】压力管理

## 崩溃的小辛

### ▌▌案例介绍▌▌

小辛是泌尿科工作近十年的护士，她性格内向、敏感，工作能力平平，很少参加科室的集体活动，也很少与同事谈及她的家人。

某天，护士长排班，小辛与护士长商量："下周一开始能否让我连休三天？我的孩子不太舒服，要在家带孩子。"由于科室最近比较忙，护士长希望小辛克服一下。因为每个护士都有照顾孩子的问题，她担心一旦给小辛批了假，其他护士也都纷纷来请假。所以护士长对小辛提出的要求没有太在意，只是简单地回应了一下，就去忙其他事情了。而小辛也没有多做解释，只"嗯"了一声就走。没想到的是，等到小辛下大夜班，她的婆婆带着孩子来科室接她，同事看见孩子时都大吃一惊。只见孩子小小的嘴巴起满了水泡。护士长赶忙说："快带孩子去看一下，要不要给你排休息？"但是敏感的小辛头也没抬地说："不用了。"拉着孩子低着头就走了。留下护士长和其他同事面面相觑。

经常跟小辛搭班的小王唏嘘道："她上次下夜班还跟我说不想干了，工作压力太大，她觉得连刚上班的小张都不如，大家都看不起她，每次考试她都紧张，工作快十年了还是初级职称，而且她老公很少照顾孩子，累了就发脾气，还说她挣那几个钱还不如在家带孩子，孩子病了也不管……她感觉压力很大，最近连觉都睡不着，快要崩溃了。"

//// **思考题** ////

1. 小辛主要存在哪些压力？
2. 小辛应如何缓解自己的压力？

//// **知识精粹** ////

**1. 压力来源**

医疗卫生事业迅猛发展，高、精、尖技术脱颖而出，对护士的工作提出了更高要求，护士的压力也越来越大。

（1）工作压力源

护士的职责、任务的变化，促使传统护理向现代护理过渡，工作负荷过重、人力资源短缺、工作环境封闭、护理工作繁杂是护士主要的工作压力源。

（2）家庭压力源

护理工作繁重，经常倒班，护理人员对家庭照顾的精力和时间也会大大减少，容易引发家庭矛盾。近年来，随着我国全面开放三孩生育政策，护理团队中二孩或三孩护士比例逐渐增加，给护士个体与护理工作带来新的挑战和压力。育有二孩或三孩的护士需同时面对工作与家庭的双重压力，加之其工作性质的特殊性（如工作时间长、倒夜班等）及高负荷、高压力的工作特点，造成其工作、家庭冲突处于高水平状态，都是护理人员压力过大的重要因素。

**2. 压力类型**

（1）急性压力

急性压力是最显著的压力形式。急性压力通常毫无预警，突然发生，其是快速扰乱身体平衡的因素，特点是来势汹涌，但消退也快。如超负荷的工作负担、突然发生的大型纠纷、升职、离异、丧亲等。

（2）阶段性压力

很多生活变化、事件在一段时间内同时发生。如等级医院评审准备期、各种竞赛、评比活动的准备等即构成了阶段性压力。

（3）慢性压力

慢性压力与变化无关，是长期、持续对身体、情绪和精神造成的压力。其特点是虽不及急性压力那么凶猛，但却持久，对身体和精神的影响持续并显著，是当前造成大量人群亚健康状态的重要因素，是我们真正应该警觉的，如慢性疾病，长期加班引起的工作倦怠、疲惫等。需要警惕的是，缺乏自信也是慢性压力的来源，此项压力可能一直困扰、影响着某些护士的工作及生活，但却并未引起重视甚至被忽视。

3.压力反应类型

压力反应类型是自主神经系统——交感神经和副交感神经在慢性压力情景下交互作用而得出的，包括亢奋型、敏感型、紧张型、内向型。每个人并不是固定表现为一种类型，它是可以变化或转化的。

（1）亢奋型（HPA轴/交感神经系统过度活跃型）

反应机制：压力源引起了机体持续地激发、调用大脑和交感神经系统，使身体始终处于警觉状态，下丘脑-垂体-肾上腺（hypothalamic-pituitary-adrenalaxis，HPA轴）一直处于兴奋中。

表现：警觉、紧张、焦虑，很难放松下来，把每件事情都当成紧急任务来看待；容易患鼻窦炎、紧张性头疼、失眠，经常半夜醒来，非常情绪化，易冲动，向人吼叫，甚至处于疯狂状态。

（2）敏感型（HPA轴/交感神经系统活动减退型）

该型是最普遍、最常见的压力反应类型。

反应机制：原本应该同步配合运行的HPA轴同交感神经不恰当地出现了分裂，HPA轴不能产生足够的皮质醇或皮质醇生成功能受限。

表现：无法集中注意力，嗜睡，夜晚睡觉晚，早上起不来，食欲旺盛，肠胃功能失调、肌肉紧张，体重指数高，臀部和大腿容易发胖，易感染。

（3）内向型（HPA轴/交感神经系统活动减退型）

此型是最少见的一种压力反应类型，是严重失衡导致的极端状态。

反应机制：HPA轴同交感神经长期一致处于低水平活动状态，副交感神经起主导地位。

表现：孤僻、对周围事物无兴趣、无聊、回避社交，浑身无力，头晕、站起过快时易晕倒，漠然、冷淡，易出现腹泻、腹部绞痛。

（4）紧张型（HPA轴/交感神经系统活动过度活跃型）

反应机制：因长时间超负荷运转和高度警觉，大脑内去甲肾上腺素耗尽，而HPA轴暂时不能同步工作，使副交感神经占据上风。

表现：极度地疲劳、不能做任何事情，没有力气、精神萎靡，敏感易怒、过于情绪化，嗜睡、孤僻、注意力不集中。

4.管理压力的方法

护士作为健康的守护者，不仅需要健康的体魄，更需要健康向上的心态和充沛的精力，但是越来越多的数据显示，目前护士的心理健康或精神健康问题非常突出。调查显示，护士抑郁情绪的发生率为25%～38%，焦虑情绪的发生率为20%～25%。

为了解决护士心理健康问题，2016年11月，中国社会福利基金会发起"中国社会福利基金会919护士关爱计划"（简称"919护爱计划"），其宗旨是关爱护士身心健康，救助护士职业伤害，关注护士职业发展，经过相关调查和研究结果，解决护士压力问题，需要从以下三个方面进行。

（1）控制情绪

1）建立良好、愉快的基础情绪。每个人同一时间有两种情绪：外在情绪和内在情绪。外在情绪是呈现、表露在外的。内在情绪又称基础情绪，别人很难洞悉的情绪，其通常是不良情绪，持续时间长，更容易引起身体损害或疾病。

2）不断学习，让心智变得成熟。心智不成熟意味着面对压力总会以不良情绪应对。成熟意味着心态平和，即使现实让人忧虑、焦虑、恐惧，仍能保持平和。

3）正确权衡工作和家庭，融洽并享受和谐的家庭生活。家庭是人休养生息的场所，家庭成员的幸福体验及情绪尤为重要，要建立良好、愉快的基础情绪，首先要拥有融洽的家庭关系，建设好自己坚强的"后盾"。

（2）有效管理压力

1）颠倒焦虑的基本方程式。焦虑基本方程式：

$$递增的受创性+递减的能力=递增的焦虑$$

有效管理压力的第一步：颠倒焦虑的方程式，降低压力对人的受创性，提高个人能力。

2）有效终止负向压力循环。运用四步法有效终止负向压力循环：①阻止负面信息再继续出现在自己的脑海中。②深呼吸。深吸气，然后屏住呼吸8秒，再慢慢将气体呼出。③对当下所处的情况进行反思。④选择解决问题的办法。

（3）重建自尊

当压力超出个人的承受能力时，其便会开始"破坏"我们的自尊，表现为对自己的认同感越来越差，不断地"怀疑自己、否定自己、责备自己"，人很疲倦、压抑，意志力也不断消退。此时，对于我们很重要的一点是要"重建自尊"。

1）摆脱束缚心灵的枷锁。①摆脱"别人会怎么想"的枷锁。"别人会怎么想"是一种自我毁灭的心理状态，是一种精神枷锁，会伤害人的创造力和人格，让人停滞不前或犹豫不定。②摆脱认为"为时已晚"的枷锁。此种心理状态常使人对"未来完全妥协"，甚至是"自暴自弃"，因此不再采取积极的措施面对眼前的问题，故其是一种"自我放弃"。③摆脱背着"过去的错误"的枷锁。背着此种心灵枷锁的人，是因为其过去曾经失败过，而且很受伤。因此，当其再次面对"过去失败经历"的相同事件时，其本能地恐惧、害怕，正如"一朝被蛇咬，十年怕井绳"。因此，我们不能把"过去的错误"看得太重，而应将失败看作是一种经验的积累。④摆脱"担心失败"的枷锁。"担心"其实是一种诅咒，因为其起到了一种"不良暗示"的作用，愈害怕愈抵抗某件事情发生，其发生的可能性愈大，因此最好的方法是专注于"做事的过程"，而不要去想"结果"。

2）建立自信。如果我们拥有自信，则可以比平常表现得更好，抗压力更强。建立自信的步骤为：①告诉自己"我能行"；②做好"万全准备"；③把精力放在自己的长处上，不拿自己的缺点与他人的优点比；④从错误中吸取教训；⑤放弃逃避的想法。

## 案例分析

**1.小辛主要存在哪些压力？**

在临床护理工作中，护士的压力主要来自工作负荷较重以及工作、家庭时间分配不均匀。其中，护理工作强度、护理质量督查、护患关系、护理培训、职称晋升及考核是最主要的压力来源。由于工作繁忙，护士照顾家庭的精力和时间也会大大减少，容易引发家庭矛盾；如果家庭支持不够，许多护士在工作及家庭两方面就会感到力不从心。案例中的小辛工作能力一般，性格内向，工作上没有成就感；生活中爱人对家庭付出不够，孩子生病及家庭琐事更让其内外交困。工作及家庭两方面的压力使小辛难以应对。

**2.小辛应如何缓解自己的压力？**

小辛的压力反应类型属于紧张型，此时最重要的是调整自己的状态，只有摆脱心灵的枷锁，建立自信，才能发现更好的自己。首先，要重建自尊，当压力超出我们的承受能力时，便开始"破坏"我们的"自尊"，我们对自己的认同感越来越差，在小辛心里，自己连刚上班的小张都不如，不断地怀疑、否定自己、疲倦、压抑，意志力也不断消退。其次，应根据自己的具体情况，有意识、有计划地调整自己的心理状况，阻止工作的困难和家庭的琐事再继续出现在自己的脑海中，试着走出来寻找问题的原因。再次，应加强身体锻炼，保证身心健康，生理和心理是相互影响的，健康的身体是自信的重要条件之一，只有增强了自己的健康水平，才能更好地解决工作、生活中的困难。

## 思政元素

**1.秉持正确的职业观和道德观**

护士应提高自我认识，建立合理的职业期望，真正了解护理工作的价值和意义，为实现职业理想主动加强心理素质的培养；还应自我调节，树立护士的职业形象，建立良好的护患关系，培养良好的职业品质，以实际行动赢得他人的尊重和承认；要立足于本职，着眼于整个护理事业，以热情的态度对待每一位患者；要自我控制，自我调节，自我升华，克服不利的心理因素，培养良好的心理素质；要爱护和尊重患者，想其所想，急其所急，认识到护理工作的意义，培养对护理工作的兴趣，并把这种兴趣转化成一种动力，从而树立置身于护理事业的崇高理想。

**2.树立自信乐观的心态**

自信、阳光的品格是雨露琼浆，能使人思维敏捷、精神抖擞、挥洒自如。一个人拥有自信、阳光的品格，就能不畏困难，向目标前进。任何事情都有正负两面，只看到负面，就会成为一个悲观的人。认真积极地分析问题，不钻牛角尖，人自然会开朗自信，有信心能使人生变得更加辉煌，更加绚丽多彩！

（金明霞 王青）

# 第八章 控 制

**引 言**

事情并非总是按照计划发展，这是控制很重要的原因。控制是一个完整管理周期——计划、组织、人力资源管理、领导、控制中的最后环节。作为管理活动五大基本职能中的最后一环，控制是保证管理目标实现的最终手段。没有有效的控制，护理管理工作就有可能偏离计划，组织目标就有可能无法实现。实施有效的控制有两个前提，首先是要有明确的计划，其次是要有健全的组织机构。

**学习目标**

1.知识目标：陈述控制的相关概念；简述控制的基本原则。

2.能力目标：能比较三种类型控制的优点和缺点；结合护理工作的特点，确定护理管理控制的关键点；能结合临床护理管理实践，制定患者安全管理的主要策略。

3.情感、素质与思政目标：培养患者安全意识和创新思维；深刻体悟南丁格尔精神和严谨慎独的职业素养；践行社会主义核心价值观。

## 【案例22】控制的作用

### 人类向太空的探索

**案例介绍**

故事一

经过长达15年的精心准备，耗资25亿美元的哈勃（Hubble）太空望远镜最终于1990年4月发射升空。然而仅在发射数周后，光学系统上传回来的图片却出现了严重的问题。美国国家航天局（National Aeronautics and Space Administration，NASA）对图样缺陷进行分析后发现，产生问题的原因是主镜的形状被打磨错误，镜面边缘略平，与需要的位置相差约2.2微米。这2.2微米的差别，造成的后果却是灾难性的，导致一半以上的实验和许多项目都无法进行。更让人觉得惋惜可悲的是，如果有更细心的控制，这些错误是完全可以避免的。

究其根源，是由于镜片的生产商Perkings-Elmer公司在生产这些精密的镜片过程中，使用了一个有缺陷的光学模平板，用来检验的无反射校正装置没设置好，校正装置上1.3毫米的误差导致镜片被研磨、抛光成了错误形状。但遗憾的是，没有人及时发现这个错误。

更具有讽刺意味的是，与美国国家航天局其他许多项目不同，这一次发射并没有时间上的压力。实际上，镜片的粗磨从1978年就开始了，直到1981年才抛光完毕，此后，由于"挑战者号"航天飞机的失事，完工后的望远镜又在地面多待了两年。然而，美国国家航天局负责哈勃太空望远镜项目的官员对望远镜制造中的细节根本不关心。事后，航天管理局一个6人组成的调查委员会的负责人说："至少有三次出现了明显的证据提示问题的存在，但这三次机会我们都错失了。"

故事二

在我国酒泉卫星发射中心载人航天发射场垂直总装测试厂房西北角，威严矗立着一座警示钟。来到发射中心工作18年，从一个新人成长为载人航天任务0号指挥员，发射中心工程师邓小军记不清自己是第几次来到这个警示钟前了，只记得那个铭刻在心头的故事——

2000年12月31日下午3时7分，神舟二号飞船发射的前几天，船箭组合体即将垂直转运至发射工位，由于一岗技术人员与试验队二岗指挥操作失误，船箭组合体与厂房工作平台发生了挤压。那次火箭被撞后，全国各地的相关专家第一时间赶往发射场，参与火箭补救工作，一线工作人员更是二十四小时待命。

四天四夜，大家对火箭进行了全面的测试检查。最终，神舟二号飞船选择在第二个发射窗口实施发射，发射时间比原计划整整推迟了四天。

"我们搞载人航天的，稍不留神就会或多或少地出现失误。即便是极小的失误，对载人航天事业来说，都有可能是一场灾难。"抚摸着警示钟，邓小军遗憾地说，"因为一个小小的失误，我们付出的代价无法用金钱来衡量。"

神舟五号飞船成功发射后，酒泉卫星发射中心发射测试站在垂直总装测试厂房西北角铸起了一座警示钟。此后，新来的科技人员入职前都要来到这里，站在警示钟前，接受上岗前的第一堂课。对航天人来说，成功是差一点点的失败，失败是差一点点的成功。从入职第一次见到警示钟到现在，邓小军深深领悟了"质量就是生命"这条载人航天准则。

在2021年的神舟十二号发射任务中，在火箭总检查数据比对分析时，技术总体部门的工程师滕云万里发现火箭二级一个压力参数比正常大气压力值高了0.036 MPa，便提出进行复查。经过查证，证明相关产品是合格的，但发射中心慎之又慎，还是换掉了该产品，以保证整体性能达到更好的状态，确保飞船不带一丝隐患上天。最终，神舟十二号飞船搭载着三名航天员顺利飞向太空。

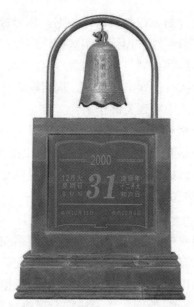

图8-1 酒泉卫星发射中心载人航天发射场的警示钟（王明艳摄）

**思考题**

1.请结合哈勃太空望远镜的案例，试分析在组织机构中，如果没有控制将会发生什么？在管理活动中，为什么需要控制？

2.请从控制的角度分析我国载人航天事业为什么能够取得巨大成功。

**知识精粹**

1.控制的概念

"控制"一词最初来源于希腊语"掌舵术"，原指领航者通过发号施令将偏离航线的船只拉回正常的轨道。控制就是按照计划标准来衡量所取得的成果并纠正所发生的偏差，以确保计划目标实现的活动或过程，是监控、比较和纠正工作表现的过程。有效的控制能确保所有行动都以实现目标的方式完成。控制的有效性取决于它们如何帮助员工和管理者实现目标。控制一直被管理学家视为最重要的管理职能，还是其他职能无法替代的。在现代管理活动中，控制不仅是管理周期的终点，还是确保计划得以实现和组织按照既定路线发展的管理职能，也是新一轮管理周期的起点。广义来说，控制与计划相对应，是指除了计划之外的所有保证计划实现的管理行为，涉及组织、领导、监督、测量等一系列环节；狭义上来说，控制是指继计划、组织、领导职能之后，按照计划标准衡量计划完成情况和纠正偏差，确保计划目标实现的一系列活动。

控制职能在管理活动中的价值体现在两个具体方面：

（1）控制是保证组织目标、计划顺利实现的重要手段

控制是管理者了解组织目标是否实现以及为什么没有实现的唯一途径。计划为控制提

供标准，是控制的前提，没有计划，控制就缺乏依据。作为管理过程的最后一个环节，控制为计划的反馈提供了关键环节。在护理管理实践中，即使在制订目标和计划时已经进行了全面的预测，但由于制订目标和计划与实现需要一定时间，在此期间，组织内部和周围环境有可能会发生变化，致使执行计划出现偏差，从而影响目标和计划的实现。

（2）控制在管理的各项职能中起到关键作用

控制使管理过程形成一个相对封闭的系统，在这个系统内，通过控制过程全面掌握组织各方面的信息，制订科学有效的计划，结合自身的组织机构，给予正确的指导和领导。此外，一个有效的控制系统可以提供有关员工绩效的信息和反馈，将潜在问题的可能性降至最低，并使管理者更容易授权员工。

2.控制的原则

无论采用什么类型的控制或控制什么对象，都必须遵循控制的基本原则。每个负责任的管理者都希望有一个适当、有效的控制系统，以帮助他们确保所有活动都符合计划的要求。然而，管理者往往没有意识到，他们实施的控制必须根据计划要求、组织结构、关键环节和下级员工的特点进行设计，他们通常无法完全理解控制系统中涉及的原理。因此，为了使控制发挥有效作用，在建立控制体系时必须遵循一些基本原则。

（1）反映计划要求

控制是实现计划的保证，控制的目的是实现计划。因此，计划越清晰、全面、完整，所设计的控制系统越能反映计划，控制就越有效。例如，临床护理服务质量的控制标准与方法要反映临床护理工作的特点和要求。

（2）组织适宜性

如果组织结构的设计更加清晰、完整和完善，所设计的控制系统满足组织中职责和岗位的要求，则对纠正偏离计划的行为更有帮助。例如，在护理质量控制过程中，医院成立护理部-总护士长-护士长三级质量控制管理体系，院级护理质量控制组主要包括护理督导人员、护理部成员、各专科护理带头人和总护士长，每月或每季度进行质量考评，对全院各项护理质量进行监督；总护士长级的护理质量控制组主要包括总护士长和病区护士长，每周或每月进行质量考评，对分管辖区内的各项护理质量进行监督；护士长级的护理质量控制组主要包括护士长和其他质量控制员，每天或每周进行质量考评，对所在科室的各项护理质量进行监督。不同护理质量控制组织拥有不同层次的监督、指导和奖惩等权利。

（3）控制关键问题

为了进行有效控制，在根据各种计划测量工作绩效时，需要特别注意那些具有关键意义的因素。护理工作项目种类繁多、错综复杂、覆盖面广，护理管理工作也很难面面俱到，应该着重针对与计划完成有着举足轻重作用的关键问题，及时发现与计划不符合的偏差，并及时纠正。例如，特级护理、急危重症患者的病情监测、护理文书书写、患者安全管理等都是护理工作中的关键问题，只有控制了关键问题，才能控制护理工作的全局。

（4）控制趋势

对于控制全局的管理者来说，重要的是以当前形势预测的趋势，而不是当前形势本身。通常，趋势是在一段较长时间内逐渐形成的，是多种复杂因素综合作用的结果，并长期制约着管理工作的成效。控制趋势的关键在于要从现象中解释倾向，尤其是在趋势刚刚显露苗头的时候就要察觉，并进行有效的控制。

（5）例外原则

控制工作应着重于计划实施中的例外情况。管理者要格外关注一些突发性事件、环境的巨大变化或者是计划执行过程中的重大偏差，否则可能会错过最好时机，给组织造成重大的损失。管理者要集中精力管理影响组织发展的关键事件，对在组织的条例、规章和制度中已经明确规定的事情，职能部门和下属部门要按章执行。控制关键问题的原则强调的是需要控制的关键点，而例外原则强调的是这些控制点上发生偏差的大小。

（6）灵活控制

控制系统本身能适应主客观条件的变化，持续地发挥作用。如果发现原来的计划是不合理的，或者环境发生了巨大的变化，使得计划目标无法实现，此时还机械、僵化地执行控制，执行原本错误和不适用的计划，就会在错误的路上越走越远。因此，作为管理者，要灵活实行控制要求，如在管理计划失常时，要及时上报真实情况，以便采取纠正措施，及时修正；在遭遇突发事件时，要果断采取特殊应对措施，保证对运行过程的管理和控制。

//　**案例分析**　//

1. 请结合哈勃太空望远镜的案例，试分析在组织机构中，如果没有控制将会发生什么？在管理活动中，为什么需要控制？

在组织的管理活动中，如果没有控制将发生严重的问题。哈勃太空望远镜整个项目的计划完备，但是在实施过程中对关键环节、关键内容缺乏行之有效的质量控制，错过了多次弥补差错的机会，从而造成不可挽回的后果。由此可见，一个项目无论计划做得多么天衣无缝，如果没有完善的控制系统，在实施过程中仍然不可避免地会产生问题。因此，对于有效的管理，必须考虑到设计优良的控制系统所带来的好处。

在组织机构中，没有良好的控制系统将无法顺利完成计划。在管理实践中，没有控制就很难保证每个计划的执行，而如果每个计划都不能顺利执行，那么组织的目标就无法实现。所以说，控制是管理工作的最重要的职能之一，是保障组织计划与实际作业相适应的管理职能。控制工作的主要内容包括确立标准、衡量绩效和纠正偏差。一个有效的控制系统可以保证各项工作朝着组织目标的方向进行，而且控制系统越完备，组织目标就越容易实现。

计划执行过程中偏离既定路线或目标是常见的现象，而这些错误是可以通过控制工作有效规避的。因此，控制工作在管理活动中的必要性是显而易见的，主要基于以下三个方面：

（1）组织环境的不确定性

为了使目标计划与变化的环境相适应，需监控环境的变化和发展。

（2）组织活动的复杂性

为了避免本位主义，保证各项活动的顺利进行，要监控各部门及各岗位的工作情况。

（3）管理失误的不可避免性

为及时发现失误，明确问题所在，必须进行经常性的监督检查。

2.请从控制的角度分析我国载人航天事业为什么能够取得巨大成功。

控制在组织管理过程中的作用日渐突出，是管理者实现组织目标关键的活动过程。载人航天事业是人类历史上最为复杂的系统工程之一。当今世界，发展载人航天事业是国家综合国力的直接体现。从1992年正式实施载人航天工程以来，中国实现了从载人航天到空间站时代的跨越。中国航天人一次次向科学难题发起进攻，一次次向生理极限发起挑战，一次次将凝结着民族精神与梦想的载人飞船顺利送入太空，推动我国载人航天事业从无到有，从弱到强，在浩瀚宇宙中铭刻下了"特别能吃苦、特别能战斗、特别能攻关、特别能奉献"的载人航天精神。

控制在我国载人航天事业发展中发挥的作用可以从以下两个方面来理解：

（1）限制偏差积累

在管理实践中，即使在制订目标和计划时已经进行了全面而细致的预测，但由于目标实现之前需要一段时间，在这段时间里，组织内部和周围环境可能会发生许多变化，使得执行计划出现偏差，从而影响目标和计划的实现，因此，为了防止偏差的积累，保证目标和计划的顺利实施，组织必须建立起健全控制系统，进行有效的管理控制。按照计划，我国载人航天工程将分三步实施。第一步，发射无人和载人飞船，将宇航员安全地送入近地轨道，进行适量的对地观测和科学实验，并使宇航员安全返回地面。第二步，实现宇航员出舱太空行走以及完成飞船与太空舱的交会对接，并发射长期自主飞行、短期有人照料的空间实验室，尽早建成完整配套的空间工程系统。第三步，建造大型长期有人照料的空间站。要进行有效的控制，在制订计划的基础上，要有自身的组织机构，并给予正确的指导和领导。只有将控制贯穿于计划实施的全过程，才能通过"衡量、监督、检查和评价"和"纠正偏差"的控制过程来实现目标。

（2）适应环境变化

控制工作通过纠正偏差的行动与计划、组织、领导、协调等职能紧密结合在一起，使管理过程形成一个相对封闭的系统。在这个系统中，科学的计划有赖于管理者对整个组织各方面信息的全面掌握，而这些信息的绝大部分是通过控制过程获得的。载人航天工程是中国航天史上迄今为止规模最大、系统最复杂、技术难度最高的工程。该工程由七个分系统组成，包括宇航员系统、飞船的应用系统、载人航天飞船系统、运载火箭系统、发射场系统、测控系统和着陆场系统。每一个系统都有其精密设计，管理者必须要在宏观上对其进行控制，还要在微观的计划实施上进行预测并根据当下情况进行及时变更，以适应环境变化。有效的控制系统以及对计划的管理和实施是载人航天事业成功必不可缺的因素。

## 思政元素

### 1.严谨的工作态度

认真严谨不仅是做人做事应有的态度，也是做好工作、成就事业的前提；认真严谨不仅是中华传统文化的优良传承，也是新时代应大力弘扬的精神品质。在长期革命、建设和改革的过程中，我们党正是靠着这种精神一步步走向胜利。如今，中国特色社会主义进入新时代，我们踏上第二个百年奋斗目标的新征程，更需要践行严谨认真、实事求是的态度。对任何一项工作、一个护理操作、一位患者都不能有马马虎虎、敷衍了事的态度，而是要以最饱满的精神态度、最严谨务实的工作作风做好做实每一件事。

### 2.伟大的载人航天精神

人类在浩瀚的宇宙面前是渺小的，但人类的探索精神是伟大的。实施载人航天工程以来，广大航天人牢记使命，不负重托，培育铸就了"特别能吃苦、特别能战斗、特别能攻关、特别能奉献"的载人航天精神。主要表现为：①热爱祖国、为国争光的坚定信念。广大航天人始终以发展航天事业为崇高使命，以报效祖国为神圣职责，表现出了强烈的爱国情怀和对党对人民的无限忠诚。②勇于登攀、敢于超越的进取意识。广大航天人知难而进，勇于创新，攻克了一系列国际宇航界公认的尖端课题，形成了一套符合我国载人航天工程要求的科学管理理论和方法，创造了对大型工程建设进行现代化管理的宝贵经验。③科学求实、严肃认真的工作作风。广大航天人始终坚持把确保成功作为最高原则，坚持把质量建设作为生命工程，以提高工程安全性和可靠性为中心，依靠科学，尊重规律，精心组织、精心指挥、精心实施，创造了一流的工作业绩。④同舟共济、团结协作的大局观念。全国数千个单位、十几万科技大军自觉服从大局，有困难共同克服，有难题共同解决，有风险共同承担，凝聚成一股气势磅礴的强大合力。⑤淡泊名利、默默奉献的崇高品质。广大航天人不计个人得失，不求名利地位，以苦为乐，无怨无悔，用自己的青春、智慧、热血和生命铺就了通往太空的成功之路。

党的十九大确立了到2035年跻身创新型国家前列的战略目标，十九届五中全会提出了坚持创新在我国现代化建设全局中的核心地位，把科技自立自强作为国家发展的战略支撑。大力弘扬载人航天精神，我国广大科技工作者要以与时俱进的精神、革故鼎新的勇气、坚忍不拔的定力，面向世界科技前沿、面向经济主战场、面向国家重大需求、面向人民生命健康，把握大势、抢占先机，直面问题、迎难而上，肩负起时代赋予的重任。

# 【案例23】控制的类型

## 花季少女肖恩的悲剧

### 案例介绍

2014年，美国佐治亚州一位23岁的女孩肖恩，因为抑郁症寻医就诊，医生开了拉莫三嗪以缓解她的症状，她去药房买药，并按照药剂师开出的剂量服药。起初，药物使她的病情有所好转，然而就在两周后，意外发生了。肖恩感到自己的皮肤从里到外就像着火了那样在燃烧，随后，她被诊断为史蒂文-约翰逊综合征。这是一种罕见的皮肤病，通常是由对药物的反应或不正确的剂量引起的。由于药剂师给她开出的服药剂量出现错误，给她带来了一场无可挽回的灾难。

肖恩开始出现各种症状，全身起水疱，原本完美无瑕的皮肤变得满是疤痕，汗腺逐渐消失，指甲永远无法长出，视力也逐渐下降。不仅如此，这场失误还导致她在医院昏迷了长达五周，直到躺在病床上，看着皮肤从身上脱落，她才开始了解史蒂文-约翰逊综合征——一种无法治愈并有复发可能的罕见疾病。短短三年，肖恩的世界被彻底改变，她的容貌已与从前判若两人，心理和经济的巨大压力始终伴随着她，而她的生活还在艰难继续。

### 思考题

1.请结合控制过程，简要分析如何才能避免肖恩的悲剧。

2.请结合本案例，讨论在用药过程中如何确保患者安全。

### 知识精粹

1.史蒂文–约翰逊综合征

史蒂文–约翰逊综合征（Stevens-Johnson syndrome，SJS），1922年由阿尔伯特·梅森·史蒂文斯（Albert Mason Stevens）和弗兰克·钱布利斯·约翰逊（Frank Chambliss Johnson）首次报道，是一种罕见的免疫复合性疾病，常出现突然发生的皮肤和黏膜损害。皮损包括严重的红斑性大疱、丘疹、风团、水疱、紫癜，分布十分广泛，可发生在头面部、四肢、躯干等身体各个部位；黏膜损害同样广泛且严重，常出现口腔、眼部及咽部等处黏膜糜烂，唇红缘溃烂结痂等症状，消化道、泌尿生殖道黏膜也常累及。在此之前，患者常有高热、头痛、关节痛等非特异性上呼吸道感染的前驱症状，严重时可累及内脏并引起相应症状。该病好发于早春和冬季，以20～40岁人群居多，病程四周左右，病因未明，目前多认为可能与细胞介导的免疫反应有关。各种药物、感染、内脏疾病都有可能导致该病的发生，其中药物因素是重要病因，尤其是卡马西平、别嘌呤醇等药物。鉴别诊断包括药物过敏反应、葡萄球菌烫伤皮肤综合征和多形性红斑。临床采用激素治疗和免疫球蛋白治疗，可取得良好效果。同时按照烧伤患者的护理方式对患者进行皮肤护理，给予抗感染治疗并进行充足的营养和电解质支持，控制局部症状。预后取决于皮肤脱落的程度和继发细菌感染的发展。

**2. 控制的类型**

根据控制在管理过程中的时间点，可以将控制分为前馈控制、过程控制和反馈控制（图8-2）。

**（1）前馈控制**

前馈控制又称预先控制、基础质量控制，指通过预先观察并了解事物所处的环境及情况，收集整理相关资料和信息，掌握事物发生的规律并预测它的发展趋势，从而正确预计未来可能出现的问题并提前采取相应的预防措施，将可能会导致后续产生问题的偏差扼杀在萌芽状态。前馈控制常发生在实际工作开始之前，具有未来导向，能够"防患于未然"。管理过程理论提出，只有当管理者能够对即将出现的偏差有所察觉并及时提出某些预案时，才能进行有效的控制，因此前馈控制的意义重大。前馈控制能规避和降低工作中失误和冲突发生的可能，减少损失，是管理层最渴望采取的控制类型。前馈控制需要管理者具有较为广泛的信息储备和远见，同时对整个工作的运行流程有较好的认识和把控能力，能进行良好的统筹与安排。

在临床医疗护理管理工作中，存在着广泛的前馈控制实例。对医院环境、护理计划、器械管理、规章制度、服务流程、药物发放等环节的管理和质量控制，甚至医护人员的选拔、录用、安排等，都属于前馈控制。

**（2）过程控制**

过程控制又称同期控制、实时控制或环境质量控制，指在工作或计划实施和执行过程中，对其过程环节的变量进行控制，在整个工作流程中起到指导和监督的作用。过程控制的指导作用常体现在工作中出现问题时，管理者根据自身的知识储备和经验，对下属进行技术性指导或培训，采取修正措施纠正存在的偏差以确保工作顺利进行、任务顺利完成；其监督职能是指对照标准对正在进行的工作进行检查。由于过程控制的实施往往需要针对具体人员的特定行为进行修正，因此容易引起控制者与被控制者的心理对立。

临床护理工作中，护理部主任对病区环境和护理工作的检查与纠正、护士长对病区护士操作规程给予纠正并提出改进意见等行为，均属于过程控制。

**（3）反馈控制**

反馈控制又称事后控制，指在工作或行动结束之后，对输出环节所进行的控制。反馈控制是将本次行动的实际结果进行分析、评价、比较，从而总结经验，为下一次的行动提供指导和纠正，防止偏差和问题的再度产生与发展。尽管反馈控制对于已经完成的行动和工作无法产生改变和影响，但从长期来看，它能够帮助工作者更好地掌握事物的发展规律，能够使管理者更为准确地预知可能出现的问题，更为及时地纠正偏差，为实现目标、完成任务保驾护航，也能为管理者对各级人员工作质量评价和绩效考核提供依据。

在护理工作中，护理不良事件上报、住院患者跌倒发生率、住院患者满意度评价等，都属于反馈控制的应用。

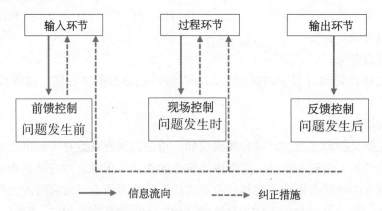

**图8-2　前馈控制、过程控制、反馈控制示意图**

3.控制过程

控制过程也称控制基本程序，指通过一系列管理活动对某项行动或任务进行完整监测的过程。包括建立控制标准、衡量偏差信息和评价并纠正偏差三个关键步骤，三者紧密联系，缺一不可。建立控制标准是前提，没有标准就没有控制的依据；衡量偏差信息是重要环节，控制工作的开展离不开对偏差信息的掌握；评价并纠正偏差是控制工作的关键，根据偏差信息对行动进行及时矫正和调整，才能保证行动的成功完成。

（1）建立控制标准

标准是衡量实际工作完成度和效果的尺度，在工作开始前就需要制订标准和计划。建立控制标准的过程主要包括确立控制对象、选择控制关键点和确定控制标准三步：

确立控制对象的过程，是管理者明确"控制什么"的问题，决定了控制标准的前提。影响目标和行动的因素有很多，因此需要对这些因素进行评估，选出对目标实现影响较大的因素作为重点控制对象。

重点控制对象确定后需要选择对目标完成具有重要意义的关键点，以确保整个工作按计划执行。选择控制关键点时，一般需要考虑：①对整个工作运行过程具有重要影响的操作和事项；②能够在重大损失出现之前显示出差异的事项；③能够有效反映总体状况和主要绩效水平时空分布均衡的控制点。管理者根据"二八原则"对这些20%的关键点进行有效的控制，就能够了解整个工作的进展，把控全局。

在找到控制关键点后，以这些关键点直接作为控制标准或将这些关键点进一步分解为一系列具有可操作性的定量或定性控制标准，可以顺利地确立好控制标准。

（2）衡量信息偏差

全面了解和掌握有效偏差信息对开展控制工作和完成目标具有重要影响。在进行工作绩效衡量之前，需要确定适宜的衡量方式，对衡量的项目、方法、主体、频率等做出合理的安排，并建立有效的信息反馈系统。管理者可以通过实地考察、建立工作汇报制度、建立监督检查机构、应用现代化信息系统等方式获得大量真实的控制信息。管理者在执行控制标准的过程中不仅能够衡量工作成效，还能够检验标准的客观性和有效性。对于实际工作与标准存在偏差的情况，管理者需要判别是纠正执行中出现的问题还是纠正或更新标准。

（3）评价并纠正偏差

偏差是控制系统中实际情况与绩效标准之间的差距，并非所有的偏差都会影响目标的实现，需要管理者进行全面评价并对其可能造成后果的严重程度做出正确的认识和评估，从控制系统内部环境、外部环境以及内外部因素的基础上找出偏差产生的主要原因，选择适当的纠正偏差措施，明确纠正偏差措施实施的对象后采取相应措施。

### 案例分析

1.请结合控制过程，简要分析如何才能避免肖恩的悲剧。

肖恩悲剧产生的主要原因是医师开具了错误剂量的药方，而药剂师又没有进行核对，这种差错可能是由医师和药剂师缺乏严谨认真的工作态度、没有严格按照工作的规章流程行事或医院的管理疏漏、医师负荷过大导致忙中出错所致。根据美国食品药品监督管理局的调查数据，2016年用药差错事件发生数比2010年增长了4.6倍。

在实际的医疗护理工作中，按照前馈控制的要求，医生和护士在下达医疗决策、执行相关操作时，应严格按照医院的规章制度和工作流程规范自己的行为，严格执行核查制度、上报制度，秉持严谨慎独的工作态度，认真仔细地对待每位患者，深思熟虑自己的行为可能产生的后果和影响，对可能出现的医疗偏差给予特别关注，警钟长鸣。过程控制中，医院的各级管理者应严格执行自身的监督、指导职能，安排医护人员进行专科学习，接受专业培训，对医疗过程中的偏差有深刻的了解和把握，合理安排医护人员的工作强度，建立成熟的督查机制，对他们可能存在的失误有所预判，提前做好预案，防患于未然。完善医疗差错上报机制，对已发生的差错事件深刻剖析、究其根源，基于此采取一些保障机制以减少后续类似事件的发生，并组织医护人员对此类事件认真分析，吸取教训，防微杜渐，落实执行反馈控制的要求。

2.请结合本案例，讨论在用药过程中如何确保患者安全。

在用药过程中，医疗工作者应遵守各项安全准则，遵循临床操作规则，落实"三查八对"等核查工作，谨慎对待医疗行为，从源头上降低医疗差错发生的概率。当医疗决策下达者或执行者对医疗操作有任何疑虑或不确定性存在时，应鼓励其大胆询问和质疑，及时与管理者或其他工作人员进行讨论核实，寻找证据支撑。工作时可采用SBAR沟通模式以确保清晰、准确地传达沟通内容。

SBAR沟通模式是一种以证据为基础的标准沟通方式，包括Situation（现状）、Background（背景）、Assessment（评估）、Recommendation（建议）四个要素。应用SBAR沟通模式汇报病情时，S包括患者的床号和姓名、患者的问题等；B包括患者的主诉、问题的依据及分析；A包括患者的异常反应、异常报告值和心理状态，对问题的评估、观察要点等；R包括已经采取的护理措施、对问题处理的建议等。采用SBAR沟通模式可有效地传达患者情况，做好交接班工作，减少信息偏差。

除此之外，各级管理者应合理安排工作人员的工作强度，夯实后备支持力量；医护工作者应密切关注自身健康，保持良好的身心状况和工作状态，以饱满的精神面貌处理好工作。

## 思政元素

### 1.慎独精神

何为慎独？《辞海》的解释为："在独处无人之时，更要对自己的行为谨慎不苟。"作为医护人员，由于职业的特殊性，需要每个人都具有严谨慎独的工作态度，加强自身道德修养。医德严谨慎独，就是在无人监督、单独工作时仍能坚持医德信念，自觉履行医德原则与规范。随着社会的不断进步，患者及家属法律意识增强，对医护工作者提出了更高的要求，这就需要每位医务工作者都要意识到严谨慎独的重要性，加强自身的职业道德修养。热爱本职工作是慎独的前提，医护工作责任重大，行医者应坚守严谨慎独的职业精神，常怀感激之情，常加强责之心、常敲警鸣之音，将此作为职业生涯常伴的修行。

### 2.敬业精神

阿尔伯特·哈伯德说："一个人即使没有一流的能力，但只要你拥有敬业的精神，同样会获得人们的尊重；如果你的能力无人能比，却没有基本的职业道德，也会遭到社会的遗弃。"在社会主义核心价值观中，"爱国、敬业、诚信、友善"是公民基本道德规范，是公民必须恪守的基本道德准则，也是评价公民道德行为的基本价值标准。

爱岗敬业是职业道德的基本要求，也是中华民族的优良传统。对于医护人员来说，救死扶伤是天职也是责任。认真负责的敬业精神是救死扶伤的基础，医护人员要将敬业当成一种习惯，忠于职守，尽职尽责，认真负责，一丝不苟。医护人员肩挑重担，身负重任，承担着患者的生命健康安全，更承担着一个个家庭的希望，因此更应该强化认真负责的敬业精神，认真履行岗位职责，执行岗位规范，以最优质、最专业的态度与能力完成救死扶伤的光荣使命。

# 【案例24】患者安全

## 南丁格尔玫瑰图的由来

## 案例介绍

1820年，南丁格尔出生于意大利，是英国护士和统计学家。1854年克里米亚战争爆发，南丁格尔作为英军的随行医护人员到达位于土耳其的英国医院。由于没有护士且医疗条件恶劣，英国的参战士兵死亡率高达42%，南丁格尔认为这可能与糟糕的医疗卫生环境有关。她极力向英国军方争取在战地开设医院，改善战地医疗卫生条件来拯救更多士兵的生命，为士兵提供医疗护理，为伤员提供必需的生活用品和食品。经过细致的护理，仅仅半年左右的时间，伤病员的死亡率就下降到2.2%。

在这期间，南丁格尔分析过堆积如山的军事档案和数据记录，为了形象、直观地展示资料统计结果，她设计出了一种色彩缤纷且新颖的图表，以这种形式来说明医院和护理改革对患者死亡率的影响，这种数据呈现形式能够让人印象深刻。这是一种圆形的直方图，也被称作"南丁格尔的玫瑰"（见图8-3），即现在被广泛使用的"南丁格尔玫瑰图"。南丁格尔的目的是用"玫瑰图"这种简洁明了的形式取代冗长的数据报表，直接向军方高层报告克里米亚战争的医疗条件，让他们快速读懂数据想要表达的意思：英国士兵大批死亡，"元凶"是受伤后感染疾病而军队缺乏有效的医疗护理。玫瑰图以其简洁明了、易读易懂的特点被广泛应用于我们现在的数据统计中。

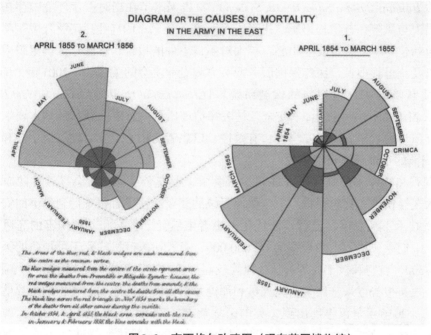

图8-3　南丁格尔玫瑰图（现存英国博物馆）

**思考题**

1.南丁格尔玫瑰图相对于传统饼图有哪些优势？

2.南丁格尔发明的玫瑰图对现今护理管理有何启示？

3.医院如何采取有效的策略进行患者安全管理？

## 知识精粹

### 1.患者安全

（1）患者安全的"前世今生"

早在两千多年前，"医学之父"希波克拉底（Hippocrates）就认识到了治病者的善意行为造成伤害的可能。公元前4世纪，希腊的医生们起草了《希波克拉底誓言》（*Hippocratic Oath*），发誓"余愿尽余之能力与判断力之所及，遵守为病家谋福之信条，并检束一切堕落及害人之败行，余必不得将危害药品给予他人。"自此，"首要不要伤害患者（First Do No Harm）"之训诫变成了当代医学的核心戒律，那时就已经有了患者安全的概念。

直到20世纪的最后十年，人们才开始真正重视患者安全，因为越来越多的研究发现，患者安全不良事件给大众带来的伤害远远超过车祸等原因造成的伤害。1999年美国医学研究所（Institute of Medicine，IOM）发布的《孰能无错：创建更加安全的医疗卫生保障系统》（*To Err Is Human: Build a Safer Health System*）报告揭露了在当时医疗环境中存在相当程度的医疗错误与风险，首次提出了"患者安全"这一概念。IOM呼吁广泛开展一项全国性的工作，包括建立一个患者安全中心，扩大对不良事件的报告，在医疗保健组织内建立安全计划，以及获得管理者、医疗保健服务购买方和专业协会的关注等。2001年，IOM发布的《跨越质量障碍：21世纪新的保健系统》（*Crossing the Quality Chasm: A New Health System For The 21th Century*）提出，"安全"是医疗护理质量的首要问题和最基本要求，提出的卫生保健质量的六个方面（安全性、有效性、以患者为中心、及时性、效率性和公平性）仍然与当前的全球环境密切相关。

近年的调查和数年来的临床研究证明：不遵循患者安全最佳实践会导致住院时间延长、患者的永久性伤害，甚至死亡。卫生保健系统的复杂性使患者很难得到足够的安全照护，即使医学技术不断发展，流程不断优化，患者依然处于患病和受到伤害的高风险状态。据估计，人们乘飞机死亡的概率为1/3 000 000，患者在医疗机构死于可预防的医疗事故的概率为1/300，航空和核工业等被认为风险较高行业的安全记录远远好于医疗行业。

自从IOM发布报告以来，许多研究人员和评论家对由安全问题引起死亡的人数估算是有很大差异的。2016年争议再度出现，英国医学杂志（*British Medical Journal*）发表了一篇令人瞩目的报告：在美国，每年由医疗错误导致死亡的人数估计超过25万，医疗错误成为美国人的第三大死因，仅次于心血管疾病和癌症。

尽管卫生保健行业取得了一些进展，但仍处于高风险状态，在手术及其他方面仍时有错误发生，其中不少是医务人员的原因导致的院内感染，患者安全还没有达到理想中的状态。患者安全的高风险状态与低收入国家（地区）医疗资源匮乏、人员配置不够导致员工职业怠倦、员工离职等原因有关。

（2）患者安全的概念

世界卫生组织将患者安全（Patient Safety）定义为：将与医疗相关的不必要的伤害减少到可接受的最低程度的风险控制过程。患者安全不能只是一场运动，而要成为根植于医院文化精髓的内核，要成为医院质量安全的驱动，高质量的医疗服务才是患者期盼的。

### 2.患者安全行动计划

2021年5月24日至6月1日，第74届世界卫生大会（World Health Assembly，WHA）在日内瓦召开，会议通过了首个《全球患者安全行动计划（2021—2030年）》，倡导消除卫生保健中可避免的伤害，该行动计划提出了患者安全行动愿景、使命、目标、指导原则、行动伙伴、行动框架和战略目标。我们面临一个重大挑战，即如何构建系统实现全民健康覆盖，这样的系统会让全世界的患者在未来享有更安全的医疗照护，而这一挑战也是本次《全球患者安全行动计划2021—2030》中要解决的难题。行动框架包含了全球行动计划中的7个战略目标和35项具体战略措施，包括：①将患者和家属视为安全医疗照护合作伙伴；②通过协作取得成果；③从数据分析和分享学习经验；④将证据转化为可实施和可测量的改进；⑤根据医疗照护机构性质制订政策和行动；⑥运用科学专业知识和患者体验提高安全；⑦在设计、提供医疗卫生的过程中孕育安全文化。

### 3.南丁格尔玫瑰图

南丁格尔发现军方医院的统计非常粗糙，数据没有标准一致的记录格式，不但每家医院各有一套疾病分类方式，而且采用的表格完全不同，无法实现科学精准的描述，发挥不了统计资料的作用。在医学统计学家威廉·法尔（William Farr）的热心支持和帮助下，南丁格尔在完善一系列图表的基础上，发明了一种新型的图示方法——南丁格尔玫瑰图，又叫鸡冠花图或极坐标图，是以圆心为起点，各扇形从圆心延伸出去，扇形的大小表示数据的大小，扇形的长短不完全相同，每个扇面还用红色、蓝色、黑色划分了区域，不同的颜色代表不同的类别。南丁格尔玫瑰图共有长短不一的12个扇形，每个扇面代表一个月，用来说明她所管理的战地医院里患者死亡率在不同时间、不同季节的数据变化；每个扇面面积代表各个月份中的死亡人数，面积越大代表死亡人数越多。

战后，南丁格尔用最新的统计数据创建设计了许多壮观形象的统计图形，反映环境卫生的改善可以挽救许多人的生命，成功说服政府改善军队卫生；她编辑了830页的报告，列出大量证据说服维多利亚女王进行变革，敦促政府接受军队改革的必要性，在维多利亚女王的支持下成立了专门的调查军队医疗、伤亡信息的皇家委员会。1863年，英国的疾病命名与分类混淆不清，各地医院各自为政，南丁格尔针对卫生体系存在的各种问题进行改革研究，制订了医疗统计标准模式，被英国各医院相继采用，被公认为一个了不起的贡献。

随着信息技术的发展和人工智能技术的进步，信息图表的绘制也更加趋于智能化、便捷化。目前，主流的绘图方法包括使用平面设计软件绘制、使用专业办公软件绘制以及在线智能生成。其中，在线生成因其便利性、良好的用户体验，逐渐成为绘制信息图表的主流工具。如国内的"花火"在线智能平台，其操作流程高效便捷，将整理好的数据Excel表格导入，可一键生成玫瑰图，甚至可以生成动态信息图表。在数据差异较小的情况下，玫瑰图能有效"放大"数据差异，更鲜明、合理地表达出数据变化。因此，在统计数据信息时，玫瑰图具有重要的实用价值。

## 案例分析

**1.南丁格尔玫瑰图相对于传统饼图有哪些优势?**

南丁格尔玫瑰图将柱状图改为饼图形式,但又与饼图有本质区别。它是极坐标化的直方图,使用扇形半径表示数据的大小,每个扇形角度保持一致,其原理是将极坐标平面分为若干等角扇形,根据数据大小的不同,将数值对应到各个扇形的半径上,再对相应的扇形区域进行填充,使不同大小的扇形区域构成一片一片的"花瓣",玫瑰图由此而来。饼图则利用扇形的角度来表达数据的数量大小,而每个扇形的半径相同。当需要表现差异量较小的数据时,使用玫瑰图的效果优于传统饼图。因为扇形半径与扇形面积的关系是平方的关系,即半径的变化反映到扇形面积时,其结果是被"放大"的,与此同时,这种"放大"增加了数据间的差异,使其更可见。而玫瑰图的这种"放大"效果却是合理的,它不是毫无由来地"放大"而"放大"。传统饼图其扇形角度变化与扇形面积不是平方关系,角度变化对面积的影响并无指数级放大效果。

**2.南丁格尔发明的玫瑰图对现今护理管理有何启示?**

随着国家各项政策的出台,护理行业快速发展,护理管理逐步走向科学化、标准化、规范化的快车道。玫瑰图、鱼骨图、流程图、帕累托图等作为一类运用统计概念的可视化护理质量工具,采用"根据数据与事实说话"的方法帮助护理人员查找问题、分析原因、改善质量,明确实践问题,有效收集和整理转化证据。

护理与大数据及"互联网+"的结合同样为护理管理的发展提供了机遇。研究者应用大数据对护理管理控制平台进行设计与应用,运用风向玫瑰图有效缩短了护理问题的分析时间,实现了护理管理流程的全面优化,提升了护理管理的工作效率。为解决新形势下护理质量管理所面临的挑战,更好地将护理质量管理实践引向深入提供新的可能。

护理队伍具有巨大的潜力,应当抓住机遇、顺应形势,推动各学科交叉融合,将更多新的管理工具、管理模式引入护理领域,在不断的探索实践中实现高质量发展。

**3.医院如何采取有效的策略进行患者安全管理?**

(1)营造患者安全文化

患者安全的管理不单是一种管理方法和形式,而是一种意识,一种深入人心的用来指导工作实践的思维模式和工作态度。通过医院各个部门、全体人员共同的努力以及长期的理念培养和灌输,患者安全才能成为一种人人都有的自觉和主动的文化意识。

(2)健全患者安全管理体系

首先,成立医院护理部-科护士长-护士长三级护理质量安全管理组织;其次,明确并制订"医院-科室-病区"的质量安全管理职责和工作标准;最后,建立和完善医护团队沟通机制,加强护患沟通管理,严格落实确保患者安全的各项规章制度,将患者安全管理工作做实做细。

(3)实施《患者安全目标》

为进一步加强医疗质量安全管理,持续提升医疗质量安全管理科学化、精细化水平,构建优质高效的医疗质量管理与控制体系，根据《医疗质量管理办法》，国家卫生健康委员会制订了《2021年国家医疗质量安全改进目标》，中国医院协会于2006年连续多次发布《患者安全目标》。护理管理者应将其与医院护理管理实践相结合，内化到护理管理的各个层面，将患者安全作为日常管理和自我评价的重中之重。

（4）全员安全教育

加强对全体人员安全意识、敬业精神的培养，以及制度规范、法律法规和"4C"的教育。"4C"，即同情（compassion）：护士必须对患者、家属、同事具有同情之心，有助于建立良好的人际关系；沟通（communication）：除了与患者和家属的沟通外，护士与医生、技师、药师等其他人员的沟通是保障患者安全的重要因素；能力（competence）：过硬的业务能力和良好的沟通交流能力能够赢得患者及其他人员的尊重和信赖，风险预知能力和应对能力能够降低风险，减少损失；表格化（charting）：护理记录的完整性和规范性，这对于全面反映患者的病情和护理措施落实情况至关重要。

（5）风险预警管理

医疗活动犹如一把双刃剑，为患者减轻痛苦、治疗疾病的同时，也可能使患者遭受各种损伤。患者安全管理就是将护理行为导致患者遭受不幸或损伤的可能性降到最低的过程。识别风险是患者安全管理工作的前提，通过系统化的方法，对管理的对象，即人员、设备、材料、环境、信息等因素进行判断、归类，掌握护理工作各个环节的风险所在。常见的护理风险识别方法：①上报护理风险事件，正确收集相关的信息；②积累临床护理资料，全面掌握风险控制规律；③分析护理工作流程，科学预测护理风险。明确护理风险后，各级管理者要结合各自职责、任务，对各方面的风险进行具体分析，评估风险的发生频率和严重程度，确定风险级别，做好预警，并制订切实有效的防范措施，同时还要对风险防范措施进行检查，定期对结果进行分析、评价和改进。

（6）应用患者安全技术

积极推广个人数字化辅助设备（如PDA移动护士工作站）、条形码系统（如腕带、药品、输液等二维码扫描系统）、全自动口服药品发药机、各类仪器报警技术、患者监护系统等在临床中的应用。

### 思政元素

1.弘扬南丁格尔精神

南丁格尔精神离我们并不遥远，其核心就是人文精神和科学精神，南丁格尔精神是一种医学照顾的人性化关怀，体现着对人的关心和爱护。在临床护理工作中，每个护士在各自平凡的岗位，都应该秉承南丁格尔精神，用我们掌握的知识更好地照顾患者，我们要常常去帮助、去安慰患者，这是南丁格尔精神最朴素、最基本的体现。

2.以创新推动护理发展

创新是民族进步的灵魂，是国家兴旺发达的不竭动力，也是当代护士应该具备的基本素质。时代发展呼唤创新，创新已经成为世界主要国家发展战略的重心，在激烈的国际竞争中，唯创新者进，唯创新者强，唯创新者胜。创新精神属于科学精神和科学思想范畴，是进行创新活动必须具备的心理特征，是要具有能够综合运用已有知识、信息、技能和方法，提出新方法、新观点的思维能力和进行发明创造、改革、革新的意志、信心、勇气和智慧。创新精神包括创新意识、创新兴趣、创新胆量、创新决心，以及相关的思维活动。南丁格尔作为护士精神的代名词，也是护理职业乃至医学界的精神动力，护士也必须通过创新，承担起自己的时代责任，寻求最佳的护理实践。护理创新要求护士不满足现状，多观察，多思考，学会质疑，学会分析，力求解决问题。

（王青）

# 第九章　护理质量管理

## 引　言

　　护理质量是医院质量的重要组成部分，护理质量管理是护理管理的核心，在确保医疗服务效果、满足患者需求、保障患者安全方面具有不可替代的作用，其水平将直接影响医疗护理质量和医院的全面建设。护理质量不是以物质形式来反映其作用和效果，而是集中地反映在护理工作的成效方面。随着医学模式的转变，护理工作的范畴不断扩大，护理工作的内涵不断深化，人们的健康需求以及对优质护理的期望日益提高，对护理质量管理的要求更是日益严格。护理质量管理是应用质量管理的基本原则和方法，对构成护理质量的各要素进行计划、组织、控制与持续改进，以保证护理工作达到规定的标准，满足并超越护理对象需要的过程。

## 学习目标

1.知识目标：陈述护理质量管理的概念；列举护理质量管理的方法；理解护理质量管理的原则及内容；概括护理质量管理的过程。

2.能力目标：运用护理质量结果分析方法（如根本原因分析、鱼骨图等），分析不良事件发生的主要原因，并根据临床实际运用PDCA循环制订护理质量管理方案，提出提高护理质量管理的策略。

3.情感、素质与思政目标：培育严谨的科学精神和科学态度；坚定文化自信，实现自我认知和自我激励；激发学习动机；学会面对挫折，培养良好的心理素质。

# 【案例25】护理质量管理方法——PDCA循环

## 身份识别引起的医疗差错

### ∥ 案例介绍 ∥

一个大雨滂沱的晚上，某市发生一起车祸，共有3人受伤，3位伤者被送往该市人民医院急诊室。其中李先生左侧膝关节受伤，疼痛难忍；牛先生右侧髋关节、左侧膝关节受伤，关节剧痛；冯女士左上臂受伤，疼痛难忍。护士小杜是当天急诊室的预检分诊护士（入职3个月），由于当天科室网络系统故障，导致条码打印机发生故障，无法打印腕带，小杜未给患者佩戴识别腕带。该急诊室共14张床位，20个护士，其中2人产假，当晚夜班共3名护士。

医生开具医嘱如下：李先生和牛先生均需进行左侧膝关节X线拍片检查，冯女士进行左上臂X线拍片检查。李先生完成X线检查后，确定需要立即手术。李先生进入手术室后，手术室骨科医生未再次核对患者便将X线光片放在阅片灯上再次查看。结果手术开始后发现李先生并未骨折。次日，另一位患者牛先生由于关节疼痛未缓解，复查X线检查时发现左膝关节骨折。经过调查，牛先生入院当日进行X线拍片时，放射科工作人员未核对检查单（实际上是李先生的检查单），两位患者返回急诊室后，骨科医生看了两人的检查报告后便直接安排了手术。

### ∥ 思考题 ∥

1.请采用鱼骨图，分析说明该医院的质量管理在哪些方面存在薄弱环节。

2.如果你是急诊科护士长，请运用PDCA循环制订质量管理方案，防止类似问题再次发生。

### ∥ 知识精粹 ∥

1.护理质量管理的要点

（1）护理质量

护理质量是指临床护理工作中对护理对象提供生活护理和专业技术的优劣程度，是衡量护理人员综合素质、业务能力、护理管理和工作成效的重要因素。

（2）护理质量管理

护理质量管理是按照护理质量形成的过程规律，对构成护理质量的各个要素进行计划、组织、协调和控制，以保证护理工作达到规定的标准和满足服务对象要求的活动过程。护理质量管理要求医院护理管理系统中各级护理人员要层层负责，用现代的科学管理理念和方法，建立完善的质量管理体系，满足以质量为中心的护理要求，一切从患者出发，保证护理质量的服务过程和工作过程。

2.护理质量管理的基本原则

（1）以患者为中心原则

患者是医疗护理服务的中心，是医院赖以存在和发展的基础。临床工作必须以患者为中心，无论是临床护理工作流程设计和优化、护理标准的制订，还是日常服务活动的评价等，都必须打破以工作为中心的模式，建立以尊重患者人格、满足患者需求、提供专业化服务、保障患者安全为核心的文化与制度。

（2）预防为主原则

质量管理要从根本抓起，树立预防为主的意识。在护理质量管理中树立"第一次把事情做对（Do things right at the first time）"的观念，对形成护理质量的要素、过程和结果的风险进行识别，建立应急预案，采取预防措施，降低护理质量缺陷的发生。应尽量采用事前控制的方式做到"三预"，即预想、预防、预查，防微杜渐。

（3）全员参与原则

护理服务的每个环节和过程都是护士辛勤劳动的结果，各级护理管理者和临床一线护士的态度及行为直接影响着护理质量，发动全员参与是实施质量管理的根本。护理管理者必须重视人的作用，对护士进行全方位、分层次的培训和引导，增强护士的质量意识，形成人人注重质量的安全文化氛围，使每一位护士都能自觉参与护理质量管理工作，充分调动护士的主观能动性和创造性，不断提高护理质量。

（4）基于事实的决策方法原则

组织的各级领导在做出决策时要有事实依据，这是减少决策不当和避免决策失误的重要原则。有效的决策必须以充分的数据和真实的信息为基础，以客观事实为依据，护理管理者要运用科学方法，对护理质量结构、过程及结果进行测量和监控。一些护理质量标准是定量标准，另外一些定性标准也尽可能数据化，分析各种数据和信息之间的逻辑关系，寻找内在规律，比较不同质量控制方案优劣，用客观事实说话，结合过去的经验和直觉判断，做出质量管理决策并采取行动，这是避免决策失误的重要原则。

（5）持续改进原则

持续改进是在现有的服务水平上不断提高服务质量及管理体系有效性和效率的循环活动。护理质量没有最好，只有更好。为了能更加有效地开展持续改进，首先，在出现护理问题时，不单单处理当下的问题，并且要调查分析原因，采取纠正措施，检验措施的效果，实现持续质量改进；其次，要强化各层级护士，以追求更高的过程效率和有效性为目标，主动寻求改进机会，确定改进项目，而非等出现问题再考虑改进。

3.护理质量管理的基本任务

（1）建立质量管理体系

健全的质量管理体系是保证护理质量持续改进的前提和关键。

（2）制订护理质量标准

护理质量标准是规范护士行为和评价护理质量的依据。护理管理者应以患者需求为导向，以科学发展观为指导，依据国家、部门或行业标准，结合各医院的实际情况制订一系列的护理质量标准。

（3）进行护理质量教育

护士的质量观念和意识将直接影响护理行为活动及结果。护理管理者应加强护理质量教育，不断增强全体护士的质量意识和安全意识，使护士明确自己在提高护理质量中的责任，明确提高护理质量对于患者和医院的重要作用。

（4）进行全面质量管理

对影响护理质量的各个因素、各个过程进行管理。

（5）护理质量持续改进

具备不断改进、不安于现状、追求卓越的意识，才能力争对护理质量进行持续改进。

4. 护理质量管理方法——PDCA循环

（1）PDCA循环的提出

1939年，现代质量管理的奠基者，美国工程师、统计学家、管理咨询顾问、"统计质量控制之父"沃特·阿曼德·休哈特（Walter A. Shewhart）于1931年出版的《产品生产的质量经济控制》，被公认为质量基本原理的起源，书中首次提到了PDCA循环。他1939年出版的《质量控制中的统计方法》吸引了质量问题领域研究者的兴趣，深深地影响了质量界。休哈特把人类的质量管理由蛮荒带进了文明，使质量成为一门学问、学科被研究。虽然控制图和PDCA循环是休哈特发明的，但把它发扬光大之功应属戴明（W. Edwards. Deming），因此PDCA循环又被称为"戴明环"。戴明与休哈特二人早年相识，亦师亦友。戴明于20世纪50年代带着控制图和PDCA循环这两个工具到了日本，开始了他的全面质量管理之旅，引起了日本工业界的质量革命。日本质量革命的成功深深震惊了世界，也把休哈特控制图和PDCA推向了全世界。

（2）PDCA循环的步骤

PDCA循环包括4个阶段，8个步骤。具体见图9-1。

1）计划阶段：第一步，分析质量现状，找出存在的质量问题；第二步，分析产生质量问题的原因或影响因素；第三步，找出影响质量的主要因素；第四步，针对影响质量的主要原因研究对策，制定相应的管理或技术措施，提出改进的行动计划，并预测实际效果。解决问题的措施应具体而明确，回答5W1H内容，即原因（why）、事件（what）、地点（where）、时间（when）、人员（who）、方法（how）等六个方面。

2）实施阶段：按照预定的质量计划、目标、措施及分工要求付诸实际行动。此为PDCA循环的第五步。

3）检查阶段：根据计划要求，对实际执行情况进行检查，将实际效果与预计目标进行对比分析，寻找和发现计划执行中的问题并进行改进。此为PDCA循环的第六步。

4）处置阶段：对检查结果进行分析、评价和总结。具体分为两个步骤进行：第七步，把成果和经验纳入有关标准和规范之中，巩固已取得的成绩，防止不良结果再次发生；第八步，把没有解决的质量问题或新发现的质量问题转入下一个PDCA循环，为制订下一轮循环计划提供资料。

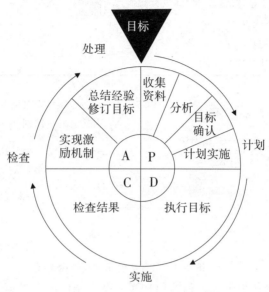

**图 9-1    PDCA 循环的 8 个步骤**

（3）PDCA循环的特点

1）系统性：PDCA循环作为科学的工作程序，从结构来看，循环的四个阶段是一个有机的整体，缺少任何一个环节都无法取得预期效果。

2）关联性：大环带小环，类似行星轮系，一个公司或组织整体运行的体系与其内部各子体系的关系，是大环带小环的有机逻辑组合体。新的问题，再进行下一个PDCA循环，依此类推。

3）递进性：PDCA循环作为一个持续改进模型，四个过程不是运行一次就完结，而是周而复始地进行。一个循环结束了，解决了一部分问题，可能还有问题没有解决，或者又出现了新的问题。从结果看是阶梯式上升的，不是停留在一个水平上的循环，而是螺旋式的逐步提高，不断解决问题的过程就是水平逐步上升的过程。

## 案例分析

1.请采用鱼骨图，分析说明该医院的质量管理在哪些方面存在薄弱环节。

结合鱼骨图（图9-2）分析，该医院在质量管理方面存在的薄弱环节如图9-2所示。

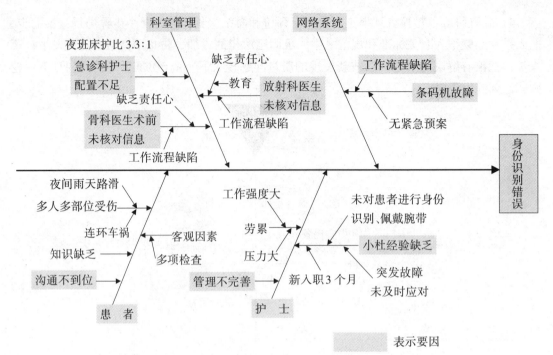

图9-2 患者身份识别有误因果图

2.如果你是急诊科护士长，请运用PDCA循环制订质量管理方案，防止类似问题再次发生。

P：计划

（1）针对鱼骨图原因分析，科室成立专项小组，由护士长、护理小组组长、护士、医生等人员组成。专项小组成员认为，该科室目前存在的主要问题是患者身份识别错误，导致耽误治疗，从而引起一系列的患者安全问题。分析可能的原因包括在突发事件下护理人力资源配置不足，新护士缺乏经验，医护全员的质量安全教育不足，科室之间沟通欠佳，设备日常维护欠缺等。分析其主要因素是质量安全教育不足，护理人力资源配置不足。

（2）制订具体的改进措施，包括加强团队协作，加强全员质量安全教育，尤其是新入职员工，完善排班，调整各班次不同层级护士的配比。

（3）加强与放射科、信息管理部门、后勤服务中心等多个科室的沟通，加强各类日常设备的维护，加强后勤管理，打造多部门、多学科合作团队，实施全面质量管理、评价和持续改进，营造良好的安全文化氛围。

D：执行

（1）学习患者安全目标，加强科室医护人员，尤其是新入职护士质量与安全培训，树立安全管理意识，将安全目标融入工作过程中。

（2）严格落实查对制度，严格落实规范化培训，提高服务质量。

（3）加强后勤管理，确保仪器设备正常使用。

C：检查

经过持续检查、抽查及反馈信息收集，身份识别错误及团队沟通问题引起了全科人员的高度重视，经过流程改进和培训考核，再未发生此类事件。

A：处置

通过此次事件的追踪检查，该医院不断总结经验教训，完善各科室工作流程，制订网络系统故障紧急预案等，针对重点环节和重点人群，加强对全体医务人员的患者安全教育，努力做好各项预防措施，并定期检查落实情况，避免类似事件的再次发生。

//  **思政元素**  //

1.评判性思维

评判性思维是通过一定的标准评价思维，进而改善思维，是合理的、反思性的思维，既是思维技能，也是思维倾向。作为高等教育的目标之一，评判性思维包含了"反省"与"思考"、不被任何信念或假定知识拘束，以及对问题和事物保持理性且客观的态度。评判性思维并不代表一个人需要对所有事情报以"负面"或"批评"的态度，而是鼓励一个人去思考与分析，不带任何个人色彩或偏见地客观评价事物。在休哈特和戴明的身上，我们可以看到在探索和求知的过程中，一个人可以获得对于问题的分析能力、对于事物的判断能力，以及独立自主思考的能力。通过本章节的学习，从休哈特及戴明身上，体会严谨求真、勇于创新的科学精神和系统的逻辑思维，同时学会从问题中发现解决方法，培养主动学习和评判性思考的积极性，尽最大努力为患者提供安全可靠的医疗护理服务。

2.严谨求实的工作作风

护理工作纷繁复杂，事无巨细，若没有严谨求实的工作作风，护士是难以胜任其工作的。作为一名护士，要作风扎实，以严谨务实、一丝不苟的态度做好每一项工作。对患者一视同仁是护士忠诚守信的本分，护士从语言到行为都要以患者为中心，尊重患者的需求；工作再忙，也要控制好自己的情绪；加强责任意识，牢记工作职责，尽己所能为患者提供更安全的照护。

# 【案例26】护理质量管理体系

## 护士长的困惑

//  **案例介绍**  //

小李担任普外科护士长3年。在今年的护士长年终绩效考核中，小李排在末位。护理部向普外科反馈了过去一年科室存在的主要护理质量问题，其中发生患者投诉4次，坠床/跌倒5例，配液错误3次等。具体事件举例如下：

患者投诉4次：

举例1：患者张某，男，诊断：胆囊结石。次日要行腹部B超检查及空腹采血化验。护士小张忘记通知患者做空腹准备，导致检查延后一天，患者发牢骚，抱怨护士责任心差，延长了他的住院时间，增加了他的花费，向护理部投诉小张。

举例2：患者杨某，男，诊断：肝硬化失代偿期、上消化道出血。术前遵医嘱予以输血，护士小张和小高两人核对血液无误后执行。输血即将结束时，家属突然发现冲管用生理盐水已过期一个月，因而投诉到院方，讨要说法。

坠床/跌倒5例：

举例：患者李某，女，78岁，诊断：消化道溃疡、帕金森病合并多发性脑梗。患者在午间输液结束欲起身去卫生间，结果下床时跌倒，造成左侧股骨颈骨折。患者跌倒评估为高风险，但床头未标识，护士拔除点滴后未打起病床护栏。护士长上报护理部。

配液错误3次：

举例：患者王某，女，诊断：急性阑尾炎。入院后于13:00进行急诊手术，15:00返回病房，带有输液"生理盐水500 mL"，家属发现输液卡上的姓名并非患者本人，愤怒欲冲手术室，被护士长拦下，经护士长及主管医生协调、解释、道歉后事件平息。

此外，护理部三级质量检查的汇总资料也反映出该护理单元在"药品管理""护士对患者病情的掌握""护理相关制度知晓度"等项目出现问题的频次较多，年轻护士"三基"考核成绩平均分较低，各项指标与前一年相比无明显改观。特别是患者对护理工作的满意度及护士对工作的满意度也远远低于全院护理单元的平均水平，在年内12月初曾发生一次护士因对排班、绩效分配、人文关怀等不满而集体与护士长"对抗"的事件。当时在科护士长及护理部帮助下事件平息。

为了督促提升普外科护理单元的工作情况，护理部孙主任组织召开了护士座谈会，发现除了以上事件外，该护理单元还存在其他的不良事件漏报等情况。在调查不良事件瞒报或不及时上报的原因时，几位护士的最大困扰是担心影响病区评优和自己年终绩效考评，有的时候不良事件发生后，护士自己处理好了就不报告护士长。他们谈到，有一次护士没给患者做皮试就输注了抗生素，事后近6个月和医生闲聊护士长才知道；有时是患者投诉她才知道。小李委屈地说，病区的处罚制度已经非常严厉，只要发现护士工作出错，就会要求个人在全科检讨以告诫全体人员引起重视，并做奖金扣罚。

李护士长认为：如果护士足够认真，就不会出错；只有因错受罚，护士才会引以为戒；遇上不行的护士、闹心的患者也是运气不好。最后，李护士长也谈了自己的困惑："作为护士，自己非常出色，自从当了护士长，感到压力很大；想做好工作，但所负责的护理单元工作繁忙，任务量大，管理经验不足；科护士长也很忙，每次来督导的时间也有限，一些资料交到科护士长那里后，只说让我注意细化，我一忙起来并没太在意……"孙主任翻看了李护士《护士长手册》上护理质量检查及分析记录、对护理部三级质量检查罗列问题的整改报告，发现李护士长对管理工具掌握得不够，问题的根因分析得不清，诸如"加强危重患者管理""加强护士监管""多巡视患者"此类措施居多，缺乏具有可量化性及可操作性的具体要求或做法的描述。

## 思考题

1.该院护理质量管理存在哪些问题？

2.本案例中，护理部孙主任应如何建立科学的护理质量管理体系，实施有效护理质量管理？

3.该院应如何加强护理不良事件的管理，改变护理部的被动局面？

## 知识精粹

### 1.护理质量标准

护理质量标准是指依据护理工作的内容、特点、流程、管理要求、护士及服务对象的需求和特点制定的护士应遵守的准则、规定、程序和方法。护理质量标准由一系列具体标准组成，如在医院工作中，各种条例、制度、岗位职责、医疗护理技术操作常规均属于广义的标准。《中华人民共和国护士条例》《病历书写规范》《综合医院分级护理指导原则》《常用临床护理技术服务规范》等，均是正式颁布的国家标准。

### 2.护理质量标准分类

护理质量标准根据管理过程结构分为结构质量标准、过程质量标准和结果质量标准。

（1）结构质量标准

结构质量是指构成护理工作质量的基本元素。结构质量标准既可以是护理技术操作的结构质量标准，也可以是管理的结构质量标准，每一项结构质量标准都应有具体的要求。如《三级综合医院评审标准》中对临床护理质量管理与改进的具体要求是：根据分级护理的原则和要求建立分级护理制度质量控制流程，落实岗位责任制，明确临床护理内涵及工作规范。

（2）过程质量标准

过程质量是各种要素通过组织管理所形成的各项工作能力、服务项目及其工作程序或工序质量，它们是一环套一环的，所以又称环节质量。在临床护理工作中，出入院流程、检查流程、手术患者交接、诊断与治疗的衔接，甚至是某项具体的护理技术操作，都涉及过程质量标准的建立。

（3）结果质量标准

护理工作的结果质量是指患者所得到护理效果的综合质量，它是通过某种质量评价方法形成的质量指标体系。例如，住院患者是以重返率（再住院与再手术）、死亡率（住院死亡与术后死亡）、安全指标（并发症与患者安全）三个结果质量为重点。这类指标还包括患者及社会对医疗护理工作的满意度等。

3.护理质量管理过程

护理质量管理过程包括建立质量管理体系、制定质量标准、进行质量教育、实施全面质量管理和评价及持续改进五个方面。

4.护理质量管理体系

护理质量管理体系作为医院质量管理体系的一部分，应与医院质量管理体系同步建立。通常根据医院规模和护理部的管理模式，应建立"护理部-科护士长-护士长"三级护理质量管理体系或"护理部-护士长"两级护理质量管理体系，并根据需求设立护理质量管理办公室负责日常工作，明确规定每个护士在质量工作中的具体任务、职责和权限，充分发挥各级护理管理人员的职能。

### 案例分析

1.该院护理质量管理存在哪些问题？

本案例揭示了该院护理质量管理存在的问题为：医院的三级护理质量管理体系中，各级护理管理人员未能充分发挥各自应有的作用。护理质量管理各自为政，科护士长及护士长都存在前馈控制缺失、过程控制不足和反馈控制松散。

前馈控制缺失：①管理经验及技巧不足，抓不住重点，理不清头绪，疲于应付各种琐碎工作，标准不明确；②对年轻护士长，特别是对新上任护士长的管理知识培训不足，医院往往喜欢从专业尖子中选拔管理干部，忽略了对其管理能力的评估与控制。

过程控制不足：因各种原因缺乏现场指导与监督，导致管理不到位，问题比较多。

反馈控制松散：无法及时发现问题、纠正问题。

2.本案例中，护理部孙主任应如何建立科学的护理质量管理体系，实施有效护理质量管理？

目前该院已建立三级护理质量管理组织（护理部-科护士长-护士长），但是各级护理质量管理组织的职责不明晰，护理质量控制方案欠完善，护理质量评价准则欠客观，患者安全文化氛围欠佳，导致不良事件频发。针对上述原因，护理管理者需要从以下方面考虑建立科学的护理质量控制体系。

（1）明确护理质量管理组织职责

1）三级护理组织——护理部主任/护理质量与安全管理委员会，负责全院护理质量控制，由主管护理工作的副院长、护理部主任、科护士长、质量管理专职人员、部分护士长以及医务、医院感染控制、人事及后勤等职能部门管理者组成。主要职责：建立护理质量方针、目标，审核质量评价方案、制度、流程、技术规范、工作计划等；组织计划与随机的质量督导检查；组织护理质量管理专题会议，计划、分析、总结及提出护理质量与安全管理中的问题、风险与改进方案；审核护士的考核培训计划等。

2）二级护理组织——科护士长，负责辖区护理质量控制，由科护士长和护士长组成。主要职责：重点监控、现场督导、业务查房、质量分析等，点面结合，带动质量持续改进。

3）一级护理组织——护士长,负责病区护理质量控制,由护士长、骨干护士组成。主要职责:迅速到达事发现场,确认问题发生源,观察现状以探究事实,把握问题的本质。如床旁检查与督导、床旁培训与考核、床旁护理查房与预案演练等,培养及构建一级护理组织的自主、自控能力,充分发挥其质控作用。

（2）完善护理质量控制方案

1）针对本案例,建立以结构质量-过程质量-结果质量模式为理论框架的质量监控指标体系,该体系包括三类指标:①结构（要素）质量指标:护理管理制度、专业技术、急救仪器设备、人力资源配备及培训等（如护患比、临床一线护士占护士队伍的比例、护士依法执业、护士对核心制度的知晓率等）;②过程（环节）质量指标:护理活动过程中对各个环节的质量要求（护士满意度、患者入院时压疮、跌倒/坠床的风险评估率、护理预防措施实施率、手卫生依从性、正确执行核对程序率等）;③结果（终末）质量指标:患者感受到的护理活动的最终效果（对护理服务的满意度、患者跌倒损伤发生率、住院患者压疮发生率、人工气道脱出发生例数等）。

2）结合本案例,设计控制方式与频度:计划性全覆盖检查（各级质量检查）、随机性检查（节假日、日常的抽查）、夜间质量检查（按序排列,循环式检查）、专项特殊检查（输血管理、急救操作、高危药品管理）等合理安排,检查频度（日、周、月、季度、年等）合适有度。

3）结合本案例,运用PDCA质量管理方法,结合计划、实施、核查、评价四个阶段八个步骤,持续提升护理质量控制水平。

4）建立便捷通畅的信息反馈机制:及时收集、归类、分析质量控制的各类信息,确保信息反馈"自上而下""自下而上""平级之间""自身反馈"有效。

5）坚持护理质量评价准则:通过排队法、成果考核法、品质量表考核法等对护理组织体系、护士履职、临床护理质量等内容进行客观公正的评价。

（3）营造全员参与的患者安全文化

在本案例中,护士因担心被惩罚,发现问题不及时上报,而护士长因经验欠缺,未及时发现问题。护理管理中导致护理质量欠佳的因素很多,护理管理者未明确分析原因,导致有些问题迟迟不能改进。深入分析不良事件发生原因最好的办法是依靠在临床一线专科经验丰富的护士,开展头脑风暴,同时根据"冰山理论",激发一线护士潜能,发现潜在风险,及时预防,积极应对。用"以患者为中心"等理念逐步实现患者参与到护理质量目标设计阶段、执行过程、质量评价等全过程,营造患者安全文化氛围,从根本上促进护理质量的持续提升。

3.该院应如何加强护理不良事件的管理,改变护理部的被动局面?

结合该院护理安全管理的案例,从不同程度、不同角度反映出这家医院在护理安全管理方面存在诸多问题,未抓住重点进行管理,可以采用以下办法进行管理:

（1）运用鱼骨图等分析不良事件发生的原因

对重点对象（疑难危重患者、手术患者、老年患者、特殊检查患者及年轻护士等）、重要环节（输血、给药、标本采集、身份识别等）、重点时段（中午、夜间、节假日等）加强管理，对诸如人力资源调配、药品的定期检查管理、高危患者不良事件管理等方面存在的理念落后，制度、流程不完善及落实不彻底，质量标准不清，培训缺失，监管不到等问题加强督导。

（2）加强前馈控制，及时发现、控制及纠正偏差

建立完善的不良事件报告与管理系统，制订非惩罚性上报制度、激励机制及多渠道报告方式，调动全体护士的积极性，避免只靠惩罚来杜绝不良事件的发生。加强对各级护士的培训与督导，提高护士对不良事件的认识，人人防范不良事件的发生，人人参与不良事件的管理，将不良事件尽可能控制在每次护理活动之前或萌芽状态。通过对不良事件的监控管理，及时把握现况、趋势及特点等，从系统根源上查找原因，针对成因实施有效的控制以增进护理安全，实现护理安全管理持续改进。

**思政元素**

1. 提高自身职业素养

职业素养是护士通过培养、教育、自我修养、自我锻炼而获得的一系列知识技能、行为习惯、文化涵养、品质特点的综合。护理管理有一定的复杂性和艰巨性，因而要求护理管理者要具备一定的专业知识，要熟悉本单位、本部门护理专业领域的理论知识和基本工作方法，要热爱护理管理，与时俱进，养成终身学习的习惯，不断加强自身专业素养和管理水平，充分认识护理管理的重要性。护理管理者必须要有扎实的专业理论知识、娴熟的护理操作技能、高度的责任心、敏锐的观察力、丰富的想象力，要善于捕捉有用的信息，勇于推动技术创新。

2. 培养终身学习的能力

当今世界，社会飞速变化，新情况、新问题层出不穷，知识更新的速度已经大大加快。想要适应不断变化发展的世界，就必须把学习从单纯地接受一次教育变为一种生活方式，努力做到活到老、学到老。培养终身学习能力，根本在于培养主动发现问题、分析问题和解决问题的能力，养成终身学习的习惯，具有发现、研究和解决问题的兴趣和能力。

# 【案例27】不良事件发生原因分析

## 血液透析中针头脱出致血液外渗

**案例介绍**

近日，血液透析室秦护士长发现，科室频频发生患者透析时针头脱出导致血液外渗的

情况，这让她很苦恼，于是与科室品管圈小组成员一起讨论发生原因，寻找办法杜绝这类事件发生。其中一例情况如下：

患者一般情况：齐某，女，69岁。诊断：慢性肾功能衰竭、尿毒症期。规律透析3次/周，目前透析五年余，左前臂动静脉内瘘流量充足，由门诊步行入透析室，神志清楚，自理能力良好，心理状态一般。医嘱：三级护理，低盐、低脂、优质蛋白质饮食。透析前护理查体：患者活动能力良好，因糖尿病视网膜病变致双眼视物模糊，跌倒坠床危险评分为7分，属高危人群。责任护士叮嘱患者活动时需他人协助，向患者及其家属交代注意事项，并进行健康指导。

事件发生经过：患者于12:50入室常规透析，正常上机后生命体征平稳，机器显示各参数均在正常范围内，常规30分钟巡视患者一次，查看胶布有无松开、穿刺针有无脱出、穿刺处有无渗血等情况。责任护士于14:50第三次测血压时观察患者穿刺情况良好，15:30患者自主翻身后感觉穿刺侧前臂疼痛，发现静脉穿刺针脱出并有血液渗出，遂呼叫值班护士，护士立即停泵，关闭静脉夹；更换穿刺部位后，连接血液回路，打开静脉夹，开启血泵。患者自诉无不适，测量生命体征如下：血压140/64 mmHg，心率64次/分，观察渗血量约150 mL。立即报告值班医生及护士长，安抚患者，并遵医嘱继续观察。患者于16:20正常结束透析下机，血压143/64 mmHg，心率68次/分，观察30分钟后安全离室。

品管圈小组成员讨论后发现，该科室在床旁未悬挂防跌倒标识，其他标识也未标记清楚。

## 思考题

1.结合本案例，试运用根本原因分析法分析不良事件发生的原因，并列出改善护理质量的措施。

2.如果你是护理部主任，如何建立护理不良事件主动报告机制？

## 知识精粹

1.医疗差错相关概念

（1）医疗差错

一种不合理地增加患者不良结局风险的行为或不作为，通常分为两类：一是执行的差错，即未能依照原先的规划完成计划中的行动，如护士忘记给患者服药；二是计划的差错，即采用不正确的方法和计划去达到目的，如给患者发了错误的药。

（2）不良事件

与患者安全相关的、非正常的护理意外事件。比如跌倒、用药错误、误吸或窒息、烫伤等。

（3）护理缺失

照护未完成以及打折扣的照护，即执行的差错。例如护士未按时给患者发药。

（4）接近失误/未遂事件

由于不经意或实时的介入行动，使原本可能导致意外、伤害或疾病的事件或情况并未真正发生。例如护士发现医嘱有误，及时核实，纠正医嘱，避免了事故的发生。

2.不良事件的分类和分级

根据患者伤害和医疗差错的相关性，不良事件分为可预防性与不可预防性两类。可预防性不良事件是指因护士的不安全行为（也称显性失误）而发生的异常事件；不可预防性不良事件是指因并非故意为之的过失、行为不当或不作为而发生的异常事件。

根据不良事件发生对患者健康影响的程度，不良事件可以分为四级：I级事件（警告事件）、II级事件（不良后果事件）、III级事件（无后果事件）、IV级事件（隐患事件或临界失误事件）。

3.不良事件报告系统

1954年，约翰·弗拉纳根（John Flanagan）开始将关键事件调查法用于改善航空安全，随后医疗机构开始引用，建立了医疗不良事件自愿报告系统。自愿报告系统提供了一个发现错误并从中学习的机会，根据其涉及范围可以分为国家级的外部报告系统和以医院为基础的内部报告系统，其信息收集方法不尽相同，但从错误中学习的目标是一致的。美国、英国、澳大利亚等国纷纷建立了全国范围内的医疗不良事件报告系统，我国于2017年由医政医管局和医管中心共同建立了患者安全不良事件的主动学习和报告系统，目的是建立非惩罚性上报机制，希望能从错误、失败中学习，对于主动报告不予处罚，处罚往往是针对瞒报等情况。

为了保障患者安全，国家卫生健康委员会近年来做了很多努力，比如发布了《医疗质量管理办法》，建立了全国抗菌药物临床应用监测网，建立和完善了医疗安全（不良）事件上报系统、特定（单）病种质量监测系统、医院质量监测系统、医疗质量安全事件信息报告系统以及病历质控网及病历质控系统。这些信息系统的建立和应用，为提高医疗质量和保障患者安全提供了基础。

4.医疗差错的处理

医疗管理部门经常使用以下三种方式处理医疗差错：①详细分析差错事件的来龙去脉，进行根因分析；②回顾并进行系统的自我检查（过程、步骤、设备、整个组织文化等）；③分析造成错误的当事人（资质、工作量、经验等）。

5.根本原因分析法

根本原因分析法（Root cause analysis，RCA）起源于美国海军核部门，1979年三英里岛核反应堆溶化及随之而来的国家实验室对核反应堆操作研究的审查，促使RCA在核工业及政府核武器研究领域得到广泛传播。目前RCA已广泛应用在石油、化工、煤矿、电力、制造等行业，被证明是非常实用有效的事故分析方法。美国医疗机构评审联合委员会1997年将RCA引入医院不良事件调查。目前，国际医疗界已认同RCA是提升患者安全的重要方法之一。

（1）理论基础——瑞士奶酪模型

1990年，英国曼彻斯特大学教授詹姆斯·瑞森（James Reason）在其著名的心理学专著《Human Error》中提出了瑞士奶酪模型。瑞士奶酪内部存在许多孔洞，一个环环相扣精密运行的安全系统好比一摞瑞士奶酪，每一片奶酪代表一道防线，而奶酪上的孔洞就是潜在的系统漏洞。大部分威胁会被某一片奶酪拦下，但如果一摞奶酪的孔洞碰巧连成了一条可以直穿而过的通道（如设备失常、人员违规，以及未曾修补的内部系统问题等），威胁便可能一层层突破卫戍，最终演变成一场重大事故。以飞机失事为例，一场空难平均包含至少七个问题：天气恶劣，飞行员疲累，机场信标故障，航管员交流不畅……然后就是一个接一个的坏抉择与误操作，不断连续累加，直至事态无可挽回。

就一场事故来说，防线上的孔洞可根据原因分为前端诱发性失误和后端潜在性失误。其中，前端诱发性失误主要发生于工作人员的不安全行为、仪器设备失常等状态，其错误容易被发现；而后端潜在性失误归因于流程设计不当、管理错误、组织问题等。潜在性失误相对于诱发性失误更容易造成安全上的威胁，因此，修复潜在性失误更为重要。

（2）根本原因分析法的应用

根本原因分析法的目标是找出问题（发生了什么）、原因（为什么发生，事情为什么会进行到如此地步）、措施（如何预防再次发生类似事件）。所谓根本原因，就是导致我们所关注的问题发生的最基本的原因。因为引起问题的原因通常有很多，如物理条件、人为因素、系统行为或者流程因素等，通过科学分析，有可能发现一个问题不止一个根本原因。

（3）根本原因分析法的步骤

根本原因分析法共包括三个阶段：

1）准备阶段。①组成RCA团队：小组成员为事件发生流程中的一线人员，需要审慎考虑是否接收与事件最直接的关系人，成员最好不超过10个人。成员要求具备批判性观点，并有优秀的分析技巧，组织者为RCA运作的主要负责人（要有相关专业知识，并能主导团队运作）。轻微的异常事件，可由单人完成，需具有独立调查能力、优秀的分析技巧，保持客观，如主任、护士长或质量管理人员。②事件调查与资料收集：事件调查主要是为后续分析提供证据，避免重要细节随着时间而遗忘；资料收集包括访谈人员、设备调查、书面记录、发生地点和方法流程等方面的内容。③事件还原并确认问题（原因分析）：首先要详细地叙述事件的发生始末（包括人、时、地、如何发生），同时利用"叙事时间表""时间序列表"等工具来确认事件发生的先后顺序，明确做错了什么事，造成了什么结果，而不是直接将重点放在"为什么会发生"上。

2）找出近端原因。列出可能造成事件的医疗操作程序，查看执行过程是否与设计相一致，评估设计的操作程序是否有问题；列出事件的近端原因（人为因子、技术因子、设备因子、可控制及不可控制的外在环境因子、其他因子）。该步骤中可以采用"头脑风暴法""鱼骨图""原因树"和"推移图"等工具来找出近端原因。

头脑风暴法（brain storming，BS）是一种通过集思广益、发挥团体智慧，从各种不同角度找出问题所有原因或构成要素的会议方法。BS有四大原则：畅所欲言、强调数量、不做评论、相互结合。

鱼骨图分析法又称特性要因图法，是指通过头脑风暴法找出的因素，按相互关联性整理而成的层次分明、条理清楚，并标出重要因素的图形。因其形状如鱼骨，所以称为鱼骨图，它是一种透过现象看本质的分析方法。

3）确认根本原因。首先，从系统因素中筛选出根本原因，回答下列问题：当此原因不存在时，问题还会发生吗？当原因被纠正或排除，此问题还会因相同因素而再次发生吗？原因被纠正或排除后还会导致类似事件发生吗？答案为"否"者为根本原因，"是"者为近端原因。其次，列出与事件相关的组织及系统分类（人力资源系统、资讯管理系统、环境设备管理系统、组织领导及沟通系统等）。最后，从系统因子中筛选出根本原因，并确认根本原因间的关系。

### 案例分析

1.结合本案例，试运用根本原因分析法分析不良事件发生的原因，并列出改善护理质量的措施。

本案例中的不良事件属于可预防性不良事件。可预防性不良事件是指因护士的不安全行为（也称显性失误）而造成的。为了避免此类不良事件的发生，需提高护理质量管理，可运用以下质量管理方法进行分析：

（1）根本原因分析法

1）准备阶段。①组成RCA团队：小组成员为本科室同一班次的所有护士，从中选择具备批判性观点，且有优秀分析技巧的护士，限制在十人以内，由护士长带头组织。②事件调查与资料收集：由两名细心、客观、具有独立调查能力的成员收集访谈人物（患者、责任护士）、设备调节（血滤机）、书面记录（护理记录）、发生地点（病房）和方法流程（该护士操作流程和操作技术）等方面的内容。③事件还原并确认问题：RCA团队开会讨论，进行事件还原并分析原因。情景再现当天事件发生的经过，要求客观无隐瞒造假。首先要详细地叙述事件的发生始末（包括人、时、地、如何发生），同时利用"叙事时间表""时间序列表"等工具来确认事件发生的先后顺序，明确做错了什么事（穿刺针脱出），造成了什么结果（血液外渗150 mL、患者受惊、护患信任度下降），而不是直接将重点放在"为什么会发生"上，目的是找出事件背后深层次原因。

2）找出近端原因。利用鱼骨图找出可能造成此次不良事件的近端原因。（如图9-3）

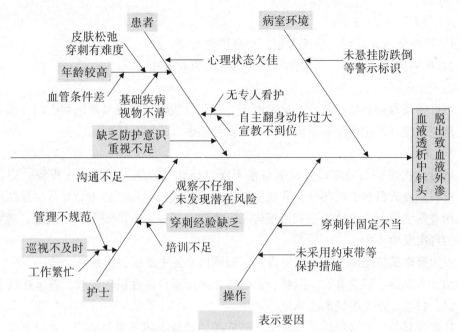

**图9-3 血液透析中针头脱出致血液外渗的因果图**

3）确认根本原因。回答下列问题：当此原因不存在时，问题还会发生吗？当原因被纠正或排除，此问题还会因相同因素而再发生？原因被纠正或排除后还会导致类似事件发生吗？可得出此次事件发生的根本原因可能是患者视物不清、长期透析血管条件差，护理人员有效沟通不足、防范风险意识不足，患者床旁未悬挂预防跌倒等警示标识。近端问题包括患者自身年龄较高、皮肤松弛、心理状况一般、自主翻身动作大；护理人员自身穿刺经验不足、穿刺针固定不规范；没有专人看护、未采用约束带等保护措施。本次不良事件发生的关键可能是该患者患有糖尿病且已并发视物模糊，该患者年龄也较大，骨钙流失，其行为活动能力也受限，易发生跌倒坠床等不良事件。该患者有五年的透析史，反复穿刺，血管条件变差，加之护理人员风险防范意识不强，对此类穿刺针脱出高风险患者缺乏全面、针对性的评估；同时护理人员自身知识缺乏，不能对高危患者进行个性化的健康宣教，患者理解程度存在差异，导致遵医行为不一致，造成安全防范措施落实不到位。

（2）PDCA循环

P：计划

1）针对此次不良事件，科室成立由护士长、护理小组长、护士、医生组成的专项小组。专项小组结合鱼骨图，分析讨论此次不良事件的原因如下：护理人员风险防范意识不强，血透穿刺知识匮乏，穿刺经验不足，固定不规范，对高危患者评估、宣教不到位；患者血管条件差、翻身动作大、心理素质欠佳；未挂防跌倒警示牌；未专人看护、未采取保护措施。分析其主要原因是护士风险防范意识不强、穿刺技术有待提高。

2）制订具体的改进措施，包括加强护士理论知识学习及实操训练，对高危患者进行个性化宣教，随时巡视，密切观察穿刺点情况，防患于未然。

D：执行

1）严格规范化培训，落实考察，提高护理质量。

2）提高护士责任心，坚决保持严谨慎独的职业精神。

C：检查

经过持续检查、抽查及反馈信息收集，穿刺针脱出致血液外渗问题引起了全科人员的高度重视，经过细化责任和培训考核，频发此类事件的情况得到了改善。

A：处置

通过此次事件的追踪检查，本科室不断总结经验教训，规范操作流程，完善相关制度，重视重点人群和关键环节，开展多层次、多形式的培训，努力做好各项预防措施，并定期检查落实情况，鼓励护士积极报告不良事件，形成良好的安全文化氛围，避免了类似事件的再次发生。

2.如果你是护理部主任，如何建立护理不良事件主动报告机制？

结合本案例，建立有效、通畅、无障碍的护理不良事件报告机制，需包括以下步骤：

（1）找准焦点，关注系统不足

从把处罚的目光聚焦在个人身上，转向关注系统上的不足与缺陷，通过系统获得与事件相关的全面信息（人力、财力、信息管理、环境及设备管理、培训与考核、组织领导及沟通等），查找问题根因，进行系统改进，最终达到患者安全目标。

（2）重视难点，发挥激励作用

①变罚为奖、主动自控：采用反向思维方式，将"能发现隐患、及时上报不良事件并提出改进意见"列入护士评优条件的加分项目；将"及时上报不良事件，整改及优化护理工作流程有效"列入护士长绩效考评标准及参评优秀管理者条件的加分项等。②团队协作、安全共赢：团队成员间坦诚沟通，安全第一；注重改进系统，淡化处罚个人，公正对待"人的失误"；学习"失误"、汲取经验，建立学习型组织；奖励上报，落实安全，构建和谐的医院安全文化。

（3）抓住重点，控制关键环节

建立不良事件报告系统，护理部应抓其重点，有效控制不良事件报告程序与关键环节。

1）理清事件，规范报告 ①强制性报告适用于Ⅰ级/警告事件和Ⅱ级/不良后果事件（包括可能引发纠纷的事件）。护士长应立即口头上报护理部，并同时报告科室负责人，节假日及夜间时向总值班报告，在6～12小时内完成护理不良事件报告表报至护理部。护理部依据事件情况，报告医院相关部门及主管院长，同时协助组织应急处理，控制事态发展及降低损害程度，密切跟进事件。②Ⅲ级/未造成后果事件和Ⅳ级/隐患事件属于非强制性报告范畴，遵循自愿、保密、非处罚原则，共享学习经验教训。当事人或发现人立即报告护士长，24小时内完成不良事件报告表报至护理部。

2）报告详尽，信息完整 报告应包含"3W1H1E"，即出现何种问题（what）、在何处发生（where）、在何时发生（when）、如何发生（how）及达到何种程度（extent），并按事件的时间顺序记述。

3）统计分析，持续改进 护士长层面、护理部/护理质量与安全管理委员会层面的具体管理内容。

## 思政元素

**1.培养卓越的护理领导者**

护理管理工作的核心在于护理管理者，护理管理者是执行医院战略的中坚力量。护理管理者不仅要重视临床护理技术和护理质量管理，培育专业的管理能力，更需要培育积极的工作态度和勇于担当的精神，方能确保护理管理工作的高效运转。随着"健康中国"国家战略的提出，推动护理事业的发展、提高护理学科水平、培养高端的护理人才已是必然。护理领导者，将秉承开拓进取的科学精神和求真务实的科学态度，以宽广的国际视野、娴熟的专业技能及博爱的人文精神，引领护理学科发展，为满足人民群众全方位、全生命过程的健康照顾需求贡献护理力量。

**2.坚定文化自信**

文化自信是一个国家、一个民族发展中最基本、最深沉、最持久的力量，向上向善的文化是一个国家、一个民族休戚与共、血脉相连的重要纽带，青年代表着国家和民族的未来，在新时代背景下文化自信被赋予了更深层次的含义。文化自信不仅仅表现为一个民族对自我的文化认知和认同的心理层面，更多表现为一个国家的综合实力和民族的发展水平。积极引导学生学习培养自身领导力，实现对角色的自我认知，思考当前医院护理质量管理体系的现存问题，加强文化自信，培养严谨慎独的职业道德素养，对于护理事业的未来发展至关重要。

（王青）

# 第十章　护理信息管理

**引　言**

　　随着医疗改革的不断深化，飞速发展的信息技术已经深入医疗服务、管理、教学和科研的各个环节，作为贯穿医院管理全过程的重要引擎，信息化建设成为了医院建设的重要组成部分。护理信息管理是以现代信息技术为手段，对医疗及护理信息进行计划、组织、领导和控制的实践活动，是医院信息管理的重要组成部分。在全球化、信息化的大背景下，护士应与时俱进、继往开来，基于医疗护理信息系统及互联网平台，推动我国护理信息的专业化、标准化建设，为患者提供更加便捷、优质、智能化的护理服务。

## 学习目标

　　1.知识目标：识记医院信息系统及护理信息系统的主要内容；陈述护理信息管理的作用、医院信息安全管理的策略。

　　2.能力目标：应用护理信息技术开展临床护理实践。

　　3.情感、素质和思政目标：塑造与时俱进、开拓创新的职业精神；培养全心全意为患者服务的职业态度；树立网络信息安全观念。

## 【案例28】护理信息管理的临床应用

### 智慧病房的新"生活"

## 案例介绍

　　截瘫卧床十余年的王爷爷再次住进了泌尿外科病房，想想三年前的那次住院经历，躺在病床上的王爷爷愁眉不展……因为不想麻烦照顾自己的护工频繁给他更换衣裤和尿垫，王爷爷总是很少喝水，三年前就因为膀胱结石住院做了手术，幸亏家在外地的女儿请假回来陪护。这次结石复发住院，女儿因为疫情隔离回不来，护工也无法照顾，常规的治疗和护理工作有医生护士帮忙，可出入院办理、检查预约、买饭订餐等事情，王爷爷实在无法独立完成。责任护士小张了解了王爷爷的顾虑，笑着对他说："爷爷您放心，我们的智慧病房一定会让您感受到不一样的住院体验。"

小张说着，伸手拉过了病床前面的平板电脑，指导王爷爷在线办理了住院手续，点开电脑桌面上《住院须知》的视频，医院介绍、科室介绍、如何查询检查结果、如何网上订餐等内容一应俱全。午休之后，王爷爷看到平板电脑上有一条未读信息，原来是术前检查预约成功的提醒，上面罗列了检查项目和时间，点击链接就有检查前注意事项和检查过程的视频动画。电脑屏幕上出现了可视对讲请求，王爷爷按下接听按钮，护士小张微笑的脸庞出现在了屏幕上，"爷爷您中午休息得好吗？鉴于您行动不便，帮您预约的都是床旁检查项目，等会儿工作人员就会到您的病房。您这会儿听听音乐，有什么需要随时呼我哦。"王爷爷一个劲儿地道谢，说给小张添麻烦了，小张说："这些都是护理信息系统自动识别和处理的，是常规流程，不需要我额外做其他工作，不用客气呢！"

### 思考题

1.本案例中智慧病房的床旁智能交互终端为患者提供了哪些便利？
2.护理信息管理对临床护理工作的作用有哪些？

### 知识精粹

**1.信息管理、信息系统和护理信息系统**

信息管理也称信息资源管理，包括对信息内容的管理（信息的收集、组织、检索、加工、储存、控制、传递和利用过程）以及对信息机构和信息系统的管理。

信息系统是由人、计算机硬件、软件、网络和通信设备、数据资源和规章制度组成的以处理信息流为目的的人机一体化系统。信息管理的实质就是对信息资源和人类信息活动的控制行为。

护理信息系统是一个可以迅速收集、储存、处理、检索、显示所需动态资料并进行对话的计算机系统，是信息科学和计算机技术在护理工作中的广泛应用。

**2.护理信息系统的内容、发展趋势和展望**

护理信息系统在医院应用范围极其广泛，主要包括护理管理信息系统和临床护理信息系统两大部分。在计算机专业人员和护士的共同努力下，护理信息系统的内容和功能不断完善，医护患呼叫对讲系统、移动护理工作站、护理电子病历、物联网、条码与自动识别技术等日趋成熟，医院感染控制工作间、医疗设备云管理、护理助手等软件逐步面世……伴随着各类信息处理软件的不断开发，护士对护理信息的处理更方便、更科学、更完善。

近年来，护理信息系统的发展方向包括护理专家系统、远程护理和医院社区护理一体化管理信息系统等。护理信息的标准化、护理流程再造、护理决策支持系统的建立等成为护理信息的研究热点。

### 3.护理信息管理的作用

充分开发信息资源，科学管理信息资源，有效利用信息资源，是国家信息化建设的主要内容。护理信息管理就是对护理信息资源和信息活动的管理。随着现代护理管理向定量管理、科学化管理的发展，应用信息系统进行护理管理，对提高护理质量，促进护理管理的科学化、标准化、现代化至关重要。

（1）提高护理工作效率

信息系统的应用加快了医院内部的信息流动，提高了信息资源的利用率，减轻了护士的劳动强度，提高了信息的正确性、完整性、连续性、共享性和传输速度。

（2）提高护理工作质量

信息系统的应用使得管理者能够及时发现护理过程中各环节的问题，及时采取相应的管理措施，有效避免和处理可能引起的疏漏，优化工作安排，提高护理质量。

（3）提高科学管理水平

信息系统的应用改变了物资的积压浪费现象，降低了医疗成本，节约和充分利用了卫生资源。信息系统使得医疗收费公开化、透明化，维护了患者的合法权益，增强了患者对医院的信任。

（4）提高信息利用水平

数据共享是信息资源的重要特征，信息系统的应用增强了数据的客观性和可比性，提高了医院信息的利用水平，可更好地为决策服务。

### 4.智慧医疗和智慧病房

智慧医疗是指应用物联网技术，如互联网、云计算、人工智能、大数据和无线传感器等，通过建立健康档案区域的医疗信息平台，实现患者与医务人员、医疗机构、医疗设备之间的互动，逐渐实现信息化的系统，包括智慧医院系统、区域卫生系统和家庭健康系统三个部分。

智慧病房是指利用互联网技术和人工智能手段，应用床旁智能终端、输液监控系统、护士站交互大屏等实现病区智能化的平台。智慧病房立足于医院临床业务工作需求，结合物联网技术、微服务技术、数据集成提取技术等，搭建交互平台，为医护人员提供智能化的应用，为患者提供优质高效的医疗健康服务，为病区管理者提供基于数据的信息分析和决策方案。智慧病房整体架构主要分为：用户应用层、业务应用层、数据接口层和业务系统数据源层。

### 案例分析

1.本案例中智慧病房的床旁智能交互终端为患者提供了哪些便利？

床旁智能交互系统是实现智慧病房的关键，由床旁智能交互终端、护士站大屏、可视对讲终端、物联网扫描枪和智能门牌终端等部分组成（图10-1）。

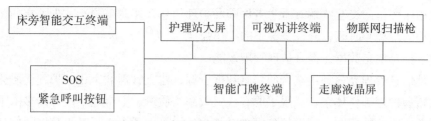

**图10-1 床旁智能交互系统示意图**

本案例中患者床旁的平板电脑即床旁智能交互终端，为患者在住院期间提供了诸多便利，王爷爷行动不便，即使没有陪护协助也可以完成以下内容：

（1）患者可以随时通过床旁智能交互终端查看所需信息，包括个人信息、护理级别、饮食、相关特殊护理等，也可以随时查看医院介绍、科室介绍、主管医生及护士信息。

（2）患者可以通过床旁智能交互终端获取疾病健康知识，包括疾病的相关知识、并发症相关知识、特殊专科护理知识、最新医疗新闻等，宣教形式有文字、图画动漫、视频等。本案例中护士给患者推送的是术前检查过程的视频动画，王爷爷可以直观了解检查的方法和注意事项。

（3）患者可以通过可视对讲终端与医护人员进行语音或视频对话，紧急情况下可以按压按钮呼叫护士寻求帮助。

（4）床旁智能交互终端为患者住院期间提供了便捷的生活服务，包括在床旁办理出入院手续及缴费、随时查询住院费用、床旁订餐购物、休闲娱乐等，患者也可以通过床旁智能交互终端进行相关的服务评价。

2.护理信息管理对临床护理工作的作用有哪些？

护理信息系统的应用，既提升了患者对疾病知识的掌握，又提高了护理人员的工作效率，实现了护理信息化管理。借助各类信息技术平台，病房、护理站、医院信息系统等进行融合，实现了信息的统一收集，确保了患者安全，提高了临床护理质量和服务能力，促进了护理管理的科学化、标准化和现代化。

（1）优化过程管理，提高护理工作质量

护士在电脑上通过登录护理信息系统可完成以下工作：①查看患者相关信息，并实时更新。②根据患者诊断个性化导入相关疾病知识，实时个体化信息推送，及时回复患者疑问。③根据患者服务评价反馈和知识掌握情况为患者提供个性化护理。如入院时为患者介绍医院结构、科室结构、主管医护人员等；住院期间动态提醒患者检查、服药等注意事项；在患者出院前根据患者疾病知识掌握情况对其进行针对性指导，告知复查注意事项，同时进行满意度调查。

（2）确保患者安全，降低护士工作负荷

护士对患者进行护理操作前，使用物联网扫描枪扫描患者手腕带，核对患者信息，同时扫描患者药物信息进行实时核对执行，既确保了护理安全，又避免了使用护士站电脑执行的烦琐和延误。护士使用可视对讲终端与患者进行语音或视频对话并查看患者当前状况，使用床旁指南交互终端查看患者医嘱和护理信息及注意事项，减少了在病房与护士站来回走动的距离和时间，减轻了护士的工作强度。

（3）整合信息数据，提升护理管理效能

护理信息管理充分利用整合的信息数据资源，建立管理数字化、护理优质化、服务人文化的新型护理工作体系，克服了原有模式效率、质量、安全性不足等诸多困难，解决了患者服务体验差的问题。护理信息管理系统为各级管理者提供了基于数据的信息分析和决策方案，有助于优化护理工作流程，改善护理工作模式和环境，减少不良事件和差错的发生。

//　**思政元素**　//

1.与时俱进，开拓创新

"坚持创新在我国现代化建设全局中的核心地位，把科技自立自强作为国家发展的战略支撑。"这是我国建设科技强国的战略指导方针。以本案例中医院信息化建设给医疗护理工作带来的巨大变化为切入点，引导护理人员认识护理科学化水平对加快护理学科发展的重要意义，从而把科技自立自强信念自觉融入人生追求之中，提升应用信息技术、解决护理服务和质量管理问题的能力。

2.以人为本，智慧服务

改善患者的就医体验是坚持以人民健康为中心、促进医疗服务高质量发展的目标之一，以智慧病房为核心的智慧医疗，从患者角度出发改善就医流程，让患者体验更加现代化、智慧化的医疗设施，享受更加优质、舒适、便捷的健康服务。以本案例为切入点，引导护理人员提高学习的自觉性，增强责任感、使命感，提升全心全意为患者服务的能力。

# 【案例29】信息技术在护理管理中的应用

## 一根吸痰管引发的变革

//　**案例介绍**　//

某医院开展院级质量控制督查，护理部质控组的李老师在普外三科的二级库房中发现了一根过期的吸痰管。物品过期是护理质量控制的红线，库房怎么会积压过期的医用耗材？李老师要求科室护士长就此问题进行分析和整改。

经过调查，护士长罗列出了耗材领取和使用过程中有可能出现的问题：①医院总库房暂未进行物资直线供应，各临床科室需要设立二级库房储存医用耗材，科室根据物品消耗情况不定期进行耗材申领，需要手写申请，领用单一联库房留档，另一联病区留存。领取的耗材由科室自行整理收纳在库房，专门设立总务班护士，负责二级库房的管理。②科室总务班护士主要依靠工作经验和物品的日常消耗情况预估并制订申领计划，出现突发情况时常常会出现多领、少领的现象，导致耗材挤压或供应不及时等情况。护士长想要查看吸痰管的领用单，发现近一年的领用记录堆在一起，想要找到那批吸痰管的领用单需要花费大量时间。

刚好医院准备推进医用耗材SPD供应链管理，普外三科积极申报成为试点科室，规范二级库房医用耗材的管理。经过三个月的运行，护士长发现SPD供应链管理发挥了积极作用：科室二级库房医用耗材的领用、入库、消耗、记账等流程均实现了信息化管理，库存量大幅减少，节省了库房管理的人力成本；医用耗材实现了数据化管理，从信息系统直接调取耗材管理数据，通过条码可以追溯所有物品的相关信息……

### 思考题

1.本案例中发现过期物品后，如何针对库房管理问题进行整改？

2.结合本案例中的耗材管理流程，谈谈如何利用信息技术提升护理管理的效率。

### 知识精粹

#### 1.信息技术

信息技术是用于管理和处理信息所采用的各种技术的总称，主要是应用计算机科学和通信技术来设计、开发和安装信息系统及应用软件。人们对信息技术的定义因其使用的目的、范围、层次不同而有不同的表述，广义上讲，信息技术就是管理、开发和利用信息资源的方法、手段与操作程序。

#### 2.条码与无线射频识别技术

条码是一种可供电子仪器自动识别的标准符号，是由一组黑白相间、粗细不同的条、空符号按一定编码规则排列组成的标记，用来表示特定的信息。无线射频识别技术（Radio Frequency Identification， RFID）是一种非接触式自动识别技术。在护理管理中，条码与无线射频识别技术主要应用在液体配置系统（输液贴）、消毒物品跟踪管理系统（消毒物品条码）、医用耗材管理系统（耗材条码）等，同时在患者安全管理、固定资产管理等方面也有广泛应用。

#### 3.SPD供应链管理系统

SPD（supply processing distribution）供应链管理是医用耗材监管部门主导，合理整合社会资源，借用物流信息技术，实现医用耗材在医院内部集供应、加工、配送三个物流环节于一体的管理模式。医用耗材SPD供应链管理系统由耗材供应商平台、耗材管理部门平台及耗材使用科室平台三部分组成。耗材供应商根据接收的平台订单及时、准确、无误地将耗材配送到医院耗材管理部门，经过验收、入库、定数包加工、条码粘贴等一系列操作后，由耗材配送专员送到各临床科室，使用科室通过扫码使用、消耗和计费。

## 案例分析

1.本案例中发现过期物品后,如何针对库房管理问题进行整改?

科室二级库房存在过期物品暴露出库房管理缺乏科学性,仅凭库房管理人员的工作经验制订申领计划,致使库存物品积压,是导致物品过期的主要原因。如果只针对物品过期进行整改,无法从根本上解决问题。必须进行流程改造;科室专门设立总务班护士进行库房管理,缺乏管理的高效性,凭借一人之力,不仅很难杜绝管理漏洞,而且造成了专业技术人力资源的浪费。

库房管理问题的整改需要借助科学高效的管理手段,SPD供应链管理和条码与无线射频识别技术在库房管理中发挥了积极作用,实现了医用耗材管理的科学化和精细化。①SPD管理软件智能监测:科室二级库房通过医用耗材数量上下限监测,自动预警补货,突发情况实时在线订单。②条码与自动识别技术:医用耗材一物一码,扫码入库,扫码消耗,库存一目了然,实现了自动计费和对耗材的追踪管理。③SPD管理软件自动生成各种数据分析报表和图形,实现了精细化管理。

2.结合本案例中的耗材管理流程,谈谈如何利用信息技术提升护理管理效率。

SPD供应链管理是医疗行业供应链管理模式的一种创新,同时运用现代化的信息手段实现了精准采购、按需配送、效期监测、实时库存、全程监管等医用耗材各个物流环节的精细化管理。SPD供应链管理系统的应用在提升医院经济效益、降低医院运营成本、优化医疗物流的资源配置等方面都起到了积极影响。医用耗材实施条码和无线射频识别技术管理,护士使用物品时,通过扫码实时完成消耗,同时关联至医院信息系统进行计费,SPD供应链管理系统同步完成库存减量并形成申领计划。条码关联了该耗材的名称、规格型号、有效期、生产厂家等相关信息,扫码使用时耗材条码与患者信息实现了相互关联,因此不管是通过患者查询还是通过条码追溯,都能实现耗材全生命周期的信息追溯。

将先进的信息技术应用在临床护理工作中,提高了护理管理的效率,节约了人力资源成本。比如SPD管理软件可以设置医用耗材数量上下限监测,完成自动预警补货,免去了申领环节;自动生成各种数据分析报表,实现了精细化管理。借助信息技术,实现了医用耗材管理和使用的全程监控,所有信息的电子化存储,提高了护理管理效率。

## 思政元素

### 1.科技创新

"创新是引领发展的第一动力,科技是战胜困难的有力武器"。面对我国医疗资源不均衡和人们日益增加的健康医疗需求之间的矛盾,在实施健康中国战略引导下,创新医疗和护理模式、提高服务效率是精准对接人民群众多样化、多层次健康需求的途径之一。以本案例中信息技术在护理管理中的应用为融入点,引导护理人员认识科技创新对提升护理服务效率的重要意义,大力弘扬以改革创新为核心的时代精神,激发护理人员在护理管理实践中勇于探索、开拓创新的精神动力。

2.终身学习

古人云：吾生而有涯，而知也无涯。终身学习是不断发展变化的客观世界对人们提出的要求。当今时代不断发展进步，唯有与时俱进，树立终身学习的理念，具备创新精神，听从民众的需求，才能不断发展进步，走向未来。

# 【案例30】医院信息安全管理

## 医院信息系统瘫痪——进步还是落后？

### 案例介绍

2021年5月17日，某三级甲等医院的分院区正式开诊。该院区与主院区无缝连接，所有行政管理人员和医护人员均由主院区优选后派出，病历、检查、信息、住院与主院区互联互通。患者关注该医院微信公众号，注册绑定后即可在手机上挂号、检查缴费、查询报告。

2021年8月27日，陈某向记者反映了他在该院区的就诊经历。

"我耳朵上有个小囊肿，希望到医院切掉，就在这个医院的分院区挂了一个皮肤科的专家号。"陈某表示，他推测该院区开业时间短，患者数量相对较少，又离家较近，便选择了这个院区就诊。陈某在8月26日通过医院微信公众号挂了一个专家号。

"这家医院的挂号系统很方便，手机上挂号、绑定就诊卡之后，凭借手机上收到的挂号信息直接去科室分诊台报到、候诊就可以。"陈某表示，系统给出的建议就诊时间是上午9:50，他便提前10分钟赶到了科室楼层。

然而，分诊台的护士告诉他，医院的信息系统8:30左右就坏了，无法读取电子就诊卡，也不能开处方和做治疗。候诊的患者和家属只能在大厅里等着，医生们也不知如何应对。"有个就诊的患者告诉我，他已经等了一个多小时了。"陈某说。

"这一片区域有口腔科和皮肤科的候诊患者，由于医生没法看诊，很多患者和家属都滞留在这里，为了疫情防控，医院要求隔座就座，等候区几十人，座位基本都快坐满了。"陈某回忆，其间也有医生从诊室出来问分诊台的护士怎么办，但大家都无计可施。

10:30左右，系统依然没有恢复，但是医生暂时恢复了诊疗。分诊台的护士招呼候诊的患者手动登记信息，陈某拿到了他的"叫号条"，上面写着他的就诊序号。

"大约等了1个小时就轮到我就诊了，由于系统没好，医生只能手写病历，但是没法开单做检查。"陈某告诉记者，他的病情需要做B超后确认手术方式，但医生没法在系统里开检查单，便告诉陈某自己下午在另一院区也有门诊，让他到那边重新挂号做检查。

这就相当于白跑了一趟，还多等了2个小时。"系统崩了连退号都不行，手机退号只能在就诊前一天16:30前，就诊当天退号必须在医院窗口退，因此我也无法退号。"陈某无奈地说，后来，护士开始手动登记退号信息，等系统恢复后再给他们办理退号。

"系统崩溃，就连门诊都没法看吗？难道过去没有电脑和互联网的年代，诊疗就无法进行吗？"陈某无奈地说。

信息化时代，医院的各流程都电子化了，线上挂号，读卡候诊，电子病历，电子处方……一旦电子系统出问题，医院就进入了停摆状态。然而医院停摆会给患者就医带来极大的不便，有时候甚至会危及患者的生命！

### 思考题

1.医院信息系统发生故障，医院就停摆了，医疗服务过度依赖信息技术是进步还是落后呢？

2.本案例中，医院信息系统发生故障后，医院哪些地方做得不妥？

3.作为院方，面对医院信息系统发生故障应该如何做？

### 知识精粹

1.医院信息系统

（1）医院信息系统的概念

医院信息系统的概念由美国医学教授莫里斯·库伦（Morris Collen）在1988年提出，是利用电子计算机和网络通信设备将医疗活动中的各个阶段产生的各种信息进行数据采集、处理、存储和传输等操作，以便对医院及所属部门的人力和物力资源进行全面综合的管理，对医院的整体运营提供全面的自动化服务和管理的信息系统。我国原卫生部颁布的《医院信息系统基本功能规范》中对医院信息系统的定义为：医院信息系统是利用计算机软硬件技术、网络通信技术等现代化手段，对医院及其所属各部门的人流、物流、资金流进行综合管理，对医疗活动各阶段产生的数据进行采集、存贮、处理、提取、传输、汇总、加工生成各种信息，从而为医院的整体运行提供全面的、自动化的管理和服务的信息系统。

近年来，我国的经济实力不断提高，国家投入医院建设的资金力度不断增加，加上人民群众对医疗健康、医疗服务水平的需求不断提高，医疗卫生发展进入了快车道，建设信息化、现代化、与国际接轨的高水平医院已迫在眉睫。为了合理、充分地利用内部信息资源，提高工作效率，越来越多的医院都建立起自己的医院信息系统，把不同部门、区域的各种信息资源通过医院信息系统有机地统一起来供医院使用。

（2）医院信息系统的内容

医院信息系统是一个非常复杂、庞大的业务功能体系，从信息处理的角度，医院信息系统可被分为三大部分：临床信息系统、医院管理信息系统、外部接口。

临床信息系统的主要目标是为临床医护人员及医技科室医务人员服务，以患者为中心，收集和处理患者的临床医疗信息，支持医护人员的临床医疗活动，提高医护人员的工作效率，并为患者提供更多、更好、更快的服务。临床信息系统可以分为护理现场临床信息系统和非护理现场临床信息系统。护理现场临床信息系统主要指信息的产生和应用都在护理现场（患者床边）的系统，如医生工作站、护士工作站、手术麻醉信息管理系统、电子病例系统、临床决策支持系统等。非护理现场临床信息系统主要指医院中相关检查及检验科室的信息系统，如临床检验信息系统、医学影像档案管理和通信系统、放射信息系统等。

医院管理信息系统的主要目标是支持医院的行政管理与事务处理业务，减轻事务处理人员的劳动强度，辅助医院管理层决策，提高医院的工作效率，从而使医院能够以较少的投入获得更好的社会效益和经济效益。常见的医院管理信息系统包括物资管理系统、人力资源管理系统、药品管理系统、财务管理系统、科研教育管理系统等。

外部接口的主要目标是实现与其他相关医疗信息系统的集成，实现与外部信息系统的数据交换，包括上级医疗卫生行政管理部门接口、社区卫生服务系统接口、远程医疗系统接口等。

2.医院信息安全管理

随着医疗改革的不断深化和信息技术的飞速发展，信息化已经深入医疗服务、管理、教学、科研的各个环节，成为贯穿医院管理全过程的重要引擎，数字化建设已经成为医院建设的重要组成部分。然而由于医院复杂的医疗属性，医疗数据呈爆炸性增长的趋势，医疗数据庞大的分布性和多源性给医院的信息安全带来了前所未有的压力，大量的患者病情、家庭住址、联系方式等隐私，医院的核心技术、研究成果、核心课题等专业的技术资料均需要得到妥善的保管。任何计算机软硬件以及网络故障、病毒攻击、人为操作故障、资源不足引起的系统灾难等都会给医院关键数据带来极大的威胁和隐患。当前，医院信息安全问题主要体现在安全防护体系不完善、技术支持能力弱、制度落实不严格等方面，严重制约和影响着医院信息化及医疗工作的进一步发展。因此，构建立体化的医院安全体系，注重日常管理安全防范，不断提升自身安全管理水平，是医院信息化建设与管理的重中之重。医院信息安全管理策略主要包括以下方面：

（1）应对医院外来攻击的防控举措

1）控制医院信息安全访问。医院必须重视信息安全访问的建设，通过分析和扫描的方式进行病毒的检测和清除，安装一些保密级别比较高的杀毒软件，注重网络病毒的防范。医院还应建立一个安全的管理环境，控制内部和外部用户对医院网络的损害，对用户的身份进行验证，防止用户进行不当操作，实施病毒查杀，及时阻断有可能涉及网络安全的异常行为。

2）完善风险评估机制。信息安全风险评估是指对信息系统中不安全的因素进行预判，以及时发现系统存在的缺陷、漏洞。目前医院信息安全风险主要集中在技术层面与人为因素两大方面，医院要成立专门的考核小组，积极制订安全监测计划和方案，对系统的硬件基础设施、网络结构与网络环境、信息存储备份、网络安全监测以及信息应急预案等方面进行认真测试、排查与考核。

3）建立分级保障应急预案。在医院日常运行中，必须对信息安全管理应急预案建立分级制度，发现保存数据失败、不能访问数据库等问题应立即汇报，根据故障严重程度进行处理。医院及临床各科室应该对启动应急预案的时间、相应的替代方案、故障恢复后的补录环节等进行规定，并保证每一个医务人员都熟悉。为了防止可能发生的信息安全事故，在不影响医院正常业务的情况下组织应急演练，确保应急预案能够落到实处。

4）做好信息安全监测。医院应该严格按照标准化机房进行建设，如采用双电路供电线路，增设发电设备和防雷电装置，拒绝使用无线路由器，杜绝内外网混用等。同时，医院应对影响信息系统安全的脆弱性因素进行深入检查，实时发现并记录各种敏感信息和违规网络行为，为信息整体安全策略的落实提供权威可靠的支持。

（2）从内部提升信息安全管理措施

1）强化组织和制度建设。医院要建立健全信息管理工作的各项规章制度，如机房管理制度、设备管理制度、操作安全管理制度、病毒防范制度等，使医院信息安全管理工作有章可循。

2）加强信息安全监控。医院必须严禁内部职工擅自修改计算机网络配置、盗用他人密码和IP地址上网、擅自安装非办公软件等。医院要制订信息工作发展规划，备好信息管理工作所需的软硬件，经常性地进行督促检查，检查内部的隐患，完善内部管控，防止一些重要的信息资料泄露。

3）加强安全知识业务培训工作。医院必须从可持续发展的角度来推动信息安全培训。医院人力资源部门应制订信息安全培训计划和人才招聘计划，精心安排培训内容。培训内容要循序渐进、结合医务人员的实际需求。此外，医院应对医务人员的信息安全知识水平定期进行考核，强化其对医院信息安全的实践。

### 案例分析

1. 医院信息系统发生故障，医院就停摆了，医疗服务过度依赖信息技术是进步还是落后现象？

信息技术在医疗行业的应用具有重要的意义，既能提高服务质量、挖掘医疗潜能，又能方便调配资源、保障医疗安全。医疗服务信息化无疑是社会进步的重要标志，也是医学科学发展的必然趋势，未来，医疗服务的信息化水平将会进一步普及、深化。然而信息化也是一把"双刃剑"，医疗服务对信息技术过度依赖也存在一些弊端，医院一旦发生像本案例中医疗信息系统发生故障的事件，由于对医疗信息系统的过度依赖，医务人员离开现代信息技术就无法为患者进行诊断及治疗，这将严重影响患者疾病的诊治，甚至威胁患者的生命安全，给患者及其家属带来重大损失。身处信息时代，医务人员应不断学习信息安全知识，加强应对医院信息系统故障的能力，提升工作效率，提高工作质量，保障患者安全。

2. 本案例中，医院信息系统发生故障后，医院哪些地方做得不妥？

在该案例中，医院在面对医院信息系统故障时，未能及时、有效地进行应对，无形中扩大了医院信息系统故障对院方及患者造成的损失。首先，医院没有建立医院信息系统故障的应急预案，也没有成立相应的领导小组，未能在第一时间对医院信息系统突发故障进行反应及处理。因此，故障发生后，整个医院立刻陷入了"瘫痪状态"，虽然2个小时后医院门诊恢复了手动诊疗，但未和医院的检验科室等其他医务部门进行有序协作，整个医疗过程呈现出无组织、无序化的状态。其次，医院没有对医务人员进行医院信息系统故障应对方法的培训及演练，由于没有相关知识的储备，在医院信息系统故障发生后，医务人员不知道该如何应对，纷纷进入了等待的状态，无法在当时的情况之下做出最佳的应对选择。最后，虽然医院信息系统长时间未恢复，但院方也未及时和患者进行沟通解释，在系统恢复时间未知的情况之下，未有序引导患者去其他医院进行后续诊治，浪费了患者的时间，甚至有可能延误一些急危重症患者的病情。

3. 作为院方，面对医院信息系统故障应该如何做？

医院信息系统覆盖了医院所有业务流程的信息管理，包括与患者休戚相关的挂号、收费、取药等业务，同时还涉及整个医院的药品管控、各项临床医学检查及治疗、医疗质量管控、社保等一系列医疗活动。随着信息技术的进步，医院信息系统发生故障的情况将会逐步减少，但作为院方，也应该不断加强自身的信息化建设意识，在面对医院信息系统发生故障时，可以采取以下措施：

（1）建立应急预案

随着医院信息系统在医院的作用越来越强大，大型医院信息系统发生故障将会给医疗护理活动带来难以想象的困难，所有依赖于软件的各种流程如何运行？如何应对巨大的患者流量？如何进行药品管理？这些问题将使所有医疗活动的效率大打折扣。因此，为应对医疗系统发生故障，院方建立安全应急预案是非常有必要的。应急预案的建立和实施应做到：对外保证患者的正常就医，对内保证医院业务不乱不停、账务不错、秩序不乱、措施有效。如果经过排查，医院信息系统短期内无法恢复，院方应做好患者的解释安抚工作，通过各种渠道引导患者去其他医院就医，同时向上级主管部门报告，并请求同行帮助。只有如此，医院才能在信息系统出现故障时，以最快的速度做出响应，将损失减少到最小，将不利影响降到最低。

（2）组织应急演练

为提高医务人员信息系统故障应急能力，确保医院在信息系统发生重大故障时依然能够提供有序的医疗服务保障，医院应在不影响医院正常业务的情况下，定期开展医院信息系统故障应急演练，使医院各岗位人员得到实战锻炼，提高应急处理信息系统故障的能力，为医院业务的顺利开展提供良好的保证。

（3）做好信息安全监测

医疗信息系统故障一旦发生，将给院方及患者带来诸多不便，因此，医疗信息系统安全的日常检测及维护很重要。医院信息科应做好日常医院信息系统的安全风险评估，对系统的硬件及软件基础设施、网络结构与网络环境、信息储存备份、查毒软件等进行认真检测和排查，及时发现影响信息安全的因素并进行修补，做好日常维护，以防止本案例中类似医疗信息系统故障情况的出现。

## 思政元素

**1.树立信息安全观，为患者健康保驾护航**

随着科学技术的发展，互联网信息技术已经渗透到了各行各业。在党的十九大报告中，习近平总书记也多次讲到加强互联网安全建设的问题，提出要"加强互联网内容建设，建立网络综合治理体系，营造清朗的网络空间"等。医疗行业网络安全是我国网络安全的重要组成部分，受到国家高度重视。随着医疗行业信息网络技术的深入应用和"互联网+医疗健康"的不断推进，党中央、国务院及医疗监管部门陆续出台了一系列信息化安全建设与管理的政策法规，逐步完善医疗行业网络安全体系。身处医疗信息化时代，护士也应树立医疗信息安全意识，增加医疗信息安全知识储备，提升医疗信息安全应对能力，避免本案例中类似情况的发生，从而降低医疗信息安全问题给医院及患者带来的损失。

**2.牢固为民服务宗旨**

党的十九大报告提出，全党同志要永远与人民同呼吸、共命运、心连心，永远把人民对美好生活的向往作为奋斗目标，以永不懈怠的精神状态和一往无前的奋斗姿态，朝着实现中华民族伟大复兴的宏伟目标奋勇前进。本案例中，医院信息系统故障引发了一系列后果，在应对医院信息系统故障时，院方为患者的服务意识不足，没有在第一时间及时、妥善处理患者的难题。作为新时代的护理工作者，要牢固树立一切为了患者的观念，强化服务意识，提高服务质量，把更好地为患者服务作为工作的出发点和落脚点。

（王娟　武佼佼）

# 第十一章　护理管理与医疗卫生法律法规

**引　言**

　　法是国家制订和颁布的公民必须遵守的行为规则。依法办事是每一个公民的责任和义务，尤其是党的十八大以来，我国全面推进依法治国、依法执政。各行各业法律法规的出台为推进社会主义法治建设提供了基本法则和行为指南。医疗卫生法律法规是医疗卫生行业依法执业的准绳，是保证我国卫生事业健康发展的关键。护士执业活动与人的健康和生命直接相关，每个护士不仅应熟知法律法规，更应明白自身实际工作中存在的与法律相关的潜在风险和隐患，自觉地遵纪守法，必要时保护自己与患者的合法权益，维护法律尊严。

**学习目标**

1.知识目标：理解与护理管理相关的法律法规。

2.能力目标：能将与护理管理相关的法律法规与临床护理管理中的具体案例相结合，做到依法执业和安全执业。

3.情感、素质和思政目标：以人为本，尊重患者；树立护士法律意识；培养护士认真履职、恪尽职守、慎独的职业精神。

## 【案例31】与护理管理相关的法律法规

### 挂错的输液卡

**案例介绍**

　　患者王某，男性，65岁。2020年8月9日，因"无明显诱因出现记忆力下降，多饮多尿半年，并伴有嗜睡及情感方面的改变"就诊，以"颅内占位性病变"收住某三甲医院神经外科。入院完善相关检查后，确诊为"颅咽管瘤"。

8月18日9:20，行"经胼胝体入路肿瘤切除术"，术后患者神志模糊，一般状态尚可，生命体征平稳，监测血钠在157~167 mmol/L之间波动。

8月31日8:15，患者病情突发变化，立即请呼吸内科会诊并完善相关检查。9:14患者病情无好转，责任护士按输液卡为患者更换液体5%葡萄糖氯化钠250 mL，内含奥美拉唑40 mg、普通胰岛素8 U。9:35该责任护士巡视患者时发现患者右上臂出现紫癜，血氧饱和度下降至73%。9:40患者出现呼吸、心跳停止，医院立即组织抢救。10:32给予呼吸机辅助通气，持续胸外按压，但患者心率及血氧饱和度持续下降。同时，主管医生向患者家属交代病情。

由于患者家属术前已经充分了解该手术的高风险和术后死亡率，此时主动提出放弃抢救，自动出院。10:50停止抢救，家属带患者出院。患者在返回当地途中死亡，其家属偶然发现患者携带输液卡的名字不是患者本人，而是另外一个患者"蒋某"。为此家属对患者死亡原因提出异议。

院方在接到患者家属投诉后，非常重视，立即责成科室进行调查并组织责任科室和院内专家讨论会，初步结论如下：①按照患者病情变化判断，患者猝死原因可能为急性肺栓塞，不排除术后继发下丘脑功能衰竭。②责任护士确将26床"蒋某"的液体错输给了22床患者"王某"，差错原因是输液时未严格执行查对制度及患者身份确认。③不能明确输液差错与患者死亡之间的因果关系。

### 思考题

1.该案例中违背了哪些法律法规？
2.如何预防本案例中此类不良事件的发生？

### 知识精粹

1.《护士条例》

《护士条例》是为维护护士的合法权益，规范护理行为，促进护理事业发展，保障医疗安全和人民健康制订的，2008年1月23日国务院第206次常务会议通过，2008年1月31日发布，自2008年5月12日起实施。

2.《卫生部关于加强医院临床护理工作的通知》（卫医政发〔2010〕7号）

"护士应当按照《护士条例》的规定，全面履行义务；根据患者的护理级别和医师制订的诊疗计划，完成临床护理工作。护士对住院患者履行的护理职责包括：密切观察患者的生命体征和病情变化；正确实施治疗、用药和护理措施，并观察、了解患者的反应；对不能自理的患者提供生活护理和帮助；为患者提供康复和健康指导。

3.《常用临床护理技术服务规范》（卫医政发〔2010〕9号）

该规范共二十四项，对临床常用的护理技术从工作目标、工作规范要点、结果标准三方面进行了规范，对临床护理工作有较强的指导性。

## 案例分析

1.该案例中违背了哪些法律法规?

《护士条例》第十六条规定,护士执业,应当遵守法律、法规、规章和诊疗技术规范的规定。在本案例中,护士的责任心不强,疏忽大意,未履行查对制度,未按照《静脉治疗护理技术操作规范》和《常用临床护理技术服务规范》进行临床实践操作。

本案例中,如果没有输液错误的行为,患者也可能由于急性肺栓塞或下丘脑功能衰竭死亡。不能明确输液错误的行为与患者死亡存在因果关系,但同样意味着不能排除一个高钠血症患者输入葡萄糖氯化钠导致患者死亡的可能性,错误的输液行为无疑增加了患者死亡的可能性和不合理因素。

2.如何预防本案例中此类不良事件的发生?

(1)加强法治教育,强化风险意识

通过该案例学习,应进一步加强护理人员的法治教育,从护士思想上增强法律意识、责任意识,以法律法规作为行为的底线,将执业规范贯穿于工作的每一个细节。通过相关法律法规的培训,强化护理人员的风险意识。

(2)严格执行查对制度

本案例中由于责任护士输液时未严格执行查对制度及患者身份确认,导致差错的发生。因此,护士在给患者进行输液之前,对患者落实查对制度,同时要反向查对,例如询问患者:"请问您叫什么名字?"让患者回答你的问题来进行核对。这样就能避免护士单向查对时患者及家属没有听清的问题,提高查对的准确性。

(3)规范患者身份识别

对住院患者至少要使用两种确认患者身份的方法,如患者姓名、住院号、身份证号或其他方式。两种确认患者身份的方法不包括患者房间号、床号,由于患者经常调换房间而发生房间号、床号改变,在住院过程中不具备唯一性。

(4)发挥信息化优势,优化临床操作流程

本案例中发生差错的另一原因是信息化程度低,仅通过人工进行信息核对。因此,将互联网技术应用于临床实际工作,利用信息化手段降低人工核对的差错概率。例如,在查对中,使用掌上电脑等便携式电子设备通过扫描输液卡、液体、患者腕带条码三者进行方便快速的查对,有效避免发生差错。

## 思政元素

1.严谨的工作态度

严谨细致的工作态度,反映了一种工作作风。严谨细致,就是对一切事情都有认真、负责的态度,一丝不苟,精益求精,于细微之处见精神,于细微之处见境界,于细微之处见水平;就是把做事的着力点放在每一个环节、每一个步骤上。日常护理工作繁杂,但职业的特殊性要求护士必须具备严谨的工作态度,而该案例中由于责任护士缺乏严谨的工作态度，未严格执行操作规程，导致差错事件的发生。

2.尊重患者权益

尊重患者，首先，要尊重患者的生命价值、尊严及权利。生命只有一次，每个人的生命都是不可替代且弥足珍贵的。本案例中责任护士首先要尊重患者的生命价值，严格遵守护理制度，杜绝差错事故发生，维护患者的生命。其次，尊重患者权益还体现在接受患者特征性的思想和行为，不因患者的独特性而有偏见，保护患者隐私，尊重患者民族的风俗习惯和宗教信仰。

# 【案例32】护理管理中常见的法律问题

## 凌晨巡视

### 案例介绍

某日，某医院急诊科收治一名女性患者。患者55岁，有冠心病史，与家人发生矛盾后喝农药自杀，因抢救及时，暂无生命危险，病情稳定后，转入心内科继续治疗。医生和护士在交班时格外关注该患者，并允许家属陪护。夜班护士小王凌晨1:00巡视病房时，发现该患者不在，叫醒家属询问，家属也不知患者去处，在病区内寻找无果的情况下，小王立即打电话通知了总值班和保卫科，之后在一楼阳台发现患者已无生命体征，经初步判断为跳楼身亡。患者家属以"夜班护士看护不当"为由，要求医院进行赔偿。医院经过调查，认定此事件与夜班护士无关。在此事件的责任判定中，夜间护理巡视单和病区监控录像尤为重要。

事件发生后，小王对当天晚上的情况做了说明。当天18:00，小王接班时护士长和白班护士特意向小王交代了该患者的情况，并叮嘱她夜间要格外注意患者的情绪变化。小王按照要求定时巡视病房，并将巡视情况及时记录。在0:00，该患者及家属均在病房睡觉，1:00再次巡视病房时，发现患者不在。

护士长查看了病房的护理巡视单，同时又调取了监控录像，确认小王是按时巡视病房的。在监控录像中发现凌晨0:15小王进入最后一个病房巡视时，该患者走出病房，打开病区大门从电梯间的阳台跳下，导致身亡。

患者家属要求医院赔偿，医院提供了监控录像和夜间护理巡视单，证明此事与夜班护士无关。

### 思考题

1.请分析本案例中，为什么认定该事故与夜班护士无关？

2.临床工作中，护士应如何确保自身执业安全？

|| 知识精粹 ||

1.失职行为

主观上的不良作为或明显的疏忽大意，造成严重后果者，属于失职行为。例如：

（1）对危急重患者，不采取任何急救措施或转院治疗，不遵循首诊负责制原则，不请示医生进行转治，以致贻误治疗或丧失抢救时机，造成严重后果的行为。

（2）擅离职守，不履行职责，以致贻误诊疗或抢救时机的行为。

（3）护理活动中，由于查对不严或查对错误不遵守操作规程，以致打错针、发错药的行为。

（4）不认真执行消毒、隔离制度和无菌操作规程，使患者发生交叉感染的行为。

（5）不认真履行护士基本职责，护理文书书写不实事求是的行为。

2.临床护理记录

临床护理记录不仅是检查衡量护理质量的重要资料，也是医生观察诊疗效果，调整治疗方案的重要依据。在法律上，也有其不容忽视的重要性。不认真记录或漏记、错记等均可能导致误诊误治，从而引起医疗纠纷。临床护理记录在法律上的重要性，还表现在记录本身也能成为法庭上的证据，若与患者发生了医疗纠纷或与某刑事犯罪有关，此时护理记录则成为判断医疗纠纷性质的重要依据，或成为侦破某刑事案件的重要线索。因此，在诉讼之前对原始记录进行添删或随意篡改是违反《医疗纠纷预防和处理条例》的行为。

3.护理文件书写潜在的法律问题

（1）字迹不清楚，存在涂改痕迹

《病历书写基本规范》规定，严禁涂改、伪造病历。护理人员责任心不强导致医院病历文书的真实性、原始性受到质疑，而丧失了作为证据的特性。在医疗损害诉讼的举证倒置中，存在着举证不力的风险。

（2）病情评估欠真实

表现为记录病情变化、临床表现的性质特点与医生记录的不完全一致，主要原因是缺乏医护沟通或护士对病情观察不够严密，记录不够严谨所致。在特殊情况下，如对危重患者的抢救，医护记录的不一致将给可能产生的医疗纠纷造成难以想象的困难。

（3）护理记录之间不衔接

如在同一时间内记录患者生命体征、出入水量等数据，体温单与护理记录单上不一致，病情描述不一致。如一休克患者护理记录单上显示体温不升3次，但体温单无任何体现。发热患者白班采取降温措施后交班时体温38.5 ℃，夜班无记录。

（4）护理措施记录不完整

表现为护理记录重点不突出，护理效果动态评价不及时。护理文书记录了对患者治疗、护理及抢救的全过程，是重要的法律依据。而有的护理记录重点的护理内容没有在护理记录中反映或记录针对性不强，专科特点不突出，内容不连贯，未能动态反映患者的病情、治疗和护理效果。在抢救危重患者时，因繁忙或疏忽而未能及时记录，存在"延误患者抢救和治疗"的嫌疑。

## 案例分析

1.请分析本案例中，为什么认定该事故与夜班护士无关？

完整的病案资料有重要的法律作用，而临床护理文件记录则是其中重要的组成部分，包括体温单、医嘱本、护理记录单等。护士应明确护理文件的法律效力，规范护理文件书写。当发生差错事故或医疗纠纷时，原始病案资料将作为证据被加以判断。严格执行夜间巡视制度，按时填写夜间巡视记录，对有效防范意外事件、明确事故责任方至关重要。上述案例中，护士小王正是因为严格落实护理制度，将夜间巡视落实到行动上，有效地保护了自身权益及医院利益。通过夜间巡视及时发现患者病情变化并及时诊治，从而保障患者安全。因此，出于保护患者及自我保护，落实夜间巡视制度、认真填写巡视记录，护士不能掉以轻心。

2.临床工作中，护士应如何确保自身执业安全？

（1）牢记岗位职责

护士应认真执行各项护理制度、护理常规，正确执行医嘱，准确及时地完成各项护理工作，做好查对及交接班工作，防止差错、事故的发生。按要求巡视病房，密切观察与记录危重患者的病情变化，发现异常情况应及时报告。

（2）关注重点患者和重点环节

夜班护士要认真交接班，了解所有患者的情况，锁定"重点人群"，关注"重点环节"。本案例中，患者属于护理安全管理的"重点人群"，这也是护理安全管理的重点，护士要班班床旁交接，特别观察其有无睡眠问题，是否有沉默寡言或意识淡漠，有无半夜坐起等异常行为，严格按照护理级别对其进行巡视，必要时加强巡视频率，及时进行心理疏导，与患者家属一起构筑安全防线，杜绝可能出现的安全问题。

（3）妥善处理异常情况

夜间巡视，护士重点关注的不仅包括上述案例中提到的一级护理患者，对于病区入住的所有患者，护士夜班巡视时都要提高警惕。留意观察其有无病情变化，是否有情绪问题，发现异常情况应及时妥善处理；应对不了时，要及时上报，请示上级或者其他部门，寻求指导和协助。

（4）规范护理记录

护理记录是护士对患者病情及治疗护理情况进行客观、真实、准确、及时的记录，是临床工作的一手资料。因此，护理记录也成为处理医疗纠纷的重要法律依据。案例中的小王正是因为规范记录护理巡视单，避免了护理纠纷的发生。

## 思政元素

1.认真履职，恪尽职守

护理事业和人民健康利益息息相关，护士只有爱岗敬业、认真履职，才能真正认识护理工作的价值和意义，激发强烈的责任感，自觉承担护士的义务。恪尽职守是职业道德的基本精神，是护士在工作中必须坚守的信念。在本案例中，夜班护士小王认真履职，按照护理级别定时巡视病房，并在巡视单上准确记录，从而避免了医疗纠纷。因此，无论何时都应认真履行护士的各项权利和义务，做到恪尽职守、勤勉尽责，确保各项护理工作圆满完成。

2.增强法律意识，提升法治素养

法治素养是指人们通过运用法治思维，依法维护权利与依法履行义务的素质、修养和能力，对于保证人们尊法、守法、用法有重要意义。护士应加强自身修养，规范职业行为，具有高度的责任感，牢固树立护士的法治观念，深化对重要法律概念的认识，从思想上增强责任意识，时刻以法律法规作为行为的底线，将执业要求贯彻在工作中的每一个细节。护士还应通过法治培训强化风险意识，主动预防风险的发生，并积极参与管理流程改造，避免环节漏洞，自觉遵守法律、法规及相关规定，严格执行护理常规和无菌操作技术等，这些既是做好自我保护和维护护士合法权益的根本，同时又能确保护理质量，促进患者康复。

（金明霞　王青）

# 参考文献

[1]陈传明,鲁明泓.管理学:原理与方法[M].北京:复旦大学出版社,1999.

[2]国家卫生计生委医院管理研究所护理中心.护理敏感质量指标检测基本数据集实施指南(2018版)[M].北京:人民卫生出版社,2018.

[3]黄国庆,巢莹莹.管理学概论[M].2版.北京:清华大学出版社,2014.

[4]姜小鹰,刘华平.护理管理理论与实践[M].北京:人民卫生出版社,2011.

[5]姜小鹰,李继平.护理管理理论与实践[M].2版.北京:人民卫生出版社,2018.

[6]姜小鹰,吴欣娟.护理管理黄金法则[M].北京:人民卫生出版社,2015.

[7]雷蒙德·A.诺伊,刘昕.人力资源管理:赢得竞争优势[M].北京:中国人民大学出版社,2013.

[8]李继平.护理管理学[M].北京:人民卫生出版社,2012.

[9]梁万年.卫生事业管理学[M].北京:人民卫生出版社,2012.

[10]林菊英.医院管理学　护理管理分册[M].北京:人民卫生出版社,2003.

[11]刘华平,李红.护理管理案例精粹[M].北京:人民卫生出版社,2015.

[12]周三多,陈传明,刘子馨,等.管理学——原理与方法[M].北京:复旦大学出版社,2018.

[13]张岚,王晶晶,李静,等.目标管理方案降低导尿管相关性尿路感染发生率的临床实践[J].中华护理杂志,2021,56(11):1655-1660.

[14]张康之,齐明山.一般管理学原理[M].北京:中国人民大学出版社,2010.

[15]曹熙,李继平.我国护士规范化培训体系的现状与思考[J].护士进修杂志,2016,31(7):609-612.

[16]陈晨,张俊梅.三甲医院已育二孩护士家庭功能与工作压力的相关性研究[J].护理学杂志,2021,36(6):56-58.

[17]葛玉荣.基于科学管理理论的日本护理管理介绍[J].中国护理管理,2012,12(12):85-86.

[18]韩琳,马玉霞,王建军,等.基于资源消耗为基础的相对价值比率的单项目护理人力成本核算研究[J].护理学报,2020,27(21):11-14.

[19]韩琳,马玉霞,岳淑琴,等.西部地区新型冠状病毒肺炎防控中的护理人力资源管理[J].中华护理杂志,2020,55(3):355-358.

[20]韩琳,畅雪,马玉霞,等.基于时间驱动作业成本法的护理服务项目间接成本核算研究[J].护理学杂志,2020,35(6):46-48.

[21]李军,孙冬悦,陈静,等.护士长领导行为方式和护士工作满意度关系研究[J].中国医院管理,2014,34(3):72-74.

[22]李乐之.磁性医院认证体系对我国构建健康护理工作环境的启示[J].护理学杂志,2015,30(1):1-3.

[23]刘翔,胡道松,赵英良,等.应对医院中非正式组织的策略[J].解放军医院管理杂志,2009,16(6):504.

[24]马改荣,吕爱莉,孙璐,等.护士长领导行为对护士间团结度影响的研究[J].护理管理杂志,2018,18(10):720-723.

[25]孙秀娜,刘富德,陈长香,等.护士长领导方式与其领导行为的关系研究[J].护理管理杂志,2016,16(1):13-14,65.

[26]谭健,孙保峰,程铭,等.智慧病房在医院信息化建设中的应用实践研究[J].中国卫生事业管理,2021,38(10):740-743.

[27]唐传莉,王方根.开展职业生涯规划教育,培养高素质医学人才[J].中华医学教育杂志,2012(2):171-172.

[28]屠庆,周嫣,钱正,等.医用耗材"SPD一体化供应和配送"模式在临床护理单元的应用与效果评价[J].中国护理管理,2016,16(3):415-418.

[29]王芳,倪志红.新护士转型冲击研究现状[J].护理研究,2021,35(19):3440-3446.

[30]赵红霞,张文光.基于岗位胜任力的护士分层管理模式应用效果[J].护理研究,2021,35(11):2058-2061.

[31]万芳,张睿,宋瑞,等.智慧病房背景下新型床旁智能交互终端的应用现况[J].中国社区医师,2021(23):188.

[32]Yadav H,Khatijah L A,Hashim F,et al[M]. London: Oxford University Press,2011.

[33]Jha A K,Larizgoitia I,Audera-Lopez C,et al. The global burden of unsafe medical care: analytic modelling of observational studies[J]. BMJ Quality & Safety,2013,22(10): 809-815.

[34]Landrigan C P,Parry G J,Bones C B,et al. Temporal trends in rates of patient harm resulting from medical care[J]. New England Journal of Medicine,2011,364(7): 2124-2134.

[35]Makary M A,Daniel M. Medical error——the third leading cause of death in the US[J]. British Medial Journal,2016: i2139.

[36]Trus M,Doran D. Martinkenas A. et al. Perception of work-related empowerment of nurse managers[J]. Journal of Research in Nursing,2018,23(4),317-330.

[37] The Lancet. Patient safety: too little, but not too late[J]. Lancet, 2019, 394 (10202): 895.

护士人文修养编

# 第一章　绪　论

**引　言**

　　护理学是一门融自然科学、社会科学和人文科学为一体的学科，其本质是对生命健康的维护和对人的尊重与关怀。近年来，由于诊疗和护理技术的更新以及市场经济浪潮的影响，护理人文修养不足、护患关系不和谐的现象时有发生。《健康中国2030建设规划纲要》提出，"各级医疗机构和医务人员要全周期、全方位维护和保障人民健康"，"加强医疗服务人文关怀，构建和谐医患关系"。护士要清晰地认识到护理工作不仅仅是单纯的科学技术工作，更是对患者的人道主义同情、照顾、安慰和关怀。

**学习目标**

　　1.知识目标：识记人文修养的概念、组成、层次；阐述护士角色的人文属性；理解护士人文修养的内涵。

　　2.能力目标：分析当今医学中人文精神流失的原因；提升人文修养。

　　3.情感、素质和思政目标：弘扬爱岗敬业的社会主义核心价值观；培养敬佑生命的医者精神；培养团队意识和协作精神。

## 【案例1】医学人文的流失

### 预约挂号风波

**案例介绍**

　　早上8:00，某医院门诊已经和往常一样开始忙碌了。患者李某，女，40岁，确诊为子宫肌瘤，今日到门诊复诊。李某前一天通过手机掌上医院（APP）预约了妇科专家门诊号。李某向导诊护士小王咨询如何取号，小王告知她可以在自助挂号机或者收费窗口取号。李某选择到排队人数相对较少的自助挂号机取号，但自助挂号机提示无预约信息，随后李某再次向小王咨询，小王在帮助李某在自助机操作仍然无法取号后告知她去收费窗口人工取号，但收费窗口工作人员核查后说没有预约信息，让李某去找导诊护士小王核查信息。

于是，李某便第三次咨询导诊护士小王，并告知事情过程。小王说："您这种情况需要在客服中心查询，我这里核查不了。"此时，忍了很久的李女士恼火地说道："你们医院行不行，为什么手机APP提前预约的挂号信息在自助机上查不到，让我来来回回地排队，推来推去谁也不解决问题。"导诊护士小王说道："刚才您也看到了，我已经帮您在自助机上操作取号，但是没有成功，我们这里只负责取号，不负责预约，也有可能是您预约时信息填错了，预约是客服中心的事情，不是我们门诊护士的事，所以我才让您去客服中心查询原因，听明白了吗？"李女士更加生气地高声说道："我已经憋了一早上尿了，要让我憋死吗？到底能不能给我挂号，客服中心一定能解决吗？在哪里能投诉你们？"小王回答道："没事，尿憋好了B超更容易看出问题。"李女士听到小王的回答，气得头也不回地走向客服中心。

### 思考题

1.小王和李女士产生冲突的矛盾根源是什么？
2.如果你是小王，你会如何应对案例中出现的问题？
3.基于小王的表现，请为其提出提高人文修养的方法。

### 知识精粹

**1.人文修养**

人文是指人类文化中的先进部分和核心部分，是先进的价值观及规范，集中体现了对人的重视、尊重、关心和爱护。人文修养就是一个人所具有的人文思想、人文知识、人文技能、人文精神等方面的综合水平，是一个人相对稳定的内在精神品质和心理特征。人文思想是指人文学科领域中所内含的思想精髓，是人对于生命意义与人生方向的看法，核心是"以人为本"。人文知识包括日常生活获得的感性人文知识和通过学习、实践及反思获得的理性人文知识。人文技能是指与人共事的能力，与特定的文化相联系，包括思维判断、人际交往、沟通能力、写作技能、心理支持技能、教育引导技能和协调整合能力。人文精神是一种内在于主体的精神品格，是一个国家和民族的文化个性的核心内容，也是一个人的气质和价值取向，是人文修养的核心内容。

**2.人文护理**

人文护理是在护患关系中，护士基于自身人文素养，自发地将"以人为中心"的整体护理理念贯穿于护理工作中，将"以人为本"的关怀理念传递给处于弱势状态的患者，并将这种胜似亲人的专业护患关系转化为护理行为。人文护理强调生物、心理和社会因素的相互作用对人的健康的影响，强调道德、法律、哲学辩证思维等社会价值观对临床护理的指导。人文护理的本质是应用人文学科的理论和方法，促进护理学的发展，更好地为生命和健康提供服务。人文护理是护士在掌握相关专业知识和技能的基础上提升自身人文素养，并将人文精神贯穿于护理实践，让患者感受到爱与关怀的护理行为。

3.护士人文修养培养与提升的方法

护士的人文修养不是一蹴而就的，需要长期的积累和磨炼，可从以下四方面进行培养和提升：

（1）加强人文思想内涵建设

在护理院校和临床护理教育中加强人文思想内涵的建设，传承南丁格尔、黎秀芳等护理前辈优秀的护理人文精神，在新时代、新环境下建设以人为本、尊重人性、追求人与人的平等、崇尚理性的人文思想。

（2）注重人文知识课程设置

护理院校应注重伦理学、美学、心理学、社会学等人文课程的设置，护理专业学生应注重复合知识和技能的学习，避免知识结构单一。

（3）加强人文技能训练

护士不仅要学习扎实的专业技能，也要提高语言表达、人际沟通、科学思维等人文技能，学会尊重和关爱患者，学会分析判断和科学决策，学会团结协作，提高护士的人文关怀能力。

（4）重视人文精神养成

除了对人文技能的训练，护士还应重视人文精神的养成。人文精神的养成不同于其他能力的培养，需要护士从内心深处不断思考和领悟，才能将人文知识、人文技能内化为个人的人文修养。

//// 案例分析 ////

1.小王和李女士产生冲突的矛盾根源是什么？

此次护患冲突的根源在于小王护士人文修养不足，从而激化了矛盾。人文修养是一个人内在的、稳定的精神品质和心理特征，是护士的综合能力的体现。护理学是关于"人"的科学，在注重护理技术发展的同时，还应让患者感受到护士的人文情怀。如果只注重技术的发展，就会出现护理人文的流失，造成护患双方的矛盾和冲突，因此，护士应遵循技术与人文相依共存的理念，提高人文修养。就该案例而言，冲突的具体原因如下：

（1）人文思想缺乏

案例中患者虽然是来院复查，病情轻，但情况较为特殊，需要憋尿进行B超检查。由于饮用大量水的缘故，此时患者身体出现不舒适，迫切需要挂号并进行诊断治疗。在反复查询挂号结果、咨询相关工作人员后，患者的预约挂号信息仍然查询不到，工作人员之间相互推诿，不积极协助查明原因、解决问题，导致患者内心更加焦灼，语气态度不够温和，不满、焦躁情绪明显。小王面对该患者的病情特点，并未体现出"以人为本"的人文思想，对患者缺乏同情、关心和安慰，对问题没有进行及时、有效的处理，对患者的疑问没有进行充分解释，对患者的情绪没有进行及时安抚，并发生了语言冲突，引起了患者的不满，进而影响到门诊的护理质量。

（2）人文技术和专业知识缺乏

小王专业知识不足，没有对患者存在的护理问题进行评估，忽视了患者的迫切需求，导致患者不满情绪的积累和爆发。同时，小王缺少必要的人文技能，在沟通时没有倾听患者的需求，也没有给予患者实质性安慰。

2.如果你是小王，你会如何应对案例中出现的问题？

作为护士，要将"以人为中心"的护理理念贯穿于护理全过程。人文护理是一个追求卓越的过程，需要护士改变"以疾病为中心"的传统护理理念。在护理过程中，护士要从整体角度出发，认真倾听和分析患者需求，在此基础上运用护理知识和医院现有资源为患者提供可以解决问题的方式，而不是盲目推诿患者。因患者个人原因在就医过程中出现问题时，护士不应指责患者，应积极提供信息，协商解决办法，告知患者问题发生的原因及注意事项，以人的身心健康和生命质量为出发点和落脚点，将人文精神贯穿于整个护理过程。护士还应该在事后反思，及时改正和改善工作中存在的问题，做好咨询者、实施者、教育者，做到有仁性、有理性、有悟性和有灵性。

3.基于小王的表现，请为其提出提高人文修养的方法。

护士的人文修养具有根本性和终身性，是通过不断学习及反复实践形成和发展起来的。

（1）注重人文思想的渗透

人文思想作为人文修养的根基，需要在护理教育和临床工作中渗透。护理院校教育要注重学生的专业技能、理论水平、沟通能力、学习能力以及人文素质水平的均衡发展，尤其应注重相关人文课程的设置，培养学生形成以人为本、尊重人性的护理理念。护士要知行合一，自觉提升人文思想和护理专业技能，将关爱、仁爱的观念和行为延伸到职业生涯中，成为融知识、技术和人文修养为一体的高素质专业工作者，以符合新时代健康中国战略需求。护理管理者应注重护士人文思想的培养，在医院环境营造人文关怀氛围，例如构建文化长廊，宣传护理领域及医院内先进护理人文事迹，潜移默化地影响和引导护士提高自身人文素质；建立人文关怀相关制度，开展人文修养培训，促进护理人文关怀的开展；创建良好的人文服务环境，为患者提供便利、舒适、安全的硬件服务设施和物理环境，例如在本案例中医院应不定期改进APP及自助挂号机设备功能，完善服务体系，避免护患矛盾的产生。

（2）重视人文知识的学习

人文修养的提升离不开人文知识的学习。案例中小王除了学习专业知识、提高专业技能外，还需要学习和了解人文学科知识，特别是"仁爱""礼""人命至重，贵于千金"等我国传统文化知识，具备一定的文化底蕴。这样才能够全面地观察人、认识人和理解人，理解不同职业、不同阶层、不同地域、不同民族患者的社会关系、政治文化背景和宗教信仰，以便更好地为患者提供优质护理服务。

（3）强化人文技能的掌握

人文技能是人文修养的外在表现形式，对于护士来说，人文技能和专业技能同样重要。护士要学会与患者沟通的技能，在此基础上运用护理知识和技术去服务于患者。案例中小王首先要认识到患者疾病的特殊性，发现患者已经长时间憋尿，在核实清楚问题后及时解答患者的疑问，说明出现无法取号的原因及解决办法，以取得患者的理解，并寻找其他方式解决和补救患者预约信息未查到的问题。在沟通过程中护士还应注意语言修养，使用礼貌性用语，创建尊重、平等、和谐的社交氛围，言语间要传递出护士对患者的关注和关心，减少护患冲突发生，建立和谐护患关系，切忌使用"听明白了吗""不是我们的事"等生硬、呵斥、命令、推脱的用词，耐心倾听，理解患者的想法，实现有效沟通。

（4）重视人文精神的养成

人文精神是人文修养的核心，人文精神的培养不同于一般的道德教育和法制教育，它始于人性的自觉，着眼于情感的潜移默化。小王应当在生活和工作中注重自我修炼，从根本上领悟做人之道、护理之魂，向行业模范学习，做到心灵美好，气质美好，内心卓越，行为卓越。

---

**║ 思政元素 ║**

1.弘扬爱岗敬业的社会主义核心价值观

社会主义核心价值观对指导人们树立正确的价值观、对精神文明创建等有着积极的引领作用。护士只有树立爱岗、敬业的社会主义核心价值观，才能激发强烈的责任感，勇于承担关爱患者、服务患者的义务，才能刻苦钻研专业知识，提高人文修养，为患者提供优质护理服务。案例中小王爱岗、敬业的价值观和业务素养水平都有待提高，否则她将可能不断与患者发生冲突，不利于和谐护患关系的建立，影响患者的就医体验和医院的门诊护理服务质量。

2.团队协作精神

团队精神、协作精神是大局意识和服务精神的集中体现，是保证组织的高效率运转、反映组织良好形象的重要保证。护士应具有团队精神，充满活力和热情，以一种强烈的责任感和其他同事一起在自己的岗位上尽心尽力完成本职工作，树立良好的职业形象和医院形象。案例中，医院门诊工作人员缺乏团队协作精神，在患者就诊出现问题时相互推诿，缺乏责任意识，造成护患冲突，损害了医院门诊的形象。

# 【案例2】护士的人文修养

## 勇敢的程先生

### 案例介绍

程先生在小区散步时不慎摔伤，到医院急诊科进行处理，并注射破伤风抗毒素。当护士小张准备为他做皮试时，他紧张地说道："我不敢，你能不能不要给我打针！以前好几次打针都晕了过去，我肯定会晕倒的，我晕倒了你们三个人都抬不动我，晕倒了就什么也不知道了。"程先生本能地向后躲，并且不断地推开小张的手。小张根本没有办法为他进行皮试，怎么劝他都不听。可如果不注射破伤风显然是不行的，感染破伤风杆菌会有生命危险。

小张心想：程先生应该不会骗我，要不不会表现得如此抗拒，可他不配合，应该怎么办呢？"您结婚了吗，程先生？""结婚了，小孩都4岁了。""您孩子胆小吗？""比我还胆小。""那您能不能为您的孩子做个榜样呢？让他看到他爸爸在遇到害怕时是多么勇敢，将来他长大以后也会越来越勇敢的。您只要配合我，身体不动就可以了，我会尽量慢点推药，减少您疼痛的感觉。您一定可以战胜自己的心理恐惧！"程先生想了一会儿说："护士，我试试吧。"

小张教会程先生如何深呼吸放松，并和他聊起了他小孩上幼儿园的事情，很快完成了皮试。皮试后，分四次完成了药物注射。小张看到程先生的额头出了很多汗，就递给他一张纸巾擦汗，程先生脸上露出了欣慰的笑容。程先生配合小张完成了破伤风抗毒素注射，而且没有晕倒，这对他来说，其实是很艰难的，他超越了自我，战胜了内心的恐惧。在场的其他医生护士也都很高兴，纷纷为他点赞。

第二次来换药时，程先生积极配合护士的工作，虽然看起来还有点害怕，但他很努力地克制自己的情绪。在最后一次治疗结束后，小张代表门诊治疗小组送给程先生一张奖状，这是小张手工制作的"勇敢表现奖"，上面画有两颗橙子，并用毛笔字写到"心想事成"，因为患者姓程，取其谐音，祝愿患者心想事成。程先生非常感动，感谢小张和其他护士为他所做的一切。小张说大家也为他的努力而发自内心的赞叹和惊喜。程先生感慨道："有你们这样的护士，是我们这个城市的福气。"

### 思考题

1. 案例中小张和其同事获得患者称赞的原因是什么？
2. 该案例体现了人文护理服务体系的哪一方面？
3. 新时代背景下应如何更好地提高护士的人文修养？

**知识精粹**

**1.医学的科学精神和人文精神**

医学的科学精神包括求真务实精神、理性精神、创新精神、评判精神和为科学献身的精神。医学的科学精神强调医学知识和技术在治疗过程中的作用，科学理性地揭示疾病发生发展的客观规律，用实践的、实验的、逻辑的方法证实医学知识的真实性、合理性、科学性。而医学的人文精神则强调以人为本，以求善、求美和关注情感体验为特点，强调尊重患者的情感世界和意愿，遵照仁心仁术的信条，强调患者的临床感受。在医学的人文精神中，生命价值和人的感受被置于重要位置。

**2.人文护理服务体系**

人文护理服务体系包括医院硬件体系和软件体系两部分。医院硬件体系指在门诊、急诊、住院环境的设计中应体现人性化设计和人文关怀理念。例如在门诊设置母婴室，以便于父母在医院内照料哺乳期婴儿，进行护理、哺乳、喂食等；将心血管科病房颜色装饰为蓝色，以平复患者情绪。硬件体系不仅需要注意患者的心理感受和体验，还应注重对患者隐私和尊严的保护。医院软件体系主要包括医院的人文关怀理念，医院的岗位职责、规章制度、医疗护理服务流程，以及医务人员的形象、着装、沟通能力、礼仪规范等。这些软件体系不仅能够合理调配护理人力资源，充分调动护士的积极性，还可以影响社会对医护人员的认识和看法，是医院在社会中树立良好形象的关键。

**3.护理人文修养的内涵**

护理人文修养是在一般素质基础上，结合护理专业特性，对护士提出的特殊的素质要求，体现在道德品质、业务能力等内在素质上和护士的仪表、风度、言谈举止等外在形象上。

（1）内在素质

护士人文修养的内在素质主要包括护士的伦理道德素质、文化素质、社会学及美学素质、科学思维能力等。①护士在护理工作中要明确自身的角色及社会责任，树立正确的人生观、价值观和伦理观，平等、公正地对待每一位患者，尊重患者的权利、尊严、信仰、需要等，正确处理患者健康价值与护理道德价值、经济价值之间的冲突。②护士应了解不同领域、不同民族、不同地域的文化，从不同角度多层次地了解患者，了解文化背景对患者人生观、价值观的影响，更好地为患者服务。③护士要提高社会学修养，社会学知识有助于护士了解社会文化因素对健康的影响，认识到护理工作具有社会性，明确自身的社会角色，了解社会对护理角色的期待，确定自身护理职业规划。④良好的美学素质一方面有助于护士学会欣赏美和创造美，学会观察人、认识人和理解人，成为美的化身和美的传播者；另一方面有助于形成护士职业形象美，造就具有高尚道德修养、精湛专业技术、完善知识体系和良好精神风貌的职业形象。⑤科学思维表现为在思考问题和观察现象时的分析、综合、推理和概括能力，以及透过现象发现本质的能力。科学思维有助于护士洞察事物，解决临床护理问题，发挥护士的积极能动性，做出合理有效的决策。

（2）外在素质

护士人文修养的外在素质主要包括护士的仪容仪表、言谈举止、人际沟通能力等。护士应当学习和应用人际沟通知识，提高口语交际能力、阅读能力和写作能力等语言文字修养，以及非语言沟通技巧等，为患者提供及时有效的帮助，提高工作效率。除此之外，护士还应注意行之有礼、举之有规，遵守护士职业礼仪规范，做到仪表与举止得体，践行良好的礼仪修养，以建立和谐的护患关系，适应护理专业的快速发展。

### 案例分析

1.案例中小张和其同事获得患者称赞的原因是什么？

案例中程先生称小张为城市的福气，展现了一段良好的护患关系。小张不仅从患者的疾病出发，更从人的整体性出发，了解患者出现拒绝打针表现的原因，关注患者的情感世界和意愿。在任何情况下，医疗护理工作中科学精神和人文精神都是相依共存的，共同促进患者的健康。

（1）科学技术为患者康复提供保证

案例中，程先生摔伤，急诊入院，需要注射破伤风抗毒素。小张首先要保证患者的健康，确保为其注射药物，避免患者可能发生破伤风感染，体现了护理的科学性原则。

（2）人文精神为患者心理提供抚慰

案例中，程先生因为对打针存在一定的恐惧感而拒绝注射破伤风抗毒素。小张并没有因此而放弃该项治疗，而是从更全面的角度去了解患者的情绪和心理变化，巧妙地利用患者作为父亲要给孩子做榜样的想法鼓励他接受治疗，并在所有治疗结束后为其制作奖状。小张的举动不仅让患者配合其完成了治疗工作，更温暖了人心，体现出护理既是技术知识密集型行业，也是一项富含人文精神的工作，不仅是一门科学，更是一门艺术。

2.该案例体现了人文护理服务体系的哪一方面？

人文护理服务体系主要包括硬件体系和软件体系两部分。案例中小张敏锐的观察能力和良好的沟通能力属于人文护理服务体系中的软件体系。人文护理服务软件体系体现出了护理的本质是以人为本、以患者为中心的整体护理，不仅重视人的疾病，还重视其心理和社会因素，让患者获得舒适的就医体验和被尊重感，也使患者理解并积极配合护士的工作。人文护理服务软件体系有利于提高护理质量以及医院的文化建设。

3.新时代背景下应如何更好地提高护士的人文修养？

健康是人民福祉的基础，是社会稳定的根本和国家富强的标识。新时代人民健康观和健康中国战略，对医患关系和医务人员素质提出了新的、更高的要求，以促进人民健康。护士要具备扎实的专业知识和技能，具备医者仁心的职业精神，具备人民至上、生命至上的价值理念，才能成为新时代人民的健康卫士。案例中小张展现出了良好的护士人文修养。护士应不断完善自我，加强护理人文内涵建设，构建和谐的护患关系，适应护理事业发展，为新时代大健康事业贡献力量。

（1）加强伦理道德修养，构建和谐护患关系

护士的伦理道德素质主要包括公平、公正地对待每位患者，尊重患者的权利、信仰、尊严和需要，正确处理患者的健康价值、护理道德价值和经济价值之间的冲突。本案例中，首先，小张尊重患者拒绝打针的意愿，并寻找原因，耐心开导，理解患者的焦虑与恐惧，时刻将患者的感受、需求放在心上。其次，在患者的健康价值与护理工作之间发生冲突时，小张能从尊重患者的需求出发，没有轻易放弃，并把患者的健康置于首位，探索解决问题的办法，有效地缓解了患者的紧张感和恐惧感，也保护了患者的尊严，赢得了其肯定。

（2）加强人际关系修养，提高沟通技巧

随着社会的发展，护士不仅要关注患者疾病的治疗，还要满足患者心理、社会方面的需求。案例中小张面对患者紧张、恐惧的护理问题时，给予患者足够的解释、安抚，应用了一定的沟通技巧，并注意控制自己的情绪，做到了理智、耐心、宽容。而且在沟通过程中小张能使用礼貌用语，语气和蔼，耐心倾听，理解患者的想法，实现了有效沟通。

（3）加强科学思维培养，提高服务质量

科学思维要求护士能够观察各种现象，并发现事物的内在联系，并寻找规律。护士的科学思维能够改善患者的病情，实现护理服务的创新，从而提高护理服务质量。小张在和患者的交谈中发现患者已为人父，也渴望为儿子做榜样，针对患者病情和这一心理特点，展开了安抚和劝慰，并收到了很好的效果。在患者克服恐惧心理，坚持完成医疗护理治疗后，护理小组为其颁发了"奖状"，这一行为让患者感受到护士对其病情的关注和对他的尊重。

## 思政元素

1.弘扬敬佑生命的医者精神

南丁格尔认为，护士是人间的天使，是守护生命的战士。护士应心怀敬佑生命的医者精神，在护理工作中要细致入微地观察和判断患者的病情，及时准确地处理患者的需求和护理问题，在平凡的岗位履职尽责。案例中的小张时刻重视患者的心理需求和感受，尊重患者的权利与尊严，让患者获得了良好的就医体验。如果护士只关注个人工作是否完成，将患者当作疾病的载体，是一台等待修理的"机器"，久而久之就会变得麻木和懈怠，可能导致护患冲突的发生。护士应时刻提醒自己，患者需求无小事，务必审慎耐心对待每项工作。

2.培养系统思维能力

系统思维是原则性与灵活性有机结合的基本思维方式，其核心是整体性原则。只有具备系统思维，才能抓住整体，抓住要害，才能不失原则地采取灵活有效的方法处置事务。护士在护理工作中也应培养和养成系统性思维，在护理工作中立足患者的整体，从疾病与生理、心理、社会环境的相互作用过程来认识和把握疾病整体，给予患者整体护理服务。案例中，小张从患者的生理、心理和社会的整体出发，不仅只关注患者需要注射破伤风抗毒素，还尊重患者的意愿，关注其心理变化，取得了患者的配合，完成了治疗护理工作。

（陶红霞）

# 第二章 人文关怀

**引 言**

人文关怀倡导关注人的生存与发展，也就是关心、爱护和尊重人。自南丁格尔开创现代护理以来，人文关怀就深深地根植于护理专业中，被认为是护理专业的内核和追求。我国传统医学中救死扶伤、悬壶济世等理念，也充分展现了人文关怀。当今，人文关怀在护理工作领域中被提到了新高度。作为护士，应塑造人文关怀的品质，学习人文关怀知识，提升人文关怀能力，在护理工作中有效实施人文关怀。

## 学习目标

1. 知识目标：识记人文关怀的概念；理解人文关怀的现状与发展；描述人文关怀能力的构成要素；阐述人文关怀模式的概念和分类。

2. 能力目标：分析中国传统文化中的人文关怀；应用华生的人文关怀理论指导临床护理实践。

3. 情感、素质和思政目标：坚定文化自信，发扬优秀传统文化；培养尊重、爱护、关心患者的优良品质；弘扬甘于奉献的职业精神。

## 【案例3】中国传统文化与人文关怀

### 朱丹溪为"女佣"治病

## 案例介绍

朱丹溪，原名朱震亨，先学习儒学，后改医道。虽从医较晚，但他不断访求名医，成为融诸家之长为一体的元代著名医学家，可以说是"大器晚成"。由于医术精湛，他很快就声名远播，很多达官贵人也慕名找他医治。

当时，有一个大户人家，家里人有个头痛脑热都找朱丹溪看病。一次，朱丹溪又被请去看病，诊治结束后，正准备告辞到下一家出诊，突然看到一个女佣偷偷向他招手，示意他到人少的地方说话。看到这名女佣的招手，他停下步伐，了解事由。朱丹溪看到这个女佣很面熟，他每次到这户人家出诊总是能看到她在闷头干活，沉默寡言，感觉好像总是有不开心的事情。女佣愁眉苦脸地告诉朱丹溪，几个月前，因为与丈夫发生不快，郁闷难舒，心情郁结，后来月经竟然不来了，已经停止了3个月，而且能摸到小腹渐渐生出肿块，肿块越来越大，现在感觉有炊饼那么大了，摸上去还有点痛。近两天乳头颜色变深还有液体流出，难道是怀孕了？

朱丹溪听了女佣的讲述，好心地给她把脉，说："此涩脉也，非孕脉之象。"女佣露出满脸狐疑："若不是怀孕，岂非大病临头？"朱丹溪晓之以医理，给她开了几剂活血行瘀的方药，让她回去服用。过了几天，女佣来复诊，说："药已经吃完了，月经也来了，流出的都是一些黑色的血块，肚子里的肿物小了一半，您的药真是神奇，再给我开几服药继续吃吧。"奇怪的是，朱丹溪并没有继续给她开药，而是向她解释："病势已去，勿再攻，只需注意日常调理，待下次行经，当自消尽。"女佣虽然心有疑虑，还是问朱丹溪："那我应该怎么调理呢？"朱丹溪说："最重要的是不要跟丈夫生气，家和万事兴啊，心情要开朗一点。另外，我看到厨房有不少陈皮，花园里有很多佛手，你可以向东家讨一点来泡茶喝，对你的病也有好处。"

女佣按照朱丹溪的叮嘱自我调理，没再服药，腹中的肿块果然完全消除了。

### 思考题

1.该案例体现了中国传统文化中哪些人文关怀的要素？
2.结合案例，分析中国传统文化中的人文关怀要素与护理之间的关系。
3.结合案例，谈一谈护士如何将中国传统文化融入护理工作中。

### 知识精粹

1.中国传统文化中的人文关怀

中国传统文化博大精深，其中儒家文化、道家文化和佛家文化对人们的影响较为深远。儒家文化推崇"人最为天下贵""仁""礼""信""和"等蕴含人文关怀的文化核心要素。儒家文化认为人是最珍贵的，任何时候都必须把人放在首要，即"以人为本"的理念；"仁"的核心为爱民、惠民和富民，为人文关怀奠定了基础，体现了对人和生命的高度仁爱和博爱精神；儒家还主张身心和谐，认为身心是一体的。道家文化强调"贵人重生"，把人的生命价值放在首位，提倡尊重生命；坚持"泛爱"，认为万物平等，应善待万物，不仅要爱自己，还要爱他人、爱集体、爱祖国。佛家以其特有的慈悲理念体现着人文关怀及人道主义思想，与儒家"仁爱"具有相同之义。

2.中国传统文化和护理的关系

护理的目的是守护健康，满足人们对健康的需求。健康不仅包括躯体健康，还包括心理健康和良好的社会适应能力。护理特别强调关怀和照顾整体的人，关怀与照顾是护理不同与其他专业的根本所在。我国传统文化体现和蕴含着丰富的人文关怀内涵，特别是儒家文化中的"仁爱"思想，道家文化中的"贵生、尊生"思想，以及我国传统医学悬壶济世的"仁心仁术"思想、济世救人的"人命至重"思想、淡泊名利的"廉洁行医"思想。护理人文关怀蕴含在中国传统文化和传统医学中，是护理专业技术与中国传统文化中人文精神的有机结合。

3. 在护理实践中践行中国传统文化的方法

在中国传统文化体系中，儒家文化中的"仁""礼""信""和"具有重要地位，其中寓含的价值观与护理人文关怀的价值取向相契合。在护理实践中践行中国传统文化可促使护士养成温良、仁爱、平和、宽容的品格，形成和谐的人际关系。

（1）以"仁"为护理人文关怀的精神内涵

"仁"即仁爱、爱人，基本理念则是对生命的珍视和爱惜，以及对人尊严的重视和维护。"仁"与"以人为本"的护理理念相似，都注重人的尊严和需要，促进人的生存和发展。护士将"仁"应用于护理实践中，则是坚持以患者为中心的思想，满足患者的合理需求，保障患者的日常生活，维护患者的生命价值。

（2）以"礼"为护理人文关怀的实施载体

"礼"是外在的行为规范和准则，是人的情感、道德在行为中的体现，具有规范人的言行举止、创设良好人际关系的积极作用。"礼"在护理人文关怀实践中，引导护士在与患者以及家属展开交流和人际交往过程中，始终保持良好的仪容仪表，并在沟通过程中注意礼节。此外，"礼"在护理人文关怀中，还涵盖护士应遵守的职业规范和道德准则。

（3）以"信"为护理人文关怀的行为标准

诚信在人的道德品质中占据着至关重要的地位。在护理工作中，护士保持诚实、守信、严谨的工作作风，才能赢得患者的信任，与其建立信任的护患关系，使其积极配合临床治疗和护理工作。

（4）以"和"为护理人文关怀的价值取向

在护理人文关怀实践过程中，护士与患者均应对彼此角色有正确的认知，正确地认识和处理医疗纠纷和矛盾，给彼此理解和宽容，才能真正地构建一种和谐平等的关系。需要注意的是，"和"不是一味地向患者道歉，而是双方求同存异，共同营造和谐的护理环境，对提高护理质量、促进患者康复具有积极意义。

### 案例分析

1. 该案例体现了中国传统文化中哪些人文关怀的要素？

在中国传统文化中，儒家文化具有鲜明的人文关怀特色。案例中一代儒医朱丹溪的故事，具体体现了儒家思想中的"仁"的思想。儒家核心思想"仁爱"，把"人"作为一切问题的出发点和归宿，把"爱人"作为为人处世的基本态度和准则。案例中朱丹溪具有悲悯济世的大爱情怀和兼济天下的崇高理想，他对待患者一视同仁，悉心为不同阶层的患者诊疗，做到了"若有疾厄来求救者，不得问其贵贱贫富"。朱丹溪还怀有一颗恻隐之心，能够从患者的角度感同身受，不但关注患者疾病本身，还注重患者的心理和社会健康，为患者及其家人着想，济贫扶弱。作为新时代护士，应学习、继承和发扬中国传统文化中关于人文关怀的精髓和内涵，将扎实的专业知识、熟练的专业技术和传统文化中蕴含的人文关怀相结合，给予患者人道主义帮助。

2.结合案例，分析中国传统文化中的人文关怀要素与护理之间的关系。

在"以人为本"的护理理念下，护士除了关注患者的疾病，还要重视患者的心理感受，增加对患者的人文关怀，提高护理工作的温度，让患者体验到贴心温暖的护理。注重人文素养和人文关怀，正是中华优秀传统文化"仁""礼""信""和"等思想的体现，和护理的价值取向相契合。

案例中朱丹溪为"佣人"看病的故事，体现了儒家所推崇的"天地万物，唯人为贵"思想和博爱仁义的精神。朱丹溪并不因为患者是"佣人"而差别对待。护理也秉承了这一理念，将患者生命安全置于最高位置，敬畏每一个生命，急患者之所急，想患者之所想，发自内心地实施"以患者为中心"的优质护理。案例中朱丹溪提到"家和万事兴，不要和丈夫生气"也正体现了传统文化中"和"的精神。"和"反对矛盾纷争，提倡和谐，强调人与人、人与自然的和谐相处，在处理事务时要把握尺度、保持中正，达到和谐的理想境界。在护理工作中，护士要注重与患者及其家属的沟通，解决矛盾，降低护患冲突发生率。

中华传统文化，特别是儒家文化，对中国社会的政治、经济、文化及意识形态等各个领域都产生了十分深远的影响，其中蕴涵的人文关怀元素，形成了别具特色、博大精深的人文关怀思想。人文关怀是护理工作的本质。中国传统文化中的人文关怀思想和护理人文关怀密切相关、相辅相成。将儒家思想中的人文关怀元素引入护理工作中，构建以"仁"为精神内核、以"礼"为实施载体、以"信"为行为准则、以"和"为价值取向的护理人文关怀体系，有助于发展护理事业，促进人民健康。

3.结合案例，谈一谈护士如何将中国传统文化融入护理工作中。

《全国护理事业发展规划（2016—2020）》明确指出：在护理工作中要"体现人文关怀"，在护理人才培养过程中要"加强护理专业人文教育和职业素质教育，强化临床实践教学环节，注重职业道德、创新精神和护理实践能力培养"。而中华优秀传统文化中所包含的"仁""礼""信""和"等人文关怀理念和人文精神正是护理教育和临床护士需要学习和践行的。

（1）增加传统文化教育

在护理院校教育课程设置中可增加中华优秀传统文化和中国传统医学文化教育相关课程，让学生学习和了解中国文化和中国传统医学中蕴涵的人文关怀精神和精髓，学习先贤的故事，做到见贤思齐。在护士继续教育过程中，可定期邀请专家为护士讲授中国传统文化知识，例如通过本案例的学习，教育护士在临床护理工作中，面对富贵贫贱、长幼妍媸时，时刻提醒自己面对的都是鲜活的生命，做到敬畏生命。

（2）坚持"仁"的理念

"仁"的本质是"爱人"和善待生命，维护人的尊严。"以人为本"是护理的核心理念，宗旨是帮助护理对象满足和维持他们的需要。护士应营造良好的人文环境与氛围，树立人性化的服务理念，尊重患者的生命价值、人格尊严和个人隐私，减轻和解除患者的痛苦，给予患者积极有效的心理支持，真诚倾听患者的诉说，鼓励患者树立战胜疾病的信心。

（3）遵守"礼"的规范

相对于"仁"而言，"礼"是外在的道德与制度的规范，是人的内在道德情感、伦理的行为外化，起到调节人际关系、约束人的言行的作用。护理人文关怀中的"礼"包括护士应当遵守的职业道德规范和行为准则。护士应做到仪表整洁、仪容大方，对待患者态度亲切、和蔼、诚恳，立足于患者角度思考问题，给予患者足够的关怀和尊重。

（4）遵守"信"的底线

讲诚信、守信用是中华民族的传统美德。"信"是人立身处世的基点，是最起码的道德要求和最稳定的人际契约关系。在护理工作中，护士应始终秉持医者应有的诚信，保护患者的隐私，不随便泄漏患者病情、诊断等信息。护士还应恪守"慎独"的职业精神。发生护理不良事件后，护士应及时上报和处理，尽最大可能避免对患者的伤害。护士还要言行一致、信守诺言、忠于职守、坚持原则等，只有这样，才能取信于患者，取信于社会。

（5）遵循"和"的立场

我国正在推进和谐社会的建设，"和"是其中重要的理论和价值观。"和"并不是无原则的一团和气，而是以"礼"为前提。护患双方要正确认识和处理矛盾，求同存异，互相理解和包容，继而构建真正意义上的和谐护患关系。护士在处理与患者之间的矛盾和纠纷时所持的基本立场、基本态度及倾向等都要以"和"为价值选择，这对护士自身及护患关系的和谐都有很大的帮助。

### 思政元素

1.坚定文化自信，传承和弘扬传统文化

文化自信是指一个民族、国家乃至一个政党对自身文化及其价值的充分肯定和积极践行，对其文化生命力与未来发展的坚定的信心。对于一个民族、一个国家来说，只有对自身文化抱有强烈的信心，才能不忘初心，鼓起勇气，战胜艰险，激发创新创造的活力，最终实现繁荣与发展。从本案例中我们认识到中国传统优秀文化中蕴含的人文关怀和医者精神，作为新时代医务人员，护士要坚定文化自信，传承传统文化中圣洁、无私、奉献的医者精神，增强自身职业的使命感和自信心。

2.弘扬救死扶伤、悬壶济世的中华传统医学精神

救死扶伤是医疗卫生行业的天职，悬壶济世是祖国传统医学的美好愿望和追求。弘扬中华传统医学精神对塑造医务工作者良好形象和保障医疗事业快速发展具有现实意义。护士要有仁爱之心，平等、公平地善待每一位患者，最大限度地尊重患者的生命。护士还

要有高尚的医德修养，只有具备高尚医德修养的护士，才能一切从患者利益出发，精诚地为患者提供护理服务。

# 【案例4】华生的人文关怀理论

## 生命不能承受之重

//  **案例介绍**  //

护士小罗在妇科肿瘤病房工作，这天科室收治了一位卵巢癌的患者刘女士。刘女士只有28岁，刚生完孩子，因持续腹胀来医院就诊，诊断结果为卵巢癌晚期。她和家人都不能接受这一现实，她整日以泪洗面，情绪十分低落，家属也是眉头紧锁，愁眉不展。

自从刘女士住院以来，小罗经常来到她的床边安慰、鼓励她，用其他患者战胜癌症的例子给她树立信心，并谈及她的小宝宝来激发她生存的欲望。每次化疗后刘女士的胃口就会变得很差，剧烈的呕吐加上大面积的口腔溃疡让她吃不下东西。因她家在外地，做饭不方便，外面买的东西又很难合她的胃口，小罗上班的时候就从家里熬好粥并做些清淡可口的小菜带到刘女士病房，鼓励她能吃一口就多吃一口。小罗还会计算好刘女士下次化疗入院的时间，提前给她预留床位，在她回家疗养期间经常给她打电话，询问身体状况和小孩情况。在后期治疗中，刘女士病情恶化，她便要求回家治疗。除了经常打电话沟通，小罗还收集了很多疾病康复的信息，并用写信或者短信的方式发给刘女士。

在交流中小罗得知刘女士感觉很孤单，她希望小罗能去看看她。对于此事，同事们很反对，担心将来发生护理纠纷。一天下夜班后，小罗不顾其他同事的反对，来到刘女士的家里看望她。刘女士已呈现出恶病质状态，整个腹部和下肢水肿非常严重，瘦得只剩下皮包骨。尽管刘女士和家人都建议小罗只陪她说说话，但小罗还是坚持陪了刘女士一晚上，不停地给刘女士按摩因躺得过久而疼痛的腰部。临走时，刘女士握着小罗的手流着泪说："也许我们只能见这一面了，但你能这么远来看我，我要走，也会笑着走的。"在两人挥泪告别后的第31天，刘女士因病情过重去世。刘女士的家属用短信告诉小罗的时候，她禁不住潸然泪下。

小罗说她和刘女士的父母一直保持联系，说她能理解他们老年丧女的苦痛。虽然苍白的劝慰于事无补，但真挚的关爱能让受伤的心灵得到抚慰，人性的善良能让人变得更加坚强。

//  **思考题**  //

1.请结合该案例，说一说为什么关怀是护理的本质与核心。

2.本案例中体现了华生十大临床关怀程序中的哪些内容？

3.请运用华生临床关怀程序和护理程序分析该案例。

## 知识精粹

1.华生人文关怀理论的主要概念

简·华生（Jean Watson）是美国当代著名的护理理论家，首次将人文关怀和护理相结合，创立了人文关怀理论。华生强调关怀是护理的本质，护理人文关怀只有通过充满爱心的人际互动才能得到有效的体现和实践，护士应根据患者的需要，帮助患者达到生理、心理和社会健康的目的。人文关怀理论主要包括以下几个概念：

（1）健康

健康是一种主观感受，是身、心、灵的统一及和谐，不仅是没有生病，还包括具有较高水平的身心和社会功能状态。

（2）关怀与非关怀

华生将人分为关怀性和非关怀性两类。关怀性的人具有以下特征：将每个人视为独特的个体，关注和关心他人的情感；积极沟通；愿意付出额外的努力。关怀性的护士及其行为可使其与患者产生情感，达到最佳的护患关系。反之，非关怀性的人忽视个体差异，对他人的情感无动于衷。非关怀性护士及其行为可使患者感到冷漠、威胁，甚至感到气愤、绝望而影响健康，不利于护患关系的建立，甚至导致护患冲突。

（3）超个人关怀性关系

超个人关怀性关系是一种与他人的连接或统一，是对他人的整体及存在的一种高度认可。当护士进入另一个人的生命空间或现象时，能探测他人的生活状态，感受到这种情形，并及时做出反应，使接受者释放出其想释放的主观情感。

（4）关怀时刻

当护士和患者两个人带着各自的独特的经历或背景走到一起并发生连接，就构成了关怀时刻这一事件。关怀时刻可超越特定的物理时刻，存在于护士和患者的生命中，即便患者出院离开护士后，患者和患者家属仍能感受到关怀时刻的存在。

2.华生的十大临床关怀程序

华生在其早期理论著作中提出了十大"关怀要素"，后期经过不断修改后提出了十大临床关怀程序。集中体现在哲学基础、照护关系和照护程序三个方面：

（1）哲学基础

哲学基础包括：①坚持人道主义-利他主义价值观，对自我及他人怀有仁爱怜悯之心，给予关爱；②真诚陪伴照顾对象，交往中注入信心与希望；③进行个人精神实践，培育超个人自我感和对他人的敏感性，达到超越本我状态，全面拥抱个体的情感世界和主观世界，触及个体的内部自我。

（2）照护关系

照护关系包括：①建立帮助-信任的关怀性人际关系；②支持患者正性和负面情绪的表达，使自我与被照顾者建立深层次精神上的联系。

（3）照护程序

照护程序包括：①在决策中系统地应用科学的解决问题的方法，护理程序为解决护理问题提供了科学的程序和方法；②善于运用适宜的方法对服务对象进行健康教育；③提供支持性、保护性的生理、心理、社会文化及精神的环境；④动态地、整体地看待人性的需求层次，满足各种不同层次的需求；⑤强调利用情景资料来帮助人们了解现象，使其发现生活中的优势，建立面对生活和死亡的勇气。

3.华生人文关怀理论和护理程序

华生认为，护士应采取一个普遍性的方式将事物的各部分联系在一起，护士应运用科学的解决问题的方法收集资料并做出护理决策。她认为，护理程序是科学解决问题的程序，该程序可指导护士回答护理问题，而且找出解决护理问题的最佳方案。

（1）护理评估

评估包括应用文献中的相关知识，对问题进行观察、确认、回顾。在对问题进行评估时，护士应运用概念化的知识构建问题的框架，同时建立假设，对该问题的影响因素及其相关关系进行阐述。

（2）护理计划

在护理计划过程中应明确收集什么资料，在何处、由何人收集该资料，以及如何收集资料，并设计解决问题的方案。

（3）护理干预

干预是通过直接的行动实施计划，在这一过程中应继续进行资料的收集。

（4）护理评价

评价是对资料进行分析，以便根据所收集的资料评定干预的效果，包括解释结果并判断该结果是否可以进一步推广。华生认为，通过评价可产生新的假设，这种对问题及其解决方案的研究甚至可产生新的概念框架。

## 案例分析

1.请结合该案例，说一说为什么关怀是护理的本质与核心。

华生将哲学中"以人自身的生命价值为本"的人文关怀理念引入护理领域"关怀弱势群体的生命健康"的内涵中，揭示了关怀是护理的本质与核心。在本案例中，具体体现在以下几个方面：

（1）护理关怀对健康具有促进作用

华生认为，健康不仅是没有疾病，还包括心理和社会安宁的状态。案例中护士小罗在患者入院后就发现患者及其家属存在负面情绪，并及时实施护理措施，如真诚地倾听患者的诉说；利用其他患者战胜疾病的案例来安慰、鼓励患者；用患者新出生的小孩来激发患者的生存欲望；并在恶病质时期给予患者陪伴和照顾。这些措施虽然未能直接治愈患者的躯体疾病，但在一定程度上让患者在心理上得到了抚慰，发现生存的意义，能够直面癌症，正视死亡，使患者处于目前能够达到的最佳状态。

（2）关怀成就最佳护患关系

在此案例中，小罗展现了护理中的关怀精神，关注患者及其家属的情感、心理变化，积极沟通，在患者居家疗养期间打电话沟通交流，为患者预留再次入院床位，并前往患者家中探望，愿意为患者付出额外的努力。具备关怀性的人的行为，可成就最佳的护患关系，小罗善良的秉性，对患者的关注和积极的反应，为患者生命注入了希望，抚慰了患者心灵。相反，如果小罗对患者及其家属的心理反应不闻不问，无动于衷，只是完成治疗护理工作，依据华生的关怀理论，可能会让患者感受到冷漠甚至是威胁，从而导致患者气愤、绝望。

（3）超个人关怀性关系维护尊严和人性

案例中，小罗的同事提醒她避免与患者个人接触和交往，避免自我暴露，个人情感投入被认为是不专业的行为，可能发生护理纠纷。而小罗坚持在患者弥留之际进行探视，形成了超个人关怀性关系。在这种超个人关怀性关系中，小罗运用自己的直觉、感知、知识、技能，进行真诚的、有意义的、主动的交流和互动，患者也感受到了小罗的关怀，甚至超越了时间和空间，带来了深层次上的人性连接，在两人分开后，患者和家属依然能够感受到这种关怀的存在。在一定程度上来说，超个人关怀性关系保护、增加、维护了人的人性和人的尊严，有助于患者的内心和谐。

2.本案例中体现了华生的十大临床关怀程序中的哪些内容？

华生的人文关怀理论被认为是护理专业的哲学、伦理道德基础，她提出的临床关怀程序是进行人文关怀的指南，集中体现在哲学基础、照护关系和照护程序三个方面。

（1）心怀仁爱怜悯，坚持利他主义价值观

该项临床关怀程序属于华生十大临床关怀程序的哲学基础。在本案例中，首先，小罗能够保持开放的心态与患者建立连接，认识到患者的独特性：年纪很轻，刚生完孩子后查出患有卵巢癌。其次，小罗能正视患者及其家属出现的焦虑和不安的情绪，在住院期间真诚地倾听其诉说，在患者出现化疗副反应时为其带来清淡可口的饭菜，给予足够的关怀和尊重。最后，在患者出院后，小罗仍能将这种关注和关怀延续，形成了超个人关怀性关系。小罗不计个人得失，真正做到了坚持人道主义价值观和对他人怀有怜悯之心。

（2）注入信心和希望

华生认为，健康包含了个体经历中多维度的平衡和协调，如果现代医学对患者的治疗无能为力，护士可以协助患者借助寻求健康行为、正向鼓励、正向暗示的力量，以及与患者有效的互动关系来支持患者。案例中小罗主动与患者建立人际关系，在护理患者时，应用他人战胜癌症的例子鼓励患者，用刚出生的小宝宝激发患者的生存欲望等各种方式帮助患者树立战胜疾病的信心，鼓励患者继续生活，为患者带来希望。

（3）促进并接受正负性感受的表达

华生认为，感受可以改变思想和行为，是建立护患关系过程中必须考虑的要素。护士应充分做好接受患者正、负性感受的准备，与患者深入沟通，体察对方的感受。案例中小罗和科室其他护士的区别在于小罗贴近患者，在住院期间主动关怀和关心患者，并在患者出院后为满足患者孤独的心理需求去家中看望她，支持患者情绪的表达，给予患者精神上的支持，与患者建立了深层次精神上的联系。

3.请运用华生临床关怀程序和护理程序分析该案例。

华生认为，护理程序是科学解决护理问题的程序，该程序可指导护士发现护理问题，找出解决护理问题的最佳方案。

（1）护理评估

在护理评估过程中，护士应遵循华生临床关怀程序中的"满足患者各种不同层次的需求"这一要素，全面评估患者的需求。在评估患者病情时，充分发挥护士人文利他主义价值观，给予患者同情与关爱。患者不同层次的需求包括：①低层次生理物理需要，包括患者如何看待自身的疾病、营养状况如何、日常摄入是否能够维持身体机能等。②低层次生理心理需求，包括患者对自身疾病认识是否现实、能否参与日常活动等。③高层次心理社会需求，包括患者对患病和小孩出生的认识、对自己人生价值的认识、是否感受到被爱和关注等。

（2）护理计划与实施

护士要通过主动关怀，建立让患者感受到自己人格被尊重、疾病被救助、心理被关注的照护环境。在生理需求方面，当患者因为化疗出现食欲下降和呕吐时，小罗和患者及其家属共同制定营养方案，鼓励患者尽可能进食。除关注患者的生理需求外，在心理健康方面，小罗鼓励患者应对应激源，强调目标达成是使患者自身尽可能达到目前最佳状态，而非完美；鼓励患者表达对自我疾病的恐惧和担忧，以及对无法照顾刚出生小孩的烦躁情绪，以建立帮助-信任的护患关系。在社会健康方面，小罗与患者父母一直保持联系，促进家庭内部建立有利于患者健康的、积极的相互关系。

（3）护理评价

针对案例中的患者，护士首先要评价是否与患者建立相互信任的关系，患者各方面状态，特别是心理、社会方面发展是否正常，患者是否能够面对个人疾病状态，坦然面对死亡。

### 思政元素

**1.弘扬仁爱精神**

"仁爱"，是指宽仁慈爱、爱护和同情他人的感情。如果说技术高超是评判一个医务工作者的标准，那么仁爱之心就是医务工作者的灵魂。中华护理学会颁发的《护士守则》中明确提出，"护士应当关心、爱护患者"。案例中，小罗应用著名护理理论家华生的关怀理论对癌症患者刘女士的照护过程，充分体现了仁爱精神。实施健康中国战略对护理发展提出了新任务、新要求，护士除了要关注疾病本身，还要关注人的心理和社会健康，实现护理技术和人文关怀同步发展，满足人民健康需求。

**2.弘扬奉献精神**

在2016年全国卫生与健康大会上，习近平总书记指出：长期以来我国广大卫生与健康工作者弘扬"敬佑生命、救死扶伤、甘于奉献、大爱无疆"的精神，全心全意为人民服务。这段话有力地阐述了新时代医疗卫生的职业精神，反映出医疗卫生行业保障人民群众健康的神圣使命、特殊价值和崇高境界。如果说"敬佑生命""救死扶伤"带有医务工作者鲜明的职业标识，"甘于奉献"则是当代中国医护人员带有的鲜明品格标识。案例中小罗在休息时间还去看望患者，用平凡的工作表达对护理事业的热爱和对患者的热忱。正是源自对奉献精神的理解和追求，源于对事业的执着和热爱，甘于奉献的职业品格才更显得难能可贵，而奉献精神所迸发出的创造力、凝聚力、感召力，正是当今广大医护人员职业尊严的基石，也正是推动健康中国建设的强大动力。

# 【案例5】护士人文关怀的践行

## 仁心仁护，践行人文关怀

### 案例介绍

这天，12岁的小张因长期扁桃体炎症来耳鼻喉科住院。护士小李翻阅他的病历，发现小张体重98 kg，血压130/80 mmHg，身高175 cm。她非常诧异，这是在儿科工作以来遇到的最胖的患者，是什么样的生活环境造成孩子这样的体重？小李悄悄地问小张爷爷："家里人平时都给孩子什么好吃的了啊？""没给什么好吃的，做什么饭就吃什么，家里是开超市的，以前经常吃零食、喝饮料，现在孩子知道自己胖了，零食吃得少了。"

这天，小李忙完手头的工作后，和小张聊起天来，当问到他喜欢什么运动时，小张略带伤感地说："我现在不爱运动！""那你以前喜欢什么运动呢？""我之前瘦的时候最喜欢跑步了，以前学校短跑比赛我还得了第一名呢！"小张骄傲地说。"那现在为什么不喜欢运动了？""因为现在我跑几步就会感到心慌，跑不动。""我记得中考是要考体育的，那样的话，你觉得会有什么困难吗？""那我体育肯定会不及格。"说到这，他低下了头，试图隐藏难过之情。小李接着问："那现在体重的问题有没有影响到你的日常生活？""现在没有以前瘦的时候活动灵活，而且也不好看，我讨厌他们都叫我'胖子'！""那你想过减肥吗？""想过，但是都没成功，感觉太困难了。""那让我们一起努力想想还有什么更好的办法来解决这个困难。"小张摊手道："我知道需要合理饮食和运动，可我就是减不下来。""没关系，我们请营养科的医生为你量身定制食谱和运动计划，你觉得怎么样？"他激动地抬起头说："如果请医生帮我，那就太好了！"这时，他的目光中折射出少年该有的童真和快乐。

那天下午主管医生依据小李的意见请来了营养科医生会诊，营养科医生了解了他的生活和饮食习惯，结合实际为小张制定了合理的减肥食谱，并指导他如何合理运动。小张觉得这次减肥肯定能成功。小张对小李说道："我会按照医生的指导，每天坚持去运动，然后搭配合理饮食，努力减肥。""等有一天你瘦下来的时候会对今天的自己说什么呀？"小张说："我会说小张你好棒，帅呆了！到时候老师和同学们也一定会很惊讶的，想想就很开心。"这时小张"咯咯咯"地笑了起来。没几天小张康复出院了，出院后小李对他进行了长期随访，追踪其减肥情况，并鼓励其坚持科学饮食和锻炼。现在的小张体重已经控制在正常范围，人也更加自信和乐观。

在今年医院的5·12庆祝活动中，小李以此为素材编排了小品，赢得了全院护士的认可。护理部也倡导要向耳鼻喉科学习，科里的护士都特别骄傲。

//　**思考题**　//

1.本案例中护士小李履行了哪些人文关怀工作职责？
2.本案例中护士小李采用了哪种人文关怀模式？
3.结合本案例，分析护士应如何开展人文关怀。

//　**知识精粹**　//

1.护理人文关怀工作职责

护理人文关怀工作职责是从制度规范层面上要求护士在工作中应用人文关怀知识和技能为患者提供服务，并不断学习提升自身人文关怀能力。

（1）实施人文关怀服务

护士要树立人文关怀理念，树立利他主义价值观和人文关怀理念，培养为患者提供人文关怀的意识和价值观，并落实对患者的人文关怀，在护理的全过程中实施对患者的关怀。除了要对患者实施人文关怀外，护士还要做好自我关怀，形成良好、健康的生活方式。

（2）提高人文关怀能力

护士可通过参加各类人文培训及自主学习，提升个人人文关怀意识和能力，掌握人文关怀实施的技能和方法。同时，护士应积极参与各种人文活动，记录人文关怀的故事，记录反思日记，与同事分享护理人文关怀故事，并进行人文关怀的相关研究。

2.护理人文关怀模式

护理人文关怀模式是以满足患者的人文关怀需求为导向，将"以人为本"的护理理念贯穿于患者入院至出院，在此过程中让患者感受到舒适、被关爱、被尊重和被理解，最终促进患者生理、心理和社会等方面的健康。护理人文关怀模式可分为：

（1）护理人文关怀服务模式

该模式为患者提供全人、全程的整体护理，需要护士掌握一定的人文关怀知识和技能。

（2）护理人文关怀疗愈模式

该模式主要利用华生的关怀理论，针对癌症、独居等特殊患者开展关怀性护理活动，提高患者自我治愈的能力。对关怀实施者的人文知识和技能要求较高。

3.临床实践中的人文关怀

护理人文关怀要求护士不仅要具备"以人为本"的护理理念，而且要在护理工作实践中践行人文关怀：

（1）尊重患者的生命尊严

护士的人文关怀要做到尊重患者的生命价值、尊严和权利。具体包括：①尊重患者的生命，护士应当全力以赴维持患者的生命健康。②尊重患者的人格，护士要接受患者的思想和行为，不因患者的特殊性而有偏见或歧视。③保护患者的隐私，护士在查看患者身体的时候要征得患者的同意，不在公众场合谈论患者病情，不随意泄露患者病情。④尊重患者的选择，护士要尊重患者在考虑综合因素的基础上所做的决定，不强迫患者修改决定。⑤尊重患者的习俗，护士要了解患者的文化和习俗，尊重其风俗习惯，尽可能满足患者需求。

（2）实施整体护理

护士除关注患者疾病外，还应关注其心理、社会健康状况，提供完整的人文关怀服务。

（3）满足患者的健康需求

人的健康是一个动态变化的过程，护士在为患者提供健康需求服务时需要注意：①主动提供帮助，缩短护患之间的心理距离。②提供适当且患者需要的帮助，而不是帮助患者完成一切任务。③提供专业化帮助，并将其延续至患者出院后的日常生活当中。④注重人的个性化差异，及时做好评估，提供个性化人文关怀服务。⑤注重沟通，建立相互信赖的护患关系。

## 案例分析

1.本案例中护士小李履行了哪些人文关怀工作职责？

人文关怀工作职责要求护士在护理工作中从树立人文关怀理念意识、提升人文关怀水平和落实人文关怀三个方面开展护理服务，以达到持续改进护理服务质量、促进患者健康的目的。

（1）树立人文关怀理念

护士要树立利他主义价值观和人文关怀理念，主动帮助他人。本案例中小李拥有良好的人文关怀理念，体现了利他主义价值观，例如在为患者实施入院评估时，小李发现患者存在严重的肥胖问题，但并未直接询问原因，而是通过询问患者家属了解肥胖发生的原因；此外，患者本次就医的主要目的并不是肥胖问题，但小李主动出击，在尊重患者意愿的基础上，协助医生为患者制定营养运动方案，鼓励其坚持执行方案，取得了明显效果。

（2）落实人文关怀措施

护士需积极履行人文关怀职责，对患者实施生理、心理、社会的整体、全方位、全程的人文关怀。本案例中小李具有良好的人文关怀知识和技能，例如思维判断的能力、与儿童沟通的技巧、与其他团队沟通合作的能力、教育引导的能力等。通过和患者聊天了解其对肥胖的认识，引导患者坚定减肥的信心，并在患者出院后继续跟踪随访康复和锻炼情况。在此过程中小李主动和患者沟通交流，评估患者需求，及时为患者提供所需要的服务，与患者建立了关怀性关系，有利于患者疾病康复和心理健康。

（3）反思和分享关怀故事

记录关怀事迹，并进行反思和分享，有助于护士不断改进人文关怀技术，提高人文关怀能力。案例中，小李将护理小张的故事搬上了舞台的创作过程也是其反思自身、与同事分享交流的过程。反思和分享一方面增强了小李的职业成就感，另一方面也使小李潜移默化地用自己的行为影响、带动其他护士，营造浓郁的人文关怀氛围。

2.本案例中护士小李采用了哪种人文关怀模式？

人文关怀模式主要有护理人文关怀服务模式和护理人文关怀疗愈模式。护士在护理工作中恰当地选择人文关怀模式不仅可以促进患者康复，促进其心理和社会和谐，也更能调动护士的主观能动性，有助于医院良好社会形象的塑造。

案例中小李选择了护理人文关怀疗愈模式，在患者住院过程中，通过聊天的方式引导患者了解肥胖带来的害处，并在减肥过程中给予鼓励和肯定，将人文关怀的知识和技能落实在护理工作的每一个细节当中，最终不仅让患者身体达到健康，还治愈其因为肥胖而出现的情绪低落，达到了提高患者自愈能力和促进身体、心理和社会和谐的最高境界。合理选择护理人文关怀模式，可以让人文关怀的目标更加明确、系统和规范，帮助护士实现理想的护理效果，为凝练医院护理文化奠定基础，对护理品牌的打造和树立起到积极作用。

3.结合本案例，分析护士应如何开展人文关怀。

"白衣天使"是人们对护士形象美和内在美的深情赞誉。关怀就是连接护士和患者的桥梁，让双方从相识到相知逐渐有了心与心的沟通。

（1）尊重

尊重患者的生命、人格和选择是护士临床护理工作中开展人文关怀的基础。案例中小李观察到患者除了扁桃体炎症以外还存在肥胖的症状，影响了患者生理和心理健康，小李并没有因为肥胖而对患者产生偏见或歧视。在之后的沟通中小李先和其家属分析患者肥胖的原因，再和患者进行一系列交流，体现了对患者生命健康的护佑和对人格的尊重。在本案例中，小李采用同理心和移情的技巧让患者意识到肥胖的后果，并尊重患者的个人选择，帮助他选择最佳方案，而不是强势地要求患者按照医务人员的意愿进行治疗。

（2）践行整体护理

护士在临床护理中要养成整体性思维，同时关注人的生理、心理和社会健康，提供完整的健康服务。在本案例中，小李不仅关注了患者本次入院的主要目的，还发现其存在肥胖的健康问题。经过评估后发现患者饮食不合理，缺乏运动锻炼，肥胖不仅带来患者的身体不适，而且导致其自卑问题的发生。小李在全面、整体评估患者的基础上，协助医生为患者制定了个体化营养和运动方案，并提供了精神上的支持和鼓励，有利于患者恢复健康并形成坚韧的人格品质。小李还把对患者的护理及健康教育延伸到出院以后，通过定期随访，了解患者坚持科学饮食和锻炼的情况，指导患者进行自我健康管理，提高患者的生活质量。

（3）满足健康需求

护士要利用专业的护理知识和技术，为患者提供解决健康问题的深层次专业服务，护理服务具有治疗性的特点。本案例中儿童肥胖问题在日常生活中较为常见，是威胁患者健康的重要因素之一，患者及其家属常无法科学地解决该问题。小李邀请营养科医生为患者制定了个性化营养运动方案，并指导患者学会自我管理，鼓励患者坚持健康科学饮食和锻炼，很好地改善了患者的肥胖问题，提高了患者的生活质量。

## 思政元素

### 1.培养整体观

整体观是祖国传统医学的基本特征之一，阐明了人的整体性，以及人与自然、人与社会的统一性。护理领域的"人"同样是一个整体，是包括生理、心理和社会的一个整体。在临床护理中，护士要注重人的整体性，提供关注生理、心理和社会的完整人文关怀服务。本案例中小李的护理行为正体现了这一思维方式，从患者入院后，小李不仅关注患者本次就医的疾病，还发现其肥胖问题，以及肥胖带给患者的情绪反应，了解患者的整体舒适感，并在出院后提供健康随访和健康教育服务。

### 2.树立牢固的法治意识

《民法典》等法律法规赋予患者多项权利，如生命权、健康权、隐私权、知情同意权等。权利和义务相互依存，与患者权利相对应的就是医务人员的义务。这就要求护士必须具备法治意识，尊重和保护患者的各项正当权利。在本案例中，护士最大程度地维护了患者的权利，在护理过程中注意保护患者的隐私，征求患者对减肥的意见，尊重其知情同意权，在患者同意后制定了科学的营养和运动计划，不仅约束了自己的行为，也尊重和保护了患者，避免护患纠纷的发生。

（陶红霞）

# 第三章　护士的科学思维修养

**引　言**

思维是世界上最美丽的花朵，正因为有了这朵花，人类才有别于地球上其他生物，成为万物之灵长。思维是认知过程的高级阶段，反映了客观事物内部本质特征和事物之间的规律联系。知识会随着记忆的消退而被遗忘，但是经过培养的科学思维一旦形成就轻易不会消失，它教会我们如何主动获得新知识，并为临床实践提供科学指导。护士想要成为一名出色的临床专家，需要具备科学的、逻辑的、高阶的临床思维，公平、客观、理性的评判性思维，勇于打破传统束缚、创造性地解决问题的创新思维。

## 学习目标

1.知识目标：识记思维、评判性思维、创新性思维的概念及特点；理解科学思维、临床思维、评判性思维和创新性思维的过程和组成形式。

2.能力目标：应用临床思维、评判性思维和创新性思维解决临床护理中的实际问题。

3.情感、素质和思政目标：塑造不断学习、终身学习的人生观和职业观；树立求真务实的工作态度；培养辩证思维能力。

## 【案例6】护士的临床思维

### 令人费解的意识障碍

## 案例介绍

患者男，56岁，因"车祸伤及胸部1小时"于2月12日以"双侧多发性肋骨骨折、液气胸"收住入院。入院后护士遵医嘱给予患者一级护理，持续吸氧，消炎，化痰，保肝药物治疗。2月17日上午，责任护士小郑巡视病房时发现患者烦躁不安、意识下降、不能正确回答问题。心电监护示：心率98次/分，血压181/92 mmHg。于是，小郑便立即通知主管医生，并遵医嘱给予拜心通30 mg口服。患者的血常规、肝功生化等检查结果无明显异常。

这引起了医护团队的关注，主管医生随即召开了小组会议讨论患者出现的问题。护士小李说道："患者有糖尿病病史20余年，高血压病史10年，是否为颅脑疾病？"医生小张补充道："患者尿毒症病史6年余，是否并发肾性脑病？"根据大家的意见，患者的主管医生请神经内科和肾内科医生进行了会诊。脑部CT和生化检查显示，暂不考虑患者存在颅脑疾病所致精神症状和肾性脑病可能性。

还有什么因素可导致患者出现烦躁不安？

这时小郑联想到之前读过有关"抗生素脑病"的文献，难道精神症状是药物因素所致？进一步查阅相关资料，小郑发现患者使用的头孢吡肟不良反应中确实有肾功能不全者如若未相应调整头孢吡肟剂量时，可引起脑病、肌痉挛、癫痫。患者自2月12日入院至2月17日一直使用头孢吡肟，其间未调整抗生素用量，小郑将此疑虑告诉了护士长和主管医生，医生发现该患者不良反应的发生与用药存在时间上的相关性，立即停用头孢吡肟，停药3天后患者意识障碍症状自行消失，故考虑患者出现意识障碍为头孢吡肟引起的抗生素脑病。

这周科里业务学习，护士长安排小郑为大家系统讲解了抗生素脑病，在最后提问环节，同事问小郑为什么当时会想到抗生素脑病，她回答道："这主要得益于在学校学习时培养的阅读文献的习惯，阅读文献让我积累了大量的知识，更重要的是，在临床工作后的实践和应用，如果没有临床实践，这些知识也只能停留在书本上。"

---

**思考题**

1.该案例中，护士小郑为什么能够正确判断患者出现意识障碍症状的原因？

2.结合该案例，分析护士小郑对患者进行临床思维的过程。

3.你认为护士小郑具有哪些临床思维品质？

---

**知识精粹**

1.临床思维的概念及特点

在护理领域，临床思维是指护士根据已知的科学知识和原理，在充分收集与疾病相关资料的基础之上，对资料进行分析、判断、推理、验证、修改，对患者的健康问题进行评估、诊断、护理和预防的思维过程及活动。护理工作的服务对象是具有生物属性和社会属性的人，人的疾病具有个体差异性、复杂性和动态变化性的特点，因此护士的临床思维也必须适应这些因素。临床思维具有以下特点：

（1）时限性

临床决策不能等待疾病的全部表现及所有检查的完成，尤其是在抢救患者生命时，需要在短时间内进行临床决策。

（2）动态性

疾病的发生、发展是一个动态的过程，因此护士的临床思维过程也需要不断变化和调整，以准确分析病情，制定有效的护理方案，有针对性地进行护理。

（3）差异性

每个患者都是一个独特的个体，疾病既有共性的特点和规律，又存在一定的差异性。护士需从实际出发，全面评估患者，除实施常规护理措施外，还要针对不同患者的特点提供个体化护理措施。

（4）复杂性

人体本身是一个复杂的有机整体，患者可能同时存在多种疾病，或者出现并发症，使某一疾病的特异性或主要特征不易辨别。因此护士要勤于观察，善于思考，在错综复杂的疾病症状和表现中抓住主要问题，及时给予有效护理。

（5）全面性

人具有整体性，为准确了解患者病情、实施有效的护理措施，护士需要全面了解和评估患者，获取与疾病相关的生理、心理和社会等全方位的资料，为临床决策奠定基础。

（6）交互性

护士是临床思维的主体，患者是客体。在临床思维过程中，护士既要激发患者的主观能动性，又要排除患者错误的主观因素对护士临床思维的干扰。

2.临床思维的过程与方法

临床思维作为思维的一种具体形态，需要经历一个完整的过程。

（1）收集资料，评估患者

临床思维的核心是发现和认识患者存在的健康问题。这就需要护士获取全面的、真实的、完整的临床资料，以分析患者发病的病因和存在的病变，明确患者的护理问题及护理需求。

（2）分析资料，提出方案

该阶段是临床思维的主体阶段。护士在第一阶段收集到的资料基础上，通过组合、比较、抽象、概括和综合分析的方法找出健康问题及其原因，建立初步诊断，进一步评价和验证临床策略，完善护理计划和方案。

（3）修正认识，完善措施

依据疾病发展，动态地对患者病情进行分析，观察护理效果，及时修正护理诊断与措施，使护理计划更符合患者实际情况。

（4）总结经验，提高水平

要及时总结临床护理工作中的经验及教训，找寻规律，并通过直接或间接学习，使知识转化为思维能力。

3.护士应具有的临床思维品质

护士临床思维是护士从学习和实践中长期积累的结果，是思维能力的体现。一个临床思维能力较强的护士应具备以下品质：

（1）系统梳理

护士临床思维要具有系统性，要将患者作为一个整体，了解其生理和心理、整体与局部、结构与功能之间的关系，才能系统地梳理、综合地分析疾病的发生发展规律。

（2）灵敏感知

临床工作中患者的病情瞬息万变，护士的思维目标、思维方式和方法都需要灵敏感知，随机应变，当机立断，在很短的时间内做出正确的临床判断和决策。

（3）深广分析

护士临床思维分析要具有一定的深度和广度，能够透过疾病表现和症状分析出导致疾病的原因，从而全面应对临床问题。

（4）精准评判

护士能够对思维内容、过程和结果进行严格而客观地检查和精准的评判，进行反思和验证，及时发现问题并进行修正，同时接受他人的意见，及时改正错误的想法和行为。

（5）科学预见

护士临床思维应具有科学的预见性，在对患者充分了解的基础上，结合对疾病发展规律的认识，对病情可能的转归，预先做出科学的判断和评估，提高工作效率，有效应对突发事件。

## 案例分析

1.该案例中，护士小郑为什么能够正确判断患者出现意识障碍症状的原因？

科学的临床思维是科学护理行为的前提，是临床护士必须具备的重要能力。在本案例中患者病情较为复杂，存在很多导致意识障碍的原因，各位医生和护士在患者已有临床资料基础上的判断结果为脑部损伤或尿毒症引发的意识障碍，但经过脑部CT和生化检查后，以上假设均被否定。小郑发现患者在入院后抗生素并未进行调整，并根据掌握的文献资料提出了自己的见解，最终使患者意识障碍程度得到缓解。案例充分体现了护士要具备扎实的专业知识、不断更新的专业知识体系、丰富的临床经验，才能在短时间内做出准确的临床决策。

2.结合该案例，分析护士小郑对患者进行临床思维的过程。

思维是人对获得的信息进行比较、分析、抽象、判断和推理的认知活动。临床思维同样需要经历这样一个过程。本案例中，护士小郑进行临床思维的过程如下：

（1）收集资料

护士小郑和她的同事们收集了患者心率、血压等基本资料，了解了患者目前存在脑部损伤、肾功能不全、胸部多发性肋骨骨折、液气胸等主要疾病。通过这些资料，护士需要明确患者存在的护理问题和护理需求，以及在疾病发展过程中可能出现的健康问题。

（2）提出方案

护士在护理过程中发现患者出现了意识障碍的问题。医生和护士通过对临床资料进行组合、比较、概括和综合分析，发现意识障碍可能和脑部损伤、尿毒症有关，建立了对患者健康问题的初步判断。

（3）修正认识

由于患者疾病的复杂性，加之医护人员掌握的资料并不全面，在经过验证后发现原有的判断不准确，治疗和护理措施并没有改善患者意识障碍的问题。小郑发现患者患有尿毒症，在治疗过程中抗生素剂量未进行调整，及时修正了对意识障碍原因的认识，使治疗和护理措施更符合患者的实际情况。

（4）总结经验

作为临床护士，需要应用临床思维不断总结经验教训，找到问题的规律，通过学习使知识转化为思维能力。案例中，科室组织的业务学习让大家对"抗生素脑病"这一临床表现有了了解，更新了已有知识，积累了经验，将知识转化为了思维能力。

3.你认为护士小郑具有哪些临床思维品质？

良好的临床思维品质有助于提升护士的综合能力，改善护理质量，促进患者康复。本案例中小郑的临床思维品质主要体现在以下几个方面：

（1）系统梳理

护士临床思维要具有系统性。案例中小郑能系统梳理所面对的临床问题，认识局部与整体、结构与功能之间的关系，综合分析发现，患者出现意识障碍可能和使用抗生素有关。在工作中护士要意识到人体的形态结构、代谢过程和生理功能虽然各自不同，但是并非孤立，而是相互联系、相互影响和相互制约的，要养成联系性、整体性的思维。

（2）深广分析

护士临床思维要具有深度和广度。小郑不仅看到患者出现的脑部损伤和肾功能不全可能导致意识障碍，也能在个人已有知识的基础之上，根据患者使用药物的时间和剂量推测使用抗生素可能是导致意识障碍的原因。在临床工作中，护士的思维要有深度和广度，通过表面现象，抓住问题的本质，全面应对和解决问题。

（3）精准评判

护士临床思维要及时进行反思、验证和修正。小郑能对脑部损伤、尿毒症导致意识障碍这些现有的思维成果进行反思，及时发现患者抗生素使用问题，及时向护士长和主管医生提出问题，促进患者康复。

//// **思政元素**

1.培养思辨精神

思辨精神即思考辨析能力。所谓思考指的是分析、推理、判断等思维活动；所谓辨析指的是对事物的情况、类别、事理等的辨别分析。本案例中体现了多种哲学的思辨关系，如现象与本质的关系、主要矛盾与次要矛盾的关系。案例中护士正是具有这些思辨精神，才能发现患者意识障碍的本质原因，发现患者的最主要的健康问题。因此，临床工作中护士应当学习和掌握哲学的思辨方法，有效提高护理质量。

2.树立终身学习的理念

终身学习是指为适应社会发展和实现个体发展的需要，贯穿于人的一生的、持续的学习过程。2013年，习近平总书记在中央党校春季开学典礼上强调：要好学才能上进，中国共产党人依靠学习走到今天，也必然要依靠学习走向未来。总书记的讲话告诉我们，只有终身学习才能适应世界的不断变化，最终实现美丽中国梦。作为保卫人民健康的战士，护士也要树立终身学习的理念，像本案例中小郑护士一样，及时更新临床知识、技能，促进患者康复，适应医学技术的飞速发展，树立良好的职业形象。

# 【案例7】护士的评判性思维

## 奇怪的"肠梗阻"

//// 案例介绍 ////

患者丛某，男，47岁，因"腹痛腹胀伴肛门停止排便排气10小时"于7月21日凌晨入住某三甲医院消化内科。

患者10小时前无明显诱因感腹部疼痛，以中腹部为主，呈阵发性发作，伴肛门停止排气排便及恶心呕吐。入院时，体温37.0 ℃，脉搏88次/分，呼吸18次/分，血压150/95 mmHg。入院诊断：急性肠梗阻、原发性高血压。护士遵医嘱给予患者胃肠减压，灌肠，补液、抗炎、解痉治疗。经过治疗后，目前患者肠功能已恢复，但仍有腹痛。

7月23日早晨，床旁交班过程中，护士长发现患者疼痛的部位、性质和往常的肠梗阻略有不同。于是，护士长追问患者疾病的相关情况，发现患者的疼痛活动时加重，休息后缓解，且有低热。护士长怀疑丛先生可能并非肠梗阻，而是心梗。因为心梗的患者早期也伴有胃肠道症状，而肠梗阻的初期一般不会出现明显的全身变化，除非是绞窄性肠梗阻肠坏死，而且患者早期的发热与病情似乎不符。护士长立即建议主管医生查心电图、肌钙蛋白、肌红蛋白和肌酸激酶。心电图显示：患者窦性心律，V1～V3导联QS型波形，左心室高电压。主管医生请本院心内科会诊，心电图及肌钙蛋白检查结果提示患者发生急性心肌梗死。随即，患者被转入心内科进行治疗，在接受介入等相关治疗和护理后，很快就康复出院了。

护士长追踪了该患者转入心内科后的治疗和护理情况，并将这一病例通过业务学习的方式介绍给科里所有的护士，大家都很佩服护士长能当机立断，发现患者病情的异常。如果对患者按照肠梗阻治疗，继续补液禁食，不但会耽误患者的病情，甚至会危及患者生命。护士长和大家说："我们要提高自己的评判性思维能力，结合自己的专业理论知识，及时发现患者的病情变化，挽救患者的生命。"

**// 思考题 //**

1.护士长为什么能发现患者的问题?

2.结合案例,分析临床工作中评判性思维的特点。

3.结合该案例,谈一谈应如何提高临床护士的评判性思维能力。

**// 知识精粹 //**

1.评判性思维的概念

评判性思维是一种质疑和推翻、形成意见、做出判断和决定、形成结论的过程。在护理实践中,评判性思维是护士对复杂的临床护理问题所进行的有目的、有意义的自我调控性的判断、反思、推理及决策过程。

2.评判性思维的特点

评判性思维已成为护士确立护理问题、提出临床决策的思维基础,评判性思维具有以下五个特点:

(1)自主性

护士不盲从于他人的行为或被动地吸纳权威观点,而是积极参与到相应的护理活动中,主动运用已有的知识、经验和技能,对外界的信息、他人的观点进行积极的思考,做出合理的分析与判断。

(2)独立性

在护理实践中,护士通过不断提出问题和解决问题,逐渐完善自己的思路,在广泛收集证据的基础之上,做出独立客观的判断和决策。

(3)创新性

评判性思维通过整合已有的概念、规律,对护理现象和问题中不合理的部分大胆否定,使思维进一步明晰化,促进认识和实践的发展,进而产生创造性的想法和见解,推动护理新理论、新知识、新技术和新材料的变革与发展。

(4)反思推理性

反思和推理是评判性思维的实质过程。护士在面对具体的情景时,在问题的鉴别和思考、假说的提出和验证、推论形成或决策制定等过程中,必须运用有效的、严格的、精确的推理。

(5)审慎开放性

在运用评判性思维思考和解决问题的过程中,需要审慎而广泛地收集资料,分析并寻求问题发生的原因,经过理性思考,得出结论。但同时也要求护士有高度的开放性,愿意听取和交流不同观点,以做出正确、合理的结论。

3.评判性思维培养的策略与方法

护士的评判性思维能力越强,越有助于临床实践的合理决策。

（1）自我评估评判性思维能力水平

护士要进行评判性思维能力的自我评估，明确个人已具备哪些评判性思维的态度和技能，哪些技能还需要继续培养和发展。护士可通过评判性思维能力评价工具来测量个人评判性思维能力水平的高低。

（2）营造评判性思维的环境

护理管理者要营造支持评判性思维的环境，激励护士大胆讨论，发表不同的意见和观点，促使护士在做出结论前检验证据，避免盲目服从群体意愿。

（3）培养和提高综合能力

护士个人要从智力、认知技能和情感态度等方面提高综合能力。①智力培养：智力是指评判性思维过程中所应用的专业知识。护士只有具备全面的专业知识才能拓宽思维范围，准确地判断服务对象的健康需要，并做出合理的临床推理和决策，给予及时有效的护理措施。②认知技能培养：认知技能是护士认识问题、解决问题的技巧和方法，有助于护士利用已有知识和经验对思维对象和过程做出合理的判断。护士在收集患者的各种相关资料后，必须对资料进行分析、综合、推理、判断和评估，提出并确定现存的和潜在的护理问题。当遇到不清楚的问题和现象时，要质疑、假设和推理，以求得正确的临床决策。③情感态度培养：评判性思维过程中，护士需要具备自信、公正客观、创新、灵活、正直、独立等个性特征、态度和倾向。

## 案例解析

1.护士长为什么能发现患者的问题？

本案例中，护士长发现患者问题并及时修正的关键在于其具有良好的评判性思维能力。评判性思维是一种公正、客观的质疑，进而推理、反思，是理性、有目的、完整的自主思维认知活动。良好的评判性思维是临床护士确立问题、提出临床护理决策的基础。本案例中，护士长对患者腹痛的原因提出了质疑，并应用自己已有的临床知识和经验对不同疾病导致的腹痛进行了分析和推理，最终判断该患者的腹痛可能是由于急性心梗所导致的。

2.结合案例，分析临床工作中评判性思维的特点。

在此案例中护士长的思维过程体现了评判性思维的反思推理性、审慎性、主动性等特点。

（1）反思推理性

在临床护理工作中，护理问题的不断产生，推动着护理实践的不断发展和护理知识的不断累积，而其中有效、严格和精准的反思和推理是关键。本案例中，护士长在掌握急性肠梗阻疼痛特点的基础上，通过反思发现该患者的疼痛性质和部位与肠梗阻症状并不匹配，提出该患者可能并非肠梗阻的质疑，修正了当前患者的疾病诊断，使医生及护士对其后期治疗和护理更加明确。

（2）审慎开放性

护士长在发现患者疼痛症状与急性肠梗阻疼痛性质和部位存在差异时，并没有轻易下结论，而是进一步询问患者疼痛有关的信息后，才建议主管医生查心电图、肌钙蛋白、肌红蛋白和肌酸激酶。在这个过程中，护士需要理性思考，秉持开放的态度听取患者和他人的意见，而不是草率地做出决定。

（3）自主性

护士要主动参与护理实践活动，积极自主地思考面临的护理问题。本案例中，护士长具有主动观察和询问患者病情的意识，没有盲目地听从医生的诊断和全盘接受他人的意见，将床旁交接班流于形式。在发现异常后，护士长能主动调动个人知识、经验和技能，对患者的病情进行积极的思考，并做出了合理的分析和判断。这就要求护士在临床护理工作中从以前以医嘱执行者和照顾者为主的角色转变为能够独立思考、质疑、提出解决方法、寻找规律的护理专家。

3.结合该案例，谈一谈应如何提高临床护士的评判性思维能力。

现代护理中，护士将承担越来越多的角色，不仅仅是医嘱的执行者和患者生活的照料者，还是集护理、科研、管理和教育为一身的护理专家，这就决定了护士必须具备良好的评判性思维能力。

（1）评估护士个人评判性思维能力，及时补足短板

护士要了解自己的评判性思维能力。护士可通过加利福尼亚评判性思维技能测试、加利福尼亚评判性思维倾向问卷、Waston-Glaser评判性思维评价表等工具评价自己评判性思维的技能和能力水平。在测评结果的基础上，有针对性地进行训练和培养。例如，提高观察事物现象，分析其原因和本质的技能；识别护理问题不同点和相同点的技能；通过相关资源收集证据、事实，寻求信息的能力。案例中，护士长观察到患者存在疼痛的症状，但是又和疾病应有的疼痛部位和性质存在差别，通过收集信息后，分析和判断患者诊断可能存在错误。这一过程需要护士不断进行临床实践、反思、总结和提高。

（2）提高护士个人专业知识及技能

护士在应用评判性思维的过程中需要以全面的专业知识作为基础。护士应不断进行专业知识和技能的学习，增加知识的深度，拓展知识的广度，学习医学基础知识、社会学知识、心理学知识等，综合应用多学科知识准确判断患者的健康需求，做出合理的临床护理推理和决策。本案例中护士长应用其扎实的医学基础知识分析和判断患者的疾病诊断，避免了对患者健康造成伤害。

（3）营造开放民主的氛围

护理管理者应营造自由、民主、开放的，有利于开展评判性思维的环境，鼓励护士表达自己的看法和意见，培养护士自信、公正、敢于创造、开放思维的个性特征和态度。与此同时，管理者还应建立相应的制度，检查和督促科室完成评判性思维培训情况，使之成为常规培训之一。本案例中，护士长通过开展业务学习，采用个案讨论的方法，引导护士进行思考、反思，以达到提高评判性思维的目的。

//// 思政元素 ////

**1.求真务实**

求真务实是马克思主义科学世界观和方法论的本质要求。所谓"求真",就是不断地认识事物的本质,把握事物的规律。所谓"务实",则是在这种规律性认识的指导下,去做、去实践。本案例中,护士长对患者出现的疼痛症状并没有按照已有的医疗诊断去对待,而是通过详细询问患者病情变化,结合临床经验进行分析和判断,求得事物发展过程的规律和本质,及时修正之前对疾病的错误认识。在护理工作中,护士要有求真务实的工作态度,避免人云亦云,盲目接受他人的意见,从而成为集护理、科研、管理和教育为一体的护理专家。

**2.评判性思维**

"吾日三省吾身",意思是指每天多次反省、检视自己,发现自身缺点,弥补自身不足。护士在护理工作中也应做到"吾日三省吾身",培养和树立评判性思维,主动寻找和反思临床护理问题的关键,全面收集资料,全面评估患者并判断所获得信息的真伪,应用自身知识、经验和技术做出准确、合理的临床决策,促进患者康复。

# 【案例8】护士的创新思维

## 因为热爱,所以执着

//// 案例介绍 ////

获得护理学硕士学位的小陈在肿瘤科工作,平日善于思考和钻研,是个名副其实的"学霸"和"能人"。平日里,科室护士们工作中如果有困难,只要找到她,她都会锲而不舍地帮助解决。肿瘤科的护理工作跟别的科室有些不同,患者病情较重,治疗的副作用大,护理工作艰辛,这些都成为激发她创新思维的动力来源。

2019年5月12日,护理部开展的护士创新大赛激发了小陈发明创造的热情,从此她便一发不可收。在肿瘤科,化疗是常见的治疗手段,对于接受奥沙利铂药物治疗的患者,护士除了要告诉患者化疗常规的注意事项外,还要特别叮嘱患者不能接触铁、铝等温度较低的物品,防止低温对末梢神经的刺激,引起手足麻木、脱屑,手套征、袜子征,甚至手足知觉丧失。然而病床的床档成了患者无意间最常碰到的物品,如何能让患者不碰触到床档呢?小陈百思不得其解。突然有一天,她看到来科里检修线路的电工师傅戴着手套,这让她灵光一现,为什么不给床档也做个"手套"呢。根据这一灵感小陈发明了"床档防护套",通过布艺防护套将患者和铁质的床档隔开,有效减少了患者肢体接触铁制品的机会,达到了保护患者的效果,也减轻了家属和护士的照顾负担。她发明的"安瓿助折器"和

"安瓿折断装置"完美解决了护士被玻璃安瓿划伤手的常见问题，其轻便易携带，且价格便宜，适宜推广；她发明的悬浮床靠枕，打破了传统枕头的形态限制，形成了患者卧位管理的新理念。"因为关爱，所以执着"，小陈饱含深情地说，"只要护士和患者有需求，创新的源泉就不会枯竭，发明的动力也不会减退！"

当同事问及创新"秘方"时，小陈说："哪有什么捷径秘方啊！我的成绩一部分源于大学期间思维能力的训练，最重要的一部分源于我对护理工作尽善尽美的追求。"

创新驱动发展，创新让想法成为专利，并通过科研项目验证了其科学性和实用性，也让想法变成了鲜活的产品，造福患者，造福护士，造福社会，这是小陈搞发明的初心，也是最终目标。

### 思考题

1. 结合案例，分析创新性思维的特性。
2. 结合案例，分析护理创新思维体现在哪些方面。
3. 护士应如何提升创新思维能力？

### 知识精粹

**1. 创新思维的概念与特征**

创新思维是指以新颖独创的方法解决问题的思维过程，通过这种思维能突破常规思维的界限，以超常规甚至反常规的方法、视角去思考问题，提出与众不同的解决方案，从而产生新颖的、独到的、有社会意义的思维成果。创新思维一般具有以下特征：

（1）独特性

独特性是创新最重要和最具价值的思维特色。有了独特性，护士在看问题时，才不会人云亦云，而是独立思考，提出解决问题的新方法。

（2）求异性

求异性是对传统思维的突破，在科学的基础之上敢于找出问题和不足，使原来的事物得以修正、调整、补充和完善。

（3）广阔性

护士既要看到事物的整体，又要从事物的各个方面考察问题，不忽略与问题有关的一切重要细节。

（4）偶然性

偶然性表现为创新性思维在时间上以一种突然降临的情景发生，标志着某一种突破性的获得，这是在长期量变基础上的爆发性的质的突破。

**2. 护理工作中的创新思维**

创新是学科发展的动力和源泉。护理是一门需要创新发展的学科，只有不断打破束缚，改革创新，才能使护理学科充满青春活力。护理工作中的创新思维主要包括以下几个方面：

（1）护理理论创新

理论创新可以推动学科的发展，护理理论创新包括提出新的护理理念、学说、概念、模式等。

（2）护理实践创新

护理实践创新包括以下几方面：①护理教育的实践创新，如改革护理教育中的教学内容、教学方法、课程体系等；②护理技术创新，如操作技巧或护理方法的改进；③护理器材创新，包括对各类护理设施器械具的研制和改良；④护理管理方法的创新，包括护理质量控制管理、人力资源管理、规章制度等的改良和创新；⑤护理服务创新，例如我国实施的优质护理服务示范工程。

3.培养良好的创新思维

创新思维不仅要求护士更新观念，树立创新意识，还要掌握和应用科学的思维方法。

（1）培养敏锐的观察力

观察力是创新思维的基础。护士在临床实践中，应养成善于观察的习惯，积累观察的经验，形成带有观察者个性特点的观察方式，成就敏锐的观察力。

（2）训练多种思维方式

思维方式有发散思维、逆向思维、灵感思维、横向思维等。护士要体会这些思维方法在认识事物过程中起到的作用，并应用在日常学习和工作中，产生新思路、新方法。常见的思维训练方法包括头脑风暴法、思维导图法等。

（3）鼓励质疑和提问

质疑和提问是开启创新思维的钥匙。护士只有勤于思考，常讨论，不满足现状，敢于质疑，才能找到问题所在，产生创造发明。

（4）培养综合能力

创新思维包括各种思维方式，是具有综合性、探索性和求新性特征的高级心理活动。这就要求护士在临床护理实践中全面、辩证、灵活地观察问题、提出问题、分析问题和解决问题，不断积累各类知识信息，在不断更新的知识体系中形成新的综合，产生新的创意，并将创意转化为护理产品、管理方式、教育方法等，促进护理学科的发展。

## 案例解析

1.结合案例，分析创新性思维的特性。

创新思维是一个国家和民族的核心竞争力，是个人在先天条件和后天学习、实践活动交互作用的过程中所形成的。案例中小陈护士是科里的发明能手，对临床护理工作中存在的问题提出了新的解决方案，形成了新的成果，为患者和护理工作带来了便利。小陈护士的创新思维体现了以下特性：

（1）独特性

案例中小陈不仅对化疗的癌症患者进行不能接触铁等温度较低物体的健康教育，还积极思考如何解决这一问题，增加患者的舒适程度，提高工作效率，表现出了与其他人不同的思路和见解，具有独立思考的能力。

（2）广阔性

广阔性要求护士能看到事物的正反面，具有整体和部分的辩证思维。案例中小陈并不是一味地提醒或阻止患者不要触摸床档，而是从事物的反面出发，巧妙地去减少和阻断患者可能触摸床档的可能性。

（3）偶然性

偶然的背后存在着必然和长时间的积累。小陈之所以能够在工作中发现问题，并通过改革和创新获得新的改善患者感受和临床工作的成果，得益于其工作中勤于观察、善于思考和不断探索的积累。

2.结合案例，分析护理创新思维体现在哪些方面。

护理工作中的创新主要从两方面进行：

（1）护理理论的创新

学科的发展依赖于学科理论的创新，护理学科的发展亦是如此。小陈的创新性思维并没有只停留在想法阶段，而是通过将其转化为专利、科研项目、论文等，在实践中总结规律，在学术中验证想法，从而促进护理学科的发展。

（2）护理实践的创新

护理技术创新和护理器材的创新在临床最为常见。例如案例中小陈发明的"床档防护套""安瓿助折器""磁悬床靠枕"等物品，不仅有利于患者康复，也提高了护士的工作效率。护理实践创新的重点在于对临床实践中"卡脖子"的护理问题进行思考，并大胆地重新构建和调整已有知识、方法和模式，也可将其他学科的新方法和技术融入护理工作中，使护理实践创新得以实现。

3.护士应如何提升创新思维能力？

良好的思维能力可以通过专门的训练来获得，护士可从以下几个方面来培养创新思维：

（1）培养护士的观察能力

护士观察能力培养的基本程序是："观察—联想—思考—筛选—设计"。深入细致地观察事物是创新思维的起点，护士只有通过细致的观察才能触发联想，提出问题，进行深入思考，并通过科学筛选后进行周密设计。案例中，小陈通过观察了解到患者在应用化疗药物时接触低温物体可能出现不良反应，护士在处理安瓿时可能存在划伤操作者皮肤的问题，在观察的基础上，小陈对这些问题进行了深入思考，并提出了解决方案。在临床工作中，护士应学会细致观察，在不违反医疗原则的基础之上，依据患者和护士的需求进行创造性和独立性思考，分析和解决问题。

（2）注重思维方法的训练

思维方法有多种，包括灵感思维、逆向思维、发散性思维、超前思维、联想思维等。本案例中，电工师傅戴手套检修线路，给了小陈发明"床档防护套"的灵感思维。当前较常用的思维方法训练方式有思维导图和头脑风暴法等。思维导图是表达发散性思维的有效图形思维工具。思维导图充分运用左右脑的机能，利用记忆、阅读、思维的规律，协助人们在科学与艺术、逻辑与想象之间平衡发展，从而开启人类大脑的无限潜能。护士还可利用头脑风暴法提出具体有效的护理措施，组织护士集体讨论，鼓励大家提出解决护理问题的方法，在集思广益的基础上产生思维的共鸣，发挥团体的创造力，可在短时间内产生较多的想法。

（3）鼓励护士思维创新

管理者应建立创新相关政策，鼓励护士独立思考、敢于创新的积极性。护理管理者应摒弃"护士执行好医嘱就可以了"这样的观念，重视护士申报的科研项目，在资金和政策制度上给予支持，促进护理学科的发展。护理院校也应注意改革教学模式，避免只注重理论知识灌输、技能考核必须严格遵守规定程序、理论考试必须符合标准答案等传统的护理教育模式，以免学生养成对教师和课本的依赖，限制学生创新思维的发展。教师可采取问题驱动教学法、案例讨论法、情景教学法等激发学生的创造性思维，还可利用互联网和大数据平台，构建集合理论学习、临床案例分析、考核评价等过程为一体的教学系统，激发学生的创新思维。

## 思政元素

1.树立创新意识，培养工匠精神

古往今来，热衷于创新和发明的工匠们一直是世界科技进步的重要推动力量。护理行业也不例外，护士从护理产品创新到技术创新、管理创新、理论创新等全面创新中满足患者和护理工作的需求。案例中，小陈不断发现护理实践中的问题，并进行了修正和改进，产生了一系列成果，改善了患者就医体验，提高了护士工作效率。护士要树立创新意识，不断寻求突破和革新。

2.培养护理情怀

古人云："感人心者，莫先乎情。"只有对职业存在情怀和热爱，才能不忘初心，坚持不懈，在领域内取得一定的成绩。护士要有热爱护理专业的情怀和职业使命感，只有这样，大家才能不为困难所退，才能像案例中小陈护士一样锐意进取，不断学习，不断钻研和解决在临床护理中患者和护士面临的问题，才能为护理事业发展贡献力量。

（陶红霞）

# 第四章　护士的文化修养

文化修养是指掌握科学知识和人文知识，崇尚科学，反对迷信和伪科学，通过思考、剖析、总结，形成自我世界观、价值观的一种素养。中国传统文化中的仁爱、诚信、人和等观念深刻影响着中国医学界的人文精神，璀璨的古希腊、古罗马文化铸就了以希波克拉底为代表的西方医学文明。新时代护士的文化修养来源于优秀的中国传统文化、新时期的先进文化和有价值的西方文化。良好的文化修养有助于营造和谐的人文护理环境，有助于塑造完美的护士形象。不断提升文化修养，通过对真、善、美的培养，树立修身意识、学习意识和创新意识，才能与医者的称号相匹配，才能为患者提供更加优质的护理。

## 学习目标

1.知识目标：识记文化、组织文化、多元文化的概念；阐述组织文化的功能与结构；阐述护理组织文化内涵、多元文化护理价值、多元文化护理策略。

2.能力目标：构建积极、先进的护理组织文化；提高护士多元文化护理能力。

3.情感、素质和思政目标：弘扬新时期先进护理文化；培养护士的科学精神和创新精神；树立多元文化意识。

# 【案例9】护理组织文化

## 护理组织文化的转变

### 案例介绍

小宋，女，30岁，某市三级甲等医院烧伤科护士，入职五年。某天，她按照医嘱帮一名手部大面积烧伤的患者进行手指康复训练。她注意到患者的手还处于挛缩状态，小宋将带来的手指康复仪绑到患者的手上，并冲他一笑："试试看，怎么样？"患者在小宋的指导下尝试着弯了弯手指，连忙称赞道："这真是个好东西啊！是哪家机构发明的？"小宋自豪地说："这可是我们小组发明的。"患者惊讶地问道："你们自己发明的？""对啊，我们医院的好多护士都在搞创新呢。"患者瞪大了眼睛："创新？你们护士还搞发明啊？护士不就是扎扎针，抽个血。"小宋微笑着说道："叔叔，我们不光搞发明，护理有很多科研项目，我们医院近年来光国家自然科学基金项目就立了3项呢。"患者喃喃自语道："我说呢，难怪这次住院我感觉护士们跟之前不一样了。"他低头看着被康复仪牵动的手指露出由衷的笑容："创新好啊，以后治病就更方便了。"

原来，三年前上任的护理部主任是该地区首个护理学博士研究生，她对该院的护理创新发展深感焦虑。在全面调研了该院的基本情况后，她认为该院的护理团队缺乏一种科学思维、积极创新的组织文化氛围。于是她以自己的求学经历为导向，宣传、动员护士考研，并在医院层面制定了考研的配套鼓励措施；同时，她大胆引进具有护理硕士学位的人才，并将这些护士安排在管理岗位或把他们培养成护理骨干，带领科室其他护士学习先进的护理理念和护理创新知识。

经过几年的护理组织文化建设，该医院扭转了护士循规蹈矩的局面。首先，护士的思想意识转变了，在临床实践中遇到问题时，尝试用科学的方法解决，积极主动去创新，利用业余时间努力学习，晋升职称。其次，护士主动进行学术活动，如报考护理专业硕士研究生的人数逐年递增；积极参加院级科研护士培训班，每个科室选举一名科研护士带动全科室的护士搞创新。除此之外，护士闲暇的时候不再拉家常，而是热烈地讨论创新项目，护士学习、创新已经在该院蔚然成风。

经过几年的发展，该医院无论是在护理质量还是学科建设方面，都取得了长足的进步。该院成为全省护理质控中心；每年的科研立项、科研成果高达上百项；护理专业被评为国家重点专科，进入了全国护理学科百强。接踵而来的是医院对护理工作的重视，科研经费也有护士的份了；护士外出进修、学习的机会也多了；很多护士晋升上了副高级职称，乃至高级职称。

---

//// **思考题** ////

1.当小宋说手指康复仪是他们自己发明的时，为什么患者感到惊讶？

2.试分析该院护士从当初的循规蹈矩，到后来形成学习、创新热潮的原因。

3.假如您是一名护士长，如何加强护理单元组织文化建设？

//// **知识精粹** ////

**1.文化的概念**

文化是一个非常广泛且最具人文意味的概念。从广义来讲，是指人类社会在历史实践过程中创造的物质财富和精神财富的总称；从狭义来讲，是指精神生产能力和精神产品，包括一切社会意识形式——自然科学、技术科学、社会意识形态等。文化具有双重性，即先进文化和落后文化。先进文化主要指科学的、健康的、积极向上的、符合广大人民群众根本利益的、代表未来发展方向和推动社会进步的文化，如公平、正义、效益等；落后文化是指阻碍社会和人的发展，违背社会发展规律、消极、低俗、愚昧、腐朽的文化，如男尊女卑、看相算卦等。

2.文化与人

文化是人的非生物学组成部分。人是文化的载体，人在改造自然的实践活动中创造出的物质财富和精神财富是文化，反之，文化也会塑造人，影响人对自然的改造。文化是人类社会特有的现象，传承和传播国家、民族、个人的思维方式、价值观念、生活方式、行为规范等，指导人们用怎样的方式生活，用怎样的思维思考问题，用怎样的标准评判事物。如在中国封建社会时期，男尊女卑的社会文化使女性地位低下；再如饮食文化，素食主义者认为动物性食物不利于人体健康，他们会严格控制肉类食物的摄入。文化也是一个演变过程，如护理文化，早期人们将护士定位为"母亲""修女"的角色，以生活照顾为主；后来以配合医生工作为主；现在，护理成为一门护士能独立思考、做出护理诊断、解决患者健康问题的独立学科，改变了社会对护理工作的偏见。

3.组织文化的概念、功能及结构

（1）组织文化的概念

广义的组织文化是指企业在建设和发展中形成的物质文明和精神文明的总和，包括组织管理中的硬件和软件、外显文化和内隐文化。狭义的组织文化是组织在长期的生存和发展中形成的为组织所特有的，且为组织中多数成员共同遵循的最高价值标准、基本信念和行为规范等的总和及其在组织中的反映。具体地说，是指组织全体成员共同接受的价值观念、行为准则、团队意识、思维方式、工作作风、心理预期和团体归属感等群体意识的总称。

（2）组织文化的功能

组织文化的功能是指组织文化发生作用的能力，也就是组织这一系统在组织文化导向下进行生产、经营、管理中的作用。组织文化的功能在于影响组织成员，提高组织效能，大致分为6种功能。

1）导向功能，是指组织文化能对组织整体和组织中每个成员的价值取向及行为取向起引导作用，使之符合组织确定的目标。通过组织的共同价值观不断向个人价值观渗透和内化，组织自动生成一套自我调控机制，以一种适应性文化引导组织的行为和活动。

2）约束功能，是指组织文化对每个组织成员的思想、心理和行为具有约束和规范的作用。

3）凝聚功能，是指当一种价值观被该组织成员共同认可之后，就会成为一种黏合剂，从各方面把组织成员团结起来，产生一种巨大的向心力和凝聚力。

4）激励功能，是指组织文化具有使组织成员从内心产生一种高昂情绪和发奋进取精神的效应，能够最大限度地激发成员的积极性。组织文化对人的激励不是一种外在的推动而是一种内在的引导。

5）辐射功能，是指组织文化一旦形成较为固定的模式，它不仅会在组织内发挥作用，对组织成员产生影响，而且会通过各种渠道对社会产生影响。一方面，组织文化的传播对树立组织在公众中的形象有所帮助；另一方面，组织文化对社会文化的发展有很大的影响。

6）调适功能，是指组织文化可以帮助新成员尽快适应组织，使其价值观和组织相匹配。在组织变革时，组织文化可以帮助组织成员尽快适应变革后的局面，减少因变革带来的压力和不适应。

（3）组织文化的结构，组织文化的结构可分为4个层次：物质层、行为层、制度层和精神层，具体内容见护理管理编第三章案例8（护理文化环境建设）。

4.护理组织文化

护理组织文化是指护理组织在特定的护理环境下，形成的共同价值观、基本信念、行为准则、自身形象以及与之相对应的制度载体的总和。它是一种团结和凝聚全体护士的无形的、巨大的力量，对整个护理队伍的价值观和行为方式起导向、凝聚、约束、修正和辐射作用。在现代社会，护理界公认的护理文化的内容包括：护理宗旨、护理理念、护理道德、护理制度、护理作风、护理形象六个方面。这种文化所倡导的价值观一旦被全体护士认同，并内化为行动指南之后，文化本身就成为一种团结和凝聚全体成员的强有力的中介力量，规范护士行为，推动护理事业的不断发展。

## 案例分析

1.当小宋说手指康复仪是他们自己发明的时，为什么患者感到惊讶？

人通过改造自然的实践活动创造的物质财富和精神财富是文化；反之，文化也会塑造人，影响人对待事物的态度。文化对人的影响是深远持久的，一旦内化为人的态度，人就会形成惯性和定式，形成并选择相对稳定的心理和行为。文化对人的影响是潜移默化的，人们生活在文化环境中，会不知不觉地受到影响。

长期以来，社会大众对护士存在着刻板印象。在人们的认知中，护士的工作只是简单、重复地扎针抽血，创新似乎与护士距离太远，甚至人们不会将护士与创新联系在一起。这种刻板印象往往会阻碍人们接受新事物，导致人们对护士产生偏见。本案例中，受社会文化及刻板印象的影响，该患者对护士的认知还停留在简单、重复地扎针抽血，当他听到护士的工作内容与他的认知大相径庭时，自然会感到惊讶。

2.试分析该院护士从当初的循规蹈矩，到后来形成学习、创新热潮的原因。

组织文化的功能在于影响组织成员，提高组织效能。本案例中，护士从对科研一窍不通到形成学习、创新热潮，主要体现了组织文化的以下功能：

（1）组织文化的导向功能

组织文化的导向功能是指组织文化能对组织整体和组织中每个成员的价值取向及行为取向起引导作用，使之符合组织所确定的目标。本案例中，护理部主任以自己的求学经历为导向，宣传、动员护士创新、考研，并在医院层面制定了一系列的鼓励措施，同时，她大胆引进人才。在她的领导下，医院护理组织文化发生了变化，护士的意识也随之改变，越来越多的护士开始学习创新。这些行为体现了护理组织文化对护士的思维方式和行为方式具有明显的导向作用。

（2）组织文化的约束功能

组织文化的约束功能是指组织文化对每个组织成员的思想、心理和行为具有约束和规范的作用。这种约束不是从制度层面进行强硬的约束，而是从文化及价值观层面进行软性的约束。案例中，在创新组织文化的约束下，护士找到了努力的方向，闲暇时不再拉家常，而是热烈地讨论创新项目，并把精力放在创新、发明这些有意义的事情上，体现了护理组织文化对该院护士思想和行为的规范作用。

（3）组织文化的凝聚功能

组织文化的凝聚功能是指当一种价值观被该组织成员认可之后，它就会从各方面将组织成员团结起来，形成一种巨大的向心力和凝聚力。本案例中，每个科室选举一名科研护士，带动全科室的护士搞创新，体现了良好的护理组织文化。

（4）组织文化的激励功能

组织文化的激励功能是指组织文化具有使组织成员从内心产生一种高昂情绪和奋发进取精神的效应。本案例中，经过几年的护理组织文化建设，护士积极主动创新、晋升职称。除此之外，护士积极进行学术活动，该院成为全省护理质控中心，成为全省护理专业的领头羊，护理专业成为国家重点专科，进入了全国护理学科百强。在护理组织文化的激励下，该院的护士产生了高昂的工作积极性和发奋进取的精神，并促使医院护理事业发生了巨大的飞跃。在护理创新文化氛围的熏陶下，该院护士逐渐接受了科研创新的价值观念，并以此作为行动准则。通过行动，护士尝到了积极创新的甜头——不仅是物质上的收获，更重要的是使命感、自豪感和归属感的提升。

3.假如您是一名护士长，如何加强护理单元组织文化建设？

护理组织文化是随着医学模式从"以疾病为中心"向"以患者为中心"转变过程中产生的一种高层次竞争文化。护理组织文化是一种实践文化，它贯穿并渗透于整个护理服务过程，激励、唤醒、滋润、熏陶着护士。护理组织文化同时也是一种管理文化，需要医院整体布局，多部门共同协作。作为一名护士长，可从以下四个方面加强护理单元组织文化建设：

（1）物质层

优秀的组织文化是通过重视产品的开发、服务的质量、产品的信誉、组织的设施等体现的。作为护士长，应要求护士保持病房干净、整齐，引进先进的护理产品及技术，为患者提供优质的护理服务。

（2）行为层

组织行为文化是组织工作作风、精神风貌、人际关系的动态体现，也是组织精神、核心价值观的折射。作为护士长，应要求护士的仪容仪表符合规范，语言和蔼，促进良好护患关系的构建。

（3）制度层

制度层规定了组织成员在共同的生产经营活动中应遵守的行为准则。作为管理者，必须制定清晰、明确、可操作性强的管理制度，并进行定期督导，使制度能够落到实处。

（4）精神层

组织精神文化是组织价值观的核心，是维系组织生存发展的精神支柱。作为科室护理团队的领头羊，护士长应倡导符合护士角色及护理价值的护理理念，如"以人为本""微笑服务""质量第一"等。有了明确的价值目标，才能形成科室特有的护理组织文化。

## 思政元素

### 1.弘扬新时期先进护理文化

新时期先进文化是在继承传统文化基础上的开拓创新。换言之，文化不仅要传承，还要在传承中创新。例如，作为对中国传统文化的超越性继承，革命文化体现了我们党在灾难深重的近代中国勇于担当的理想信念和精神追求，如五四精神、红船精神、井冈山精神、苏区精神、长征精神、西柏坡精神等。同理，作为新时期的护士，我们要传承护理先辈们留下的优良文化，如仁爱、奉献、敬业等，还要在此基础上创新，使之更符合人们对现代护理的高要求。在护理工作中，护士必须做到理论联系实际，并不断地积累经验，储备专业知识，更新知识结构，学习新的理论及操作技术，将先进的护理理念和护理技术应用于患者。

### 2.培养科学精神和创新精神

科学精神是在长期的科学实践活动中形成的、贯穿于科研活动全过程的共同信念、价值观、态度和行为规范的总称。科学精神具有丰富的内涵，具体表现为求实精神、实证精神、探索精神、理性精神、创新精神、独立精神和原理精神。其中创新精神体现了人的主观能动性，在鼓励人们尊重事实和规律的基础上，敢于标新立异。护理管理者要鼓励护士创新，如护理理论创新、护理技术创新、护理制度创新等，不断给护理注入新鲜血液。本案例中，护士发明的手指功能锻炼仪很好地帮助了患者促进伤残手的功能锻炼。"科学的灵感，绝不是坐等可以等来的。如果说科学领域的发现有什么偶然机遇的话，那么这种偶然机遇只能给那些有准备的人，给那些善于独立思考的人，给那些具有锲而不舍精神的人，而不会给懒汉。"领会科学精神和创新精神还远远不够，最重要的是要把这些精神付诸实践。

# 【案例10】多元文化

## 刮痧惹的祸

## 案例介绍

许某，中国籍公民，男，42岁，和妻子在美国生活多年。他是美国一家大型网络公司著名的游戏设计师，事业有成，家庭幸福。但是最近发生的一件事改变了他的生活。因为此事，导致他父子分离、夫妻分居、朋友决裂。

许某的儿子叫丹尼斯，5岁，就读于一所公立幼儿园。几天前，丹尼斯肚子痛，由于许某夫妇工作忙，其父亲不想让他们分心，于是用传统中医疗法——刮痧为孙子治疗，丹尼斯的后背留下了紫色痧印（瘀斑）。第二天，幼儿园例行体检，护士发现了丹尼斯后背的瘀斑，误认为是家长虐待儿童，随即将此事报告给了美国儿童福利机构。儿童福利机构认为许某有虐待儿童的嫌疑，因此，许某被儿童福利院起诉。在听证会上，儿童福利机构找来了许某的妻子简宁生孩子所在医院的一名美国护士做证人。护士说简宁分娩时，医生让她给丈夫许某打电话，因为简宁需要进行紧急剖宫产，当时许某正在开工作会议，直到简宁分娩后他还迟迟没有来到医院。"他妻子在危急关头，他还在工作，真是不负责任。"做证护士愤愤不平地说。更令人不可思议的是，当法官问到许某为什么要在孩子后背上行凶时，许某的老板，也是他的朋友约翰·昆兰当场做证说："他在说谎，丹尼斯背上的伤痕是他父亲所致，并不是他本人所为。"……一个又一个意想不到的证人和证词，使许某百口莫辩。法官当庭宣布剥夺许某的监护权，不准他与儿子见面。为让儿子能留在家里得到母亲的照顾，许某搬出了家，父亲怒气之下也回国了。

一次偶然机会，约翰·昆兰去了一趟中国城，亲自体验了一把刮痧，觉得其既对身体没有伤害，还使他身心放松，这使他重新认识了中国的刮痧疗法。他在法庭上重新做证，最后使许某和家人得以团聚。

### 思考题

1.本案例中，为什么美国护士、约翰·昆兰、许某会对同一个问题持有不同的态度？

2.在护理实践中，如何提高护士的多元文化能力？

### 知识精粹

#### 1.多元文化的概念

多元文化是指在一个区域、地域、社会、群体和阶层等特定的系统中，同时存在具有独立文化特征而又相互联系的多种文化。多元文化的内涵可以从不同的历史时期做出界定，也可以从地域性视角做出界定。就历史角度而言，不同的历史时期有着不同的主流文化，如在奴隶社会中，人被当作会说话的工具；在资本主义社会中，文化以资本为价值轴心，形成了资本文化。就地域性而言，同一地域内存在不同的社会群体，他们在该地域内所处的社会地位不同，对生产资料和社会资源的占有关系不同，他们的价值观也就不同，文化也就各不相同。

#### 2.文化的差异性

文化的差异性源于人类生存的社会环境、自然环境的不同。文化是靠社会群体积累、传承和推广的，每个人的文化素养受其所处环境影响而不同。文化的差异性表现多种多样。不同文化背景的人在健康观、审美观、生活方式等方面都有差异。正是因为文化的差异性才引起不同文化背景的人对待健康的态度不同。人的价值观念、态度、生活方式决定其行为方式，而行为可对健康产生正面或负面的影响。中国传统文化中的儒家文化、道家文化、佛家文化等，主要是通过教育和培养人的价值观念，改变人的行为及思想以维护健康。个人遭遇健康问题时，何时、采取何种方式获取帮助等一系列就医行为，常常受社会与文化的影响。如有的患者认为，只要舍得花钱去医院治疗，疾病就能痊愈；有的患者同时求助于几个医院，吃药也是中药、西药等一起服用；有些有宗教信仰的患者认为宗教的力量大于医学的力量，不配合治疗，最后延误病情。

3. 多元文化护理的概念及其意义

多元文化护理是美国护理学家马德琳·莱林格（Madeleine Leininger）于20世纪60年代创立，又称跨文化护理，是指护士根据患者不同的价值观、世界观、风俗习惯、宗教信仰等文化背景，为患者提供与其文化背景相一致的护理，以帮助患者保持健康和舒适，正确地面对疾病、死亡和生活境况，体现人文关怀本质。具体来说，多元文化护理的意义如下：

（1）尊重患者的文化差异

随着社会经济的迅速发展，护理服务对象的多元化特征日趋明显。患者教育程度、人生经历、价值观、生活习惯、宗教信仰等方面的差异，导致其对生命与健康有不同的认识，对疾病与死亡有不同的理解，对悲伤有不同的表现形式，对护理内容也有不同的需求。多元文化护理注重从文化差异的角度来认识患者，进而尊重患者的文化差异，满足其不同的护理服务需求。

（2）拓展护理文化内涵

多元文化护理体现了护理的社会性，促进护理服务内涵向更深程度、更广范围拓展。多元文化护理关注患者的文化背景，用文化来改进传统护理方法，让护士更有温度，让护理更有内涵。

（3）提高患者的满意度

多元文化护理从整体护理的角度关注人的基本需要，主张以患者为中心，关注患者的文化及体验，最大限度地满足患者要求。多元文化护理能够提升护士对患者的人文关怀，从而提高患者的满意度。

4. 多元文化护理策略

在我国，各民族的文化是平等的，护士要将这种观点推广到护理实践中。护士为患者提供护理服务时需要充分考虑文化的差异性，提供不同的护理方式。护士可通过以下策略开展多元文化护理：

（1）尊重和平等

尊重和平等是护理人文关怀的前提和必要条件。多元文化观点认为，任何一种文化都是平等的，没有优劣之分，各种文化都有平等的生存权和发展权。关怀是一个人尊重另一个人价值观的具体表现。在护理实践中护士要贯穿以人为本、尊重和平等的原则，不仅要认识到不同国家、不同地域、不同信仰的患者具有不同的文化和传统，还应认识到健康行为作为一种社会文化形式，在不同人群中也存在着差异。

（2）有效沟通

有效沟通是护理人文关怀的基石。护患之间的沟通具有跨文化沟通的特点，临床上每一次护士与患者的接触都是一次跨文化的接触。双方文化背景的不同，尤其是文化深层结构中的价值理念、伦理道德观念和思维方式等差异，可能会导致交际双方彼此产生误会和交流障碍。沟通能够增进彼此了解，减少文化差异。人类学家认为，不应该就疾病而论疾病，而应该把它放在人们所处的文化场景中加以分析与理解。在沟通过程中要突破特定文化设定的程式和范围，让双方能最大限度地相互接近和理解，以获得真正意义上的沟通。

（3）注重文化差异

文化差异是指因地区异同，各地区人们所特有的文化异同而产生的差异。文化的差异性要求护士根据服务对象的文化特征，运用相应的护理手段，最大限度地满足服务对象的合理需求。

（4）注重文化内聚

多元文化护理最核心的目的不是要突出某一种文化，孤立另一种文化，而是提供处理两种以上文化间相互关系的方法。即多元文化护理不是为了让不同的文化发生冲突，而是为了让不同文化相互理解和包容，从而使持有不同文化观的人们在保持自我价值的同时可以和谐共处。

总之，根据多元文化护理理论，在护理实践中，护士应深入了解服务对象的文化背景，充分重视影响健康的文化因素，如要尊重不同文化的饮食习惯，尊重不同文化的审美习俗，尊重不同文化的礼节习俗等，努力提供与服务对象文化相一致的关怀与照顾。

### 案例分析

1.本案例中，为什么美国护士、约翰·昆兰、许某对同一个问题持有不同的态度？

本案例中，主人公许某的一系列问题都是由于中西方文化差异引起的。具体表现在以下几方面：

（1）中西方对于刮痧疗法的认识不同

在美国法律中，许某犯罪的证据确凿——虐待儿童，而中国人无法接受这一法律依据。其深层次的原因是中西方对刮痧疗法的认识不同。刮痧在中国流传了数千年，已经被中国人广泛认可和接受，但却被西方人认为是不科学的。另外，西方医学是以解剖学为理论基础的，对于中医的"阴阳调和""天人合一"等理论无法理解。在此故事中，西方人无法理解治疗需要依赖传统经验将人搞得"伤痕累累"，所以将刮痧疗法判断为是对患者的虐待。这体现了在跨文化交际中，如果交际双方都以自己的本土文化为标准来衡量对方的行为方式，就会造成彼此互相误解，导致矛盾激化，带来冲突。

（2）个人主义和集体主义文化观的差异

在注重个人主义价值观的社会中，人与人之间的关系疏远，每个人对自己利益的关注大于对集体利益的关注。在注重集体主义价值观的社会中，人们往往会紧密地联系在一起，人们对集体利益忠诚，认为只有保护好集体利益，个人利益才会被庇护。中国强调集体主义价值观，在中国传统的文化观中，集体利益往往高于个人利益。在此故事中，当许某被告知妻子情况危急时，他正在开重要的工作会议，他认为他要先处理好工作事务，再去处理个人事情。他的选择体现了中国人以国家利益和集体利益为重的思想。而作为西方人的美国护士更倾向于个人主义，因此无法理解许某的行为。

（3）中西方对家庭价值观的认识不同

约翰·昆兰无法理解许某为何要代替父亲顶罪，谎称是自己为儿子刮痧，所以昆兰认为许某是一个不讲诚信的人。中国人非常讲究孝道，百善孝为先，父母养育了儿女，儿女们会尽自己的责任和义务维护父母、保护父母、赡养父母。作为中国传统家庭的典型代表，许家地位最高的是许某的父亲，所以许某才会对他如此孝顺，替他担责。

（4）法律、伦理道德上的认识差异

法律面前，西方人讲究不带个人情感地陈述客观事实，认为陈述事实不会影响朋友之间的友谊，哪怕是对朋友不利的证言。而在中国的传统道德观念中，朋友之间是有"义气"存在的。因此，自己最信任的朋友昆兰的"出卖"令许某非常失望和愤怒，并将这种行为看作是朋友间的"背叛"，导致二人友情决裂。所以在跨文化交际中，我们要了解对方的交际方式，避免和减少误解的发生，更有效地进行跨文化交流。

2.在护理实践中，如何提高护士的多元文化能力？

随着经济全球化发展，世界各国间的跨文化交际日益频繁，这种文化间的差异和碰撞会带来不同程度的冲突。差异虽然无法"刮"去，但却可以互相包容。该故事中的转机就在于约翰·昆兰对中国传统文化"刮痧"的体验——了解中国传统医学文化并亲身体验了一回中国的刮痧，从而跨越了中西方文化差异的鸿沟，促成了许某一家人的最终团圆。在护理工作中，只有护士不断提升自己的多元文化能力，才能给予患者跨文化护理，具体可从以下几点做起：

（1）培养多元文化意识

培养护士的多元文化能力，首先要培养其文化意识，增强其接受不同文化的自觉性。本案例中，美国护士缺乏多元文化意识，她认为许某在他妻子分娩的关键时刻还在工作，没有在妻子身旁是自私的表现，但她没有换位思考中国文化对于这一事件的认识，并进一步印证了许某"虐待儿童"的嫌疑。

（2）掌握多元文化知识

护士只有掌握有关文化知识，才能有效预见护理工作中跨文化护理的障碍和问题，才能避免引起文化冲突。护士可学习人际关系、心理学、沟通学、社会学、伦理学、民族学等方面的知识和理论，增强道德修养，提高文化知识。

（3）增强多元文化技能

护士不仅要认识多元文化的存在，还要积极利用语言交往等途径尊重患者的利益需求，调整护理行为，以最大程度地促使患者康复。护士要善于观察患者的文化价值观，引导其行为向有利于健康的方向发展。本案例中，约翰·昆兰亲自去中国城体验刮痧，他也愿意重新在法庭上做证，帮助许某洗去罪名，这一行为是约翰·昆兰文化技能提高的表现。

### 思政元素

1.运用辩证思维，弘扬优秀文化

十八大召开以来，中共中央总书记习近平多次强调，要学习掌握唯物辩证法的根本方法，不断增强辩证思维能力；要善于运用矛盾分析的方法，坚持两点论和重点论的统一，要一分为二地分析问题，既看到问题的有利一面，也看到问题的不利一面。文化有两面性，在护理工作中，护士要辩证地对待不同文化的患者。如西方文化中，亚里士多德的"友爱论"、卢梭等的"同情论"等，都是关怀思想的体现，护士可将其融入护理工作中，体现护理的仁爱、柔性，促进护患沟通，提高患者满意度，体现优质护理服务。另外，护士还要发扬中华优秀传统文化，如中国儒家的"仁爱"、墨家的"兼爱"、道家的"泛爱"、佛家的"慈悲"等，护士要将这些优秀的传统文化贯穿于护理实践中，为患者提供人性化的服务。

2.树立多元文化意识，践行多元文化护理

多元文化是人类智慧进步的必然要求。我们要树立多元文化意识，使持有不同文化观的人们在保持自我价值的同时可以和谐共处，让多元文化共同促进人类文明的发展。

经济全球化、时代进步和科技发展使"地球村"的人们的联系与互动更为紧密。不同文化的沟通与协作成为人们学习、工作和生活的常态。现代护理为适应社会全球化及多元化的背景，护理模式也随之改变，将多元文化护理服务理念应用于临床已成为时代的必然。护士只有充分了解多元文化，掌握多元文化，才能更好地服务于社会。在本案例中，由于文化的差异，导致一系列悲剧发生在许某及其家人的身上。为避免类似事件再次发生，护士应树立多元文化意识，深入了解不同国家、不同民族的文化，践行多元文化护理。

（王晨霞）

# 第五章　护士的社会学修养

**引　言**

　　社会学与护理学关系密切，社会学研究的许多问题都与护士维护和促进健康的工作目标和内容相一致，如社会学所研究的社会变迁、社会关系、社会文化等对健康的影响，也是护理工作关注的重点。因此，加强护士的社会学修养，提高护士对社会学基本内容、方法及理论的认知，推广护理工作的社会化等有助于护士更好地满足社会公众对健康、医疗服务方式、医疗服务内容的需求和期待，促进个人健康和公共卫生事业的发展。

**学习目标**

　　1.知识目标：识记护理工作社会化的内容；说明护理工作的社会性；陈述护士的社会责任、护理工作社会化的意义、团队合作的意义、建设高绩效护理团队的基本法则。

　　2.能力目标：应用护理知识履行护士的社会责任；能够在护理工作中进行团队合作。

　　3.情感、素质和思政目标：培养护士的社会责任意识；树立团队意识、大局意识；发扬奉献精神。

## 【案例11】护理工作的社会性

### "家有小护"

**案例介绍**

　　2019年2月，国家卫生健康委员会发布《关于开展"互联网+护理服务"试点工作的通知》。某省某三级甲等医院随即响应国家政策，开展了院外延续医疗护理服务。从此，拉开了该省护理工作由医疗机构走向社会的帷幕。

　　该院成立了患者服务中心，开展入院患者一站式服务、出院患者一站式服务、便民服务、护理云门诊、网约护理服务、慢性病健康管理、孕产妇健康管理等，形成了集宣传、管理、医疗护理服务为一体的卫生服务体系。其中，护士扮演了重要角色。

第一，建立患者（门诊和住院）随访档案，由护士负责随访。护士将随访到的问题归类总结后，与相关部门沟通、协调，协助患者解决问题。

第二，护理部成立了"互联网+护理服务"工作小组，开发了护士上门服务管理系统——"家有小护"APP，宣传护士上门服务业务，指导广大居民使用APP预约护士上门开展护理服务。护理部组建了护士团队，鼓励护士利用自己的休息时间给患者提供上门护理服务，如伤口换药、更换胃管、康复训练、生活护理等。在全省率先开展"护理云门诊"，线上开展讲座，科普各种疾病的护理常规，推广在线护理服务咨询等业务。

第三，护士与社区工作人员联手，协助解决患者就医不便的问题，如协助患者挂号、为患者进行院内导诊等。此外，护士可通过各种渠道进行健康宣教，如定期在社区开展义务服务，举办健康讲座，提供健康咨询，发放科普知识宣传材料，普及急救知识与技能；在"家有小护"平台上发布各种科普知识、各专科疾病防治知识；利用微信平台发布各种护理科普知识等。护士还联系第三方服务机构，为孤寡老人解决生活上的困难，如家庭卫生、饮食服务等。

经过几年的努力和坚持，当地居民都对该医院竖起了大拇指，评价道："这个医院的护士就像是我们家的护士，他们像天使一般，随叫随到，能帮助我们解决很多实际的医疗问题。"

### 思考题

1.本案例中，护理工作社会化体现在哪些方面？

2.结合本案例，请思考护士的社会责任和护理工作社会化的意义。

### 知识精粹

#### 1.护理工作社会性

护理的概念经历了以疾病为中心、以患者为中心和以人的健康为中心三个阶段。其中，以人的健康为中心的阶段主要受到了"生物—心理—社会"医学模式的影响。此阶段，护理的服务对象为所有年龄的健康人及患者，服务场所从医院扩展到了社区、家庭及各种机构。玛莎·罗杰斯（Martha Rogers）对护理的定义为："护理服务的对象是整体的人，是协助人们达到其最佳的健康状态。凡是有人的场所，就需要护理。"护理工作社会化是相对于护士在医疗机构的工作而言，护士在社会上从事护理服务。社会化护理是对医疗机构护理的补充和完善，是医疗机构护理的延伸和发展。

#### 2.护理工作社会化的内容

随着整体护理模式的发展，护理工作的内容、对象、职能、形式等出现了明显变化。护理工作社会化的内容包括以下方面：

（1）护理服务项目

护士的服务项目由只提供技术服务转变为提供身心健康促进和卫生保健等多项服务，如卫生科普宣传、预防接种疫苗、妇幼卫生计划、医疗护理咨询等。

（2）护理服务对象

护士的服务对象由患者群体扩大到社会群体，由患者延伸至患者家属。在临床工作中，护士不仅需要护理患者，还要面对患者家属，和家属进行沟通交流，制订护理计划，共同协助患者康复。除此之外，护士也要给患者家属提供护理专业指导，如健康教育、护理技术指导及情感支持等。

（3）护理服务范围

护理服务范围从医疗机构拓展到家庭、社区、社会，如近年来国家大力提倡的"互联网+护理服务"、延续护理、家庭病床等。

（4）护理组织体系

护理组织是以维护和增进人类健康为目标而建立起来的工作群体。护理组织与其他健康行政组织、医疗组织形成完整的卫生服务组织体系，在行政管理组织的监管下履行预防、医疗、保健、康复、健康教育等一系列卫生服务。

（5）护理信息传播

要提高整个社会人群的健康水平，每个社会成员掌握一定的卫生知识是基础和关键。这就要求卫生服务人员充分利用各种途径、各种形式做好卫生保健知识的普及工作，而其中护士扮演着重要角色。如护士借助网络平台制作健康相关知识的云视频，开展健康讲座，普及健康知识，提高公民的健康意识，体现了护理信息传播的社会化。

（6）护理职责和使命

护理学专业的职责和使命是帮助有疾病的人恢复健康，帮助没有疾病的人保持健康，使社会上的每一个成员能与社会环境相适应，成为对社会有用的人，从而创造美好社会。从这个意义上说，护理工作有很强的社会性。

3.护士的社会责任

随着社会经济的发展和医学科学的进步，人们的卫生观念发生了转变，开始强调"大卫生观"。所谓"大卫生观"，就是把卫生放在经济和社会发展的大背景下审视，站在全社会系统的高度认识和研究人们的健康问题。"大卫生观"强调多部门的合作、全社会的参与。当我们从"大卫生观"的角度思考护理工作时，护士的任务已大大扩展，护士应该承担以下社会责任：

（1）大力开展健康宣教，倡导科学的新健康观

WHO对健康的定义是：健康不仅是没有躯体疾病，还包括身体、心理和社会全方位的完好状态。健康教育已经成为当今卫生保健的重要任务，作为健康宣教者，护士应与其他卫生人员携手努力，积极宣传新的健康观，帮助人们保持健康，为实现人人健康这一崇高的目标而奋进。

（2）积极参与健康促进，践行"大卫生观"

"大卫生观"强调人人都要重视和参与社会卫生工作。因此，护士在健康促进时，要利用各种资源，动员其他人员参与卫生保健，并积极鼓励服务对象也参与健康管理。只有人人参与、全社会参与，才能落实"大卫生观"。

（3）改善社会卫生状况，提高人群的健康水平

社会学与护理工作有着密切的联系。护士可以通过研究社会因素对健康的影响（如文化、社会支持等），与相关专业人员协作采取最佳的干预措施，促进人们改变不良的行为和生活方式，有效预防、控制疾病的发生、发展，提高健康水平。事实上，随着护理学科的发展，现如今很多护士的科研能力、创新能力也逐渐增强。他们的研究成果已转化为各种健康促进的手段，且受到广大人民群众的认可，如通过同伴教育、家庭成员参与等方式提高慢性病患者的自我管理水平等。

（4）开展社区卫生服务，发展初级卫生保健

随着社会的进步，经济的发展，疾病谱发生了重大转变，医疗工作的重点已经从治疗疾病转变为预防疾病。发达国家在初级卫生保健方面投入了大量人力、财力，对减少疾病发生、提高人们健康水平方面的作用明显。在开展初级卫生保健工作方面，社区护士发挥着重要作用。社区护理是将公共卫生学及护理学的知识与技能相结合，以社区为基础，以全人群为服务对象，将个体和群体保健融为一体，给社区居民提供连续、方便、快捷、经济、优质的护理服务。如社区护士在社区内为临终患者实施安宁疗护，为困难家庭申请公共援助等。

4.护理工作社会化的意义

（1）有助于个人健康和家庭幸福

WHO提出：21世纪人人享有初级卫生保健的权力。享受健康是人的权力，是社会和经济发展的前提，也是家庭幸福的基础。在实现这一目标的过程中，护士发挥着举足轻重的作用。护士是卫生保健工作的主要力量。护士已经走出医院，面向社会，关注个人和群体的健康状况，围绕健康的生理、心理、社会三方面开展工作，为社区老人、妇女、儿童、慢性病患者等重点人群提供诸如中老年人保健、妇幼保健、青少年保健、慢性病管理等健康保健服务。护士还与医生、社区公共卫生人员、社会工作者共同合作，开展社会卫生服务。由此可见，护士在保障人民身心健康、促进家庭幸福和谐方面具有重要作用。

（2）促进公共卫生事业的发展

公共卫生是一门通过有组织的社区活动改善环境、预防疾病、延长生命和促进身体健康、提高个人效能的学科。公共卫生工作范围包括环境卫生、控制传染病、开展健康教育、对疾病进行早期诊断和预防性的治疗。公共卫生的核心理念是健康促进和疾病预防。在健康促进方面，护士不仅是执行者，而且是引领者。高级专科护士的出现，使健康促进更上一层楼，如有护理学者研发了《糖尿病家族人群健康管理模式》，联合社区工作人员将糖尿病患者及其家族成员一同管理起来，不仅方便了糖尿病患者，还对高危人群进行早期干预，减少或延缓发病，起到事半功倍的作用。在疾病的预防和控制方面，护士指导人

们养成良好的卫生习惯，正确使用药物，定期检查身体，接种疫苗，宣教传染病的传播途径和预防措施等。在应对突发公共卫生事件方面，护士更是发挥了不可替代的作用。

## 案例分析

1.本案例中，护理工作社会化体现在哪些方面？

本案例中，护士体现了多项护理工作社会化的内容，具体表现在以下几方面：

第一，在护理服务范围方面，该医院的护理工作走出了医院，走进了社区、家庭。护士借助医院搭建的平台，对出院患者、门诊患者进行健康管理，提供护理及生活服务。

第二，在护理服务对象方面，该医院的护理工作关注的重点不仅是患者，还有社区人群。护士借助社区平台，联合社区工作人员，给社区人群进行健康宣教，科普健康知识。

第三，在护理信息传播方面，该医院的护士积极响应国家方针政策，实施"互联网+护理服务"。护理部创建了"家有小护"APP，患者可通过APP预约护理服务，护士接单后可上门提供护理服务。护士还在该平台普及健康知识，开展健康讲座，以提高公民的健康意识，体现了护理信息传播的社会化。

2.结合本案例，请思考护士的社会责任和护理工作社会化的意义。

从"大卫生观"的角度而言，护士主要的社会责任是开展健康教育，参与健康促进，发展初级卫生保健，提高人们的健康水平。本案例中，护士履行了诸如健康教育、践行"大卫生观"、开展社区卫生服务等多项社会责任。在健康教育方面，他们通过线上（微信、"家有小护"APP）和线下（社区平台、医院建立的患者服务中心）多种渠道对社会人群进行健康宣教，使人们保持身心、社会健康，提高生活质量。在践行"大卫生观"方面，护士联合社区工作人员进行健康宣教，联合第三方服务人员清理家庭卫生等，这都是动员全社会人员践行"大卫生观"的体现。在开展社区卫生服务方面，护士借用社区平台，定期在社区开展义务服务，举办健康讲座，提供咨询，发放科普知识宣传材料，普及急救知识与技能等，大力发展了初级卫生保健。

本案例中的护士通过履行社会责任，方便了患者就医，树立了良好的白衣天使形象。护理工作社会化提高了患者的就医体验感和幸福感，促进了家庭幸福，促进了人们的健康，促进了公共卫生事业的发展，也帮助护士实现了自身价值。

## 思政元素

### 1.培养护士社会责任意识

社会责任是个人、组织对社会应负的责任。它超越了法律对个人、组织所要求的义务，是对人们的一种道德要求。公民社会责任意识是公民的世界观、人生观、价值观在社会中的具体体现。培养和提高公民的社会责任意识是推进社会主义事业建设、构建和谐社会的重要内容。护士要热爱护理专业，具有强烈的社会责任感、使命感。本案例中，护士借助各种平台、通过各种渠道进行健康教育，承担初级卫生保健的社会责任，给社会留下了良好的职业形象的同时，实现了自身价值，增强了社会责任感和使命感。护士除了在工作岗位上履行社会责任外，还可以在日常生活中展现其社会责任。

2.积极推进健康中国建设，树立职业责任感

《"健康中国2030"规划纲要》指出，全社会要增强责任感、使命感，全力推进健康中国建设，为实现中华民族伟大复兴和推动人类文明进步做出更大贡献。护士作为社会的一员，更要有职业责任感、使命感，充分利用自己的专业知识为人民健康做出贡献，为推进健康中国建设添砖加瓦。本案例中，护士在健康中国的指导思想下，转变服务模式，通过"互联网+护理服务"，将护理对象扩展至家庭、社区成员。另外，护士还把握住了疾病的发展规律，以预防为主，对人民群众进行健康教育，使人们摒弃不良生活方式，养成良好的健康行为习惯。

# 【案例12】护理组织的团队合作

## 我们愿意留下来一起干

### 案例介绍

某医院急诊科有护士20人，其中小张和小王的爱人在外地工作，她们独自带着孩子；小李和小谢在哺乳期；老侯和老魏年龄较大，临近退休。

某天，临下班时来了几位车祸患者需要紧急抢救。刚担任急诊科护士长的小刘逐一问谁愿意加班。小张一脸歉意地说道："实在不好意思啊，我家小孩感冒了，我得早点赶回去。"一旁的小李忙转过头，自言自语着："下班还得给孩子买奶粉。"刘护士长叹了一口气，把目光移向聊天的老侯和老魏。老魏对着老侯说："你上次抢的特价米是在哪个超市买的？"就拉着老侯离开了。刘护士长无奈，尝试着问单身的小刘，还没等她开口，小刘抢先说道："最近家里安排了相亲，您知道的，我都快嫁不出去了。"刘护士长苦笑了一声，最后留下了自己和另一位轮转护士加班。那位轮转护士忍不住吐槽道："定科时可千万别把我分到这个科。"

虽然完成了任务，但刘护士长的心里始终有一块结。大家都以自己情况特殊为由不愿意加班，工作很难展开，科室的氛围也不好，这样下去可怎么办？在一次外出学习的机会中，刘护士长终于取得了"真经"。回到医院后，她采取了一系列绩效改进的措施。首先，与科室全体护士共同讨论，制定了科室的绩效目标；接下来建立激励和约束机制，尤其是针对加班这一问题，制定了公平的加班规则；刘护士长还反复征询科室护士的意见和建议，对照查验绩效分配过程中出现的问题，修订完善绩效分配方案；除此之外，刘护士长发现，以前只想把科室护理工作管理好，对护士的困难虽然有了解，但是并未换位思考，使护士没有感受到团队的温暖，护士对护士长的管理工作有抵触心理。刘护士长通过组织团队建设活动及面对面谈心等方式加强与护士的沟通，拉近护士与护士长之间的距离，让

护士感受到团队的力量和温暖。

经过刘护士长的绩效管理方案改革，护士们的态度发生了巨大的变化，科室的氛围也渐渐地变得融洽。一天下午，已经到了下班的时间，护士长突然接到护理部打来的电话，说是马上要送来6名食物中毒患者，要求护士长立刻做好接诊准备。护士长赶紧拿出排班表，看看该轮到谁加班了。没想到大家为谁留下来争论不休，小李和小谢说："我俩留下吧，张姐和王姐赶紧回家，孩子一人在家呢！"小张和小王说："我俩加班吧，你们的宝宝还小，赶紧回家喂奶！"老侯和老魏说："你们年轻人，该团聚的团聚，该喂奶的喂奶，我俩来吧！"小刘说："我留下来吧，单身人士的时间好分配。"护士长一时也不知道该如何安排。突然，大家异口同声地说："我们一起来吧！"接着，不同的声音从护士长耳旁传过："我去准备洗胃机""我去准备吸痰器""我去门口迎接患者"……

此时，站在一旁的轮转护士小黄喃喃自语地说："希望我能留在这个科室，和大家一起工作。"

### 思考题

1.本案例中，刘护士长践行了建设高绩效护理团队的哪些法则？

2.小黄为什么想留在这个科室？

### 知识精粹

1.团队的概念

管理学家斯蒂芬·罗宾斯（Stephen Robbins）认为：团队是由两个或两个以上，相互作用、相互依赖的个体为了特定目标，按照一定规则结合在一起的组织。团队是在群体的基础上建立起来的，其特点是内部成员之间相互帮助，具有团队意识，能开放、真诚地沟通，在适当的时机有策略地解决问题，能产生积极的协同作用，团队成员努力的结果使团队绩效水平大于个人绩效总和。

2.团队合作的概念和意义

团队合作是指一群有能力、有信念的人在特定的团队中，为了一个共同的目标相互支持、合作、奋斗的过程。在护理团队中，护士只有充分发挥个人潜能及优势，将个人价值有机地融入护理工作中，团结协作，才能实现组织目标和个人目标。团队合作具有以下意义：

（1）有助于提高护理组织绩效

团队精神作为护理文化的深层内涵，具有明确的目标导向、凝聚和控制功能。如责任制整体护理，患者从入院到住院治疗、康复痊愈的整个护理流程中，护士分工明确，团结协作，朝着一个共同的目标努力，为患者提供高效、优质、连续的护理服务。通过具体的护理工作体现了护士个人综合素质、潜能以及护理团队的优势，提高了护理组织的绩效。

（2）有助于护士个人发展

团队精神具有激励功能。在护理团队精神的熏陶下，护士能够积极、主动地将自身技能、知识渗透到护理工作中，体现自身价值，激发工作的积极性和主动性。在团队绩效提高的同时，通过护士长授权、资源共享等途径，护士能够获得不断提升和实现个人价值的机会。团队合作对于护士的激励不仅包括物质激励，还包括精神激励，通过团队合作，护士可获得团队中其他成员的尊敬，提升职业价值感和荣誉感，促进个人发展。

（3）有助于增加护士的组织归属感

团队精神通过培养群体意识，通过员工在长期的实践中形成的习惯、动机、兴趣等，引导人们产生共同的使命感、归属感和认同感，强化员工的团队精神，产生强大的凝聚力。如在护理工作中，护士之间互相帮助、互相安慰、互相支持，通过彼此间的关爱、帮助、真诚相待，使每位护士产生"家"的温暖感、归属感。这种归属感又可以提高护士的工作积极性，促进其努力工作，提高护理组织绩效，从而达到双赢的目的。

3.建设高绩效护理团队的基本法则

优秀的团队能给组织、个人带来更高的绩效，但是建立一个优秀的团队并不是一件容易的事，护理管理者可以从以下几方面做起：

（1）目标结盟法则

所有优秀的企业业绩都源于清晰的目标。目标的存在为团队指明了努力的方向。对管理者来说，需要将团队的共同利益与成员讨论清楚，使大家形成对共同利益的认同，这种认同会自动转化为自觉行动。目标结盟能使团队中的个人提升责任感，帮助他们获得价值感，同时也会增强团队的核心凝聚力，从而促进护理团队的发展。

（2）团队凝聚法则

团队凝聚的核心是团队文化建设。我国著名企业家任正非说过："资源是会枯竭的，唯有文化才能生生不息。"团队文化是凝聚团队力量、影响成员行为、塑造成员形象的重要内在因素。管理者应构建积极的护理团队文化。

（3）信息管理法则

信息共享是高水平团队赖以生存的基础。团队成员之间通过分享信息可增强信任感、责任感，从而提高护士工作的效率，促进护士工作的积极性，提升护理质量。

（4）有效沟通法则

作为管理者，应掌握和应用沟通的技巧，减少或消除内部矛盾。首先，应创造良好的沟通环境，坦诚相待，平等待人，谦虚谨慎；其次，应学会有效聆听，有耐心，设身处地为其他成员着想；除此之外，应强化沟通能力，优化沟通渠道，传达有效信息，提高组织沟通效率。

（5）协同合作法则

默契的配合是团队成功的决定性因素，无论管理者多么优秀，个人的能力终究是有限的，只有借助团队，使团队成员相互协作，才能有效提高团队绩效。管理者应善于发现团队成员的优点，并不断提升自己，减少成员间的冲突，促进团队高效协同合作。

（6）绩效改进法则

"无规矩不成方圆。"作为管理者，应在团队内部建立激励和约束机制，激发成员的工作积极性。除此之外，管理者应反复征询团队成员的意见和建议，对照查验绩效改革或分配过程中出现的问题，并修订完善，使其更加合理。

（7）变革创新法则

"道在日新，艺亦需日新，新者生机也，不新则死。"团队不可能始终原地踏步，因此，做好改革和创新对管理者来说至关重要。护理管理者应奖罚分明，批评碌碌无为者，鼓励积极进取者，提高护士的工作积极性；大胆引进先进理念，加强团队的软实力；培养年轻、优秀的护士以保团队的活力。

### 案例分析

1.本案例中，刘护士长践行了建设高绩效护理团队的哪些法则？

本案例中的刘护士长，通过使用建设高绩效护理团队的法则，加强了护士团队合作，提高了护理绩效，具体表现在以下几方面：

（1）绩效改进法则

一方面，刘护士长在团队内部建立激励和约束机制，让团队成员产生压力，并激发他们超越目标的动力；另一方面，刘护士长通过评价、反馈等途径及时解决在实施绩效分配时遇到的问题，充分利用有效资源，推动绩效改革。

（2）协同合作法则

无论管理者的能力多么出色，始终不能代表整个团队的绩效，无法达到"1+1>2"的效果，正所谓"孤掌难鸣"。因此，优秀的管理者应注重团队的协同合作。案例中刘护士长反复征询团队中护士的意见和建议，充分汲取众人的智慧，组织团建活动，增加了护士的团队合作意识。

（3）有效沟通法则

作为团队，成员间的沟通能力是保持团队有效沟通和生命力旺盛的必要条件。作为个体，要想在团队中获得成功，沟通是最基本的要素。管理者应尊重团队中每一位成员的意见。护士长要善于聆听护士的心声并设身处地为对方着想，减少甚至消除内部误解。案例中护士长通过面对面谈心等方式加强与护士的沟通，促进与护士间的联系，使护士感受到温暖，增强护士的安全感，让护士自愿地为团队做贡献。

（4）团队凝聚法则

"皮之不存，毛将焉附。"团队精神不反对个性张扬，但个性必须与团队的行动一致，要有整体意识、全局意识，要考虑护理单元的利益，并不遗余力地为护理单元的目标共同努力。护士长应该增强护士对团队利益的认同，使他们将这种认同感转化为自觉，才能更好地促进护理团队的发展。本案例中，刘护士长通过制定一系列绩效改进措施，如团队建设活动、面对面谈心，使护士们的凝聚力增强，虽然已到下班时间，大家都已安排好了自己的生活，但当面对需要加班抢救患者时，他们都毫不犹豫地放弃了个人休息时间，参与到为集体贡献自己的力量行动当中。

2.小黄为什么想留在这个科室?

列夫·托尔斯泰曾经说过:"个人离开社会不可能得到幸福,正如植物离开土地而被抛弃到荒漠里不可能生存一样。"个人和集体只有靠团结的力量,把个人愿望和集体的目标结合起来,才能实现职业价值。团队合作可以增强护士的职业归属感,使护士对自己的职业产生认同感、安全感、价值感、使命感和成就感。急诊科护理团队积极向上、团结协作的氛围,对轮转护士小黄形成了吸引力,她想融入该集体中,不断实现个人价值。急诊科护理成员之间关系融洽,人际关系良好,彼此之间相互理解和信任。此外,急诊科护士之间的理解和配合让小黄感受到了温暖,产生了归属感、认同感和安全感。小黄作为科室的一员,受这种和谐氛围的影响,萌生了留在急诊科的想法。

### 思政元素

1.强化责任意识,培养团队精神

责任意识是一种自觉意识,也是一种能力、一种精神,更是一种品格。救死扶伤就是护士的责任。本案例中,开始护士们责任意识不强,认为下班时间不应该参与抢救患者。这种责任意识淡薄的表现最终损人不利己,不利于患者个人利益,久而久之,有损于医院的声誉。

团队精神的核心是协同合作,反映的是个体利益和整体利益的统一。团队精神是个人、集体和社会共同进步和发展不可缺少的核心精神。一个具有良好人际关系的团体可以激发员工热爱集体的情感,使人心情愉快、身心健康,发挥团队的巨大力量。美国社会心理学家斯坦利·沙赫特(Stanley Schachter)提出:"凝聚效应、凝聚力越大,企业越有活力。"在其他因素保持不变的状态下,企业的凝聚力越大,生产效率就越高,企业就越有活力。护理服务活动由多个环节构成,需要护士协作、密切配合。只有发扬团队精神,才能保证护理目标的达成。例如,在对危重患者的抢救中,参与抢救的人员就构成了一个团队,每位参与者的个人能力是抢救成功与否的基础,而成功的关键则是小组成员能否协调配合与密切合作。如果小组成员团队意识不强,缺乏全局观念和整体意识,只想表现个人能力而各行其道,即使个人的能力再强,也难以产生良好的效果。

2.树立大局意识,弘扬奉献精神

大局意识,就是善于从全局高度、用长远眼光观察形势,分析问题,自觉地在顾全大局的前提下做好本职工作。习近平总书记指出:"必须牢固树立高度自觉的大局意识,自觉从大局看问题,把工作放到大局中去思考、定位、摆布,做到正确认识大局、自觉服从大局、坚决维护大局。"奉献精神是社会责任感的集中表现。奉献是一种态度,是一种行动,也是一种信念。不论从事什么工作,不论在什么岗位,我们都应该有大局意识和奉献精神。本案例中,在刘护士长的带领下,急诊科护士逐渐树立了大局意识、奉献精神,当遇到加班时,大家都以大局为重,以患者利益为首,愿意牺牲个人时间,争先恐后地加班工作,体现了急诊科护士的大局意识和奉献精神。

(王晨霞)

# 第六章　护士的美学修养

## 引 言

　　护理美学是一门以美学基本原理为指导，借鉴人文科学和社会科学等诸多学科的理论、方法和研究成果，从人、环境、健康、护理的角度出发，研究护理美的现象、护理审美的发生和发展及一般规律的科学。护理美学在护理中的应用顺应了时代发展的需要，体现了"生物-心理-社会"的医学模式。在护理实践中应用护理美学可以构建和谐护患关系，促进沟通交流，提高护理质量，也可以愉悦患者身心，促进患者康复，愉悦护士，提高护士工作幸福感。培养护士的美学修养，运用护理美学的原理和方法实践护理活动，用文化智慧促进人类健康，是21世纪医学发展的主流方向。作为当代护士，应该具备扎实的专业知识、无微不至的人文关怀、爱岗敬业的职业精神以及心怀百姓的高尚情怀等价值品质，做最"美"护士，做人民健康的守护神，为创造美好社会、和谐社会添砖加瓦。

## 学习目标

　　1.知识目标：识记护理美学的概念、社会美的概念、社会美的内容；陈述护理美的内涵与功能、护士美的要求。

　　2.能力目标：构建护士审美态度、审美能力和审美情趣；提高护士的审美素养；应用美学原理践行护理工作。

　　3.情感、素质和思政目标：发扬中国传统文化之美；塑造高尚的护士职业情操；塑造护士心灵美。

# 【案例13】护士的美学实践

## 最"美"护士

### 案例介绍

老魏是一家三级甲等医院ICU的护士。她是科室护士姐妹们的好帮手，在工作中协助年轻护士完成复杂的护理操作，在生活中开导、帮助护士姐妹们。工作之余，她的生活多姿多彩，她喜欢旅游、摄影、园艺、听音乐，也很喜欢读书，经常把富有感染力、积极向上的故事讲给科室其他护士听，大家都亲切地叫她"魏姐"。

某天，ICU入住了一位急性脑出血昏迷的中年男子刘某，因刘某脑部出血面积大，手术后仍然昏迷，主治医生表示其病情恢复前景不乐观，并和家属进行了充分沟通，以使家属做好患者将无法清醒的思想准备。老魏是这位患者的责任护士，她每天除了进行常规的护理工作之外，还在刘某的病房种植绿色植物，并记录种植日期；她鼓励家属在患者床头柜上摆放各种鲜花，还记日记，如刘某病情变化，哪位家属探视了，给他带了些什么，和他说了些什么；在生活护理中，她也悉心照料刘某，如早晚给他洗脸，睡前给他泡脚，每日给他擦浴、剃须等；预防压力性损伤对昏迷的刘某来说是护理的重点，她查阅文献，选择最先进、最适合他的方法预防压力性损伤。最为难得的是，老魏在做这些事的时候，还会不停地和刘某说话。在闲暇之余，她常坐在刘某床旁，给他讲身边发生的趣事逸闻，并对他说："刘大哥，您快醒醒，您妻子等您康复后一起去旅游呢……"用老魏的话说："我就当和刘大哥聊天呢，我相信有一天我会唤醒他。"果不其然，有一天，老魏正对刘某说话，突然发现刘某的手指动了一下，她激动地拉住刘某的手大声说："刘大哥，您听到我说话了吗？听到了就使劲握握我的手。"

在ICU医生周密的治疗下，在老魏坚持不懈、精心照顾下，刘某终于醒了。刘某出院那天，老魏将青翠的盆景和日记送给他，这盆景和厚厚的日记见证了刘某从入住ICU到康复的点点滴滴。刘某及其家属非常感动，给老魏送礼品以示感谢。老魏婉言拒绝，并说："作为一名护士，我只做了我应该做的。"

### 思考题

1.本案例中，护士老魏的行为体现了哪些护理美？

2.请结合本案例，谈谈护士应如何提升自己的审美修养。

### 知识精粹

1.护理美学的概念

护理美学是研究护理领域中美的现象和审美规律的一门学科，它以美学基本原理为指导，借鉴人文科学、社会科学等诸多学科的理论、方法和研究成果，从人、环境、健康、护理的角度出发，探究护理美的现象、护理审美的发生和发展及其一般规律。

2.护理美的内涵与功能

护理美是护理理论、内容、技术、科研以及护理活动所呈现的一切美的总和。美国护理学家弗吉尼亚·亨德森（Virginia Henderson）指出："护理是科学和艺术的融合。"护理美包含以下几方面内容：第一，护理本质与内涵的理性美，体现对生命、尊严、权力的尊重与维护；第二，护理学理论体系与结构的科学美，体现在科学思维的系统性、整体性、严谨性和规范性；第三，护理实践中展现出来的感性美，体现在护士的形象、技能以及护理环境等方面。在护理工作中遵从美学原则可以起到以下作用：

（1）满足患者精神需求

随着健康内涵的延伸，护理实践的过程不仅是科学过程，也是人文过程，解除患者的病痛不仅需要物质的、技术的力量，也需要包括美学在内的人文精神。如在护理审美活动中，护士通过一定的审美诱导、宣泄、转移等心理过程，调理患者的审美心理结构，引发他们积极、能动、健康向上的激情和反应，减轻或消除不利因素对患者身心健康的影响。另外，随着物质生活的不断丰富，人们对精神生活的追求也越来越高。如人们就医不再是单纯地治愈生理疾病，同时也追求医疗环境的舒适、诊疗设备和技术的完善、医护人员的仪表仪容和服务态度，以达到身心愉悦，提高就医体验。

（2）营造和谐的护患关系

早在19世纪，护理学创始人——佛罗伦萨·南丁格尔就提出："护理既是一门科学也是一门艺术。"即护理学是一种美的艺术。随着"生物-心理-社会"医学模式的提出、人们健康观念的转变、人文精神对护理学的渗透，构建和谐的护患关系成为现代社会发展的必然趋势，而护理美学成为其关键推动力。在临床护理中，护士用美的环境、美的语言、美的心灵、美的行为、美的技巧，满足患者对美的需求。使患者从护士的美好形象中、温馨关怀中感受到被接纳、被关爱，以激发患者对美好生活的向往与热爱，以最佳的身心状态接受治疗，恢复健康。

（3）促进护理文化建设

护理文化是护理组织在特定环境下，逐渐培育形成的基本信念、共同价值观、行为准则以及与之相适应的制度的总和，它反映和代表了护士的理念、价值标准、伦理道德、行为准则及追求发展的文化素质。在护理实践中，护士从创造良好的护理环境、塑造职业形象美等方面构建物质美；通过建立科学的护理规章制度，构建护理科学美；从制定"奉献、仁爱、慎独"的精神文化美等方面，促进护理文化建设。将美学理念在护理文化建设中加以应用和推广，在文化建设中体现美学的价值和魅力，让护士形成共同的服务理念和价值观，可激发护士的积极性和创造性，增强护理团队的竞争力和凝聚力，树立护士良好的社会形象，促进护理事业健康发展。

3.护士美的要求

根据护理美的内涵，护士应该从以下几方面体现护理美：

（1）外塑护理形象美

护士的职业形象美是指护士在护理专业活动中体现的仪表、仪容、言行、内在素养和专业能力等综合形象，是内在美与外在美的完美结合。护士被称为"白衣天使"，这是人们对护士的赞颂，更是期望。护士要有整洁的仪表仪容、得体的言谈举止，留给患者良好的第一印象。德国著名哲学家伊曼努尔·康德在有关美学的论述中指出，美包括两方面：一是美的内容；二是美的外在表现形式。在审美活动中，人们首先接触的是美的外在形式，如果外在形式引起人的美感，将有助于人们对内容的接受。护士整洁大方的仪表、文雅礼貌的举止、良好的沟通能力、规范娴熟的护理技术，可使患者感到亲切，获得安全感和信任感，从而积极配合治疗和护理，尽早恢复健康。

（2）内立护理道德美

护士的职业道德是其做好本职工作的行动指南和行为准则。护士要热爱护理工作，有高度的责任感和事业心，有慎独精神，尊重患者。职业道德美中，最主要的是人性美。人性美是人类对真、善、美的追求，体现为实现自身价值、奉献社会、服务社会、回报社会的公德观念和价值取向。那些追求真、善、美的人性，才是美的人性。在护理活动中，要把对人性美的追求转化为优质的护理服务，转化为一种奉献和牺牲精神。近年来突发的公共卫生事件（如2003年的非典、2019年的新型冠状病毒肺炎）像一面"照妖镜"，让美与丑、崇高与卑劣聚焦。大量医护人员舍小家为大家，不顾个人安危，冲在抗疫一线，护佑人民健康，保卫家园，有的甚至献出了珍贵的生命。这种情操超越血缘关系，超越地域、行业的划分，是人间最纯洁、最神圣的感情，闪烁着人性美的光芒。

（3）秉承护理情操美

情操是指由感情和思想综合起来的、不轻易改变的一种心理状态。职业情操是指从事某职业活动中应该具有的情感和思想。构成护理职业情操美的元素包括善良、友爱、同情、正义和勇敢。

1）善良。美国作家马克·吐温（Mark Twain）说："善良的、忠心的、心里充满着爱的人不断地给人间带来幸福。"护理是一项充满爱的事业，护士在护理实践中的救死扶伤、关爱生命、温暖关怀等体现了善良。

2）友爱。友爱是指没有国度、民族、性别和年龄等差别，彼此以"朋友""伙伴"相称，相互理解信任，相互支持帮助，和志趣相近的人际关系双方或多方，在相互交际过程中自然流露出的亲切的情感。在护理工作中，友爱不仅表现为勇敢地拯救生命、给予患者物质上的帮助，更多地表现在日常工作中的举止行为，如给患者一声亲切的问候、一个鼓励的眼神、一个甜甜的微笑等。

3）同情。同情是指对他人的苦难、不幸产生关怀、理解的情感反应。同情以移情作用为基础，是架起人与人之间沟通的桥梁。同情不仅能帮助他人，还能使助人者自我价值得以体现。临床护理工作中，护士要体现仁德仁心，强调恻隐之心、感同身受，才能与患者和家属产生共鸣。这种同情心往往能抚慰患者心灵的痛，使其燃起生活的勇气。

4）正义。在伦理学中，正义通常指人们按一定的道德标准做事。正义的力量可衍生出诸如顽强拼搏、不屈不挠之类的品质。正义的力量是强大的，可以唤醒人们的良知，使人们遵从社会道德，从而构建和谐社会。

5）勇敢。勇敢就是不怕危险，不怕困难，有勇气，有胆量，不退缩，勇担责任，充满魄力，果敢行动，临危不惧。勇敢使人生充满进取、抗争和奋进之美。在护理事业中，护士们用自己的行动诠释着"勇敢"二字。第39届南丁格尔奖章获得者叶欣，面对危重传染病患者，身先士卒，冒死抢救"非典"患者，不幸身染"非典"，以身殉职，献出了宝贵的生命。在2019年的"新冠"疫情中，无数护士舍小家，顾大家，义无反顾地冲上抗疫一线，体现了护士的勇敢。

（4）展现护理技能美

美是艺术之精华，精与美密不可分。护理技术中的精美表现在严格、细致、熟练、轻柔。在技术层面做到正确、迅速、安全地实施护理操作。如抢救患者时，一针见血、准确地实施心肺复苏等，把患者从死神手里抢夺过来，这才是最美的护士。

**▌ 案例分析**

1.本案例中，护士老魏的行为体现了哪些护理美？

本案例中，护士老魏从护理本质与内涵的理性美、护理的科学美、护理实践中的感性美三方面体现了护理美。

首先，护理本质与内涵的理性美体现了护士对生命、尊严、权力的尊重与维护。老魏给昏迷患者做好生活护理，将其擦洗干净、穿戴整齐，体现了对生命、尊严的尊重与维护。护士老魏在护理实践中体现了护士的职业情操美。她对昏迷患者说话，试图唤醒患者意识；记录患者恢复的生活点滴等，这些行为无一例外地体现了她的职业情操美，诠释了南丁格尔的名言——护士其实是没有翅膀的天使，是真、善、美的化身。

其次，护士老魏通过查阅文献找到适合刘某预防压力性损伤的方法，体现了护理科学美，即科学思维的严谨性和规范性。

最后，护士老魏从护理环境美入手，布置舒适、温馨的环境，让患者舒适，让患者家属舒心，让自己愉悦，拉近了患者、患者家属和护士的距离，增加了患者及其家属的信任感，使患者家属更愿意配合医疗护理工作，促进患者康复，展现出了护理实践中的感性美。

2.请结合本案例，谈谈护士应如何提升自己的审美修养。

在护理实践中，护士应按照社会的审美价值取向，不断进行自我锻炼、自我陶冶、自我培养，以达到感受美、鉴赏美、创造美的能力和品质。护士可通过以下途径提高审美修养：

（1）审美感的培养

护士在日常生活中可以通过阅读美学相关书籍提升审美感知的能力，提高审美修养。如阅读《护理札记》《道德经》等国内外著作，培养真诚、忠诚、自律的美德；欣赏汉赋、唐诗、宋词、明清小说中蕴含的美，如李白的"飞流直下三千尺，疑是银河落九天"形容庐山瀑布之美，辛弃疾的"明月别枝惊鹊，清风半夜鸣蝉"描写夏夜的静谧美好。

（2）自然美的熏陶

自然美的清净、质朴，可陶冶人的情操。自然美的景象可激发人奋发进取的勇气，从而树立远大抱负。通过自然美的熏陶，护士可在护理实践中为患者创造温馨、和谐的自然和人文环境，使患者心情舒畅。大千世界，自然美无处不在。波澜壮阔的大海、云雾缭绕的山峰、喷薄欲出的红日……我们身边的自然美俯首皆是。我们应该热爱生活，善于发现、欣赏大自然之美；我们应该怀揣感恩之心，感恩大自然给予我们的馈赠。

（3）社会美的塑造

社会美即人类社会生活的美，是美的具体表现形态之一。它来源于人类的社会实践，是社会实践的直接体现。社会美包括人的美、社会环境的美和社会产品的美。其中人的美是社会美的核心，分为外在美和内在美两个方面。内在美包括人生观、理想、修养等，通过外在的行为、语言、风度等形象表现。外在美主要是形式的美，如人的相貌、行为、仪表、语言等。在人的美中，内在美是更根本、更持久的美。外在美与内在美的和谐统一是社会美的最高形态。如为人类进步事业奋斗的献身精神与行为，乐观进取、吃苦耐劳、助人为乐的生活态度与道德情操等都是社会美中的人的美。护士在护理实践中应设身处地为患者着想，使护理工作达到真、善、美的统一。

（4）艺术美的感染

如果说自然美偏重形式，社会美偏重内容，那么艺术美则是深刻的思想内涵与完美的艺术形式的高度统一。柏拉图认为，人们在艺术作品的熏染中会"浸润心灵"，培养对美的爱好，使心灵美化。艺术文化可使医者审美能力得到提高，促进其认知、情感、意志等全面、和谐、健康地发展，提高感悟力、想象力、创造力，形成不断获取新观念的能力。如选择恰当的音乐给患者听，缓解患者紧张，减轻焦虑。

本案例中的护士老魏，在平时工作、生活中注重审美情趣的培养，这使她能成为一个具有审美修养的人。她喜欢读书，通过读书丰富了她的内心世界，使她成为一个充满正能量的人，同时她还把这种情怀传给周围的同事；她喜欢旅游，通过自然美的熏陶，激发她在护理实践中为患者创造温馨和谐的自然和人文环境；她在工作和生活中发扬了助人为乐的美德与认真负责的职业道德，塑造了社会美；她喜欢听音乐，通过感染、熏陶艺术美，"美化"自己的心灵。

总之，护士的审美修养贵在自觉、坚持，不是一时之功，而是终身教化、修炼的过程。它既是渐进的，又是主动追求的，必须主动探索。护士要提升审美修养，必须有高度的自觉性，并为之付出不懈的努力。

### 思政元素

1.奉行人道主义精神

护士是维护生命健康的战士，为了患者的生命安全和健康，护士要像战场上的士兵一样，义无反顾，冲锋在前。新时期护士必须做到：爱国爱家，仁心仁术，坚定不移地以

"健康中国"为指引，坚持以患者为中心的服务理念；以高度的责任心和使命感，履行救死扶伤的神圣职责，努力做好每一件事，善待每一个人；勤学苦练，精益求精，学好专业知识，勤练护理业务技能，以精湛的专业素养守护人民群众的生命健康；展现白衣天使"关爱生命、呵护健康"的职业风采，展现护理美。本案例中，护士老魏体现了奉行人道主义精神、践行使命担当的职业精神。她善待患者，用她的善良、友爱唤醒了昏迷的患者，将其从死亡线上拉回来，体现了她的仁心仁术、高度的责任心和使命感。

2.展现传统文化之美

中国传统优秀文化之"仁""义"等重视社会伦理，强调社会和谐发展。本案例中，护士老魏发扬了中国传统文化之美中的"仁爱"。面对昏迷患者，她和患者聊天，维护患者尊严，她乐于帮助同事，老魏的这些行为无不体现出她的仁爱之心。护士在生活、工作中应当学习、弘扬中国传统文化，用传统文化之美熏陶我们的思想，争做最美人物、最美护士。

# 【案例14】护理的社会美

## 泾渭分明

**案例介绍**

2020年的新年钟声即将敲响之际，新型冠状病毒肺炎疫情爆发。护士小王是某三级甲等医院的护士，面对这场严峻的挑战和考验，小王和其他医护人员一样放弃和家人团聚的机会，投身到抗疫一线中。

情景一：在隔离病房，小王注意到一位和她母亲年龄相仿的女患者对疾病特别担忧，加之亲人不在身边陪伴，终日情绪低落，不思茶饭。小王给这位患者除了进行常规护理之外，还陪她聊天、下棋，给她讲解该疾病有关知识。慢慢地，这位患者走出了"新冠"阴影，脸上露出了久违的笑容。同病室其他患者看到小王每天乐呵呵的，像快乐的天使一样带给他们快乐，带给他们希望，也充满了战胜疾病的信心。小王组织病区患者，将鲜红的国旗插在每个床头，大家挥舞着国旗，唱着国歌，盼望着胜利到来。

情景二：某天，小王值夜班，遇到一位病重的患者。虽经持续2小时的抢救，但还是未能挽留住患者的生命。小王拖着疲惫的身体、带着悲哀的心情回到护理站时，一名中年男患者气势汹汹地来到护理站，大声吆喝道："护士，我住的病房卫生间全是垃圾，赶紧去给我收拾一下。"小王站起来对他说："您稍等，我刚抢救完患者，还有一些事情需要处理，我通知保洁人员马上给您处理。"没想到这位患者说："你什么意思啊？让你打扫个卫生，你还找借口，这就是你的工作，就是你的职责。"小王吞下了委屈的泪水，拿着笤帚走进了那名患者的卫生间。

## 思考题

1.请结合本案例，谈谈你如何理解人的美。

2.请结合本案例，谈谈护士应如何塑造人的内在美？

## 知识精粹

### 1.社会美的概念

社会美是美的形态之一，指现实生活中社会事物的美，与自然美并列。社会美不仅根源于实践，而且本身就是实践的最直接的存在形式，是美的本质的最直接展现。社会美是人类创造的一定历史时期的社会生活的美，是指包含社会发展本质规律，体现人们理想愿望，并能给人以精神愉悦的社会现象。社会美包括生产生活美、生产劳动美、人的美等，其中人的美是社会美的核心。

### 2.社会美的核心

社会是由人组成的，人是社会实践的主体，人是社会美的创造者和欣赏者。因此，人的美是社会美的核心和基础。人的美，是人的内在品质通过外在形式表现出来的外美内秀的整体美，是形式美与内容美的统一。

（1）人的外在美

外在美是指人的容貌、形体、语言、行为、举止等外在的美。"爱美之心人皆有之"。人的外在美可给人留下美好的印象，引起愉快的情绪反应，促进人际沟通，有助于建立和谐的人际关系。如护士整洁得体的服装、优雅的姿态、自然的妆容、亲切的笑容、温和的语言等，可给患者留下良好的第一印象，为日后实施护理打下良好的基础。

（2）人的内在美

内在美是指人的内心世界的美，是人的思想、品德、智慧、性格、情操、才识等内在素质的具体体现。内在美包括人生观、人生理想、思想觉悟、精神意志、道德情操、智慧才能、行为毅力、生活情趣和行为修养等。内在美的精髓和实质是：

1）内在美决定人的"美"与"丑"，对人的美起决定作用。一个人远大的理想和抱负，坚强、勇敢、诚信的优秀品质，高尚的道德观等都是其内在美的体现。人的内在美是社会美的重要内容，是美的本质和精华。

2）内在美能引起持久的美感，让人产生更强烈和更深刻的审美感觉，内在美的稳定性和持久性源于人的品德的相对稳定性。

3）内在美的个人价值和社会价值是社会的宝贵财富，个体的内在美能为他人、社会发展做出贡献，个体力量汇聚成的社会力量能够推动人类社会文明不断向前发展。

## 案例分析

1.请结合本案例，谈谈你如何理解人的美。

人的美是社会美的基础和核心。哲学家柏拉图曾说过："最美的境界是心灵的优美与身体的优美的和谐一致，融合成一个整体。"人的外在美是形式美，人的内在美是心灵美，人的美应该是形式美与内在美的统一。本案例中，护士小王和要求给其打扫卫生的患者的行为很好地诠释了人内在的美与丑，反映了人的灵魂的圣洁和肮脏。在这场事关人民生命财产安全和身体健康的疫情防控阻击战中，护士小王战斗在疫情防控第一线，与时间赛跑，与病魔较量，彰显了小王的内在美。而作为一个年轻的患者，对医护人员毫无尊重感恩之情，毫无敬重之情，只想着个人利益，追求享乐，何谈"美"之有。在护理工作中，护士不仅要保持良好的职业形象美，如仪表美、语言美、操作美，更重要的是要有高尚的职业情操，有渊博的理论知识和娴熟的护理操作技术，能为患者提供优质的护理服务，减轻患者痛苦，帮助患者恢复健康。

2.请结合本案例，谈谈护士应如何塑造人的内在美。

我国倡导的"五讲四美"，其核心就是"心灵美"和"讲道德"。心灵美是四美的核心，其包括了一个人的整体精神面貌，反映了人的立场、观点、思想的深度与广度，和每个人的生活、理想、信念、情操紧密相连。人的心灵美可通过以下几方面塑造：

（1）多关怀

在日常生活中，我们要懂得真诚地关怀身边的人，多一份关怀，使他人开心的同时我们自身也会收获快乐。本案例中，小王除了为患者提供良好的护理服务，还陪他们聊天、下棋，带给他们希望和信心。

（2）多包容

包容能使人心胸宽广，让我们的心灵变得更美。本案例中，小王在身心俱疲的状态下遇见蛮横无理的患者，虽然很委屈，但她没有计较，反而去收拾病房，以包容的态度对待该患者。

（3）多理解

每个人都会遇到不同的困难，面对周围的人，我们应多理解，让身边的人和事尽可能变得美好。小王在隔离病房看到与自己母亲年龄相近的女患者，设身处地地考虑了她的孤单与失落，经常在工作之余陪伴患者。由于她能理解患者，才使得患者在情绪低落的时候重拾对生活的希望。

（4）会尊重

对于患者，护士应一视同仁，不能因他人的金钱或地位而改变尊重的态度。本案例中，与患者的气势汹汹相反，小王的行为体现了对患者的尊重。她没有因为该患者的无理而气恼，反而理解、尊重他，并满足了他的需求。在尊重别人的同时，她的内心也随之发生了改变。

### 思政元素

1.塑造人与自身的和谐之美

人与自身的和谐，需要心灵美的塑造与保持。一个具有心灵美的人从根本上来说是追求真、善、美的人。本案例中，护士小王就是追求真、善、美的人。她陪患者聊天、组织病区患者唱国歌等行为，用自己的爱心、耐心阐释了人的心灵美。加强思想道德方面的文化建设，是塑造人自身和谐之美的重要路径。护士在工作中，应弘扬真善美，贬斥假恶丑，自觉履行社会义务、社会责任，培育知荣辱、讲正气、受奉献、促和谐的道德和精神。

2.构建人与人的和谐之美

社会美是人与人之间社会关系的和谐之美。构建和谐的人际关系、塑造社会美是和谐社会建设的重要内容。社会和谐是中国特色社会主义的本质属性。只有社会的主体——人，具有心灵美，才可能做到彼此善待，人与人之间才会有和谐的关系。在新冠疫情面前，为了打赢这场没有硝烟的战争，无数医护人员、部队士官、机关干部、人民群众投入其中。他们互相团结、争先恐后地把最危险、最累的工作留给自己，把方便让给别人，这种无私奉献、团结一致的作风构建了和谐社会，塑造了社会和谐美。

（王晨霞）

# 第七章　护士的人际关系修养

## 引　言

　　在社会生活中，人不可能完全脱离他人而独立存在，每个人都生活在与他人共同组成的社会中，不可避免地与自然、他人和社会发生联系。正如我国古代思想家、文学家荀子所言："人之生不能无群。"在这个群体中，必然存在人际关系。人类社会发展是一部人类社会交往史，是一部人际关系史。护理的服务对象是人，护士人际关系的范畴主要涉及护理工作中的各种人际关系，包括护士与医生、护士与患者及其家属、护士与其他群体在护理工作中产生的人际关系。护士在护理工作过程中运用良好人际关系的理论知识、原则策略，有助于建立和谐的护患关系、友好的医护关系。

## 学习目标

　　1.知识目标：识记人际关系、护患关系、医护关系、护际关系的概念；陈述人际关系的原则策略；说明护际关系模式和护患关系基本模式。

　　2.能力目标：分析护患关系的影响因素、医护关系的影响因素、护际关系的影响因素；应用所学知识，促进护士人际关系和谐发展。

　　3.情感、素质和思政目标：构建平等、和谐、团结、友善的人际关系；培育医者仁心、尊重生命健康权益的职业情感；树立爱岗敬业的职业态度。

## 【案例15】人际交往策略

### 我是一名实习"大护士"

#### 案例介绍

今天是实习护士小郭到医院实习的第二周，经过前一周的练习，小郭掌握了静脉输液技术，带教老师决定在其指导下让小郭独立为患者完成静脉输液操作。

　　小郭信心满满地推着治疗车走进病房，准备为3床患者输液。当小郭核对完患者信息，挂好输液瓶，准备穿刺用物时，3床患者问道："小姑娘，你是实习的吧。"小郭微笑着回答："是的，阿姨。"3床患者继续说道："我刚做完手术，身体虚弱，你不能拿我练手，让你的老师扎吧。"小郭微笑着答道："阿姨，您别担心，我会扎针的，之前给很多患者扎过的。刚才我看过您的血管，没有问题的。"3床患者还是不同意，继续说道："你们实习护士把我们当试验品，我们患者哪里经得起这折腾，不行。"这时，2床患者王奶奶说道："小护士，你先给我扎吧，我不怕疼。"小郭见状，说道："阿姨，那我先给王奶奶输液，给她扎上了再给您扎，可以吗？"随后，小郭给2床患者挂瓶、排空气、消毒皮肤、穿刺，最后成功了。3床患者见状，也不好意思拒绝，嘴里嘟囔道："好吧，那我也做一次小白鼠。"

　　下午，小郭巡视病房时，看见3床患者手里拿着药盒反复在看，嘴里说着："这怎么看不懂呢？"小郭主动走上前问道："阿姨，需要我帮忙吗？"3床患者见是小郭，不屑地说道："你一个小护士，只会打针发药，哪里知道这药物的作用呢。"小郭笑着拿过患者手中的药盒看了看，耐心地介绍了药物的作用、使用方法以及用药的注意事项，又针对患者的病情介绍了饮食方面的知识。3床患者越听越感兴趣，不停地点头称赞，并说道："没想到你一个实习小护士不但会扎针，专业知识也这么过硬。"小郭开玩笑地说道："阿姨，您可小看我了，我是某某大学的一名实习大护士。"

　　这时，整个病房的患者都乐了，一位患者惊讶地说道："某某大学，那可是全国名牌大学，竟然培养护士，护理也有本科？"小郭笑着说："对呀，我们护理专业不仅有本科，还有硕士、博士呢。阿姨，这下你们可以放心地把自己交给我照护了吧！""放心了，放心了，阿姨之前误解你了。"3床患者握住小郭的手说道。

　　//// **思考题** ////

1. 3床患者不让实习护士小郭输液的根本原因是什么？
2. 案例中的交往双方遵循了人际交往中的哪些原则？
3. 案例中的实习护士小郭如何运用良好的人际关系策略？

　　//// **知识精粹** ////

**1. 人际关系**

　　人际关系是指人与人交往过程中产生的情感上的关系和心理上的距离，反映了个体或群体寻求满足其社会需要的心理状态。人际关系是一个多层次、多向度、极其复杂的网络系统。

　　**2. 人际交往的原则**

　　（1）平等原则

　　人与人之间不论职务高低、财富多寡，在人格上是平等的，平等是交往的基础和前提。交往有多种方式，最基本的方式有：①尊重法。"爱人者，人恒爱之；敬人者，人恒敬之"的古训表明了相互尊重在人际关系中的作用。在人际交往中，礼貌称谓、耐心倾听、表示理解都是尊重的具体表现。②对等法。在人际交往中给予对方同等的回报，如情感对等、价值对等、地位对等。③平视法。在人际交往中，以平视的角色心理对待交往对象，是一种尊重他人的行为，给他人以"心理等位"的人际交往信号。做到一视同仁，平等对待，不亢不卑，以保持自己的人格尊严，获得他人的尊重，建立良好的人际关系。

（2）诚信原则

诚信原则是指人际交往双方诚实、守诺、讲信用的原则。诚信原则要求人们在人际交往中必须做到：言必真，行必果。就是说，在交往中要说真话，真诚待人；守诺言，践诺言。

（3）理解原则

理解原则是指交往双方相互了解、换位思考、相互体谅的原则。在人际交往过程中，双方要相互体谅，了解彼此的权利、义务、需要和行为方式，学会换位思考，站在对方的立场解释和分析其行为动机，以减少人际关系中的矛盾及冲突。

（4）宽容原则

宽容原则是指交往双方需要一定的忍耐度，能够相互包容的原则。因个体的成长经历、受教育程度、信仰习俗、行为习惯等不同，交往中双方必然会产生不同的反应。因此，宽容他人的差异成为交往的必需条件。

（5）互利原则

互利原则是指在人际关系中，交往双方都能够得到一定的精神或物质利益，满足各自的身心需要。人们在人际交往过程中都会考虑各自的利益，单方获益的人际关系是不会长久的。

（6）适度原则

适度原则是指与他人交往时，言谈举止、态度、表情及行为等程度适当，恰到好处。人际交往成功与否很大程度上取决于交往主体对自身交往行为"度"的把握。具体表现为：

1）情感表露适度。情感表露应恰如其分，既不能热情过度，使人产生轻浮或不稳重的感觉，也不能缺乏热情，使人产生冷漠、无诚意的感觉。

2）举止行为适度。在人际交往过程中，大方得体的举止、体态表现能够增加交往对象的好感，增进交往的距离。

3）言语表达适度。根据不同场合把握言谈的得体度，根据自己的身份把握言谈的分寸度，适可而止。

3.人际交往的策略

（1）重视印象整饰

重视印象整饰是指通过有意识的修饰，主动而适度地展示自己的形象，使其在他人的印象中形成良好的第一印象。在与他人交往时，根据对方的特征、交往的目的和交往的情景，选择合适的装束、得体的行为，甚至事先对所交往的知识、言辞、表情和动作进行必要的准备，以保证交往活动顺利进行，给对方留下美好的印象。

（2）主动提供帮助

帮助包括情感上的支持、困难上的协助和物质上的支持。以帮助为开端的人际关系，不仅容易确立良好的第一印象，而且可以迅速缩短人与人之间的心理距离，建立良好的人际关系。

（3）关注对方兴趣

交谈过程中，双方的兴趣和关注点汇聚在一起时，才能真正达到有效沟通和增强相互关系的作用。

（4）肯定对方价值

选择适当的时机和表达方式表达对对方的赞许是增进彼此感情的催化剂。赞许是对他人的尊重，传递的是信任和情感。

（5）掌握批评的艺术

批评时应措辞婉转、真诚、方法得当、符合事实，以达到预期效果，促使对方进步。

（6）学会感激报恩

古人云："滴水之恩，涌泉相报。"在学习、工作、生活中得到他人的帮助时，心存感激是人之常情。作为受益者，应选择适当的时机和方式表示感谢，既可以表达对提供帮助者的尊重和感谢，又可以显示受益者的重情重义。

（7）经常互致问候

人际关系是以情感联系为纽带，交往双方经常联系有助于维系良好的人际关系。

（8）大胆主动交往

在人际交往中以主动热情的态度和行为影响交往对象，更容易获得交往的成功。要获得良好的人际关系，交往的始动者应克服羞怯、自卑的心理，主动大胆地与他人交往，使其处于主动地位。

### 案例分析

1.3床患者不让实习护士小郭输液的根本原因是什么？

人与人之间通过相互认知而实现各种交往和互动，人际的认知对人际关系的建立非常重要。案例中，实习护士小郭经过练习掌握了静脉输液技术，当她信心满满地准备为3床患者进行静脉输液操作时，遭到了拒绝。其拒绝的理由是"实习护士将患者作为小白鼠"。3床患者的这一认知来自人际认知效应中的社会刻板效应，即社会中部分个体对一类事物或人物持有一种固定不变、概括笼统、简单评价的现象。这种社会刻板效应可以将群体的主要特征典型化，反映群体的共性特点，有利于帮助人们认识各种群体的差异；但是一旦对一个群体形成社会刻板印象后，会影响人们对该群体中个别成员个体化的正确认识和判断，阻碍良好人际关系的建立。

2.案例中的交往双方遵循了人际交往中的哪些原则?

良好的人际关系需要交往双方共同努力实现。案例中,实习护士小郭由开始被3床患者拒绝,2床患者主动提出让实习护士小郭为她进行输液,到最后被3床患者接受,体现了人际交往原则中的平等、理解、宽容原则,为建立良好的人际关系打下了基础。

(1)平等原则

案例中,王奶奶主动提出让实习护士小郭为其输液,一方面化解了实习护士小郭被3床患者拒绝的尴尬,另一方面体现了王奶奶对实习护士的尊重和接纳,反映了人际关系的平等原则。平等是人与人交往的基础和前提,每个人都有自己的价值和尊严,都有平等的心理需求。作为实习护士,小郭通过前期的练习已经掌握了静脉输液技术,在带教老师的指导下进行独立操作时,需要与患者建立工作关系,并得到相应的配合。此时,2床患者王奶奶主动提出让小郭为其输液就是对实习护士的尊重和认可,这是非常重要的。这种尊重和认可,不仅能够提升实习护士小郭的自信心,还可以促进其职业认同感的建立。

(2)宽容原则

案例中,3床患者拒绝实习护士小郭操作时,作为实习护士的小郭并没有抱怨,而是通过精湛的专业技能和知识最终获得了3床患者的接纳,体现了人际交往中的宽容原则。宽容原则是交往双方在交往过程中有一定的忍耐度,能够相互包容的原则。每个人的成长经历、受教育程度、行为习惯等不同,交往时必然产生不同的差异,宽容和包容他人的这种差异是人与人交往的必要条件。实习护士小郭能够包容和宽容3床患者言语的伤害,体现了实习护士小郭的思想境界和品德修养,也为后续的和谐相处创造了条件。

(3)理解原则

案例中,3床患者开始拒绝了实习护士小郭为其输液的要求,但是看到她为2床患者穿刺成功后,被动接受了实习护士小郭的操作,随着实习护士小郭为其进行用药指导,逐渐加深了对小郭的认识,最后欣然接受了实习护士小郭,同时也对实习护士有了新的看法,体现了人际交往中的理解原则。3床患者与实习护士小郭交往过程中,通过对其进一步地了解、认识,并在此基础上认识自我,了解彼此的权利与义务,最终减少和避免了人际关系的冲突和矛盾。

3.案例中的实习护士小郭如何运用良好的人际关系策略?

案例中,作为人际交往的主体,实习护士小郭通过印象整饰、大胆主动交往、主动提供帮助、关注对方兴趣等人际关系策略,最终实现了良好人际关系的建立。

(1)重视印象整饰

案例中,实习护士小郭在带教老师的指导下独立对患者进行静脉输液操作之前进行了大量的练习,掌握了该技术,并得到带教老师的认可,体现了人际关系的重视印象整饰策略。重视印象整饰中,交往主体根据交往对象的特征、交往的目的和交往的情景,选择合适得体的行为,事先对交往的知识、言辞、动作做必要的准备,以保证交往活动顺利进行。作为专业技术人员,精湛的专业技能和专业知识就是最好的印象整饰。

（2）大胆主动交往

案例中，实习护士小郭在掌握静脉输液技术后，在带教老师的指导下独立进行操作，体现了人际交往的大胆主动交往策略。在人际交往过程中，积极热情的态度和行为更容易获得交往的成功。在护患交往过程中，护士作为交往的始发者，应主动与患者交往，建立治疗性工作关系，获取患者的信任，促进患者的健康。

（3）主动提供帮助

案例中，实习护士小郭被3床患者拒绝后，依然选择主动为3床患者提供用药和饮食指导，并最终被3床患者认可，体现了人际交往的主动提供帮助交往策略。在人际交往中，只有当一种关系被交往一方认为是值得的，他才愿意去建立并维持。护患关系是一种帮助性人际关系，其建立在患者的健康需要得到帮助时，护患之间通过提供帮助与寻求帮助形成人际关系。

（4）关注对方兴趣

案例中，实习护士小郭发现3床患者独自研究用药信息，并存在疑惑，由此判断患者渴望获取健康相关知识，为此主动提供帮助，体现了人际交往的关注对方兴趣策略。在人际交往过程中，交往双方的兴趣、关注点汇聚在一起时，才能实现有效沟通。实习护士小郭根据3床患者对健康的需求为其进行了详细的药物和饮食指导，吸引3床患者的注意，并且获得其认可，从而建立了良好的人际关系。

//　思政元素　//

1.树立职业形象，和谐人际关系

职业形象是个体在职场中公众面前树立的印象，包括外在形象、品德修养、专业能力和知识结构。护士职业形象是指护士群体或个体在职场中树立的印象，包括外在形象、思想、言语行为、知识技能等，既体现了护士的仪表、行为举止与体态等外在形象，也反映了护士的职业道德品质、知识、心理状态等内在素质。案例中，实习护士小郭通过得体的言谈、行为举止，精湛的专业知识技能，树立了良好的护理职业形象，并通过人际交往策略铸造了和谐的人际关系。良好的护士职业形象可以使护理对象产生愉快的心情，获得良好的心理、生理效应，促进治疗和康复，也有利于提升护士的职业认同感和成就感。

2.具备仁心仁术，重铸护患信任

"仁心仁术"出自《孟子·离娄上》："今有仁心仁闻，而民不被其泽，不可法于后世者，不行先王之道也。"意思是既有仁慈的心肠，也有施仁行善的方法。在医学中指既要心地善良，还要医术高明。护患信任关系的构建基于群际互动和人际互动的过程背景，受到群体特性、社会结构与社会制度的影响。案例中，3床患者开始不接受实习护士小郭的原因是基于对实习护士的社会刻板认知，认为实习护士专业技术知识水平低，由此产生对其不信任，从而阻碍了交往关系的建立。但是，小郭通过精湛的专业技术和理论知识最终获得了3床患者的信任和认可。作为专业技术人员，护士应该具备"仁心仁术"的传统医德，通过慈爱之心，解患者心之所急，通过专业技术，解患者身体之病痛，以构建护患信任关系。

# 【案例16】护患关系

## 医生开的医嘱，应该没有问题

//// 案例介绍 ////

今天是普外科1床患者任某因"急性胆囊炎"住院的第4天，目前病情趋于平稳。早晨，医生查房时交代患者可以进食，不需要通过静脉补充能量了。查房结束不久后，护士进病房为任某输液体。

时间过得很快，转眼到了中午，任某的液体快输完了，陪床的女儿按响床头呼叫器告诉护士，患者需要更换液体，顺手拿起挂在输液架上的输液卡，想看看母亲接下来输什么液体，发现输液卡上写着"胰岛素8 U，0.9%氯化钠注射液100 mL，头孢噻肟钠2 g，静脉滴注"。学医的女儿心中顿起疑惑。此时，护士小王走进来准备为1床患者换液体。"护士，胰岛素可以和抗生素一起加在生理盐水里吗？你看这个合适不？"1床患者的女儿边问边将输液卡递到护士小王手里。小王接过输液卡看了一眼，说："这是医生开的医嘱，应该没有错。""麻烦您再核对一下吧，我记得应该是不能一起输的。"护士小王见状不屑地问道："不能一起输？你是医生？"1床患者的女儿笑着说道："我不是医生，我是教医学生的老师。""你们老师，就是好为人师。那我再看一下，你稍等。"护士小王说罢，将1床患者的输液管调节器关小，走出了病房。女儿不放心，跟着来到护理站。

护士小王打开电脑，找到1床患者的医嘱，指着屏幕对1床患者的女儿说："你看，医嘱就是这样开的，没有问题。"说完，转身返回病房为1床患者换上了最后一瓶液体。

1床患者的女儿心里总是觉得怪怪的，便交代母亲："妈，如果你觉得心慌、肚子饿等不舒服，就赶紧告诉我。"看着液体瓶的液体输了近一半，母亲没有不适，女儿悬着的心放下了。

当液体输到2/3的时候，突然，1床患者叫女儿："我感觉有些心慌，胃难受。""完了，可能发生低血糖了。"女儿说道，一边按床头呼叫器叫护士，一边取出蛋糕给母亲吃。护士小王进来了，看到液体还没有输完，生气地问道："不输了吗？还剩这么多液体，按什么呼叫器？""护士，我母亲出现低血糖了，刚才心慌，胃难受。应该是液体中加的胰岛素引起的，你把这个液体拔了吧。"1床患者女儿急忙解释道。"怎么可能，刚才你和我看过医嘱是没有问题的，低血糖？我看患者没有什么呀，液体不能拔，输完再拔。"说完，护士小王转身走出了病房。

1床患者的女儿非常生气，但是没有和护士理论，而是拔出了母亲输液体手臂上的针头。之后，她找主治医师核实，确认是医生疏忽，忘记了停止"胰岛素8 U"的医嘱，护士将胰岛素和抗生素一起加在了生理盐水中，导致患者出现了低血糖。出院后，医院进行随访，1床患者的女儿对护士小王和主治医师进行了投诉。

### 思考题

1.本案例中，护士小王的言行是否符合护患关系的基本内容？
2.本案例中，影响护患关系的因素有哪些？
3.本案例中，护士应如何促进良好的护患关系？

### 知识精粹

#### 1.护患关系

护患关系是指在特定条件下，通过医疗、护理等活动与服务对象建立起来的一种特殊的人际关系。构建和谐、平等、信任的护患关系是护士的重要职责。护患关系的基本内容包括技术性关系和非技术性关系两个方面：①技术性关系是护患双方在护理活动过程中建立起来的，以护士拥有相关的护理知识及技术为前提的一种帮助关系，是护患关系的基础，是维系护患关系的纽带。②非技术性关系是指护患双方受社会、心理、经济等因素的影响，在进行医护操作技术的过程中形成的道德、利益、价值、法律等多种关系。

#### 2.影响护患关系的因素

护患关系受到多种因素的影响，护患双方本身及外部环境都存在着引起冲突的因素，分析影响护患关系的因素，能够针对性地预防冲突，促进护患关系和谐发展。

（1）护患双方因素

1）角色模糊和责任冲突。护士和患者对自己承担的角色功能认识不清，使双方不能理解对方的权利和义务，导致护患双方出现责任冲突。如护士缺乏专业知识技能，护理工作落实不到位，工作缺乏主动性等，引起患者不满；患者不了解自己的权利与义务，不积极配合治疗和护理，治疗未达到预期，责备护士。

2）忽视权益和过度维权。部分护士忽视了患者的权益和感受，累积了患者的负面情绪，使其产生不良心理。此外，少数患者对治疗护理效果的期望值过高和过度维权，导致护患关系紧张。

3）理解分歧和沟通障碍。由于护患双方的职业、受教育程度等不同，在交往过程中出现理解和认知上的偏差。部分护士缺乏沟通技巧，语言表达方式不恰当，或因工作任务繁重，疏于倾听患者的诉求，均会影响护患关系。

（2）医院因素

为了保障患者的诊疗秩序，医院制定了管理制度。有些制度与部分患者的个人生活习惯和需求有冲突，而护士作为该制度的直接执行者，易成为患者发泄不满的对象，发生护患冲突。此外，医院的工作人员数量不足、床位紧张、设备不足等软硬件问题也是引起护患关系紧张的主要因素。

（3）社会因素

目前，我国现有的医疗卫生事业发展水平和人民日益增加的健康卫生需求存在一定的矛盾，如卫生资源不足和分配不平衡、相关卫生法律法规的修订滞后、医疗护理服务收费标准不合理、媒体舆论缺乏客观主流宣传等因素，均直接或间接影响护患关系。

3.护士在促进护患关系中的作用

（1）提升自身素质，建立信任关系

信任感是建立良好护患关系的前提。针对目前护患信任危机的主要原因，护士应提升自身素质。俗语说："打铁还须自身硬。"作为护患关系的主体，护士不仅应具备高尚的职业道德，还必须有适应工作需要的专业知识和娴熟的技术。只有掌握现代医疗护理学科的知识和技能，才能赢得患者的信任，有效避免护患冲突。

（2）明确角色功能，切实履行职责

在护患关系中，护士作为照顾者、执行者、决策者、咨询者、教育者，应全面认识和准确定位自己的角色功能，以便更好地履行自己的角色责任和岗位职责，使其言行符合患者对护士角色的期待。

（3）维护患者权益，改善就医感受

患者享有对自己疾病的诊断、治疗和护理措施的知情权和同意权。医护人员应主动及时告知患者的疾病诊断、病情进展、治疗方案、护理措施等信息，以满足患者的知情权，提升其就医感受和满意度。

（4）加强护患沟通，减少理解分歧

在护理工作过程中，护士和患者沟通时，应注意沟通的方式，内容的准确性、针对性和通俗性，避免使用专业术语，确保沟通的有效性，减少理解偏差引起的误解。

## 案例分析

1.本案例中，护士小王的言行是否符合护患关系的基本内容？

护患关系的基本内容包括技术性关系和非技术性关系。技术性关系是医疗护理活动中，以医护人员拥有的专业知识和技术为前提的一种帮助性关系，是护患关系的基本内容。案例中，护士小王为1床患者实施了错误的医嘱，致使患者出现了低血糖反应，体现了技术性关系缺失，影响了护患关系的和谐。医嘱属于医疗护理方面的专业知识，作为护士不能机械地执行医嘱，应该运用专业知识对医嘱的正确与否做出判断，找主治医师及时核对，并纠正错误医嘱，而不是盲目地执行，给患者造成伤害。技术性关系是护患关系的基础，是维系护患关系的纽带。由于护士小王盲目执行错误医嘱，导致护患之间缺乏基本的信任，为后续工作的开展造成了障碍。

2.本案例中，影响护患关系的因素有哪些？

良好的人际关系需要交往双方共同努力实现。本案例中，护士小王缺乏专业知识，忽视患者的权益，执行错误医嘱，阻碍了护患关系的建立。

（1）角色模糊，责任冲突

本案例中，护士小王缺乏专业知识，没有对医生的错误医嘱做出正确判断并及时纠正。该行为说明小王存在角色模糊和责任冲突的问题。在护理工作中，依据患者不同的健康需求，护士担任着执行者、管理者、教育者等多种角色。其中执行医嘱，实施具体治疗护理措施，是护士承担的最基本角色。作为一名合格的临床护士，不仅是医嘱的执行者，更是医嘱的监督者、把关者。临床工作中，护士应该清楚自己的角色功能，明确岗位职责，以患者为中心，确保患者健康和生命安全。

（2）忽视患者权益

本案例中，护士小王盲目执行医嘱，导致患者出现低血糖，且没有及时纠正，要求患者继续输液。该行为说明小王忽视了患者的生命健康权益。多亏1床患者的女儿懂医，及时进行处理，纠正了低血糖，避免了医疗事故的发生。患者的权益是指患者在患病就医期间所拥有的，且能够行使的权力和应该享受的利益，包括隐私权、生命健康权、知情权、肖像权等人身权利。作为临床护士，应该将患者的生命健康权益放在第一位，积极听取患者及其家属的主诉，严格执行查对制度，并做出正确判断及处理，而不能凭个人的主观臆断得出结论。

（3）缺乏正向沟通氛围

本案例中，护士小王与1床患者的女儿对话过程中，说话内容带有讽刺性，语言表达生硬，出现负向沟通氛围，使得沟通变得尴尬、沉闷。沟通氛围是沟通关系中的情绪氛围，沟通过程中双方发出肯定的信息，就会形成正向氛围。在护患沟通过程中，护士应多采用肯定的信息促进正向沟通，以提升护患关系。

**3. 本案例中，护士应如何促进良好的护患关系？**

临床工作中，护士应该从提升自我素质、明确角色功能、维护患者权益和加强护患沟通等方面着手，构建和谐、平等、信任的护患关系。

（1）提升自我专业素质，建立信任关系

本案例中，护士小王没有正确判断医生的错误医嘱，反映了小王的专业素养水平需要进一步提升。在医患关系中服务态度固然重要，但是要获得患者信任的基础还是取决于护士的专业素养。作为临床护士，应具备扎实的学科知识，娴熟的专业技能，良好的沟通、组织能力，并且还要有专业理想、专业情操等。首先，护士小王应加强自身学习，如在业余时间多读书，多学习；在临床工作中多钻研、多请教。其次，护士小王应善于思考，做到"动则三思，虑而后行"。最后，护士小王应提升评判性思维。评判性思维是临床护理工作中对护理决策进行判断和推理的过程。护士通过日常的临床工作、个案查房和病例讨论会，锻炼其运用评判性思维的能力；通过运用逻辑推理、疑问态度、自主思维等方法，为患者提供全面的护理，提高整体护理质量。

（2）明确角色功能，切实履行职责

本案例中，护士小王仅作为执行者简单地执行医嘱，而没有发现医嘱的错误并及时纠正。护士在护理活动中不仅是执行者，还承担管理者、计划者、教育者、咨询者、协调者等多种角色，每种角色都赋予相应的功能和职责。护士小王在护理工作过程中应增强服务意识、责任意识和敬业意识，明确自己的角色，并尽快完成角色转变，主动承担并履行职责。

（3）维护患者权益，改善就医感受

本案例中，因错误的医嘱导致1床患者健康权益受到威胁时，护士小王只是通过电脑进行核实，而没有找主治医师进行确认，从而忽视了患者的生命健康权益，使得患者就医感受和满意度下降。作为临床护士，应该学习护理相关医疗法规，明确医护人员和患者应享有的权益，作为患者的健康维护者、权益代言人，应主动帮助患者维权，提高患者的就医感受和满意度。

（4）加强护患沟通，减少理解分歧

本案例中，护士小王与1床患者女儿沟通过程中语言内容带有讽刺性，表达生硬，使得沟通氛围尴尬。有效沟通是构建良好护患关系的桥梁。在护患沟通过程中，护士应注意沟通内容的准确性、针对性和通俗性，多使用患者易于接受的方式和语言，确保沟通的有效性，减少理解分歧和误解。

### 思政元素

**1.加强法律意识，维护生命健康权益**

生命健康权是指公民对自己的生命安全、身体组织和器官的完整、生理机能以及心理状态的健康所享有的权利，包括生命权、身体权和健康权。生命健康权是公民享有的最基本的人权。《中华人民共和国民法典》规定，自然人享有生命健康权，其中第一千零四条规定，自然人的身心健康受法律保护，任何组织或者个人不得侵害他人的健康权。案例中，护士小王执行错误医嘱，导致患者出现低血糖反应，侵害了患者的生命健康权益，不仅反映了其缺乏扎实的专业知识，同时也体现了护士小王法律意识薄弱。在医疗护理工作中，医护人员既可通过精湛的专业技能保护患者的生命健康，也可因言行不慎、渎职等侵害患者的生命健康权益。因此，医护人员应以法律为准绳，恪守职业规范，提升自我专业素养，维护患者生命健康权益。

**2.提升职业素养，培养工匠精神**

工匠精神是一种职业精神，是职业道德、职业能力、职业品质的体现，是从业者的一种职业价值取向和行为表现。工匠精神的基本内涵包括敬业、精益、专注、创新等方面。作为一名合格的护理工作者应该具备工匠精神，精心服务于患者，追求优质的服务质量。案例中，当护士小王获知患者家属对医嘱产生怀疑时，只是简单地通过电脑进行核对，而没有找主治医师进行确认，不仅说明其缺乏专业知识，也说明她缺乏敬业、精益、专注的职业品质。在护理过程中护士既要具备良好的职业道德，又要具有精湛的专业能力和崇高的职业品质，以体现对护理职业的敬业、精益、专注。

# 【案例17】医护关系

## 和你搭班，心里踏实

今天周末，是护士小蔡这个月的最后一个夜班。接完班，小蔡带领轮转护士小王开始巡视病房。这是她多年养成的习惯，每次接班后逐个巡视病房，了解每一位患者的病情，以便抓住重点，有的放矢。1床患者昨天收住入院，目前病情危重，是今晚的重点护理对象。

巡视病房后，小蔡在病区走廊迎面碰见了值班张医生（张医生今年博士毕业，留院工作半年）。小蔡向张医生汇报了1床患者的病情，张医生说："目前1床患者的病情非常不稳定，随时有可能进行抢救，我们已经给家属下了病危通知书。蔡老师，今天晚上辛苦您，多观察1床患者病情，有问题随时叫我。"护士小蔡目光严肃而坚定地回答："好的，张医生。我会及时监测患者的各项指标，观察病情变化的。"

小蔡每隔30分钟监测一次1床患者的各项指标，了解患者的病情变化，并及时进行记录。

当10点的钟声敲响时，小蔡带着轮转护士小王再次来到1床患者的床旁，测量血压，查看心电监护指标。这时，监护仪报警器响了，屏幕上显示室颤波，血压只有50/30 mmHg。小蔡快速说道："小王，给张医生打电话，说1床患者出现室颤，让他速到病房。"随后，小蔡快速触及患者颈动脉、检查呼吸，立即进行胸外心脏按压，直至值班张医生到来进行替换。张医生一边为患者进行胸外心脏按压、电除颤，一边开口头医嘱。"肾上腺素1 mg，皮下注射，间隔5分钟使用一次；多巴胺180 mg+32 mL生理盐水，微量泵注入；碳酸氢钠溶液250 mL静脉滴入……"

"小王，你负责把张医生说的医嘱记录下来。"护士小蔡说罢，一边复述着张医生的口头医嘱，一边根据医嘱给药。抢救工作就这样紧张而有序地进行着。20分钟后，心电监护仪上显示患者恢复了窦性心律，一切又恢复了平静。张医生和护士小蔡相视一笑。

"张医生，记得补开医嘱啊。"小蔡一边核对用过的安瓿，一边提醒张医生。

"好的，我现在就补开医嘱。"张医生洗完手，坐在电脑前开始敲起了键盘。

"开好了吗？我这边记录了一份，咱俩核对一下，以免出错，这叫双保险。"小蔡将小王记录的口头医嘱内容和张医生的进行了核对。

"每次抢救结束我都担心没有记清口头医嘱，写错医嘱被你们凶，你这个主意不错。小蔡，和你搭班，我心里踏实。"张医生边说边和护士小蔡一起核对医嘱。

## 思考题

1.请阐析案例中的医护关系模式。

2.请结合案例，分析如何促进良好的医护关系。

## 知识精粹

### 1.医护关系

医护关系是指在医疗护理活动中，护士与医生共同建立的工作性人际关系。医护关系是医疗人际关系的重要组成部分。

### 2.医护关系模式

随着医学模式的转变，护理工作由以疾病为中心的功能制护理转向以患者为中心的整体护理；护士由执行医嘱为主要工作内容，转向以护理程序为手段，为患者提供有计划的全面整体性护理；护士的角色由照护者，转向决策者、教育者、管理者和预防保健者。这些转变使医护关系由传统的"主导-从属"模式转变为"并列-互补"的新型医护关系。并列是指在疾病治疗过程中，医疗护理是两个并列的要素，共同组成了疾病治疗的全过程，构建了医疗护理体系；互补是指在医疗活动过程中，护士与医生不断进行信息交流，专业互补，优势互补，不足互帮。具体表现为：

（1）相互依存，平等协作

在医疗护理工作中，医生的诊疗过程和护士的护理过程，两者的目标是一致的，既有区别又有联系，既有分工又有合作，两者相互依存，相互影响，平等协作。在并列-互补型医护关系中，医生和护士的作用同等重要，缺一不可。

（2）相对独立，不可替代

在医疗过程中，医生负责患者疾病的诊断、治疗方案的确定、治疗效果的评价；在护理过程中，护士依据患者的情况和医生的治疗方案，以患者的具体需求为导向，从生理、心理精神、社会文化等方面实施整体护理，包括对患者进行健康教育、饮食护理、心理护理等。因此，医疗和护理各自相对独立，各有主次，医生和护士在医疗护理活动中发挥各自的专业作用。

（3）相互促进，优势互补

医生和护士各有自身的优势和不足，共同工作中处于学科渗透、优势互补、不足互帮的状态。没有医生的正确诊断和治疗方案，护士的护理工作无从入手；没有护士的具体实施，医生的治疗方案无从落实。当医生或护士发现对方的不足时，应及时反馈对方并协助弥补，以确保医疗护理的质量。

### 3.积极促进医护关系

（1）把握角色，各司其职

医生和护士的工作对象、工作目的相同，但是工作的侧重点和应用的技术方法不尽相同。医生的主要职责是做出正确的疾病诊断和采取恰当的治疗手段；护士的职责是主动执行医嘱，采用护理技术为患者提供身心护理。在护理工作中，护士在执行医嘱前有责任对医嘱进行核对，发现错误，及时告知医生，并督促其进行纠正。

（2）相互尊重，取长补短

在医疗护理活动中，医护沟通以患者为中心，沟通双方要相互尊重，相互学习，取长补短。由于专业不同，医疗和护理专业的工作范围、重点、深度各有不同。作为护士，既要掌握本专业的理论知识和技能，又要虚心向医生请教，从更深的理论角度把握疾病的诊疗护理过程。同时，护士与患者接触较多，能够全面了解病情，在诊断和治疗方面，应多与医生沟通交流，帮助医生获取更多的信息。

（3）相互信任，精诚合作

医护之间相互尊重、信任、精诚合作是医疗护理工作顺利进行的基础。护士应经常与医生沟通，主动配合医生工作，及时将患者的病情观察结果和实施意见、建议向医生反馈，获得医生的支持和配合。当医护之间出现协调、配合不一致时，护士应主动分析问题的原因，友好地提出建议，协商解决的方案。医护双方切忌在患者及其家属面前议论彼此是非，以免影响医护和医患关系。

（4）相互理解，主动配合

在为患者提供健康服务的过程中，医生和护士应该从患者的利益出发，了解彼此的专业特点，理解彼此的工作内容和岗位职责，相互尊重，并积极主动配合，共同完成医疗护理工作，促进患者健康。

## 案例分析

1.请阐析案例中的医护关系模式。

随着生物医学模式向生物–心理–社会医学模式的转变，护理的功能、内容、角色等也随之转变，从而使医护关系由"主导–从属"型模式转变为"并列–互补"型模式。案例中，护士小蔡在值夜班时和值班张医生一起抢救1床患者直至病情稳定，体现了"并列–互补"型的医护关系模式，具体表现为下列三个方面：

（1）相互依存，平等协作

案例中，护士小蔡将1床患者病情的监测结果、病情变化主动汇报给值班张医生，使张医生能够及时掌握患者病情并做出诊断，及时采取抢救措施挽救患者生命，体现了医护关系的相互依存和平等协作关系。在医疗护理工作中，医生和护士以维系患者的健康为共同目标，在实现这一目标过程中，医护工作者是一个共同体，在工作过程中建立相互平等、有主有从的和谐关系。

（2）相对独立，不可替代

案例中，护士小蔡在护理过程中对1床患者的护理内容主要为监测、观察患者病情，及时向值班张医生提供患者的病情信息，以及患者病情发生变化时积极配合抢救。案例中张医生在治疗过程中的工作内容为通过护士小蔡对患者病情的监测结果分析患者病情，及时制订治疗方案并执行，体现了医疗和护理工作相对独立、各有主次，医生和护士在医疗护理活动中发挥各自的专业作用。

（3）相互促进，优势互补

案例中，护士小蔡在监测1床患者病情过程中，发现患者出现室颤，她立即通知值班张医生，积极配合抢救。在抢救结束后她提醒张医生补开医嘱，并主动与张医生核对医嘱以免出错，体现了医疗护理工作过程中的优势互补、不足互帮。案例中，如果没有张医生的正确诊断和治疗方案，护士小蔡对患者的抢救工作无从下手；如果张医生只开医嘱，没有护士小蔡的具体实施，治疗方案将无从落实。为了防止医疗护理差错的发生，护士小蔡让轮转护士及时记录口头医嘱内容，并在抢救工作结束之后主动与张医生进行核对，以避免开错医嘱，影响医护关系和医疗护理的质量。

2.请结合案例，分析如何促进良好的医护关系。

良好的医护关系是医疗护理体系中非常重要的关系，需要医护双方共同努力实现。案例中，护士小蔡在夜班期间与值班张医生共同抢救1床患者直至转危为安，体现了医护齐心，共筑良好医护关系。具体表现为：

（1）把握角色，各司其职

案例中，护士小蔡监测1床患者病情，向张医生汇报病情，积极配合抢救，遵照医嘱执行治疗方案；张医生依据护士小蔡报告的患者病情做出判断，及时制订治疗方案。这反映了在医疗护理工作中，护士小蔡和值班张医生明确自己的角色定位，并通过履行各自的岗位职责，最终实现了成功抢救1床患者的共同目标。医护人员应明确各自的角色功能、岗位职责，在各自的工作岗位上通过各种医疗行为体现自己的价值，不要漠视对方的工作，要正确理解各自工作的重要性。

（2）相互尊重，积极沟通

案例中，护士小蔡在病区走廊碰见值班张医生时主动汇报1床患者的病情，张医生也将1床患者病情的严重性告知小蔡，并叮嘱小蔡加强病情监测，随时沟通。由此，体现了小蔡和张医生之间的相互尊重，反映了医护沟通是积极有效的。在医疗护理活动中，医护沟通是以患者为中心进行的，医护双方应相互尊重，通过有效沟通解决患者的健康问题。护士与患者接触较多，对病情了解全面，应多与医生沟通交流，以帮助医生获取更多的信息。同时，医生对患者的诊断及治疗方案分析全面，应多与护士进行沟通交流，以帮助护士更好地执行医嘱，落实具体措施。

（3）相互信任，精诚合作

案例中，护士小蔡主动与张医生进行沟通，并及时将1床患者的病情观察结果反馈给张医生，获得了张医生的支持和配合，体现了医护关系中的相互信任和精诚合作。医生和护士相互尊重、信任、精诚合作是医疗护理工作顺利进行的基础。在医疗护理工作中，医护加强沟通、密切合作，对提高医疗护理质量、改善医患关系起到了积极的促进作用。

（4）相互理解，主动配合

案例中，护士小蔡观察1床患者病情时，发现患者出现室颤波形，第一时间通知值班张医生，在张医生到来之前及时为患者实施胸外心脏按压，为后续的治疗赢得了时间，并在抢救工作结束之后主动与张医生核对口头医嘱，以避免医疗差错的发生，体现了在医疗护理工作中，医护之间相互理解、主动配合。在为患者提供健康服务过程中，医生和护士应从患者的利益出发，了解彼此的专业特点，理解彼此的工作内容和岗位职责，相互尊重，并积极主动配合，共同完成医疗护理工作，促进患者健康。

//  **思政元素**  //

1.共筑团结友善、互帮互助的社会道德风尚

团结友善是社会主义公民基本道德规范之一。团结是指为了实现共同的利益和目标，人们在思想和行动上相互一致、相互统一、相互关心的社会关系和道德规范。友善是指人与人之间平等相待、相互友好、相互帮助、共同进步的道德行为，它体现的行为和情感表达是人类生活不可或缺的。团结友善对于建立美好和谐的新型社会主义道德风尚有着重要作用。案例中，护士小蔡和值班张医生共同对1床患者进行抢救治疗，使患者转危为安，体现了医护关系的团结友善。医生和护士在治疗护理工作中应保持思想和行为的一致性，做到平等对待、相互友好、相互帮助，以实现维护患者健康的共同目标。医护关系的团结友善是医护人员医德修养和医德实践的具体体现，是完成医疗过程、促进患者康复的重要保证，为护理工作提供便利条件和有力保障。

2.传承马克思主义思想，构建医护共同体

马克思提出共同体思想，即具有共同价值取向的人的联结，其内涵是在共同体里每个人都能实现自由全面的发展。共同利益是共同体产生和发展的根本视角。马克思共同体思想，是以共在性为发展前提的人类共同体，既立足于当下，又面向未来，是推动中国特色社会主义现代化事业的巨大思想宝库。我们把医生和护士也可以看作共同体，就是以共同维护患者的健康为关怀指向，追求建立一个共识、共生、共建、共享、共赢和共荣的职业环境。在这个职业环境中形成护士对自己本职工作负责也对医生负责的责任共同体，护士在利己时也利医的利益共同体，将护士和医生的工作利益和责任联系在一起的命运共同体。案例中，护士小蔡和张医师共同完成治疗护理患者的过程就是构建医护共同体的具体体现。

# 【案例18】护际关系

## 这位老师不一样

//// 案例介绍 ////

今天是实习护士小王在泌尿外科实习的第2周，今晚她和带教姚老师一起上夜班。她非常期待，早早地来到了护理站。

"姚老师，我给您去食堂买饭吧。"实习护士小王看见姚老师走进护理站准备接班，便迎上前主动说道。"我带饭了，你不用去买，你的我也带了。你们学校离医院比较远，你出来得早，食堂肯定没有饭，一会儿尝尝我做的盖浇饭。"小王疑惑地看着姚老师，怯怯地说道："同学说，上夜班的老师都会让学生去买饭的，您自己带饭？""之前我实习的时候也会有老师让我去买饭，我虽然嘴上答应着，但其实心里老不高兴了。我理解你们，不会让你们去做与实习任务不相关的事情。"姚老师笑着说道。

"小王，我带你去巡视病房，了解一下患者的情况。这样，咱们就能够掌握整个病区患者的病情，以便做到有的放矢，抓重点。"姚老师招呼小王。

姚老师带着小王一间接着一间巡视病房，询问、检查、了解每一个患者的情况。3床是肾移植术后第5天的患者，目前病情稳定。姚老师走到患者床旁，核对输液信息，查看输液滴速，查看监护仪器上的指标，测量中心静脉压。此时，实习护士小王好奇地看着姚老师的操作。

整个病房巡视结束，回到护理站，小王迫不及待地问道："姚老师，刚才您给3床患者进行的是什么操作项目？我之前没有见过，您给我讲讲，可以吗？""3床患者是今晚咱们重点观察的对象，目前虽然病情平稳，但是我们还需要确保患者的水电解质平衡，以免出现并发症。刚才测的是中心静脉压，用来指导临床补液……"姚老师耐心地给小王讲解中心静脉压的基础知识、中心静脉压测量值的临床意义。之后，姚老师带小王来到3床患者的床旁进行示教，教她如何测量中心静脉压。

再次回到护理站，姚老师对小王说道："这会儿不忙，你看看3床患者的病历，再结合课本学过的知识，想想为什么要给患者进行这些治疗护理措施。作为一名合格的临床护士，我们要基于患者的健康需求，提供适合的治疗护理措施，而不是简单、机械地完成某项操作……"小王若有所悟地看起了3床患者的病历。

时间过得很快，转眼到了晚上8点，该给明天早晨手术的患者测量生命体征了。小王主动说道："姚老师，我给明早手术的患者测量生命体征吧。"姚老师回头说道："好的，大胆去做吧，有问题及时告诉我。"

## 思考题

1.案例中，呈现了哪种护际关系？护际关系模式的类型是什么？

2.结合案例，分析影响带教老师与实习护士护际关系的因素。

3.结合案例，分析如何促进良好的护际关系。

## 知识精粹

### 1.护际关系

护际关系是指在治疗护理工作中，护士与护士之间建立的人际关系，包括护士之间、护士与上级护理管理者之间、护士与实习学生之间的关系。良好的护际关系是保障医院和谐发展的重要组成部分，有助于护士之间构建融洽、和谐的工作氛围。

### 2.护际关系模式

（1）优势互补型

优势互补型是医疗卫生系统中最普遍、最典型的护际关系模式。护士作为医疗服务体系中一个庞大的队伍，每个人都有自身的优势和不足，处于合作共事、优势互补的状态。优势互补型的护理团队会产生和谐、融洽的亲情感，在护理工作中维系着扬长补短的合作共事关系。

（2）指导学习型

护理队伍由实习护士、临床护士、护理管理者等不同人员构成，这就决定了他们除了合作共事的同事关系外，还有指导与被指导、管理与被管理、带教与学习的师生关系等。这种关系是护理管理和专业建设的需要。

（3）合作竞争关系

护士之间在合作共事的前提下，围绕工作方法、科研成果、服务态度等方面开展比、学、赶、超，实施公平竞争，以促进护理事业的发展。

### 3.护际关系的影响因素

（1）工作因素

护理工作紧张、任务繁重、长期倒班等，容易使护士出现紧张、易怒等负面情绪，影响护士之间的人际关系。同时，护理工作经常出现突发状况，如果护士缺乏较好的应变能力和心理调适能力，会因为一些事情产生误会，导致护际矛盾。

（2）性别因素

护士群体主要以女性为主，女性具有易受暗示、情绪反应快、体验细腻、人际关系感受敏感等社会特点，内分泌变化、轮班工作致使其情绪行为能力下降等生理特点，成为影响护际关系的客观因素。

（3）管理因素

在护理工作中，护士长与护士是管理与被管理的关系。护士长希望护士能够考虑科室集体利益，妥善处理家庭、工作与生活的关系，并且能够尊重和配合其开展科室工作。护士则希望护士长具有较强的管理能力、过硬的业务技术，同时能够关心和理解同事。当双方彼此认为对方角色缺失，就容易产生矛盾。

（4）年资因素

新老护士因工作经历、经验、学历等不尽相同，易产生冲突。如年长护士因工作经验丰富、专业思想稳定，对新护士要求严格，希望新护士安心本职工作，掌握护理新知识和技能，对少数工作马虎、缺乏责任心的年轻护士易产生反感。年轻护士对年长护士的落后观念、墨守成规等做法不认同。由于双方观念、认知不同而影响护际关系。

4.促进良好的护际关系

良好的护际关系是护士素质和工作状态的重要体现。护理团体内部沟通应以相互理解、尊重、友爱、帮助、协作为基础，构建民主和谐、团结协作的工作氛围。

（1）相互理解，互帮互学

护际间的沟通，应以相互交流和传递信息为主导。作为管理者的护士长，要严于律己，以身作则，对待同事要一视同仁，平易近人，多使用非权力因素的影响力感染同事。作为护士，应尊重、理解领导，服从管理。不同资历的护士要相互关心、爱护、尊重，互帮互学，教学相长。年轻护士要虚心请教，年长护士要主动指导，在护理工作中做到传、帮、带，以形成民主、和谐的人际氛围。

（2）换位思考，团结协作

换位思考是人对人的一种心理体验过程，客观上要求我们将自己的内心世界，如情感体验、思维方式等与对方联系起来，站在对方的立场上体验和思考问题，从而与对方在情感上得到沟通，为增进理解奠定基础。换位思考既是一种理解，也是一种关爱。在护理活动中，护士要学会换位思考，多站在对方的角度思考，以做到互相理解、信任，促进和谐的护际关系。此外，护理工作需要团队协作完成。一方面，不同级别的护士在自己的职责范围各司其职，以确保护理工作井然有序；另一方面，护士应具备主动合作精神，不应过分强调分工，以便在同事出现困难时能够主动协助完成。

## 案例分析

1.案例中，呈现了哪种护际关系？护际关系模式的类型是什么？

案例中，实习护士小王和带教姚老师在护理活动过程中所呈现的是临床带教护士与实习学生之间的关系，属于护际关系的一种。临床带教护士与实习学生之间的护际关系，是临床护理工作中非常重要的关系之一。姚老师在带教过程中给小王耐心地讲解中心静脉压的相关理论知识和操作技能，并融入护理理念，使小王对护理工作有了新的认知，提升了护理职业认同感，体现了护际关系中指导学习型模式。在临床实习过程中，学生会将自己身边的个体作为榜样进行角色模仿，临床带教老师就是被模仿的对象之一。临床带教老师是实习护士的教育指导者和直接责任人，其带教能力的高低将直接影响规范化教育的效果，更对实习护士的职业成长起到巨大的示范引领作用。临床护理带教老师的工作能力、职业素养直接影响实习护士的职业认同感。案例中，姚老师在带教过程中的行为，不仅体现了对学生生活上的关心、爱护，使他们有归属感，而且通过传授扎实的专业理论知识、精湛的护理操作技术，灌输护理专业理念，对小王起到了积极的表率作用，培养了实习护士在医院的"主人翁"意识，使其能够主动为患者提供促进健康的服务。

2.结合案例，分析影响带教老师与实习护士护际关系的因素。

在护际关系中，年资是重要的影响因素之一，尤其是在临床带教老师和实习护士的关系中，年资是临床带教老师的重要遴选条件。一定年资的临床带教老师往往具备丰富的临床经验、扎实的专业技术、积极的工作态度等。案例中，姚老师对待实习护士小王的言行，能够反映姚老师是一名年资较长，且具备丰富教学经验的带教老师，从而体现出年资较长的带教老师对护理职业的认同与较强的教学责任感，有助于带教老师从正面积极感召引导实习护士，促进实习护士职业认同感的形成和专业态度的正向发展。

3.结合案例，分析如何促进良好的护际关系。

案例中，带教姚老师和实习护士小王建立良好的护际关系主要体现在相互理解、互帮互学和换位思考、团结协作等方面，构建了和谐、平等、互助的工作氛围。

（1）相互理解，互帮互学

临床带教老师与实习护士间的沟通，以相互交流和传递信息为主导。案例中，年资较长的带教姚老师在生活中关心、爱护实习生小王，在带教工作中认真主动地进行指导，传授知识技能，在护理工作中做到了传、帮、带。案例中，实习护士小王没有因为自己是护理本科生轻视带教老师，而是表现出对带教姚老师的尊重，通过虚心请教获取临床护理知识，从而形成了和谐的人际氛围。

（2）换位思考，团结协作

案例中，当实习护士小王主动提出为姚老师买饭时，姚老师回应："之前我实习的时候也会有老师让我去买饭，我虽然嘴上答应着，但其实心里老不高兴了。我理解你们，不会让你们去做与实习任务不相关的事情。"体现了姚老师能够站在实习护士的立场上体验和思考问题，与实习护士在情感上得到了沟通，为增进彼此的理解打下了良好的基础。换位思考既是一种理解，也是一种关爱，在护理带教活动中，带教老师要学会换位思考，多站在实习护士的角度思考，以做到互相理解、信任，促进和谐的护际关系。案例中，实习护士小王主动提出为明天手术患者测量生命体征，反映了护际关系中应具备的主动合作精神，不应过分强调分工。实习护士在临床实习期间不仅要做到"嘴勤""手勤""脑勤"，还应做到"手里有事、眼里有活"，除了积极主动完成带教老师分配的任务，还应主动配合其他老师完成科室的相关工作。

//　**思政元素**

1.爱岗敬业

爱岗敬业是忠于职守的事业精神，是职业道德的基础。爱岗就是热爱自己的工作岗位，热爱本职工作；敬业是指用一种恭敬严肃的态度对待自己的工作。案例中临床带教姚老师对待实习护士小王的言行体现了其爱岗敬业的精神。临床带教老师必须热爱临床教学工作岗位，热爱临床带教工作，潜心钻研，关心护理实习生的专业成长，而不是将临床带教工作视为附属工作，让学生跟自己在临床护理工作中完成简单的工作流程。临床带教老师在临床护理带教工作过程中应树立正确的护理职业理想，具备强烈的职业责任感和不断提升自我专业技能的职业素养，为培养新时代护理专业接班人奉献自己的力量。

### 2.言传身教

"言传身教"出自《后汉书·第五伦传》："以身教者从，以言教者讼。"言传即用语言讲解、传授，身教即以行动示范。既用言语来教导，又用行为来示范。案例中，临床带教姚老师通过言行举止向实习护士传授了专业知识和技能，体现了自身的职业道德和修养，起到了立德树人的榜样作用，有助于实习护士树立良好的职业理想。临床带教老师的言行举止直接影响实习护士对护理专业的认同感以及职业理想的树立。在护理工作中，带教老师应以情育人，热爱学生；以言导行，诲人不倦；以才育人，亲切关心；以身示范，尊重信任。

（卜小丽）

# 第八章　护士的人际沟通修养

**引　言**

　　人际沟通是人们运用语言或非语言符号进行信息、意见、知识、态度、思想、观念以及感情交流的过程。人际沟通是人们生存发展的基本需求和基本技能，是人们认识自我、建立和他人之间重要联结、满足自我需求、实现自我价值的重要手段。作为人与人之间信息、思想、情感的传递和反馈过程，人际沟通在临床护理工作中具有非常重要的作用。对于护理工作来说，"没有沟通，就没有护理"。护士既要通过沟通了解患者的情绪感受、心理状态、个体需求，又要通过沟通收集资料，进行健康教育、心理护理、康复指导等。通过沟通体现护理，达到护理目标。这就需要护士从"心"开始，在日常护理工作中针对不同的患者，运用不同的沟通方式，选择恰当的沟通技巧进行有效沟通，以达到预期的沟通目标，维护和增进护患良好的人际关系。

**学习目标**

　　1.知识目标：识记治疗性沟通、语言沟通的概念；陈述治疗性沟通的目的和步骤；描述护士具备的语言修养。

　　2.能力目标：分析影响治疗性沟通的因素；总结非语言沟通的形式；应用护士的语言沟通技巧、不良信息告知的策略及特殊不良信息的传达技巧解决护理工作中的沟通问题；践行护理人文关怀。

　　3.情感、素质和思政目标：树立护理职业认同感，实现人生价值和社会价值；培育富有同理心的职业情感；培养注重细节、实事求是、严谨慎重的职业态度。

# 【案例19】治疗性沟通

## 这个办法好！

### 案例介绍

神经外科3床患者，男，73岁，老师。因脑梗住院10天，目前病情平稳，各项指标趋于正常。今天早晨医生查房时，交代患者明天可以出院。责任护士小马准备给3床患者进行出院指导。小马评估患者的身体情况后，与患者商量决定下午为其进行康复训练指导。下午3：00，小马来到3床患者床旁。

小马："王老师，中午休息了吗？您的气色看上去不错嘛。"

3床患者："小马，明天我要出院了，高兴得睡不着。谢谢你们对我的照顾！"

小马："王老师，瞧您客气的，照护您是我们的工作，应该的。王老师，您在地上走一圈，我看看您现在走路怎么样？"

3床患者在地上来回走了几圈。

3床患者："小马，上次你教我的几个动作，我已经掌握了，感觉非常好。"

小马："王老师，您现在走路比之前好多了，但是还需要继续加强肌肉力量的训练。我再给您教一套桥式运动锻炼方法，您出院后每天坚持做，这样有利于增强您腰腿部肌肉的力量，您走路就更有劲、更稳了。这套动作训练需要一些时间，您上厕所吗？"

3床患者："不需要，咱们现在就可以开始。"

小马："王老师，我把窗户关上，练习一会儿您就出汗了，别感冒了。那我先给您演示一遍整个动作，然后教您具体动作。"

护士小马将桥式运动的步骤完整地做了一遍。

小马："王老师，您躺在床上，我来说，您来做……很好，就这样做。王老师，您学得很快嘛，回家以后就这样做。"

3床患者若有所思地望着小马。

小马："王老师，怎么了？您有什么问题吗？"

3床患者一声叹气，说道："唉，我年纪大了，记不住事情，担心回家以后忘记了，怎么办？"

小马想了想，笑着说道："王老师，您把手机给我，咱们再做一遍，我把您的动作和我说的动作要点给您录成视频，您忘记了可以看这个。"

3床患者高兴地说："这个办法好，那我们再做一遍。"

### 思考题

1.结合治疗性沟通步骤，分析案例中护士的治疗性沟通是否有效。

2.结合案例，分析护士和患者在促进治疗性沟通中的积极因素。

3.如何提升护士的治疗性沟通能力？

//  **知识精粹**  //

1.治疗性沟通

治疗性沟通是指在治疗护理活动中，护患之间围绕患者的健康问题进行的具有治疗作用、有目的的沟通行为。治疗性沟通是一般性人际沟通在护理工作中的具体应用，是医护人员为患者提供健康服务的重要途径。目前，治疗性沟通已被国内外护理界认为是最能体现护士职业价值的三大护理行为之一。

2.治疗性沟通的目的

治疗性沟通是医护人员针对患者的健康问题，通过语言或行为对其进行的具有目的性、计划性的支持和帮助。治疗性沟通的目的包括：①建立相互信任、融洽的护患关系，以便治疗护理工作顺利完成；②收集患者资料，评估患者需要，明确健康问题；③共同商讨健康问题和治疗护理方案，使患者积极参与治疗护理活动；④明确治疗护理目标，指导遵医行为，使患者主动配合治疗护理；⑤开展健康知识教育，提高患者健康意识和自我管理能力；⑥提供心理社会支持，促进患者身心健康。

3.治疗性沟通的步骤

治疗性沟通分为4个阶段：

（1）准备与计划阶段

为确保治疗性沟通达到预期目的，作为治疗性沟通的主导者，护士应提前做好准备和计划，从沟通的目的、主题、方式、时间、环境等方面着手，认真准备。护士应特别注意以下几个方面：①护士的准备。掌握患者的健康状况，选择护患双方方便的时间，明确治疗性沟通的目的，确定特定的专业内容，制订合理的护理计划，必要时列出谈话提纲。②患者的准备。确认患者的健康状况是否适合进行治疗性沟通，是否有待解决的需求，选择合适的体位。③环境的准备。提供安静的交谈环境，以减少噪声或避免分散患者的注意力；注意环境的隐蔽性，关闭门窗或屏风遮挡；交谈期间避免进行其他治疗护理活动。

（2）沟通开始阶段

治疗性沟通开始阶段采用循序渐进的方式，以缓和护患双方的拘谨，营造沟通氛围。正式沟通前护士应注意以下几点：①称谓。恰当得体地称呼对方，既是对患者的尊重，也是护士良好个人素养的体现，能够缩短护患之间的心理距离。②主动介绍自己。第一次和患者见面应主动介绍自己的姓名和工作职责，以加深患者的印象，增进彼此信任。③运用适当的开场方式。适当的寒暄、问候可以缓解护患双方紧张的气氛，可采用问候式、关心式、夸赞式和言他式等开场方式。

（3）沟通进行阶段

沟通进行阶段是治疗性沟通的实质性阶段，沟通过程以患者为中心，针对沟通主题进行，并鼓励患者表达。此阶段护士应注意以下问题：①合理提出问题。一次只针对一个护理问题；提出的问题应简单、具体，患者能够应对；交谈内容应围绕主题。②根据患者情况，采用不同的语言表达方式。避免专业术语，采用通俗语言，利于患者理解与接受。③注意非语言沟通。沟通过程中，护士通过患者的表情、眼神、肢体动作等观察患者的反应。同时，护士注意自己的非语言行为对患者的影响。④及时反馈。反馈是确认沟通是否有效的重要环节，可以显示信息发出者的信息是否被正确理解，只有当信息发出者传递的信息与信息接收者接收的信息相同时，沟通才是有效的。护患双方在沟通过程中，应注意彼此的反馈。

（4）沟通结束阶段

本次沟通主题完成后，护士应核实、总结重点内容，并根据具体情况预约下次沟通的时间、内容和地点。

4.影响治疗性沟通的因素

治疗性沟通是以患者为中心，围绕患者的健康进行的沟通。其沟通效果受到诸多因素的影响，主要包括护士和患者两个方面：

（1）护士因素

护士在治疗性沟通中起主导作用，护患双方是否达到有效沟通，取决于护士的专业素养、职业情感和沟通技巧。

（2）患者因素

沟通是双向的，沟通的结果不仅受护士的影响，患者的年龄、成长经历、受教育程度、心理状态和疾病的严重程度等因素也会影响治疗性沟通的有效性。

## 案例分析

1.结合治疗性沟通步骤，分析案例中护士的治疗性沟通是否有效。

有效的治疗性沟通利于满足患者需求，帮助患者解决健康问题，促进良好的护患关系。案例中，护士小马评估3床患者的身体状况，针对患者存在的健康问题，运用专业的知识和技能为其提供康复训练指导，并得到了患者的认可。案例中治疗性沟通的有效性体现在以下几个方面：①在治疗性沟通准备阶段，护士小马认真评估了患者的健康状况，确定了治疗性沟通的主题和具体内容，并且确认了患者的时间充足和沟通的可行性。②在治疗性沟通的开始阶段，小马没有直奔主题，而是以问候式的方式开场，从而拉近了与患者的距离。同时，小马根据患者的职业将其称呼为老师，而不是直呼姓名或床号，体现了对患者的尊重，也体现了自身的修养。③在沟通进行阶段，小马围绕一个康复训练主题，通过通俗易懂的语言和肢体动作对患者进行指导，并且通过观察患者的表情、眼神了解其需求，及时反馈，解决患者的困惑，实现了有效的沟通。本次治疗性沟通明确了患者的健康问题和治疗护理目标，患者在康复训练指导过程中能够积极主动配合，提高了患者的健康意识和自我护理能力。

2.结合案例，分析护士和患者在促进治疗性沟通中的积极因素。

有效的治疗性沟通需要护士和患者的积极参与。从护士角度来看：第一，护士小马具备扎实的专业知识和娴熟的专业技术，为患者进行康复训练指导，获得了患者的认可和信任。第二，小马在治疗性沟通过程中对3床患者的态度积极热情。当患者提到因年龄大，担心忘记训练步骤时，她立即提出录制视频，以解决患者的担忧，体现了护士以患者为中心的护理理念。第三，小马与患者沟通中语言内容表达清楚、语气缓和，带有鼓励性的语言等，均有利于促进沟通效果。从患者角度看：一方面，与患者的疾病严重程度和心理状态有关。目前，3床患者的病情稳定，即将出院，情绪、心态均表现平和，能够积极接受各种有利于其身体健康的治疗护理措施，为顺利开展治疗性沟通奠定了基础。另一方面，与患者的受教育程度有关。3床患者是老师，老师职业群体普遍对健康知识的关注度较高，同时老师的学历层次较高，学习能力、接受事物的能力较强，分析处理问题较理性，能够很好地配合护士进行治疗性沟通。

本案例体现了治疗性沟通是一个相互作用、相互影响的积极过程，沟通双方都是积极的主体。在治疗性沟通过程中，为使沟通达到预期目的，护士作为信息的发出者，要准确判断患者的沟通情况，分析其沟通的动机、态度、目的、预期的沟通结果，并根据患者的反馈及时调整沟通方式和内容，以实现沟通的目的，促进患者的康复。患者作为信息的接收者，接收信息发出者传递的信息，将符号信息还原为意义信息，并转变为可以理解的内容，最后根据个人思维方式理解信息内容。接收者对信息的理解程度受到个人意愿、文化背景、情绪、态度等因素的影响。

3.如何提高护士的治疗性沟通能力？

（1）强化护士的多元学科知识

护士通过治疗性沟通为患者提供帮助，既要具备扎实的专业知识与技能，又要加强对护理美学、人际沟通学、公共关系学等人文类课程的学习，为有效地运用治疗性沟通技巧奠定基础。

（2）培养护士的沟通技巧

为护士提供再教育的机会，提高其专业知识水平，增加其信息储备；通过定期开展沟通专题讲座，增强护士的沟通意识，使其掌握沟通技巧。在护理沟通教学中可采用课堂演示、角色扮演、临床体验等教学法，培养护士的沟通技巧。

（3）营造良好的沟通氛围

在临床护理工作中，护理管理者应营造良好的沟通氛围。将沟通技巧的培养贯穿于护理工作的各个环节，通过患者满意度测评、奖励机制等各种激励机制激发护士应用治疗性沟通技巧的主动性；通过提升护士自身素质、完善护理人才培养方式，帮助护士有效地应用治疗性沟通，以提高患者满意度和护理服务质量，防止护患纠纷的发生。

//// **思政元素** ////

1.提升职业认同感，实现人生价值和社会价值

职业认同感是指个体对所从事职业的目标、社会价值及其他因素的看法，与社会对该职业的评价和期望一致。案例中，护士小王和3床患者有效地进行治疗性沟通，体现了护

士和患者对护理职业的认同感。良好的职业认同感可以使护士产生愉快的心情，获得成就感，实现职业理想、社会价值和人生价值，从而更好地为患者提供护理服务，形成和谐的护患关系。

### 2.细节源于态度，细节体现素质

细节的实质包括两个方面：第一个方面是，细节源于态度，即一个人能不能做好细节，首先是他的态度是否端正，关键在于愿不愿做，而不是能不能做；第二个方面是，通过长期训练提高自己的素质，完成所需要的细节。细节是认真的态度，细节是科学的精神，细节承载着文明。一个不经意的细节，能够反映一个人深层次的修养。人的素质源于日常生活和工作的积累，不能具体量化，却可以通过细节体现。案例中，护士小马和患者在治疗性沟通过程中，关闭窗户、提醒患者提前如厕、及时发现患者的困惑等细节活动，反映了小马认真的工作态度和职业素养。所以，对我们每一个人来说，做好小事，都是对素质的一种考验。我们只有以认真的态度对待本职岗位上的每一件小事，以责任心对待每一个细节，把小事做好了，才能在平凡的岗位上创造更大的价值。

# 【案例20】护士的语言沟通

## 温暖最后1千米

**案例介绍**

护士小林在一家医院的临终关怀病房工作。这里的多数患者在住院后不到1个月就离开了人世。

1床患者高先生退休前是一名高级工程师，去年诊断为肺癌晚期，目前病情逐渐恶化。病痛和不安经常使他对家人发脾气，对医院提过多的要求。护士小林作为其责任护士，经常关心、照顾他。

"高工，是您在叫我们吗？"小林听到呼叫器响了，来到1床患者病床旁，轻声地问道。

1床患者："你给我把床抬高一点儿。"

"把床头抬高一点儿，是吗？"小林轻声问道。随后走向床尾，一边摇起床头一边问："您觉得这个高度可以吗？"

1床患者："嗯，这样就可以。"

"喂！喂！"突然，1床患者对着正在一旁准备午饭的妻子高声喊道。

"您是在叫您妻子吗？"小林听到后轻声问道。

1床患者的妻子听到叫喊声后，微微地笑了一下，什么也没有说，将准备好的饭菜端到患者的床边。

"每天的饭菜都没有味道，实在是难以下咽！" 1床患者对着妻子抱怨饭菜不合口味。妻子无奈地向丈夫笑了笑，低下头继续给他盛饭。

此时，小林将关切的目光投向1床患者的妻子，对她微笑了一下，并握了握她的手表示理解，以化解尴尬。

下午，小林巡视病房，来到1床患者的病房。

"高工，中午睡得好吗？"小林微笑着问道。

"这个枕头我不太喜欢啊！" 1床患者指着枕头，不满地说。

"不喜欢这个枕头吗？"小林问道。

"这个枕头有点……" 1床患者说道。

"太软了吗？"小林轻声问道。

"我要睡那种普通的枕头。" 1床患者说。

"必须要普通的枕头是吧？好的，我试着给您换一个。"

小林向1床患者的妻子确认了患者的需求，原来他所说的那种普通的枕头是指自己在家用的枕头。于是小林找护士长商量，同意让患者家属将其家中的枕头带到医院。

"高工，您看这个枕头是您要的吗？"小林拿着1床患者家中的枕头微笑着问道。

"对，这个枕头好一些。" 1床患者点头说。

"好的，那我给您换上。"小林一边说一边慢慢地托起患者的颈部将枕头换了上去。

"没有弄疼您吧，您试试怎么样？"小林关切地问道。

"嗯，这个枕头好些。" 1床患者点头回答。

1床患者很是讲究，要求隔一天剃一次胡须。今天早晨，小林拿着剃须刀给其剃胡须。每次护理患者时，小林总是耐心地倾听患者所说的每一句话。

"虽然我现在还活着，但我心里吧，已经是想着早点超生了。" 1床患者喃喃自语。

"已经是想着早点超生啊。"小林一边给1床患者剃胡须一边重复着他所说的话。

"活着也没有用，什么也不能干。" 1床患者长叹了一声，轻声地说。

"觉得活着也没有什么用，是吧？"小林重复。

就这样，慢慢地，1床患者开始敞开心扉，谈起了他的过去。"我以前是建筑设计工程师，这个城市的许多高楼的设计都出自我的手……"

## 思考题

1.案例中，为什么高先生对妻子抱怨，向医院提过多的要求？

2.结合案例，分析护士应具备哪些语言修养？

3.案例中，护士小林与1床患者高先生的交流采用了哪些沟通技巧？

## 知识精粹

1.语言沟通

语言沟通是以语言文字为媒介的沟通，是一种准确、有效、运用广泛的沟通方式。语言的直接、迅速、灵活、丰富、传神，是其他沟通方式不可替代的。离开语言，任何深刻的思想、美好的设想都很难表达。

### 2.护士的语言修养

语言是护士综合素质的外在表现，不仅影响护患关系，也反映护士在人们心中的形象。护士既要有精湛的护理技能，还应具备良好的语言修养，才能更好地为患者服务。护士应具备以下语言修养：

（1）情感性

语言交流是情感交流的过程。护士的语言不仅传递专业信息，更是职业情感的流露，传递护士对患者的关爱。交谈具有技巧，技巧之上是理念，理念之上是情感。护士和患者沟通过程中注入职业情感，才能有效发挥交谈技巧的作用。

（2）礼貌性

礼貌用语是对他人尊重的表现，反映护士的职业修养。护士和患者交流时应做到"七声"，即患者初到有迎声，进行治疗有称呼声，操作失误有歉声，与患者合作有谢声，遇到患者有询问声，接听电话有问候声，患者离院有送声。

（3）知识性

护士的语言应以扎实的专业知识为根基，只有专业知识丰富，才能言辞利达。患者需要护士用专业知识给予健康指导和解释说明，应避免空洞的安慰和劝说，以免缺乏说服力。护士应勤于思索，既要学习专业知识，还应博采厚积、广泛涉猎专业以外的知识，以做到言之有物。

（4）审慎性

护理工作的严谨性决定了护士在护理活动中不仅要慎行，还要慎言。护士和患者交谈，应把握谈话的对象、场合、时机和内容等，做到该说的慎说，不该说的不说，丧气的话少说，伤人的话不说，背后的话不说，玩笑的话慎重说，许诺的话不轻易说，以尊重和保护患者的权利，体现护理工作的谨慎性。

（5）规范性

护士语言的规范性表现为：①精准通俗的表达。护士与患者交流时，应考虑患者的知识背景以及理解能力，在语言表达上做到语法规范、语义准确、语汇通俗，少用或不用医学专业术语，以免患者理解偏差。②清晰准确地表达。护士语言的清晰准确表达是传递正确信息的重要保证，是防止护理差错发生的有效办法。护士在告知患者药物使用方法、康复训练方法、手术注意事项等治疗护理措施时，应尽可能详细介绍，以免患者误解。

（6）治疗性

西方医学之父希波克拉底说过："医生有三大法宝能治病，即语言、药物和手术刀。"这句话体现了语言的治疗性。护士语言的治疗性体现在能够使患者得到心理上的慰藉、情感上的愉悦。相反，护士不恰当的语言易引起患者情绪的不满，对恢复健康起消极作用，甚至加重病情。

3.护士的语言沟通技巧

交谈是护理工作中最重要的语言沟通方式。在护理工作中，护士通过与患者交谈采集病史、核对信息，进行健康教育、实施心理护理等。较为正式的护患交谈分为三个阶段：

（1）谈话准备阶段

为确保护患沟通的有效性，实现沟通的目的，护士在沟通前应充分准备以下几方面的内容：①准备。包括护士、患者和环境的准备。如护士应提前了解患者情况，选择双方适合交谈的时间，明确交谈的目的，制订交谈计划；确认患者的身体状况是否适宜交谈，是否有待解决的需求；确保环境安静、隐秘，避免其他治疗护理活动。②称谓。得体的称谓可以体现护士对患者的尊重。依据患者的年龄、职业称呼患者，避免以床号代替患者的称谓。③开场。采用问候、关心、夸赞、言他等方式开场，营造轻松愉悦的交谈氛围。

（2）谈话深入阶段

谈话深入阶段是交谈的主体阶段，也是实现沟通目标的关键阶段。该阶段护士以患者的需求为中心，运用沟通技巧谈话，建立和发展良好的护患关系。

1）提问，是收集和核实信息的手段，是引导谈话围绕主题进行的主要技巧，包括封闭式提问和开放式提问两种。封闭式提问，患者需要做出明确回答，但是回答问题很局限，患者不能充分解释自己的观点和想法。开放式提问，问题的答案没有限制，患者可以根据自己的观点和感受作答，但是交谈的时间较长。

2）倾听，是全神贯注地接收和感受对方在交谈时发出的全部信息，并做出全面的解释。首先，护士和患者交谈时要做到完整倾听，除了听患者表达的语言内容，还应注意患者的音量、声调、语速、节奏等辅助语言和无固定语义的发声，如"嗯"、"哎"、呻吟、叹息等类语言，以获取更多信息，通过听弦外音，悟言外意，了解患者的真实体验和感受。其次，做到专注倾听。护士和患者沟通时应面对对方，保持适当的距离；全神贯注，保持目光接触；适时适度做出反馈；不随意打断对方的诉说；不急于做判断等。最后，做到准确倾听。使用核实技巧，以确保倾听内容的准确性。核实包括重复、改述、澄清和归纳总结四种方式。重述，是不加判断地重复，可以确认患者的观点，增强其诉说的信心。改述，是将患者所说的话用不同的说法说出来，意思不变。澄清，是针对患者含糊不清或不完整的表述提出疑问，以获得更具体、明确的信息。归纳总结，是用简单、概括的方式将患者的表述重复一遍，以核实和明确所表达的内容。

3）阐释，是叙述并解释。护士对患者在疾病诊断、治疗等方面存在的疑惑或问题有针对性地阐释，以帮助患者认识问题，了解信息，消除困惑。

4）安慰，当患者在病痛中感到无望、焦虑、悲观失望时，渴望得到安慰。安慰方式包括礼节性安慰与实质性安慰。礼节性安慰，即不带明确的目的，较为客套。实质性安慰，具有指向性和目的性，可以采用激励、对比、正向专业指导、转移等方式。

5）应答，是对患者的提问或疑问做出回答。在谈话深入阶段，患者对护士的信任增加，会问一些问题，如："护士，以后我还可以正常走路吗？"应对患者不同类型的问题应采取不同的应答技巧。

6）沉默，是有声语言的延续和升华，适当的沉默可以促进交流。沉默可以给患者提供回忆、思考的时间，提供其倾诉的机会；给护士提供观察、思考的时间；可以表达对患者意见的默许或不认同，可以表达对患者的同情和支持。但是应注意选择适当的沉默时机，适当的时候打破沉默，避免长时间保持沉默。

（3）谈话结束阶段

当谈话达到预期的目标和时间，护士可以使用总结、道谢、关照、征询和道歉等不同方式的语言沟通技巧结束交谈，以巩固交谈的效果，为双方后期的合作奠定基础。应注意，避免在患者交谈甚欢、情绪高涨时，突然结束交谈；避免牵强拖延话题；注意对方的暗示；可以使用微笑结束谈话。

## 案例分析

1.案例中，为什么高先生对妻子抱怨，向医院提过多的要求？

当患者得知自己患有不治之症或病情已经发展到晚期，没有治愈希望而面临死亡时，其心理发展大致经历否认、焦虑、协议、抑郁和接受五个时期。案例中，1床患者高先生对妻子抱怨，对医院提过多要求，反映了患者焦虑的心理状态。高先生是癌症晚期患者，因深受身体病痛的折磨，难以接受死亡，出现了焦虑情绪。为此，他通过语言和行为对身边的亲人和医护人员进行情绪发泄，以缓解不安。这一时期的患者对于家属和医护人员来说很难照护，需要给予更多的理解和关心。

2.结合案例，分析护士应具备哪些语言修养？

护士的语言修养是护士综合素质的体现，护士良好的语言沟通能力，有利于实现护理目标。案例中，护士小林通过有效的沟通，满足了1床患者的身心需求，体现了护士的语言修养。具体表现为：

（1）情感性

案例中，护士小林与1床患者在沟通过程中，对患者提出的要求没有否定，而是选择站在患者的角度认可和接受，并积极进行解决，体现了语言的情感性。小林每隔1天为1床患者刮一次胡须，耐心地倾听患者的讲话，并及时回应，既满足了患者的生理需求，也使其心理得到慰藉，从而使患者能够体面地、有尊严地活着。护士情感性语言是护士职业情感的真实体现，传递了护士对患者的关心与爱护。

（2）礼貌性

案例中，护士小林与1床患者交流过程中使用敬语"您"；根据患者的职业，称呼其"高工"，均体现了对患者的尊重和友善。马斯洛的基本需要层次理论将人的基本需要分为生理需要、安全需要、自尊需要、爱与归属需要和自我价值需要五个层次，其中自尊需要包括自我的尊重和对他人的尊重。临床中患者往往通过医护人员对自己的称呼、敬语的使用等，判断医护人员对自己的态度，感知自己是否被尊重、被关心。1床患者退休前是一名建筑工程师，具有一定的社会地位，虽然身患绝症，但是从内心深处还是渴望被他人尊重，小林对其称呼和谈话时使用敬语，使患者感受到了自尊需要的满足。此外，语言的礼貌性是个人基本修养的具体体现。护士与患者交谈过程中多使用礼貌用语，应做到"您好"不离口，"请"字放前头，"谢谢"跟后头，"对不起"时时有，以构建尊重、平等、和谐的社交氛围和护患关系。

（3）审慎性

案例中，护士小林与1床患者交谈过程中没有过多的解释、提问，而是针对患者的谈话内容进行重复，认真倾听，体现了护理工作中语言的谨慎性。护士和患者交谈中，应根据患者的具体情况选择合适的谈话场合、时机和内容以尊重和保护患者的权利，体现护理工作的谨慎性。

（4）规范性

案例中，护士小林与1床患者交流过程中，在语言表达方式上做到了语法规范、语义准确、语汇通俗，避免使用专业术语，使1床患者能够清晰准确理解，交流双方沟通顺畅。

（5）治疗性

案例中，护士小林在与1床患者的整个交流过程中，对患者轻声的问候、微笑的答复，对患者谈话内容的轻声附和、回应等均表达了对患者的关心、安慰，从而体现了语言的治疗性。1床患者是临终患者，治疗对于他没有任何的意义，小林通过为其提供生活上的照护，作为患者谈话时的认真听众，使患者从中体验和感受到了护士对他的尊重与关怀，心理上得到了慰藉，从而促进了良好的护患沟通。在治疗护理工作中，面对既无法治愈，也无法缓解患者痛苦的情况时，需要医护人员给予心理慰藉，经常安慰，以缓解患者不安的心理。

3.案例中，护士小林与1床患者高先生的交流采用了哪些沟通技巧？

案例中，护士小林与1床患者的沟通具有共情性，是针对患者的要求、情感需要进行的沟通，表达了护士对患者的关注、同情和理解，从而有效地缓解了患者的焦虑。沟通过程中采用了以下沟通技巧：

（1）提问

提问是收集和核实信息的手段，是引导谈话围绕主题进行的主要技巧。案例中，护士小林经常采用提问式沟通，如"把床头抬高一点儿，是吗？""您是在叫您妻子吗？""不喜欢这个枕头吗？"等，以核对患者讲话的内容是否听清楚，同时通过反问式提问，可以使患者感受到护士对他的重视和关心。

（2）倾听

倾听是护士对患者发出的信息进行感受、理解和接受的过程。案例中，护士小林为1床患者剃胡须时全神贯注地倾听患者的讲话，使其能够敞开心扉讲述自己的经历，帮助患者回忆自己的过去，做到了专注倾听。案例中，1床患者讲述自己的经历时，小林没有随意打断患者的话题，没有对患者的谈话内容进行判断，而是专注倾听，并适时适度做出反馈。护士倾听时，通过核实技巧以确保倾听的准确性。重述、改述、澄清、总结四种方式可以确认患者的观点，增强其诉说的信心，核实和明确患者所表达的内容。案例中，小林重复1床患者的话，不予以否定，只是单纯地重复，能够缓和患者的痛苦。

（3）安慰

案例中，1床患者对妻子抱怨，对医院提过多的要求，是患者在病痛中感到无望、焦虑、悲观失望的表现，渴望得到亲人和医护人员的安慰。小林与1床患者的语言交流体现了对患者的安慰，缓解了其心中的不安，使其情绪逐渐稳定，愿意敞开心扉进行交流。

（4）沉默

沉默是有声语言的延续和升华，适当的沉默可以促进交流。案例中，小林在倾听患者讲述时，适时地保持沉默，给患者提供了倾诉的机会，表达了对患者意见的默许和对患者的同情与支持。

### 思政元素

1. "有时去治愈，经常去帮助，总是去安慰"

"有时去治愈，经常去帮助，总是去安慰"出自美国特鲁多医生的墓志铭。意思是作为医护工作者，尽量去治愈能够治愈的患者；对于很多没有办法治愈的疾病，可以缓解或者减轻患者的症状和痛苦；对于既无法治愈，也无法减轻痛苦的患者，要经常去安慰。案例中，护士小林给予患者生活上的照护，使患者从中体验和感受护士对他的尊重与关怀，在心理上得到了慰藉，体现了人文关怀。在临床护理工作中，当我们无法使用医学手段解决患者的病痛，当患者面临死亡时，医护工作者应更多地通过人文关怀给予患者心理上的安慰，帮助患者有尊严地、安详地走完余生。

2. "良言一句三冬暖，恶语伤人六月寒"

"良言一句三冬暖，恶语伤人六月寒"，出自《增广贤文》。意思是在别人困难的情况下，一句善意的话能够给人鼓励、力量和信心；一句恶意的话，会让人伤心，失去勇气和力量，让人寒心。案例中，护士小李与患者交流时的语言表达既反映了对患者的尊重、安慰、理解，又体现了语言的治疗性和好话暖人心的内涵。在护理工作中，护士应通过语言沟通向患者传递治疗护理的信息。积极的语言可以化解患者消极的情绪，减轻患者的心理负担，对疾病具有治疗作用。相反，消极、抵触性的语言，不仅会增加患者的心理负担，而且容易引起护患冲突。因此，临床护士必须掌握语言沟通的技巧，通过恰当的语言增进患者治疗的信心，促进护患关系。

# 【案例21】护士的非语言沟通形式

## 此时无声胜有声

### 案例介绍

今天依然是忙碌的一天。夜班护士小刘忙了一夜，终于到了交班的时间，小刘像往常一样开始巡视病房，逐一询问、检查患者后才放心下班。

2病房3床住的是昨天入院的乳腺癌晚期患者，很年轻，只有35岁。她有一个令人羡慕的家庭，先生事业有成，儿子聪明可爱。昨天下午，她先生来医院探视，但是时间不长就回去了。

护士小刘来到2病房门前敲了声房门，没有回应，便轻轻推开房门，看见3床患者一个人失神地坐在病床上，没有任何反应。小刘轻轻地关上房门，关切地看着患者，整理了一下她的床单，刚想说："您今天感觉怎么样？"突然，患者双手捂住脸，失声痛哭。护士小刘措手不及，不知道该怎么做，或者说些什么，只能站在原地，走也不是，留也不是。患者的哭声越来越大，最后号啕大哭起来。小刘不知道发生了什么，也不知道该询问什么。此时，她能够做的就是让自己静下心，安静地站在患者的床边，平静而耐心地注视着患者。过了许久，患者的哭声慢慢缓和下来，小刘轻轻地递过去一张纸巾，并没有询问患者发生了什么。患者慢慢恢复平静，擦了擦眼泪，抬起头，对小刘说："谢谢你！"

### 思考题

1. 案例中，护士小刘运用了哪些非语言沟通技巧，是否恰当？
2. 患者为什么会对护士小刘说"谢谢你"？

### 知识精粹

1. 非语言沟通

非语言沟通是指借助非语言符号，如人的仪表、服饰、动作、表情、空间、时间等，以非自然语言为载体进行的信息传递。非语言沟通通常伴随语言沟通自然流露，具有真实性，是语言沟通的重要补充。

2. 非语言沟通形式

在护患沟通过程中，参与沟通的非语言形式丰富多样。身体的姿势与动作、手势的呈现与变化、面部的表情与目光、人际的空间与距离、仪表的修饰与装扮，都是护患沟通中不可忽视的非语言符号，构成护理工作中种类繁多的非语言沟通形式。

（1）身势语

即身体语言，是人们进行人际交往时，通过目光、表情、动作、姿势等表达感情、传递信息的一种非语言沟通形式，是人际沟通中人们最为熟悉的非语言沟通形式。包括以下几种：

1）身体动作，指通过行走及肢体的动作表达情感、传递信息的沟通形式。身体动作是最容易发现的身势语。比如摆手表示拒绝或否定，搓手表示紧张。

2）身体姿势，即个体运用身体或肢体的姿势表达情感态度的身势语。比如，和患儿对话时，护士身体下蹲，表示平等。

3）手势，人类最初的交流不是有声语言而是手势语。手势语包括握手、招手、手指动作等。手势的种类有以下几种：①情绪性手势，即使用手势表达思想情感。如高兴时拍手鼓掌，紧张时双手相搓等。②表意性手势，即使用手势表明具体信息内容，表达特定含义。如招手表示让对方过来。③象形手势，即使用手势比画事物的形状特点，使对方对自己所描述的事物有一个具体明确的印象。如用手比画物品的大小、形状等。④象征性手势，用来表示某些抽象的概念。比如，用"O"形手势表示没有问题或同意。

4）面部表情，是非语言沟通形式中最丰富的源泉。在人际沟通过程中，面部表情可以清楚地表达人的喜、怒、哀、乐，并容易被人们所察觉。微笑是人际交往中最具有吸引力的面部表情，具备真诚、自然、适度、适宜四个特点。目光，是人际沟通的重要载体，交往双方相互注视时，通过不同的眼神、视线方向、注视时间可以解读对方的信息。护士与患者沟通时，注视的角度应为平视，以表示对患者的尊重；注视的时间不少于谈话时间的30%，不超过全部谈话时间的60%；注视的部位应停留在患者两眼到唇心的一个倒三角形区域，该部位是社交场合常用的凝视区域。

（2）界域语

界域语即人际空间，是指人们在人际沟通过程中所处的空间和距离。界域语所涉及的个人空间、距离、领域等问题与人际沟通的有效性密切相关。

1）个人空间。只要生活在社会群体中，人人都拥有自己的个人空间。在医院，通过病床之间的围帘遮挡、允许患者对床旁的物品自由放置、护士敲门进入病房等举措，减轻患者因个人空间被侵入而造成的焦虑。

2）人际距离。人际距离是指交往双方之间的距离。包括四种距离，即亲密距离、个人距离、社交距离与公众距离。亲密距离为0.5 m以内，可以感知到对方的气味、呼吸、体温等，适用于夫妻、伴侣或极亲密的知己，护士因工作进入此区域需向患者解释。个人距离0.5～1.2 m，适用于朋友、同事、护患之间的交谈，该距离既能体现交往双方友好亲切的气氛，又具有分寸感。社交距离1.3～3.5 m，适用于社会交谈或商务谈判。公众距离大于3.5 m，适用于公众场合，如演讲、开大会等。在护患沟通中，护士应根据交往的对象、内容、场合调整人际距离。

（3）体触语

体触语是人与人交往中通过接触抚摸的动作表达情感和传递信息的一种肢体语言。人在触摸和身体接触时情感体验最深刻。人际交往过程中，通过抚摸、握手、偎依、搀扶、拥抱等体触，表达关心、体贴、理解、安慰和支持等。体触受家庭、性别、年龄、文化等因素的影响，不同的人对体触的认识、应用有差异性，在护患沟通过程中需谨慎使用。

（4）其他非语言符号系统

除了上述的身势语、界域语和体触语，服饰、颜色、气味和时间也是非常重要的非语言沟通形式。

1）服饰，是指在人际交往中，人的着装、饰品等外在装饰性符号。服饰以直观的方式表达一个人内在的文化素养和审美情趣，也表现一个人的社会特征和对交往对象的态度。在护理工作中，护士得体的着装既为患者提供了心理上的安全感，又体现了护士对患者的尊重。

2）颜色，服饰和物理环境的色调直接影响人们的交际心理。色彩具有表情性，其独特的视觉效应使人们产生不同的情绪反应。如急诊科的护士着装多为绿色，象征生命、希望；手术室的护士着装多为蓝色，给人以宁静、平缓、安静的感觉。人际交往中，人们根据交往的情景、对象、目的选择不同服饰和环境的颜色，以烘托氛围，表达自我。

3）气味，不同的气味使人产生不同的情绪反应，产生想象。医院环境中，特有的消毒液的气味，使患者对所处环境和角色有明确的意识。

4）时间，人际交往中，人们对时间的处理方式体现了对待交往对象的重视程度和与交往对象的关系。护理工作对时间的要求非常高，守时表示对患者的重视和关心。

## 案例分析

1.案例中，护士小刘运用了哪些非语言沟通技巧，是否恰当？

一个人的动作、姿势、表情、眼神和与他人的距离等非语言沟通方式都能够达到交流思想、传递感情的目的。案例中，护士小刘运用了下列非语言沟通方式，体现了对患者的关爱、同理，获得了患者的认可。

（1）身体动作

身体动作是身势语的一种，在人际交往过程中可通过交往双方的身体动作反映彼此的态度。案例中，护士小刘在进入患者病房时，轻轻地推门进入，然后轻轻地关闭房门；当患者哭声停止时，轻轻地递上纸巾，这一系列的动作都属于身势语中的身体动作。护士小刘在巡视病房之前事先了解了患者的病情，能够感知患者因病情引起的心理反应和情绪表现，故在和患者交往中，通过这些动作体现对患者的关心。

（2）目光注视

人的眼睛通常会暴露他真实的内心，人的一切情绪、情感和态度的变化，都可从眼睛里显示出来。案例中，当患者通过哭泣宣泄情感时，护士小刘没有上前阻止或进行语言安慰，而是平静而耐心地注视着患者。小刘通过目光的关注凝视，既传递了对患者的关心和重视，又体现了对患者的安慰和劝说，反映了护士的同理心。

（3）个人空间和人际距离

个人空间和人际距离与人际沟通的有效性密切相关。个人空间具有区域性，即根据人际亲疏关系划分出人际距离。霍尔将这种人际距离划分为四种区域：亲密距离、个人距离、社交距离和公众距离。案例中，护士小刘进入患者房间之前先敲门后进入的举动，能够减轻患者因个人空间被侵入引起的焦虑，也表示了对患者的尊重。此外，当患者哭泣的时候，护士小刘站在患者的床旁，使得患者和护士处于个人距离，这既能体现交往双方友好亲切的气氛，又具有分寸感，使患者心理上获得一定的安全感。

（4）时间

在人际交往活动中，人们处理时间的方式反映了对交往对象的重视程度。一个人与交往对象相处的时间量反映了对方在这个人心中的分量。案例中，当患者突然哭泣时，护士小刘虽然不知道如何处理，但是她没有选择逃离病房，而是安静地陪伴在患者身边，直至许久后患者停止哭泣。在此过程中，小刘通过感知、理解去体谅患者，由此体现了对患者的重视、关心。

2.患者为什么会对护士小刘说"谢谢你"？

非语言作为无声的沟通符号，具有传递信息、沟通思想、交流感情的作用，可使患者在心理上产生安全感。案例中，患者停止哭泣，情绪平稳时对护士小刘说了声"谢谢你"，反映了患者通过小刘的非语言沟通方式，感受到了关心、理解、安慰。从患者角度分析，患者失声痛哭表现了其悲伤、无助的心理反应，这种反应既来自对疾病预后的担心，也来自对家庭出现危机的担忧，患者的内心是渴望得到安慰和关心的。从护士的角度分析，小刘在患者哭泣时没有询问患者哭泣的原因，也没有通过语言安慰患者，而是站在床旁陪伴患者直到哭声停止，这一举动不仅使患者在心理上产生了安全感，悲伤的情绪得以彻底释放，又传递了护士对患者的理解、关心。当患者停止哭泣时，小刘轻轻地递上纸巾，表达了对患者的安慰。小刘通过一系列非语言沟通方式表达了对患者的理解、安慰，使患者不安的情绪得以缓解，诠释了"此处无声胜有声""沉默是金"的内涵。护士在护理工作中应根据患者的具体情况，合理恰当地使用非语言沟通方式，以促进护患双方的有效沟通，维护良好的护患关系。

### 思政元素

1.培育同理心

美国心理学家爱德华·布雷福德·铁钦纳（Edward Bradford Titchener）首次提出同理心，认为同理心源自身体上模仿他人的痛苦，从而引发相同的痛苦感受。现在多指设身处地地对他人的情绪和情感的认知性的觉知、把握与理解。案例中，护士小刘通过非语言的沟通方式表达对患者的理解、关心，体现了护士富有同理心的职业情感。同理心不同于同情，同情无感同身受之意。医疗护理工作的服务对象是人，人是具有情感性的，因此医护工作应具有温度。医护工作人员不仅应该通过冰冷的医疗器械为患者提供救治服务，而且应该站在患者的角度思考，感知患者的情绪和情感，理解患者，从而使患者体验和感知医护人员的温暖。

2.培育哲学思维

事物的本质属性是通过外在的表象表现出来的，就像一个人的内心世界是通过他外在的言行举止表现出来的一样。案例中，护士小刘发现患者哭泣时，通过默默地陪伴表达关心和安慰，体现了小刘通过观察患者的行为，感受患者内心的痛苦，真正理解患者。因此，当我们面对一个事物时，应该充分探究事物的因果关系，以充分认识它，并采取适宜的方法去应对。

# 【案例22】不良信息的沟通技巧

## 噩耗传来

### 案例介绍

这里是某市一家临终关怀医院，来到这里的绝大多数患者的病情都已无法逆转，他们选择在这里走完生命的最后历程。

患者王先生肺癌晚期，医生诊断只有2个月的存活期，入院后一直由女儿和妻子陪伴。1周前，王先生的病情开始恶化。护士小夏是他的责任护士，从入院到现在一直负责护理患者。今晚是护士小夏值夜班，和往常一样，接班后她开始逐间巡视病房。

"王姐，我来看看王叔状况怎么样，睡着了吗?"小夏一边轻声地对患者女儿打招呼，一边俯身看向患者。

"晚上一直扯输液管，一直是辗转难眠的样子。"患者女儿轻声回答。

"应该是很痛苦吧，"小夏回应，"今天尿了没?"小夏继续问道。

"今天一直没有尿。"患者女儿说道。

随后，小夏触摸患者的脉搏，似乎发现了什么。小夏让患者女儿和她一起来到护理站。小夏调整了一下情绪，尽量使自己平静下来。

"王叔虽然现在躺着看起来没有什么事情，但是脉搏几乎摸不到了。"小夏关切的目光投向患者女儿，轻声说道。

"我爸恐怕时日不多了?"患者女儿轻声问道。

"这种情况下，如果还没有尿，有可能今天也说不准。"小夏解释道。

"恐怕是的，你可能后面的准备要做一做了。"小夏握住患者女儿的手，轻声说道。

"嗯，好的。"患者女儿点头说。

小夏陪着患者女儿默默地坐了一会儿，然后送其回到病房。

## 思考题

1.结合案例，分析告知不良信息的策略。

2.结合案例，分析护士小夏为什么选择将患者即将死亡的信息告知患者女儿，并采用了哪种语言艺术。

## 知识精粹

1.不良信息告知的策略

（1）环境策略

选择安静、方便谈话的环境，如医生办公室，以便患者家属接受不良信息时，表达他们的真实感受和意见。

（2）时机策略

当恶性疾病确诊、病情恶化、患者去世等不良信息出现时，应制订谈话方案，选择合理的时机、方式传递信息。当问题告知后，应给予家属一些时间，使其心理逐渐接受、适应。结束谈话后不要急于离开，适当停留，给予患者和家属精神支持。

（3）人员策略

主管医护人员是不良信息的主要传达者，他们是患者治疗护理的主导者，与患者和家属接触多，了解患者病情和医疗护理过程。医护人员传递不良信息时应熟悉患者的病情及诊疗过程，调整自己的情绪，降低焦虑，与患者及家属"共情"，以促进沟通。

（4）语言策略

告知患者及家属不良信息时，语言表述应做到真实、准确、慎重。

1）真实。即不良信息内容的真实性。真实性体现了对患者"知情权"的尊重原则。医护人员应运用真实的医疗语言，实事求是地向患者及其家属传递患者相关信息。

2）准确。患者及家属非常关注医护人员所说的每一句话，并进行推敲，引申字面意思。因此，医护人员应确保表达不良信息的语言准确无误、严谨清晰。

3）慎重。不良信息会对患者和家属产生巨大的心理冲击，传递时须谨慎对待。尤其是对临终患者及其家属，信息传达者应注意语言的艺术性。

（5）方法策略

医护人员向患者及其家属传达不良信息时应采用下列方法策略，以提高沟通效果。

1）区别病情轻重。当患者疾病恶性程度较低，或诊断为早期，可选择如实告知；如疾病恶性程度较高，或诊断为晚期，应做好资料准备，语言慎重推敲。

2）区别人格特点。对性格较外向、心理承受能力较强者，可选择如实告知；对性格内向、心理承受能力较差者，逐步告知，使其心理逐渐适应。

3）循序渐进渗透。心理学研究显示，短暂多次的弱信号刺激比快速单次的强信息刺激更容易使人接受。因此，对于癌症等不良信息，可选择逐渐告知患者，使其有心理过渡。

4）合理掌控过程。传达不良信息时，如传达者与患者及其家属不熟悉，应主动自我介绍，及时建立关系；恰当地称呼患者以表示尊重；传递信息时适当使用握手等肢体语言以表示对患者的同情、安慰；语言表述不宜过快，注意停顿，语调平缓。

5）寻求家属配合。重视家属的主诉，并积极争取家属的配合和理解。

2.特殊不良信息的告知技巧

噩耗是一种特殊的不良医疗信息，医护人员除了掌握上述不良信息告知的策略，还应注意下列技巧：

（1）需要特别考虑的因素

1）死者与被传达信息者的关系。如被传达信息者为直系亲属，沟通时应多表达关心、同情。

2）患者的死亡原因。因癌症等慢性病导致器官逐渐衰竭的死亡者，患者家属多已有一定的心理准备，接受噩耗时的刺激相对较轻；因突发事件致突然死亡者，家属对噩耗的心理承受能力较低。

3）区分死亡的责任。信息传达者应考虑患者死亡是患者自身疾病发展的必然结局，还是医院的医疗事故所致，并考虑医患双方的认识是否一致。

4）被传达信息者的心理承受能力。意志坚强者承受噩耗打击的能力较强，反之则较弱。

（2）传达噩耗时的语言艺术

1）直言法，即直接说明或采用较为委婉的语言告知患者死亡的消息，适用于死者的旁系亲属、意志力较强的直系亲属和已有心理准备的家属。

2）暗示法，分为事先暗示和事后暗示。对于濒临死亡、正在抢救的患者，在死亡前提醒家属做好心理准备，如"患者的病情预后不太好"；在患者死亡后，使用如"我们尽力了，但是没有挽留住他"等进行事后暗示。

3）层次性，适用于死者家属聚集较多的情况。医护人员应在死者家属中选择与死者关系密切且威信较高的1～2人单独交谈，再由对方向其他家属传递噩耗。

4）公关性，适用于医患关系处于危机状态的情况。如因医疗事故等原因造成的患者非正常死亡。

### 案例分析

1.结合案例，分析告知不良信息的策略。

案例中，护士小夏告知患者家属不良信息时采用了下列策略：

（1）人员策略

案例中，护士小夏是患者王先生不良信息的传达者。因患者王先生入院后一直由护士小夏护理，她对患者的病情比较熟悉，同时与患者女儿接触较多，能够在沟通过程中产生"共情"，理解和关心患者女儿，利于不良信息的传达。

（2）环境策略

案例中，护士小夏将患者女儿带到护理站告知患者病情的不良信息。夜间护理站没有他人，环境安静，方便谈话，便于患者女儿疏泄情绪。

（3）时机策略

案例中，当护士小夏发现患者即将面临死亡时，选择当时将患者病情告知患者女儿，以便其提前安排后事。住在临终关怀医院的患者及其家属都已清楚患者的预后，有一定的思想准备，选择将患者病情及时告知家属，可以使他们及时了解患者病情的发展进程，以便安排后事。

（4）语言策略

案例中，护士小夏告诉患者女儿患者的脉搏几乎摸不到，如果再没有尿液可能撑不过今天，而不是直接告知患者要死了。这既体现了语言的真实性，又反映了语言的准确性和慎重性。

（5）方法策略

案例中，护士小夏在告知患者女儿不良信息时，语言语调平缓，语速较慢，并握住患者女儿的双手，从而表达了对患者女儿的同情、安慰。

2.结合案例，分析护士小夏为什么选择将患者即将死亡的信息告知患者女儿，并采用了哪种语言艺术。

案例中，护士小夏选择将患者即将去世的信息告诉患者女儿，是基于下列情况的考虑：

（1）死者与被传达信息者的关系

案例中，患者女儿是患者的直系亲属，一直照顾患者，有权知晓患者病情，且护士小夏与患者女儿接触多，比较熟悉，与其进行沟通利于双方彼此理解。

（2）患者的死亡原因

案例中，患者患的是癌症，属于慢性致命性疾病。患者女儿和患者一同经历了整个疾病的发展经历，能够体会患者身体日渐衰弱的过程，有一定的心理准备，所以接受噩耗时的刺激相对较轻。

（3）被传达信息者的心理承受能力

患者女儿相对于其母亲较年轻，心理承受能力相对较强，承受噩耗打击的能力相对较强。因此，护士小夏选择将患者即将死亡的消息告知患者的女儿。小夏告知患者女儿不良信息时说："王叔虽然现在躺着看起来没有什么事情，但是脉搏几乎摸不到了。""这种情况下，如果还没有尿，有可能今天也说不准。""恐怕是的，你可能后面的准备要做一做了。"以上说法体现了语言的暗示性。暗示性的语言没有直接提到类似死亡这种刺耳的字眼，而是以另一种比较婉转、温和的语言进行表达，这种方式可以使医护人员与患者产生共情，体现了语言的艺术性。

## 思政元素

### 1.实事求是

"实事求是"出自东汉·班固《汉书·河间献王传》:"河间献王德以孝景前二年立,修学好古,实事求是。从民得善书,必为好写与之,留其真,加金帛赐以招之。"原指根据实证,求索真知,现多用以按照实际情况办事,不夸大不缩小事实。案例中护士小夏通过暗示性的语言将患者的病情如实告知患者女儿,使其能够了解患者的真实情况,以便及时做出决定和安排患者的后事,体现了护理工作的求是态度。护理工作应从不以人的主观意志为转移的客观实际出发,将患者的基本诊断、治疗护理方案和疾病进展情况如实告知患者及患者家属,以达到对患者及其家属的知情权和生命健康的尊重。

### 2.严谨细致

案例中,护士小夏将患者女儿带到护理站,通过暗示性语言如实告知患者临近死亡的信息,体现了护理工作中护士严谨、细致的工作态度。护理工作中护士面对患者复杂的病情变化和不良疾病结局时,要细致观察患者及其家属对疾病的认知、态度和情绪等变化,在交流中要具有审慎、严谨的态度,注意说话的方式和措辞,以免产生护患冲突。严谨、细致的职业态度是职业道德的基本要求,是对患者生命健康的尊重。

（卜小丽）

# 第九章　护士的礼仪修养

## 引　言

礼仪是人类社会文明的重要标尺，它影响和制约着人类的活动。中国具有五千年文明史，素有"礼仪之邦"之称，中国人以其彬彬有礼的风貌著称于世。礼仪文明作为中国传统文化的重要组成部分，几乎渗透于古代社会的各个方面。中国现代的礼仪与古代的礼仪已有很大差别，缛礼烦仪已不再，中国传统礼仪文化在变革中得以延续和传承。现代礼仪迎来了全新的发展时期，国家有国家的礼仪，民族有民族的礼仪，各行各业也有不同的礼仪规范。护士的职业礼仪是护士在工作岗位上应当遵守的行为规范，是决定护理专业整体形象和护理文化的关键因素之一。护士在护理工作中践行良好的护理礼仪，有助于建立和谐的人际关系，塑造良好的护理形象。

## 学习目标

1. 知识目标：理解礼仪的内涵及护理礼仪的基本要求；列举求职礼仪的注意要点；陈述护士职业礼仪、社交礼仪的主要内容及注意事项。

2. 能力目标：在护理实践中，恰当应用护士的求职礼仪、职业礼仪及社交礼仪。

3. 情感、素质和思政目标：弘扬优秀中华传统礼仪文化；构建和谐友善的人际关系；提升人文底蕴，树立专业自信。

## 【案例23】求职礼仪

### 面　试

## 案例介绍

小王是某双一流高校的大四护理本科生，目前正在该高校的附属三甲医院实习。近期，该医院发布了人才招聘信息，小王向人事部门投递了简历，她很有信心能够顺利通过笔试和面试，成为该医院的一名护士。

面试前，小王精心地准备了简历，并将自我介绍的内容及面试官可能会提到的问题在脑海中进行了演练。面试当天，小王提前到达了面试地点，她发现已经有几个求职者在等候了，而且她们个个都身着正装，面带淡妆，看样子都经过了一番细心打扮。相比之下，小王觉得自己的准备有些不足，她感到有些紧张。很快便轮到小王面试，几位面试官表情严肃，用审视的目光打量着她。小王心想：他们肯定对我的着装不满意，顿时感到更加懊恼和紧张。小王不由自主地低下了头，事先准备的内容全忘了，脑子里一片空白。自我介绍时，小王几乎是将自己的简历生硬地背诵了一遍，有些地方还有遗漏，语言也不连贯。自我介绍完之后，有位面试官看着小王的简历问道："你的大学英语六级还没有通过吗？"小王回答道："老师，我的大学英语六级在大学二年级的时候就已经通过了。" 面试官面露迟疑，皱着眉头说道："但是你的简历里面，英语水平只写了大学英语四级。"小王这才发现自己的简历信息有误，连忙向面试官解释，面试官只是微笑着点了点头，没有再进行其他提问。

面试之后，紧接着就是基础护理技能操作考试，小王换好提前准备的护士服，整理好仪容仪表，开始正式考试。小王抽到的考题是导尿术，考核老师要求她按照导尿用物现场摆放的提示判断目前导尿术所处的阶段，并继续完成剩余的步骤。小王面试前并未对导尿术进行系统复习，她只能凭借着自己对在校期间所学及实习经历的记忆，根据自己的感觉草草完成操作考试。考试结束后，小王未与考核老师道别，便匆匆离开了考场。

整个面试结束后，小王长舒了一口气，她对自己在面试中的表现有些不满意，觉得自己很多地方做得不够好，她希望医院能够尽快答复她面试的结果。

### 思考题

1.本案例中，小王在面试中表现如何？
2.请结合本案例，分析小王应如何提高求职成功率。

### 知识精粹

1. 求职简历制作的要点

（1）简介个人概况

求职者应该使用简洁的语言说明个人的基本情况，该部分内容主要包括姓名、性别、民族、籍贯、政治面貌、最后学历、通信地址、联系方式等。通信地址和联系方式一定要填写正确，便于招聘单位联系求职者。照片应为求职者本人近期的证件照，切不可随意附上一张学生照或生活照，以免给用人单位留下不严肃、不认真的印象。

（2）说明求职目标

求职目标是指求职者希望就职的工作岗位。该项可用简短、清晰的话来说明。求职者可以把求职目标描述到具体科室或部门，以增加被录用的机会。

（3）陈述任职资格

任职资格（工作能力、经验，所获奖励、成果、证书等）是个人简历中非常重要的组成部分。该部分陈述的语气要积极、客观。学历、工作经历及能够证明求职者能力的相关信息是这部分的主要内容，应详细陈述。在该部分的陈述中，求职者应注意以下内容：①醒目地列举出与应聘岗位能力要求相关的各种教育、训练及取得的成绩；②列出上学期间获得的各项荣誉及奖励，必要时列出上学期间的实习及社会实践等经历；③若为再就业，求职者的工作经历则是求职的主要优势，因此要重点对工作经历进行陈述；④任职资格信息应真实、全面、详细。

（4）提供佐证资料

求职者除了提供简历，还应在简历后附上有助于求职成功的相关证件和资料，以增加简历的真实性和可信性。常见的佐证材料包括：①相关证件，如毕业证、学位证、各种获奖证书、英语水平证书、计算机证书、各种资格证、培训证等。这些证书均是求职者综合素质的体现，对其求职成功有一定帮助。②学术成就，如毕业课题、发表论文、大学生创新创业项目、专利证书等。③社会活动及兼职聘书等。

（5）精心制作简历

简历应使用计算机制作、打印，版式要大方、自然。首选白色、质地优良的纸张，避免使用色彩艳丽或印有卡通图案的信纸，要做到庄重、整洁、大方。笔墨应以黑色、蓝色为宜，以免被认为不严肃。书面求职材料中的措辞要准确，语句要通顺，条理要清晰，避免拖沓、冗长、乏味的叙述。

（6）简历内容应真实准确

真实、准确是求职简历最首要、最基本的要求，诚实地记录和描述，能够使用人单位对求职者产生信任的感觉。相反，若求职者夸大其词、弄虚作假，任何一个有经验的招聘人员只要仔细阅读分析、详细了解，求职者终将露出破绽。因此，求职者与其费尽心机，不如脚踏实地，只要有真才实学，总会有属于自己的机会。此外，求职者应对自己的简历反复审查，避免遗漏重要的信息或信息填写错误，更不要出现病句、错别字等，以免给用人单位造成粗心、马虎的印象。

2.面试前的准备事项

（1）信息准备

俗话说："知己知彼，百战百胜。"求职者在求职之前，不但要对自己有全面的认识，还要了解目标单位的一些情况。如单位的性质、规模、发展前景、招聘岗位、招聘人数、招聘要求和限制、福利待遇、面试考核的信息等。

（2）心理准备

1）自我了解。"知人者智，自知者明。"求职者在面试前可以把自己的优点和不足一一列举并写在纸上。在面试时，求职者对于自己的长处要尽量发挥好；对于自己的缺点，在面试中也要加以注意，做到扬长避短，正确面对。

2）自我激励。自信是求职者面试前必备的心理素质。求职者在面试前应熟练掌握面试考核内容，通过反复演练增强自信；同时，求职者不应随便否定自己，应积极调整心态，以平常心面对，人生可以有很多选择，这次求职不成功，下次还可以继续努力。

3）自我调整。面试前，求职者可采用适当运动、开怀大笑、洗热水澡等方法放松自己的紧张情绪。

（3）仪表准备

人际认知理论中提到：交往双方初次接触时，面试者的仪容仪表对面试官印象的形成起到90%的作用。因此，求职者一定要注重自己面试服装与仪容的准备。在着装方面，求职者服装要和职位相吻合，大方得体，朴素典雅。在仪容方面，求职者应保持头发干净、整齐，面部的修饰要清新、素雅，色彩和线条的运用都要"宁淡勿浓"，恰到好处。求职者面试前应注意口腔卫生，避免饮酒或食用大蒜、韭菜等带有强烈异味的食物，必要时，可以喷口腔清新剂或咀嚼口香糖以减少口腔异味，但交谈时不可咀嚼口香糖。此外，求职者双手应清洁，指甲要修剪合适，无污垢，无美甲。

（4）演练准备

古人云："有备无患。"求职者面试前可模拟面试的场景，进行面试预演，不断总结经验，找出不足，以增强自信。预演时，求职者应尽可能搜集面试官可能会提问的问题，并提前准备好答案进行预演，必要时，也可以向学长或师长请教。

3.面试中的礼仪与技巧

面试时，面试官除了考察求职者的个人能力，对求职者的言谈举止也颇为关注，甚至会从一个小细节去推断求职者是一个怎样的人。所以，在面试环节求职者的礼仪是特别重要的，良好的面试礼仪会大大增加求职者被录取的概率。

（1）提前到达面试地点，切勿迟到

守时是一个人良好素质的表现，在面试时，迟到是求职者最不应该犯的错误。建议求职者在接到招聘单位的面试邀请之后，提前查询路线，计划好时间，尽量在约定的时间提前10～15分钟到达面试地点，但也要避免到得太早，以免妨碍面试官及工作人员的正常工作。若求职者因特殊原因无法到场，应及早告知对方并表示歉意。

（2）礼貌进入面试室，主动问好

在被通知进入面试室时，求职者如果看到门是关着的，要先敲门，在得到对方允许之后再进入，如果直接破门而入，会给面试官留下不懂规矩或者是鲁莽的印象。提前敲门示意，能够给面试官一点准备时间，也是对面试官的一种尊重。敲门时的力度不要过大，轻轻敲三至五下即可，无须过分用力。进门后，求职者应主动向面试官微笑并点头致意，礼貌问好。

（3）仔细倾听，谈吐得当，彰显个人魅力

在面试时，求职者对于面试官的提问及介绍要仔细倾听，目光应注视面试官，不应在面试官发言时贸然打断。同时，求职者也要注意个人的谈吐，与面试官交谈时使用敬语，如"您""请"，面对面试官抛过来的问题，不要三缄其口，也不要夸夸其谈。三缄其口会让面试官觉得你很内向，没有自信，而夸夸其谈又会让面试官觉得你比较轻浮，言过其实。言简意赅、思路清晰、语气平和、坦诚谨慎的回答是最能让面试官认可的。

（4）先谢后辞，礼貌告别

在面试接近尾声时，面试官会示意面试即将结束。在离开面试室前，求职者应真诚地表示感谢后起身离开。如果求职者马上起身离开，会显得过于急促，给面试官留下不好的印象。

### 案例分析

1.本案例中，小王在面试中表现如何？

本案例中小王做得比较好的地方是能够按照面试要求，积极准备并提前到达面试地点参与本次面试。但在整个面试过程中，小王的做法尚存在一些不足之处。

（1）简历准备不足

小王虽然精心准备了简历，但其中依然出现了明显的错误，漏写了自己的大学英语六级考核水平。这一明显的错误说明小王对自己的简历准备不足，没有进行反复检查。临床护理工作是一项细碎、繁杂的工作，一个护士的细心程度与其护理工作质量密不可分，与患者的生命安危息息相关，因此护士应具有认真、仔细、严谨的工作作风。简历中的失误会给面试官留下其粗心大意、马马虎虎的印象，从而影响面试结果。

（2）演练不够，心理准备不足

小王心理素质欠佳，在面试前也只是在脑海中进行简单的面试演练，演练准备得不够充分，在进入面试室后，由于紧张便将事先准备好的内容忘记，导致其在面试过程中表现不佳。此外，小王在考试前，未对操作考试内容进行充分练习，影响了其考试发挥。

（3）仪容仪表欠佳

小王在面试前未对自己的仪容和仪表进行精心准备，着装不够正式，颜面部也未进行恰当修饰。这样做会让面试官觉得小王对此次面试不够重视，对面试官不够尊重，从而对小王产生不好的"第一印象"。

（4）告别礼仪不当

在操作考试结束后，小王未与考核老师道谢、道别便匆匆离开考场，没有表现出对考核老师所付出时间和精力的尊重，没有遵守告别礼仪，这样做会给考核老师留下其"没有礼貌"的印象。

2.请结合本案例，分析小王应如何提高求职成功率。

职业是一个人实现人生价值的主要场所，能够使个人的某些才能得到发挥和发展。护生在完成学业后，便要以普通劳动者的身份进入社会，选择今后所从事的职业。小王可以通过以下几方面的训练，使自己从众多求职者中脱颖而出，实现自己的职业理想。

（1）精心准备简历

小王应反复阅读、检查简历，还可以请同学或师长为自己的简历提建议，提升简历的充实度、可读性、美观性。避免简历中出现信息填写错误、语言拖沓冗长、拼写错误等情况，以免给用人单位造成粗心、马虎的印象。

（2）做好面试前准备

对小王而言，面试前的准备应从以下几方面加以改进。首先，小王应不断学习专业理论知识，反复练习临床护理技能，提升自己的硬实力和竞争力。其次，小王应做好充分的演练准备，提升自己的心理素质。小王可以在镜子面前反复练习自我介绍的内容，或者在熟人面前反复陈述，直到能够轻松自如地谈论自己。再次，小王还可以模拟面试场景，请自己的同学或师长担任评委，以修正自己可能存在的不足之处。最后，小王应注重修饰自己的仪容仪表，选择合适的服装，如西服套装、套裙或较为正式的连衣裙，画淡妆并保持发型整洁、简约，表现出作为考生该有的自信、优雅、大方。

（3）遵守面试礼仪

小王应学习并反复练习面试中应该遵守的基本礼仪，比如应如何礼貌地进入面试室，如何礼貌地与面试官进行互动沟通，如何使用敬语，如何与面试官礼貌告别等，提升面试官对其整体的印象。

## 思政元素

1.注重行为规范，传承礼仪文化

中国自古就以"礼仪之邦"闻名世界，中华礼仪文化的发展有其历史渊源，应当说，中华民族的历史掀开第一页的时候，礼仪就伴随着人的活动产生了。作为礼乐文化的理论形态和上古礼制的渊薮，《仪礼》《周礼》《礼记》等成为古代文人必读的经典，而且成为历代王朝制礼的基础，对中国文化和历史有着深远的影响。礼仪作为促进社会和谐发展的重要因素，在现代社会中依然占有非常重要的地位。案例中的小王在面试中的礼仪失范在一定程度上会影响其面试成功。作为新时代社会主义接班人，护士应不断加强自己的礼仪修养，并将道德修养和礼仪规范内化于心，外化于行，付诸实践，成为知、行、意、情统一的护理专业人才。

2.提升专业素养，塑造自信品质

专业素养指专门从事某种工作或职业所必须具备的综合素养，且这种素养来源并取决于平日的修养。习近平总书记指出："专业素养是专业知识、专业能力、专业作风、专业精神的统一……"护理工作直接服务于患者，关系到医疗质量和患者安全，关系到人民群众的身体健康和就医感受。护士应掌握扎实的专业理论知识，练就过硬的专业技能，树立人格自信、专业自信、行业自信，为患者提供高品质的护理服务。案例中，小王还应不断提升专业素养，树立自信品质。

# 【案例24】职业礼仪

## 我还要做得更好

////　**案例介绍**　////

小王是消化科病房的一名新护士，她性格开朗、和善，平时生活中也很爱美。每天上班，小王都会精心整理自己的仪容仪表，她总是将自己的头发洗得干干净净，整齐地用发套盘在脑后，她每天都画精致的淡妆，同事和患者总是夸赞小王精神状态饱满。

前几天，小王去商场购物，有款香水味道清香、淡雅，于是小王便买下了这款香水。最近上班，小王都会喷一点，香水的味道让她的工作多了一点开心。这天，小王接诊了一位消化科的老病号张阿姨，张阿姨是胃癌患者，这次入院是为了进行化疗。小王对张阿姨照顾有加，但是张阿姨却找来护士长，希望能换个护士。护士长与张阿姨沟通后，得知张阿姨对小王不满的原因是她觉得小王身上的香水味道太浓。护士长针对此事与小王进行了沟通，小王深刻地意识到了自己给张阿姨造成的影响，并改掉了喷香水的习惯。小王并没有因为张阿姨向护士长告状而记恨她，每天见到她都微笑着打招呼，操作也更加认真。不仅如此，为了避免类似情况的再次发生，小王还利用下班时间深入学习护士职业礼仪，特别是消化科护理工作应该注意的一些事项等，并在工作中加以实践。

这天，小王值夜班，她在夜间巡视病房的时候发现张阿姨还没有入睡。张阿姨说："我今天晚上感觉浑身发热、难受，怎么都睡不着。"小王便测了一下张阿姨的体温，发现她已经发烧至38℃。张阿姨一听自己的体温这么高，瞬间情绪变得紧张起来，她反复问小王："我为什么会发烧呢？"小王轻轻拍了拍张阿姨的肩膀，轻声安慰道："阿姨，您先别紧张，我这就去给您找医生。"说完后，小王迈着轻巧而快速的步伐，径直向医生值班室走去。医生为张阿姨检查完之后，让小王给张阿姨抽血，同时进行物理降温。由于是夜间，小王担心打扰同病室患者的睡眠，她开关门、走路、操作、说话的声音都很轻，但这丝毫没有影响她对张阿姨的护理。张阿姨对小王说："谢谢你，有你在身边，我感觉很安心。"过了一会儿，张阿姨的体温便降了下来，睡着了。

张阿姨化疗结束了，她在护理满意度调查表上打了满分，还向护士长表扬了小王对她细心的照护。得到张阿姨的认可，小王也很开心，她深知，任重而道远，以后的工作还有很多需要学习和改进的地方。

////　**思考题**　////

1.本案例中，张阿姨一开始为何拒绝护士小王为其提供护理？

2.张阿姨出院时，为什么要表扬护士小王？

3.结合本案例，分析护士应该如何提升职业礼仪。

**// 知识精粹 //**

**1.护士的职业仪容礼仪**

护士的服务对象是患者，其仪容仪表修饰应适合护理工作的情景与要求，遵守整洁、端庄、得体、大方的基本原则。护士的职业仪容礼仪内容包含发部修饰、面容修饰和妆容修饰礼仪。

（1）护士发部修饰礼仪

护士的发部修饰应遵守如下基本要求：保持清洁，长短适中，发型发饰得体。护士应定期清洗头发，避免头油、头屑、异味，不宜当众梳理头发，不宜将掉落的头发随手乱扔。护士的发型应从审美角度和工作需要出发，女护士既可以留短发，也可以留长发。若留短发，则头发长度不宜披肩，刘海不宜过长；若留长发，则必须将头发盘成发髻置于脑后，整体形象应清爽利落。男护士前发不触及额头，侧发不触及耳朵，后发不触及衬衫领口，不宜修剪成光头。

（2）护士面容修饰礼仪

护士面容修饰应遵守如下基本要求：形象端庄，整洁简约，注重保养。护士应注意保洁眼睛，及时清除眼部分泌物。需要佩戴眼镜的护士应选择美观、舒适、安全的眼镜。工作场合，护士不应戴太阳眼镜或镜片颜色较深的眼镜，以免给人造成"拒人千里之外"的感觉。护士应经常清洁鼻部，避免在治疗中吸鼻子、擤鼻涕、挖鼻孔，如有特殊情况，需要清理鼻涕，则应避开人群及患者，使用手帕或纸巾辅助，且避免发出过大声响。护士尤其应注意口部清洁及卫生，上班之前应注意避免进食一些气味过于刺鼻的饮食，如韭菜、大蒜等。对于由胃肠等疾病引起口腔异味，护士一方面应积极治疗，另一方面应注意不要近距离正面与他人说话。男护士应常修剃胡须，以免给人邋遢、不卫生的感觉。

（3）护士妆容修饰礼仪

护士职业妆容应自然、亲切、安详、和悦，给人以健康、大方、优美的感觉。护士妆容修饰通常以清新自然为特点，从礼仪角度出发，不可完全不化妆，也不可化过于浓艳的妆。护士可适当化淡妆，以增强容貌的表现力，展现护士端庄、稳重、沉静、大方的职业形象与美感，这也是对患者及同事的尊重。

**2.护士的体态礼仪**

体态是指人在日常生活中，处于静止或活动状态时，身体各部位的相互协调关系，它是个人精神面貌的外观体现，具有向外界传递个人思想、情感和态度的功能。护士的体态美体现在日常工作的千姿百态、变化无穷的动作中。恰当的体态礼仪能够让患者赏心悦目，送去心灵的慰藉，有时甚至会起到一定的治疗作用。护理工作中体态主要有站、坐、走及护理操作中的动作行为。

（1）站姿

站姿是体态美的基础，护士的站姿应显示出稳重、自信。正确的站姿是：头正颈直，目光平和，面带微笑，下颌微收，表情自然，挺胸收腹，两肩水平，外展放松，立腰提臀。女子双手贴于大腿两侧或相握于小腹前，两腿并拢，两脚呈"V"字形，或呈"T"字形。男子两臂自然下垂，双手贴于大腿两侧，双脚平行，与肩同宽。站立时应避免各种不良姿势，如双腿抖动、倚墙、勾肩搭背、双手叉腰等。

（2）坐姿

护士的坐姿应体现端庄、优雅。正确的坐势是：上体保持站立时的姿势，落座在椅子的前1/2或2/3处。女性双膝并拢，两足自然踏地，略内收，双手交叉放于两腿间或双手握拳交叉于腹前。男性双膝略分开，双手分别放于两膝上。坐立时避免上身不直、摇头晃脑、腿部失态、脚步乱动等不良坐姿。

（3）走姿

一般情况下，护士在行走时应该昂首挺胸，步履轻盈，给人以活力、柔美之感。正确的走姿是：目视前方，上体保持站立姿势，两臂自然前后摆动，步态轻盈，步伐笔直。一般情况下，护士不应在病区内奔跑，以免引起患者恐慌，但是在紧急情况之下，也不应步履悠闲。护士在处理急诊、抢救患者时，为了在第一时间迅速做出反应，可用短暂的快步代替小跑，做到步履轻快有序，快而稳健，体现出护士的动态美。

（4）护理操作

护理技术是护理服务质量关键所在，护士在进行各项护理操作时要为患者着想。操作前，护士应用通俗礼貌的语言解释本次操作的目的、患者准备事项、操作过程等，以减少患者对操作的恐惧感。操作中，如涉及患者隐私，护士应适时遮挡、注意保暖，操作时，护士动作要轻柔、娴熟、以尽可能减少患者痛苦。操作后，护士应及时安慰、嘱咐患者，交代相关的注意事项。对于给患者造成的痛苦，应给予及时的安慰，对患者的配合，应诚恳地表达谢意。护理操作礼仪规范并非千篇一律，护士应因人、因事、因景，使用相应的操作礼仪。礼仪之本是尊重，护士应多换位思考，多些关爱，才能为患者提供更加个性化、人性化的护理服务。

## 案例分析

1.本案例中，张阿姨一开始为何拒绝护士小王为其提供护理？

作为护士，其服务对象往往是具有躯体或心理疾病或症状的患者，护士在工作中喷香水，一方面会留给患者不够专业的印象，另一方面可能会导致患者过敏或恶心等症状的出现。张阿姨是一名胃癌化疗患者，化疗会导致她出现食欲不佳、恶心等症状，浓烈的香水味道可能会在一定程度上让她的症状加剧，严重影响其生活质量，因此，张阿姨拒绝小王为其提供护理。

2.张阿姨出院时，为什么要表扬护士小王？

本案例中，张阿姨之所以表扬护士小王，不仅仅因为小王具有较好的护理职业礼仪，更是因为她具有较强的道德素养。

在工作中，小王不管是头发的修饰还是妆容的修饰都一丝不苟，遵守整洁、端庄、得体、大方的基本原则。在得知自己喷香水会影响患者生理状态之后，小王立刻改掉了这个习惯。而且她心胸宽广，并没有因为患者告状而埋怨患者，反而护理得更加细心。此外，小王在护理操作中也遵守良好的体态礼仪，比如在得知患者发烧时，步履轻而快地为患者找来医生，在夜间开展工作时，开关门、走路、操作、说话的声音都很轻。

小王良好的职业礼仪，根植于她较高的道德修养，在进行各项护理操作时，她总是站在患者立场，为患者着想，能够因人、因事、因景，使用相应的操作礼仪，为患者提供个性化、人性化的护理服务。

3.结合本案例，分析护士应该如何提升职业礼仪。

随着整体护理在临床实践中的应用和发展，护士除了拥有丰富的专业理论知识和熟练的操作技能外，还应具备良好的仪容仪表及专业形象。在护理工作中，护士应通过不同方式提升自身的职业礼仪。

（1）强化礼仪知识

护士不仅要重视护理专业知识和临床专业技能的学习，还应加强护理人文课程的学习，如护患人际沟通、护理礼仪、护理美学、护理心理学、护理伦理学等课程。通过对这些课程的学习，加强对人文精神内涵的理解，贮备护理礼仪知识，提升道德修养。

（2）熏陶礼仪修养

护士应该以史为鉴、以人为镜，学习护理前辈们的护理人文精神，并不断从身边优秀的护理同仁身上汲取护理礼仪知识，感受礼仪修养，在潜移默化的礼仪氛围熏陶之下，不断提升自己。

（3）参加礼仪培训

护士还可以通过参加护理操作实训、护理技能大赛、护理礼仪培训班等，来提升自己的护理职业礼仪修养。

（4）加强礼仪实践

正如本案例中的小王护士一样，护士在加强道德修养的前提之下，可以将所学所悟付诸实践，使护理礼仪修养内化于心、外化于行，从一点一滴的细节做起，在广阔的临床场景实践护理职业礼仪。

### 思政元素

1.外塑礼仪形象，内强道德素养

礼仪是一门艺术，它能帮助沟通，增进交往。礼仪的落脚点是尊重二字，是维系人际关系的重要法宝。对一个人来说，礼仪是一个人的思想道德水平、文化修养、交际能力的外在表现；对一个社会来说，礼仪是一个国家社会文明程度、道德风尚和生活习惯的反映。本案例中，护士小王在外形方面，注重塑造自己的举止形态和礼仪动作；在个人素质方面，也时刻注重价值观念和道德观念的养成，并在护理实践中做到学以致用、知行合一。护士作为患者的代言者，不仅要遵守内心的自觉和自律，遵守礼仪规范，也要将知识和实践经验内化成自己的道德素养，并在日常护理患者的实践中体现出来，维护护患关系，提升护理质量。

### 2.厚植文化底蕴，彰显文化力量

我国著名作家梁晓声曾用四句话表达"文化"：根植于内心的修养，无须提醒的自觉，以约束为前提的自由，为他人着想的善良。这四句话正是本案例中护士小王的真实写照，其根植于内心的文化修养、为他人着想的善良，铸造了一段和谐、美好的护患关系，赢得了患者的赞赏和认可。护理工作者应以小王为榜样，厚植自身的文化底蕴，在平凡的护理工作中彰显文化的力量。

# 【案例25】社交礼仪

## 平凡岗位中的不平凡

### 案例介绍

小李是一名肾内科护士，这是她在肾内科工作的第二年，在这个和谐的大家庭中，她感觉自己的生命鲜活有力，人生帷幕正缓缓展开，每天的工作让她充实而开心。

情景一：一天上午，小李端着治疗盘刚到护士站，电话铃声便响了起来，此时办公护士恰好不在。电话铃响了两声，小李便接了起来，"您好，肾内科护士站。""你们科现在有没有床位？""请问您是？""我是马洁，医生刚给我开的住院单，说让我住院。"小李这才搞清楚原来是即将要住院的患者打来的。"非常抱歉，先生，我们科管床位的护士临时有点事情，暂时不在，我会向她转达，麻烦您告知一下您的电话号码，方便她回来以后联系您。"电话那头的患者也被小李礼貌的回复感染到了，连忙说："哎哎，好的，我的电话号码是……麻烦了，谢谢您！"小李一边记录电话号码一边笑着说道："您客气了，这是我们应该做的，您还有其他问题吗？""没有了！""那就祝您生活愉快，再见！"说完，小李等待对方挂断电话后才挂机。过了一会儿，办公护士便回来了，小李将刚刚发生的事情转达给办公护士，办公护士向小李表示了感谢，心想：能和这样的同事一起工作，真好！

情景二：王女士，30岁，最近刚被诊断出肾病综合征，30出头的她有个1岁的小宝宝，事业也刚处于上升期。疾病对她而言简直就是晴天霹雳，打破了她原有的正常生活。看到王女士整天闷闷不乐，少言寡语，作为责任护士的小李，主动和王女士谈心。了解王女士的疑虑和情况后，小李向王女士详细介绍了肾病综合征的治疗、预后及日常生活中的注意事项，并鼓励她积极配合治疗，规律用药，树立战胜疾病的信心。小李平时喜欢画画，她给王女士送了一张卡片，上面画着王女士战胜疾病，积极健康的生活状态。这张小小的卡片对王女士而言，意义非凡，她开始改变自己的想法，重新规划自己的人生。王女士特别感激小李，她从心里喜欢这个年轻护士。

这天是5·12国际护士节，也是王女士出院的日子。临出院前，王女士送给小李一束洁白的百合花，并在卡片上写道：洁白，是你的衣裳；微笑，是你的形象；爱心，是你的真情；无私，是你的奉献。你是健康的化身，你是生命的希望。谢谢你对我的鼓励和关爱，祝你护士节快乐！收到礼物的小李，心里感到无比温暖，来自患者的肯定让她更加坚定了当初选择护理专业的初心。

### 思考题

1.情景一中，李护士的做法是否妥当？为什么？
2.情景二中，王女士和李护士之间礼物的赠送是否恰当？

### 知识精粹

1.电话礼仪

护理日常工作离不开电话沟通。通话双方可以通过电话粗略判断对方的人品、性格，不仅如此，恰当的电话礼仪还能够促进护理工作和谐、有序地开展，起到事半功倍的效果。因而，掌握正确的电话礼仪是非常必要的。

（1）拨打电话礼仪

1）选择恰当的时间。一般情况下，工作电话应在上班时间打，私人电话应在业余时间打，尽量避免在用餐时间、睡眠时间、节假日拨打工作电话。如果确有急事，迫不得已需要在上述时间打电话，一定要先向对方表示道歉："实在抱歉，在此时打扰了您……"此时通话应言简意赅，时间越短越好。此外，如果拨打国际电话，应注意不同国家及地区之间的时差。

2）控制通话长度。打电话前，呼叫者最好先想好要讲的内容，以便节约通话时间，尽量做到长话短说，废话少说。

3）体现文明礼貌。呼叫者在电话接通之后首先应问候对方"您好"，然后介绍自己的姓名、单位、打电话所为何事等；如需要电话接听者找人或代为转达时，应说"劳驾"或"麻烦您"等敬语。在挂电话之前，要有道别语，通话结束时应轻放电话。若遇到在通话的过程中信号中断等情况，呼叫者要主动拨过去并予以解释。若拨错电话，呼叫者应对接听者表示歉意。

4）注意语言形象。在通话时，通话者应调整好心境，吐字清晰，语气友善平和，语速适中，音调适宜，声音应充满活力和魅力，以展现完美的语言形象。此外，通话过程，通话者应专心致志、认真倾听，不可口嚼食物、三心二意。

（2）接听电话礼仪

1）及时接听。一般情况下，电话铃响两到三声时接听较为恰当。

2）得体应答。电话接听者应注意使用礼貌用语，接听时应自报姓名，如果是工作电话，则应报单位名称或部门名称。接听电话者应注意措辞，绝对不能用任何不礼貌的语言使对方感到不受欢迎。若对方的谈话内容很长时，也必须有所反映，如使用"是的、好的"等表示你在听。如有急事，必须搁置电话或让对方等待时，应给予说明，并致歉。如遇到自己无法解决的问题，需要转接时，应向对方致歉，并告知对方电话是转接给谁的。

3）必要时记录。对于重要电话，接听者通常需要做好记录。如何人、何单位、何事、是否需要回复等。同时，最好再向对方重复一下所记录的信息，以确保正确。

4）位高者先挂机。当通话结束时，通常是地位高的人或者是顾客先挂机。若两人地位相同，则主叫方先挂机。

2.馈赠礼仪

（1）礼品的选择

礼品的选择不应以价格为唯一的衡量标准，应强调礼品所蕴含的情感及意义，注重其纪念性。选择礼品要有独到之处，精心构思，应根据接收者的年龄、性别、趣味爱好、职业、与赠送者之间的关系选择恰当的礼品。对于外地客人、老年人及体弱者，应注意礼品的便携性，不宜选择易碎、沉重、不易携带的礼品。此外，不应选择有碍社会公德、有悖对方民族习俗或者过分昂贵的物品作为礼品。

（2）送花礼仪

鲜花是一种非常好的礼品，但是根据不同人、场合和目的，应有不同的选择。鲜花作为礼品赠送，常包括如下形式：花束常用于探亲访友、看望患者、恭贺新婚等；盆花常送予有乔迁之喜或养花爱好者；花篮常用于较为隆重场合的道喜道贺，如企业开业等；花圈仅用于丧礼。不同的花有不同的花语，不同品种表达不同的意义，不同色彩表达不同的暗示，不同数目有不同的寓意，如玫瑰代表爱情，康乃馨表示亲切，橄榄表示和平，水仙表示尊敬，白百合表示纯洁。送花者在选择鲜花时均应该予以注意。

（3）礼品赠送的注意事项

1）选择恰当的时机。赠送礼品时要注意及时、适时，如婚庆、生日、节日，最好在当日或提前赠送。如果是拜访主人，在进门之初赠送礼品比较恰当；如果是接待客人，赠送礼品多在客人临行前。在临床护理工作中，为增进护患关系、和谐科室氛围，护理工作者也可以选择恰当的时机为患者赠送小礼品，如生日卡、儿童节礼物等。

2）说明赠送缘由。在赠送礼品时，赠送者要对礼品给予必要说明，并应告诉对方送礼的缘由。

3）适当包装。一般情况下，赠送者应对礼品进行适当的包装，精美的包装不仅能为礼品增色，也可表示对对方的尊重和重视。

## 案例分析

1.情景一中，李护士的做法是否妥当？

案例中李护士做法妥当，她遵守了良好的接听电话礼仪。李护士在电话铃声响了两声之后，便及时接起了电话。李护士应答得体，即便在对方拨打电话礼仪做得不够好的情况之下，李护士也很有礼貌、很耐心地向对方解释。由于该问题李护士无法帮患者解答，她找到了恰当的处理措施，并及时记录患者的电话号码。通话结束前，她恰当地使用了道别语。挂机时，等待患者挂机后她再挂机。整个过程中，李护士语气友善平和、文明礼貌，完美地展现了接听电话礼仪。

2.情景二中，王女士和李护士之间礼物的赠送是否恰当?

王女士和李护士之间礼物的赠送恰当。首先，双方在礼物选择方面非常恰当。李护士根据对王女士的了解，送给她一副自己亲手绘制的卡片，卡片中也暗含了对王女士的鼓励和美好的期待，符合王女士目前的疾病状况及心理状态。王女士在5·12国际护士节这天，送给李护士一束白色百合花，并且附上一张赞美和感谢的卡片。白色百合花寓意纯洁、高尚，非常符合李护士的职业形象。其次，双方赠送礼物的时机恰当，李护士在王女士情绪低落时送出礼物，及时地鼓励王女士，帮助她重拾对生活的信心。而王女士也选择在5·12国际护士节这天送花给李护士，让李护士感受到了节日的快乐。最后，双方都有明确的礼物赠送的缘由。作为王女士的责任护士，李护士为帮助王女士顺利渡过疾病的难关，赠送寓意美好的卡片作为礼物，而王女士为了表达对李护士的感激，赠送了一束花作为礼物。双方通过礼物的赠送，增进了护患关系，彰显了人文情怀。

### 思政元素

1.和谐友善，彰显大爱

和谐相处，友善待人，是中华民族的优良传统，也是社会主义核心价值观的重要组成部分。护士作为患者的代言者，肩负着患者的身心健康与社会适应的良好，可谓任重而道远。本案例中，李护士通过友善的品质及良好社交礼仪的展现，增进了与患者及同事的感情，促进了科室人际关系的和谐。作为新时代护士，我们应在护理工作中践行和谐、友善的社会主义核心价值观，在细微之处彰显医务工作者的大爱无疆和医者仁心。

2.赠人玫瑰，手有余香

"赠人玫瑰，手有余香"，看似简短的文字，却蕴含了友善、给予、关爱他人的无穷快乐，这是爱心的一种升华，告诉人们在关爱他人的同时自己也收获了快乐和喜悦。南丁格尔有这样一句名言：护理工作是平凡的工作，然而护理工作者却用真诚的爱去抚平病人心灵的创伤，用火一样的热情去点燃患者战胜疾病的勇气。护士在给予患者照护和帮助的同时，也收获了感动与价值。赠出的玫瑰，热情而高贵，留下的余香，浓郁而持久，这正是平凡的护理工作者李护士的真实写照。

（武侥侥）

# 【参考文献】

[1]蔡成功,姚秀霞.护士人文修养与护理礼仪[M].北京:中国医药科技出版社,2013.

[2]池上新,陈俊行,吕师佳,等.新冠肺炎疫情中公众对医护人员信任状况分析[J].中国公共卫生,2021,37(12):1783-1787.

[3]韩翠,李继平.治疗性沟通的影响因素和应用对策.[J]护理研究,2008,22(3):585-586.

[4]姜安丽.护理理论[M].北京:人民卫生出版社,2018.

[5]李继平,刘以兰.护理管理黄金法则[M].北京:人民卫生出版社,2016.

[6]李惠玲.现代护理人文关怀之原理与实践方向研究[D].苏州:苏州大学,2016.

[7]李小妹,冯先琼.护理学导论[M].北京:人民卫生出版社,2017.

[8]廖雪梅,徐桂莲.护理人际沟通(临床案例版)[M].武汉:华中科技大学出版社,2015.

[9]孙会欣,薛伟,刘娟,等.护理美学在护理文化建设中的应用[J].齐鲁护理杂志,2015,21(16):116-118.

[10]史瑞芬,刘义兰.护士人文修养[M].北京:人民卫生出版社,2017.

[11]王维利,胡燕,杨娅娟.治疗性沟通概念的模态逻辑分析与应用[J].解放军护理杂志,2006,23(8):37-39.

[12]夏东民,罗健."美丽中国"内涵的哲学思考[J].河南社会科学,2014,22(6):21-25.

[13]鲜继淑,陈晓英,苏红,等.护士临床思维能力培养的思考[J].中华护理教育,2018,15(4):250-253.

[14]熊真真,袁丽.医疗人际关系中新型医护关系的建立[J].护理学杂志,2005,20(15):78-80.

[15]杨红军,李悦,李梦诗,等.实习护士生人文关怀能力与带教老师对患者关怀行为的相关性研究[J].中国临床医生杂志,2020,48(3):373-376.

[16]杨路.浅析电影《刮痧》中的跨文化差异及在对外汉语教学中的指导意义[J].新纪实,2021(19):70-72.

[17]朱建英,杨丽敏,吴茜,等.国内外护生评判性思维能力培养的研究进展[J].中华现代护理杂志,2015,21(13):1605-1607.

[18]张威,孙宏亮.我国医学人文教育的研究现状及走向[J].医学与哲学,2017,38(7A):52-54.

[19]赵伟英,沈雪艳,陈三妹,等.多元文化视野下人文护理的内涵与实践[J].护理研究,2014,28(13):1538-1540.

[20] Chan Z C. Exploring creativity and critical thinking in traditional and innovative problem-based learning groups[J]. Journal of Clinical Nursing,2013,22(15-16):2298-2307.

[21]Rossiter J G. Caring in nursing perceptions of Hong Kong nurses[J].Journal of Clinical

Nursing,2002,9(2):293-302.

[22]Rabinowitz D G. On the arts and humanities in medical education[J]. Philosophy Ethics and Humanities in Medicine,2021,16(1):4.

[23]Watson J.Caring theory as an ethical guide to administrative and clinical practices[J]. Nursing Administration Quarterly,2006,30(1):48-55.

护理伦理编

# 第一章 绪 论

**引 言**

　　护理伦理道德是维持护士心灵和品质秩序的准绳，是度量护理行为的标杆。对护士而言，探究护理伦理学的发展历史演进，理解国内外传统医护道德精神的价值内涵，关注新时期护理道德建设的困境，并进一步明晰市场经济、科技发展、社会发展、新健康观等对护理道德建设的影响和突破路径至关重要。护理伦理学能指引护士在紧张、忙碌的工作中以护理道德规范为行动指南，处理好市场经济和专业工作之间的关系，更好地全心全意为人民健康服务。

**学习目标**

　　1.知识目标：陈述职业道德、护理职业道德、新健康观的概念；解释医学道德修养境界的内涵。

　　2.能力目标：梳理中国传统医护道德和国外医护道德的要求；理解护理伦理学的发展脉络；分析新时期护理道德建设与市场经济、科技发展、新健康观和社会发展之间的联系。

　　3.情感、素质和思政目标：树立为人类健康和护理事业奋斗终身的远大理想和崇高信念；培养医护道德和职业精神；应对新时期护理道德建设的迫切需求和时代挑战；抵制不良风气腐蚀；发扬社会主义核心价值观。

## 【案例1】护理伦理学的历史演进及其发展

### 提灯女神：弗罗伦斯·南丁格尔

**案例介绍**

　　弗罗伦斯·南丁格尔（Florence Nightingale，1820—1910）是护理事业创始人和现代护理教育的奠基人。她出生于英国的一个上流家庭，良好的家庭环境使她有条件学习各类科学和人文知识。1843年南丁格尔随父母去茵幽别墅避暑。当大家都在享受鲜美食物的时候，南丁格尔却独自待在阴凉处发呆。有一次，南丁格尔散步时看到一只死亡的小鸟，十分伤心地用手帕将它包起来，并找地方"埋葬"了这个生命。那时正是动荡不安的日子，花园里欣欣向荣，花园外却民不聊生，这让南丁格尔决定要尽己所能帮助那些生病的人。当她把这个想法告诉父母时，父母勃然大怒。因为在那个时候，"护理"意味着肮脏和不堪。面对家人的阻止，南丁格尔显得格外无助，但从未想过放弃。

1845年，南丁格尔去看望体弱多病的外祖母，由于没有专门的护理，外祖母病情起伏不定，南丁格尔因此而留下来照顾外祖母。在这段日子里，她更加坚定了要"救人"的念头。她偷偷写信给外国专家，询问有关护理各方面的问题。后来一位医学前辈寄给她一本名为《凯撒沃兹的基督教慈善妇女年鉴》的书，让她喜出望外。她每天偷偷躲在屋子里孜孜不倦地学习书中的护理知识与技术。当家人外出的时候，她便跑出去跟着当地的医务人员照顾患者，从实践中学到了更全面的护理知识。

1853年10月，克里米亚战争爆发，死伤无数，更有报道称英国战士的死亡率高达42%。南丁格尔立即给陆军财政大臣西德尼·赫伯特（Sidney Herbert）写了一封自荐信，表明上前线救助受伤战士的意愿。1854年10月21日，南丁格尔带着38人的护士队从伦敦出发，11月4日到达斯库塔里。她带领护士不辞辛劳地清洁环境，改善手术条件，四处募集资金，增添医疗设备，每天工作将近20个小时，晚上还会提着灯巡视受伤的将士。因此，南丁格尔被亲切地称为"提灯女神"。在护士们的悉心照护下，受伤将士的死亡率从42%降到了2.2%。从此，南丁格尔的名字也成了希望和爱的代表。

1855年5月，南丁格尔在克里米亚患了"克里米亚热病"，整整2周都在死亡线上徘徊。很多人劝她回英国休养，她却一拖再拖，直到1856年克里米亚战争结束她才离开医院回到家中。之后，南丁格尔将救护、教学实践沉淀为理论，撰写了《护理札记》《医院札记》《健康护理与疾病札记》等多部专著。在被视为护理学经典著作的《护理札记》中，南丁格尔提出了护理学的概念，并呼吁护士牢记："护士的工作对象不是冰冷的石块、木头和纸片，而是有热血和生命的人类。""护士要从人道主义出发，着眼于患者，既要重视患者的生理要素，又要重视患者的心理要素。"

1907年，南丁格尔被授予功绩勋章，成为英国历史上首位接受这一最高荣誉的女性。1910年8月13日，南丁格尔在睡眠中溘然长逝，享年90岁。为了纪念南丁格尔，国际护士协会和国际红十字会将其生日定为国际护士节，并以她的名字命名了这一最高护士名誉奖，也就是南丁格尔奖。她曾说："坚持行使我的使命。我为此而欣慰，因为这意味着，我将获得新的生命。"南丁格尔一生未婚，她将毕生都奉献给了护理事业。

## 思考题

1.述评南丁格尔的职业发展道路。

2.分析南丁格尔对护理伦理学的奠基作用。

## 知识精粹

### 1.职业道德

职业道德是指从事一定职业的人必须遵守的与特定职业工作和职业活动相适应的道德原则、道德规范和道德准则的总和。包括职业理想、职业责任、职业纪律、职业良心、职业荣誉和职业作风等。

### 2.护理职业道德

护理职业道德简称护理道德，是指护士在执业过程中应遵循的，用以调节护士与患者之间、护士与其他医务人员之间以及与社会之间关系的行为准则和道德规范。

### 3.医学道德修养含义、原则、方法和境界

（1）含义

医学道德修养是医务人员通过自我教育、自我磨炼，将医学道德基本原则规范转化为个人医学道德的品质。

（2）原则

包含主体性原则、实践性原则、自律与他律相统一原则。

（3）方法

学习医学伦理知识，树立做一个合乎医学道德的医者的崇高理想；躬亲实践、坚持实践是医学道德修养的根本途径；坚持内省，对自己的品行是否合乎道德进行自我检查。

（4）境界

医德境界是医务人员从医德观念出发，在医德修养过程中形成的医德修养水平和品质。包括：①最高境界，为医奉献的医德境界。能够无私利他、自我牺牲而决不损人利己。②基本境界，以医为业的医德境界。能够为己利他，不损人利己。③最低境界，以医谋生的医德境界。利己而不损人。④不道德境界，以医谋私的医德境界。损人利己，害人害己。

## 案例分析

### 1.述评南丁格尔的职业发展道路。

南丁格尔作为近代护理学的创始人，其职业发展道路包括以下阶段：

（1）少年立志

1820年5月12日，南丁格尔出生于意大利的佛罗伦萨，她从小热心慈善，常常照顾附近的患者和穷人。16岁时就暗下决心成为一名护士，她在给母亲的信中说道："我想我找到了一些更好的、值得追寻的东西。"并以此作为人生最神圣的目标。

（2）投身护理

1844年，南丁格尔不顾家人反对，毅然追随梦想，成了德国弗里德纳牧师信义会医院的一名护生。19世纪50年代，南丁格尔回到伦敦，在米德尔塞克斯医院从事护理工作。1854年末，南丁格尔组建了一支护士队伍前往克里米亚救治伤病员，经过他们的精心照

护，伤病员死亡率大幅降低。

（3）立德育人

1860年南丁格尔在英国圣托马斯医院创办了世界上第一所护士学校，以传授护理专业知识和高尚的道德修养为主，护理教育由学徒式教导转变为正式的学校教育，开创了护理教育规范办学的先河，开启了护理教育历史发展的新阶段。直至20世纪50年代，院办护校一直是世界各国培养正规护士的主要途径。

（4）著书立说

南丁格尔将自己的经历与实践总结为理论，完成了多部创新性著作，如《护理札记》《医院札记》《健康护理与疾病札记》，为护理科学研究发展奠定了理论基础。

2.分析南丁格尔对护理伦理学的奠基作用。

南丁格尔的护理伦理思想主要包括：揭示护理道德本质，描述护士美德，阐释临床护理伦理要求，规范护理伦理教育等。

（1）揭示护理道德本质

南丁格尔作为现代护理学的创始人，对护理的道德本质问题进行了深入的思考。她曾经说："一名护士就如同一名军人，要守住一个重要的岗位。我们的敌人就是威胁人生命的病魔与死亡，为了实现这一目标，需要人的爱与责任意识。"南丁格尔认为，"护理不是为了金钱和交易，而是出于内心的爱。护理是单纯的，不是为更高的薪资，不能沦为一种商业上的交易，工作中要爱人如己。"由此可见，维护人的生命健康和尊严就是护理的道德本质所在。

（2）描述护士美德

南丁格尔对护士美德的论述主要体现在《护理札记》一书中，她写道："每一名护士应当做一个值得信赖的护士，要能很快地进入到任务中去。她不能嚼舌根，不说没用的话，除了那些有权利向她询问的人外，她不回答任何人提出的关于患者的问题。她必须是坚定、诚实的人，她必须是一个仔细的、彻底的、迅速的观察者，她还必须具有细腻而高尚的情感。"在这段文字中，南丁格尔列举了护士应具备的系列美德：值得信赖、专心工作、守密、镇定、诚实、奉献、敬业、敏于观察和情感高尚。这些美德组成了护士美德的核心内容。

（3）阐释临床护理伦理要求

南丁格尔提出的临床护理伦理要求包括：①减轻患者的忧虑和紧张。护士应努力降低患者的不安情绪，给予其最大安慰。为解决这一问题，南丁格尔建议护士应尽力对患者进行照护，尽可能陪伴患者，如果出现不得不离开的情况，也要向患者做好解释工作。②保持与患者的良好沟通。南丁格尔认为，医务人员不能在工作中表现出匆忙和慌乱的样子，因为这将影响患者的心情。③实事求是地告知病情。南丁格尔主张医务人员应如实告知患者病情。因为患者确实非常想了解自身病情，她认为这是一种对患者利益的维护。④为患者带来快乐。在南丁格尔看来，护士在临床工作中应努力为患者营造快乐的氛围，从而有助于其康复，还要求护士不要在患者面前表现出哀怨、脆弱的样子。

（4）规范护理伦理教育

南丁格尔在护理伦理教育方面也提出了独特的观点，她非常注重护士的品德培养，要求护士必须要有职业品德，护士应当整洁、文静、纯洁、不遭人非议。南丁格尔认为，护理的培训和教育应包括"知识的获得"和"素质的培养"两部分。为了提高护理学生的品德培养效果，南丁格尔非常关注对生源道德素质的考察，还在教育过程中关注学生的成长，经常与学校管理人员讨论学生的操守问题，并对学生进行严格的考评记录。

**思政元素**

1.弘扬社会主义核心价值观

该案例体现的"人道、奉献、博爱"的南丁格尔精神和社会主义核心价值观在价值理念、内涵和本质上具有一致性，既遵循了"以人为本"的价值理念，也高度体现了爱国、奉献、敬业的高尚精神品质。由此，通过对该案例的学习引导广大护士理解南丁格尔精神和社会主义核心价值观的共通性，科学规划自己的职业发展生涯，并为构建和谐社会贡献力量。

2.学习榜样精神

习近平指出："榜样的力量是无穷的，大家要向榜样看齐，像他们那样追求美好的思想品德。"结合案例中南丁格尔爱国为民、救死扶伤的事迹开展护士的人生观、价值观、道德观的教育，合理利用榜样的力量，培育护士将人民的生命安全和身体健康放在首位的职业情怀。

3.树立正确的人生观

南丁格尔精神的时代内涵包括了无私奉献与服务人民，与树立正确的人生观具有天然契合度。通过案例的学习，引导护士自觉将个人小我融入社会大我，在满足社会发展需要的同时实现个人价值，将人生追求同社会发展进步紧密结合起来。通过确立服务人民、奉献社会的人生追求，进而以认真、乐观、务实、进取的态度看待人生，处理好护理事业中现实与理想的差距、付出与收获不对等、个人与社会的关系等问题；懂得个人对国家、社会、人民群众的贡献是衡量人生价值的标准，自觉用南丁格尔精神的真、善、美塑造自己，成为南丁格尔精神的合格传承者。

# 【案例2】新时期护理道德建设

## 黄阿姨的难题

**案例介绍**

黄阿姨今年69岁，既往有高血压病史20年。平素性格开朗，但近年来自觉记忆力下降明显，情绪容易激动，日常生活也多依赖丈夫照顾。半年前，她出现了口干、口渴的症状。2个月前，在得知妹妹患癌后开始失眠，出现了担心害怕、不敢独处、烦躁心急等情绪表现，且并无家族精神疾病病史。家人们看在眼里，急在心里。女儿带着黄阿姨在某市级医院进行了全面的查体，花了5000多元的检查费，天天跑医院折腾得黄阿姨身心俱疲。最终黄阿姨被初步诊断为干燥综合征，但1个月的吃药、治疗也不见明显好转。

经人推荐，黄阿姨在女儿陪同下前往某省级医院的精神卫生科就诊。排了一早上队，好不容易见到医生。医生简单询问了黄阿姨病史后，还不等她详细描述目前的问题，就开了5个检查。黄阿姨只好拿着检查单走出诊室，缴费、预约、检查。3天后检查结果终于出来了：头颅核磁提示颅内多发点状缺血灶；头颅磁共振血管造影提示脑动脉硬化；心理测评提示焦虑自评18分；抑郁自评27分；简易智力状态检查29分。女儿迫切想知道母亲的病情，便拿着报告询问护士。护士小李却说："大姐，报告我也看不懂，您有什么问题直接问医生。" 女儿不解地问："花了那么多钱，不会又要打水漂了吧？"小李并没有回应。最后，医生进一步诊断，黄阿姨不是得了干燥综合征，而是得了老年抑郁症。女儿愧疚不已，自责没有照顾好母亲。

### 思考题

1. 试分析黄阿姨各维度的健康需求。
2. 结合本案例，护士应如何应对新时期护理道德建设带来的挑战？

### 知识精粹

**1.新健康观**

健康不仅是指没有疾病和虚弱，而是一种身体、精神、社会和道德方面的完满状态。因此，健康包含了身体、心理、社会、心灵四个维度。

**2.新健康观下的护理道德要求**

一方面，护士要适应新健康观的转变。护士不仅要提高专业素质，掌握扎实知识，还应该认真学习伦理、心理等知识，树立正确的价值观，养成健康的道德行为。

另一方面，加强护理道德修养是提高护士综合素养的核心，只有道德趋于完善才能保持心理健康，进而维持护患和谐、家庭和睦和社会和谐。

**3.市场经济条件下的护理道德要求**

一方面，护士要主动培养健康向上的人生观和价值观，正确处理社会效益和经济效益的关系、物质回报与精神追求的关系，协调好医院、科室与个人的利益分配关系。

另一方面，要自觉抵制庸俗的世界观、人生观和价值观对医疗事业及自身的影响，弘扬奉献精神，抑制功利性和世俗观念，无愧于医者的崇高荣誉和神圣职责。

**4.社会发展下的护理道德要求**

一方面，人口老龄化发展迅速，老年人口增长快、规模大，高龄、失能老人数量增长快。护士要树立"老吾老以及人之老"的尊老、敬老、爱老观念。

另一方面，随着医学科技、社会体制的变革，人们的价值观念、伦理思想也趋向多元化发展，护士在关注个体护理道德行为的同时，更应注重职业伦理规范，增强社会责任感。

### 案例分析

1.试分析黄阿姨各维度的健康需求。

新时代的健康观包括身体、心理、社会和道德的四维度健康。首先，生理需求方面，黄阿姨存在口干、口渴、乏力、失眠等躯体不适，需要解除缓解；其次，心理需求方面，黄阿姨表现为心烦气躁、担心害怕、易激动等系列负性情绪，并存在对尚未确诊的担忧；再次，社会需求方面，黄阿姨记忆力下降，同时在就诊过程中等待时间过久，对开具检查的不理解，对高昂检查费用的不信任，以及与护士沟通的不顺畅，就医体验不佳等均增加了黄阿姨的社会需求，急需获得检查目的、检查结果等相关信息；最后，道德需求方面，黄阿姨需要得到护士富有伦理道德的照护和关怀行为。在多次就医中，黄阿姨和检查仪器打交道的时间比与医护人员打交道的时间更久，护患关系物化倾向使其就医体验不佳。而护士小李也缺乏对系统健康观念的理解，没有及时给予黄阿姨关于检查费用、检查目的、检查结果等信息的充分解释，无端增加了患者及其家属的紧张情绪。由于护士小李缺乏同理、尊重、审慎、慎独等道德情感素养，黄阿姨的道德需求未能得到满足。

2.结合本案例，护士应如何应对新时期护理道德建设带来的挑战？

案例中患有抑郁症的黄阿姨作为新时期老龄化社会中老年群体的代表，其四维健康需求也充分体现了新时期护理道德建设面临的挑战和重大需求。新时期科技发展突飞猛进、经济发展模式转型、人口结构变化、疾病谱变化等一方面推进了医疗卫生事业的发展，另一方面也带来了一定的负面影响。护士应充分学习新的系统健康观理论，抵制利己主义、拜金主义，恪守伦理规范，聚焦老龄化等社会健康短板。

（1）"身心社灵"健康召唤的响应

健康观的转变使得护士必须重视患者身体、心理、社会和道德心灵诸方面的复杂交互作用。一方面，小李要不断提高业务素质和道德修养水平，以扎实的知识、娴熟的技术、良好的道德为患者解决实际难题，更好地适应职业发展；另一方面，护士应充分调动家庭和社会的支持力量促进患者康复，将四维系统健康理念渗透、传播至家属及广大群众，引导公众关注全面健康。如案例中黄阿姨的女儿也存在忽视患者心理、社会需求的问题，未关注母亲长期以来的情感变化和心理波动。

（2）急功近利危害的遏制

市场经济体制打开了护士伦理道德建设的新局面。市场经济增强了护士的自我发展和竞争意识的同时，也滋生了护士急功近利和拜金主义的倾向。护士应坚守初心，抵制庸俗的价值观对自身的影响，弘扬奉献精神，处理好物质回报和精神追求的关系，调整好经济效益和社会效益的博弈。案例中黄阿姨抱怨看病难、看病贵的问题，究其实质也是护患关系信任危机的显现。护士应消除市场经济条件下的等价交换理念，摒弃"拿多少钱干多少活，他抱怨跟我有什么关系？"的危险念头，充分考虑黄阿姨的健康需求和特点，及时关心和解释，以高尚的职业情操遏制急功近利的危害。

（3）护患关系物化的扭转

随着现代科技的发展，医学手段和设备逐步趋于自动化、信息化和远程化，工具理性主义随之泛化。一方面，检查费用超出患者的心理预期和承受范围。另一方面，"人机交流"的诸多检查忽视了对人的生命的关爱，淡化了对人的关怀和尊重。护士应弘扬人道主义精神，一切从患者的利益出发，加强与患者的沟通，待患如亲，防止将本应活生生的充满温暖、和谐的护患关系，变为赤裸裸的冰冷、单一的技术关系，做好公众健康的守护神。

（4）人口结构变化的应对

我国人口结构正在发生新变化，人口老龄化形势严峻，养老照护供求矛盾逐渐加大。这给护理工作带来更大的工作量和工作难度，同时也强化了老年护理伦理道德建设的重要性。护士在向老年人提供高质量护理服务的同时，应关注其心理变化、社会需求、道德需求，警惕心身疾病和精神疾病的隐匿性。案例中的黄阿姨持续存在的心理和社会问题未被及时发现，被误诊，被拖延，充分提示了护士应重视老年健康问题的特殊性，要用科学的手段、无微不至的关爱照护好老年人，从而应对人口结构变化带来的护理挑战。

## 思政元素

### 1.培养哲学辩证思维

一方面，秉持系统观。健康是个系统概念，不仅指生理健康，还要把健康置于整个外部环境加以认识，把健康与社会文化、经济条件、自然环境、道德水平等联系起来。因此，应引导护士树立系统思维和整体观。

另一方面，遵循矛盾论。案例中单一的健康观和多维的健康观、科技发展和护患关系、市场经济和急功近利、社会发展和老年健康问题突出，形成了相互联系、相互矛盾的关系态势。应引导护士培养矛盾辩证思维，紧抓主要矛盾，聚焦关键问题，做好兼顾统筹和相互协调。

### 2.强化社会责任感

近年来，党和国家出台了《"十四五"健康老龄化规划》等系列文件，聚力解决老年人突出的健康问题。老年精神疾病患病率高，识别率低，治疗率低，隐蔽且持续，已成为我国社会发展的重要瓶颈。护士应勇担时代责任，怀有强烈的社会责任感，打磨本领、攻坚克难，为我国老龄化和健康老年化事业贡献力量。

（李艳 张宏晨）

# 第二章　护理伦理学的基础理论

### 引　言

护理伦理学根植于博大精深的优秀中西方哲学思想文化的沃土中，汲取着丰富的哲学涵养，其精神的核心就是对人的生命和健康的尊重。护理学的目标是促进健康、预防疾病、恢复健康和减轻痛苦，因而生命论、义务论、功利论、美德论、公益论等生命伦理学领域内的基本理论就成了护理伦理学的理论基础和主要探索领域。护士不仅要有娴熟的专业知识和护理伦理精神，而且要以护理伦理理论为基础，在伦理道德指引下，进行伦理困境决策，为护理工作做出适当的行为决策。

## 学习目标

1.知识目标：描述生命论、义务论、功利论等护理伦理学基本理论的内容、性质与特征；陈述生命神圣论、生命质量论和生命价值论的相互关系。

2.能力目标：分析护理伦理学基本理论冲突的原因；设计伦理冲突的化解方式；应用生命统一论化解理论冲突，做出正确的伦理抉择。

3.情感、素质和思政目标：塑造热爱生命、敬畏生命、珍惜生命的生命观和价值观；秉持担当、责任、奉献的职业理念；陶冶同理、尊重、乐观、坚韧、精益求精的职业情感；提升基于伦理理论基础的哲学思辨和敏锐决策能力。

## 【案例3】理论困境与冲突

### 父亲的抉择

## 案例介绍

孕35周的王某提重物上楼时突感阴道少量液体流出，她起初并未在意，在该症状持续了许久后，前往医院被诊断为：胎膜早破，羊水量少，羊水感染，胎儿呼吸窘迫。医生立刻对王某进行剖宫产手术，胎儿出生后即发生了重度窒息，颅内出血和吸入性肺炎。医生判断胎儿可能脑瘫。这样的结果吓坏了王某的丈夫，一番挣扎后他做出了放弃孩子的决定。理由显而易见，抚养一个脑瘫儿对家庭来说无疑是一个灾难。但王某不愿就此放弃，她在抢救知情同意书上签了字。对于医护人员来说，此时他们看到这个刚刚出生的婴儿大口大口地拼命呼吸时，他们只有一个想法，那就是"要救活他"。

最终孩子救活了，但护士小刘却挨了孩子父亲的责骂："我说不要孩子，为什么还要救回来，难道我要和一个'傻子'过一辈子吗？"此时，旁观者也议论纷纷，"医生、护士的职业道德是很棒的，毕竟这是一条生命！"但也有人说："这个孩子以后怎么办呢？生活自理都难啊，家庭也受拖累，很难养育的。还有父母去世后，他自己要怎么活呢？"也有人反驳道："那也不一定，你看霍金和王甦菁，身残志坚，不仅能自立，还是顶级的科学家，为社会做出的贡献比我们普通老百姓可是多得多呢！"

### 思考题

1. 父亲的情绪为何如此激动？
2. 如何理解母亲王某的选择和医护人员的做法？
3. 如何看待门外旁观者们的议论？
4. 护士应该如何进行伦理抉择？

### 知识精粹

**1. 功利论与生命神圣论的冲突**

功利论是以行为的后果作为判断行为道德与否的标准，认为凡是能够给人带来幸福的行为就是善的，否则就是恶的。由此，从功利论角度而言，对医治无望的患者进行治疗不仅不能给其增添幸福，还会给家庭、社会带来经济和精神负担，不符合最大功利的原则，放弃或不予治疗的行为则是善的，但这与生命神圣论的要求格格不入。生命神圣论要求医护人员无条件挽救患者的生命，否则就是对生命的亵渎和蔑视。显然某些特殊情况下从生命神圣论和功利论出发，会得到完全不同的答案。

**2. 义务论与生命质量论的冲突**

义务论要求医护人员遵循某种既定原则或某种固有责任、使命去行动。由此，医护人员对患者承担着健康的绝对责任，父母对子女承担着抚养的绝对责任。生命质量论主张以生命质量的优劣来确定生命存在的必要性，只有符合一定质量标准的人才有得到治疗的必要性。因此，在救治生命质量低劣的患者时则面临着义务论与生命质量论的冲突。

**3. 生命统一论及其伦理意义**

生命统一论是主张生命神圣、生命质量及生命价值有机统一的理论。首先，生命统一论强调在关注患者利益的同时也兼顾他人利益和社会公益，体现了生命价值论的要求；其次，生命统一论在考虑他人利益、社会公益之时，并非无视患者的个人利益，不是简单地以牺牲个别患者的生命为代价换取多数人的潜在利益，也不是简单地以牺牲社会公益来确保个人利益，而是将"生命质量"作为二者取舍的标准，体现了生命神圣的宗旨。当患者具有或治疗后可能具有较高生命质量时，要求医护人员从生命神圣论出发，以牺牲家庭、社会的部分利益来确保患者个人的现实利益。当患者的生命质量极低甚至已无生命价值时，就应以牺牲患者的现实利益而保障家庭、社会的现实利益。

### 案例分析

1.父亲的情绪为何如此激动？

父亲的情绪激动主要是基于其考虑到患儿未来可能带来的沉重的治疗负担和毫无意义的生命质量和生命价值，故而萌生了放弃救治的想法。所以在看到医护人员不顾其意见对患儿进行抢救时，情绪爆发。

（1）功利论 —— 负担过重

治疗脑瘫是一个长期且艰难的过程，需投入大量的人力、物力和财力。父亲作为家中的顶梁柱对负担的感知更为敏锐，照顾的负担、经济的压力、未来的担忧，父亲对可能脑瘫这一事件的后果进行了充分的考虑，并依据功利论做出了放弃的决策。但此时，医护人员应考虑到父亲对脑瘫的认知可能存在一定误解，将脑瘫等同于智力障碍，一定程度也夸大了后果。其实脑瘫绝非不治之症，通过早期干预和后期康复治疗，患儿的独立生活和自理能力将得到大幅提升。

（2）生命质量论和生命价值论 —— 毫无意义

生命质量论认为，应根据人的体力和智力的高低优劣，对人的生命采取不同的对待方式，只有符合一定质量标准的人才有治疗的意义。生命价值论认为，应根据生命对自身和他人、社会的效用贡献，对人的生命采取不同的对待方式。患儿存在脑瘫风险，在父亲的视角下，即便抢救成功，他的生命质量和生命价值也很低，需要父母无时无刻的照顾，将给家庭和社会带来沉重负担。因此，从生命质量论和生命价值论的视角来看，患儿不具备抢救的必要性，从而父亲做出了放弃抢救的决定。

2.如何理解母亲王某的选择和医护人员的做法？

母亲王某和医护人员的做法体现了母爱的本性和医护人员的职业道德，天地万物，莫贵于命。出于对生命的敬畏和尊重以及母亲和医护人员角色的绝对义务而言，他们认为患儿必须要救。

（1）生命神圣论 —— 生命至上

生命神圣论认为，人的生命是神圣不可侵犯、极其宝贵的，具有至高无上的道德价值。人们应该无条件珍重、善待和救治每个生命。对于一个生命而言，无论其生命质量和生命价值如何，任何人均无权剥夺他的生命。案例中的患儿仅存在脑瘫的可能性，如因为一种可能性而扼杀一个鲜活的生命，放弃抢救，无疑是对生命的蔑视和亵渎。

（2）义务论 —— 绝对使命

抚养、教育子女是每个父母的绝对职责和使命；救死扶伤、解除患者痛苦、保障人民健康，是每个医护人员的绝对责任、义务。母亲担负着孕育生命的神圣职责，医护人员必须有关爱患者、珍视生命的道德精神。案例中对幼小生命的奋力抢救，体现了母亲和医护人员在绝对责任引领下的伦理抉择。

3. 如何看待旁观者们的议论？

本案例中，有的旁观者赞同义务论和生命神圣论，认为医护人员此举值得肯定，毕竟抢救了一条生命；而有的旁观者理解父亲的做法，赞同功利论和生命质量论，认为此举无疑会给家庭带来沉重负担；有的旁观者认为脑瘫儿的生命内在价值虽受损，但不代表其没有社会价值。基于上述分析，功利论和生命神圣论、义务论和生命质量论，以及生命神圣论、生命质量论、生命价值论间均存在理论冲突，需要医护人员多方考虑，提出最佳方案。

4. 护士应该如何进行伦理抉择？

不同的伦理理论基础为伦理决策提供了不同角度的依据，然而在衡量抉择中，护士应根据具体情景，考虑多方意见，权衡利弊进行决策。同时，在该过程中，护士应注意沟通技巧、充分解释以及秉持同理心等。

（1）提高认知

由于护患双方对医学知识和疾病信息掌握的不对称性，父亲基于功利思考和生命质量、生命价值思考，做出了放弃救治的抉择。父亲对脑瘫的相关认知存在误解，认为脑瘫患儿同样存在智力障碍。此时，护士应进一步进行疾病认知教育，促进父亲做出理性选择。

（2）尊重患者

患者基本权利实践中的伦理冲突不断涌现，关于护理职业道德范畴及基本原则的学习和掌握就显得尤为重要。尊重、不伤害、有利和公正等基本原则，为指导护士做出适当伦理判断和决策提供了根本依据。

（3）加强沟通

双方进行及时有效的沟通是十分重要的。护士应态度和蔼，对患者提出的问题做到有问必答，解释到位，并主动做好知识宣教，使父亲了解疾病相关的医学知识，促进伦理冲突的有效化解。

（4）多重考量

护士应从患儿的生命质量、医学指征以及相关家庭、社会背景等方面进行多重评估考量，并进行伦理决策。包括设身处地考虑父母的感受，衡量患者及其家属的自主性是否受到尊重，分析医疗和护理工作是否影响了患者的生命质量，并思考与该事件有关的家庭、经济和社会文化等方面的因素。

### 思政元素

1. 树立正确的生命观

天地万物，莫贵于命。生命是神圣的，也应是有质量和有价值的，三者分别反映了生命的本体属性、自然属性和社会属性。案例中对脑瘫儿生命意义的多维分析，揭示了护士应树立生命统一论和全面的生命观，在坚持生命神圣的基础上，不断提高生命质量，执着追求生命价值，是护理伦理道德的核心。

2.培养辩证思维

当遇到理论冲突时，是遵循义务论毫无保留地抢救患者，还是遵循生命质量论放弃无意义的救治？是遵循功利论考虑救治的后果，还是遵循生命神圣论不遗余力地积极尝试？这都取决于伦理困境的具体情景，需要护士运用辩证思维看待，紧抓问题的主要矛盾，暂放次要矛盾。本案例中则要求护士能够分析案例冲突的关键点，化解父亲对疾病的误解和对照护压力的恐惧。因此，优先解决关键问题，有益于医护人员更好地履行职责，化解困境。

（张宏晨）

# 第三章 护理伦理学的规范体系

## 学习目标

　　1.知识目标：列举护理伦理学的基本原则和基本范畴；描述护理伦理学基本原则和基本范畴的特征、意义。

　　2.能力目标：正确处理护理伦理学基本范畴的关系；应用护理伦理学的基本原则和基本范畴化解临床护理冲突；分析护理伦理学的基本原则和基本范畴对护士的道德要求。

　　3.情感、素质和思政目标：树立规矩意识和法律观念，依规行事，依法执业；遵循恪尽职守、精益求精、一视同仁的护理规范；涵养崇高护理品质和哲学思辨精神；践行人道主义精神，全心全意为人民健康服务。

## 【案例4】护理伦理学的基本原则

### 实习生，看你没商量！

## 案例介绍

　　22岁的未婚女青年简某在男友的陪同下，到某医学院附属医院进行人工流产手术。简某挂号后到二楼妇产科就诊，门诊女医生沈某接诊后发现他们是第一次来院就诊，还没有病历本，简某的男友遂去一楼买病历本。沈医生则让简某到检查室脱衣准备做检查，简某掩上门，脱下裤子，躺在了检查床上。这时，沈医生推门进来，并向门外喊了一声："你们进来吧!"瞬时，10多名身穿白大褂的男男女女陆续进入，这让简某立即羞得屈起下身，把上身的衣服使劲儿往下扯尽力遮挡，还扭过脸对沈医生说："这样我很不习惯，能不能让他们先出去?"沈医生回答："我们医院是教学医院，他们都是实习生，没什么的，他们也需要学习，而且检查很快就做完了，你还是赶紧躺好，衣服往上撩，不然没办法看病。"简某很无奈，但又不得不任沈医生一边做着检查，一边向实习生讲解着各部位的名称、早孕症状和检查程序等。

检查结束后，沈医生问："你的确已经怀孕了，孩子要不要?"简某气愤地回答："检查前我已经非常明确地说过了，我就是来做人工流产的，你还用再问一遍吗?"这时，简某的男友上来了，得知情况后质问沈医生："刚才进来那么多实习生，为什么不提前跟我们说清楚?"沈医生回答说："没必要给你们讲。"简某又问："难道患者在医院就没有隐私权，也没有知情同意的权利吗?"在场的另一名医护人员说："没有!"

### 思考题

1.此案例中医生的行为是否符合伦理要求?

2.带教老师应该如何处理临床带教和临床护理工作的伦理冲突?

### 知识精粹

**1.护理伦理学的基本原则**

护理伦理学的基本原则是社会主义道德原则在护理领域的具体运用和体现，是护理伦理具体原则、规范、范畴的总纲和精髓，在护理伦理体系中处于首要的地位，包括尊重原则、有利原则、不伤害原则、公正原则。

**2.尊重和有利原则**

尊重原则是指对患者及其家属的人格尊严及其自主权的尊重。如知情同意、知情选择、要求保守秘密和隐私等均是对患者自主权尊重的体现。有利原则又称行善原则，是把有利于患者健康放在第一位并切实为患者谋利益的伦理原则。该原则要求医务人员的行为对患者确有助益，而且在利害共存的情况下进行权衡。

**3.不伤害和公正原则**

不伤害原则是指在诊疗、护理过程中不使患者的身心受到损伤的原则，是护理伦理具体原则中的底线原则。但不伤害原则并非一个绝对原则，有些诊疗、护理手段即使符合适应证，也会给患者带来一些伤害，如肿瘤化疗既能抑制肿瘤发展或复发，又会对造血、免疫系统产生不良的影响，而这些在伦理上是允许的。因此，不伤害原则的真正意义不在于消除任何伤害，而是努力避免各种伤害的可能性或将伤害减少到最低限度，旨在培养为健康高度负责的伦理观念。公正原则是指在医学服务中公平、正直地对待每一位患者的伦理原则。

## 案例分析

**1.此案例中医生的行为是否符合伦理要求?**

该案例中医生的行为不符合伦理要求,违背了伦理学中的尊重原则,未尽到尊重患者知情同意和选择保护隐私的权利。尊重原则的核心是尊重患者的自主权。患者的自主权是指患者对有关自己的医疗问题,经过深思熟虑所做出的合乎理性的决定并据此采取的行动。知情同意、知情选择、要求保守秘密和隐私等均是患者自主权的体现,自主权是知情同意等相关规定的理论基础。患者的自主权意味着如果患者具有自主能力应由患者本人做决定,如果患者没有或丧失自主能力,则由代理人替他做出符合其最佳利益的决定。在本案例中,患者本人是有自主能力的,她拒绝实习生在检查室的诉求是在自我意识清楚的状态下做出的,而这种诉求被忽视,反映了医生对患者自主权的漠视,这也成为患者利益受到侵害的重要原因。此外,患者在之前已经和医生沟通过希望进行流产,医生仍在众多实习生面前问是否继续妊娠,未尽到保护患者隐私的义务。

**2.带教老师应该如何处理临床带教和临床护理工作的伦理冲突?**

实习生临床学习阶段是形成正确价值取向的关键时段,是决定实习生未来护理行为的重要时期。因此,要加强临床带教老师的伦理学教育,帮助其正确处理临床带教和临床护理工作的伦理冲突问题。

（1）严格遵循伦理原则

临床带教老师应从患者利益出发,权衡利弊,充分尊重患者的权利和要求,尽可能减少对患者的身心伤害,更不能迫使其参与不愿意的教学活动。案例中的临床检查涉及了患者的隐私部位,按照伦理原则,在未获得患者同意的情况下不得暴露隐私,更不能让实习生在场观摩,医生的行为显然不符合该隐私保护原则。一方面,医生应征得患者同意,并向其承诺此次示教不影响疾病的诊断和治疗,同时还应向患者如实讲明实习生所要观察的病症、部位等,告知患者实习生的人数、性别等,使患者充分了解临床示教的目的、过程,并在示教结束后向患者表示谢意;另一方面,在临床示教前,医生应告诫实习生注意保守患者的医疗秘密,不随意议论患者隐私,态度端正,避免对患者产生言语或动作的不良刺激。只有严格遵循伦理原则,才能保障患者权利不受侵害,确保患者对临床护理和教学的支持与配合。

（2）以身作则,言传身教

实习生处于人生观、世界观、学习观正确养成的关键阶段,带教老师的模范带头作用至关重要。案例中带教老师没有尊重患者的人格和各种权益,未做到以身作则和言传身教。

（3）加强护患沟通教育

护患关系是护理伦理学研究的核心问题之一,护患关系本身即具伦理性,和谐良好的护患关系是临床护理教学顺利进行的重要保证。案例中,该医生作为带教老师,没有及时了解患者的心理状态,对患者问题没有耐心解疑。医务人员应该关怀、理解和尊重患者,使患者产生十足的信任感和安全感，以提高患者对临床教学工作的配合度。

（4）改进教学方法与内容

合理把握实习生的临床参与度，在合适的范围内充分让其参与。对不便临床示教的内容或教学难点，特别是涉及隐私部位的体格检查和操作示教，鼓励临床带教老师结合实际进行教学方法改进。如案例中的女性患者，在实习生面前暴露身体确有难堪，开展现场教学的难度较大。在此情景下，带教老师可以通过标准化病人等模拟教学方法，将临床实际情景和临床教学有机结合，在保护患者隐私权的同时，达到理想的教学效果。

### 思政元素

1.坚定文化自信

该案例中所体现的护理伦理学的基本原则，与我国传统的医护道德思想中的尊重患者、普同一等在本质上具有一致性，彰显了我国传统医护道德思想与护理伦理学基本原则之间的一脉相承。通过本案例的学习，教育者应从我国优秀传统文化对护理伦理学基本原则形成的促进作用角度，启发护士树立和坚定强烈的文化自信和理论自信。

2.厚植仁爱情怀

我国医界前辈裘法祖院士曾经说："德不近佛者不可以为医。"医乃仁术，医学不是技术的产物，而是情感的产物。医学的本质在于对人的关怀。作为医务工作者或医学生，除需掌握医学专业知识与技能外，更应具备"仁者爱人"的君子之格。所谓"君子道者三：仁者不忧，智者不惑，勇者不惧"（《礼记·中庸》），"君子以仁存心"（《孟子·离娄下》），医者忠厚善良，才能仁爱地对待每一位患者。在临床带教过程中带教老师应融入仁爱，重视仁爱情怀的培养，引导医务人员和医学生培养一双洞悉心灵的眼睛和一双温柔有力的手：不仅看到"病"，还要看到"人"，不仅能治"病"，还要能照顾"人"。

## 【案例5】护理伦理学的基本范畴

## 爱"治愈"癌

### 案例介绍

18岁的徐某是个漂亮的女生，半年前无明显诱因出现头痛，到医院检查被诊断为鼻咽癌二期。确诊初期，家属找护士商量："我就这么一个女儿，癌症这么大的事情，我们担心她接受不了，能不能先不要将实情告诉她。"护士小李想了想："徐爸徐妈，你们对徐某的爱我明白。我个人的建议还是要告诉她，一方面，徐某有知道自己病情的权利，我们也有对她解释说明病情的义务；另一方面，我们要相信徐某的依从性、认知水平和理解能力，如果隐瞒反而会带来诸多猜忌，所以咱们还是告诉她，但是我们一定要共同做好观察和干预。"父母慎重考虑后同意了护士的建议。

徐某在得知病情后出现了焦虑、恐惧和入睡困难等问题，徐某父母认为这是医护人员的不"通情达理"造成的。护士小李与徐某进行了深入的谈话，鼓励她表达真实感受，疏导负性情绪："我理解你的处境，你能和我说说现在的感受吗？"徐某说："我这么年轻，不烟不酒，饮食规律，家里也没有人得这个病，为什么是我？"小李拍拍徐某的肩膀，温柔地说："你要对自己有信心，积极乐观的心态更有利于打败癌细胞，经过化疗很多患者都能恢复正常生活，难过时可以多做些喜欢的事情，比如听音乐，冥想放松。"徐某说："谢谢你，我会调整好，勇敢战胜病魔。"小李继续说："你有什么特别喜欢的东西吗？"徐某想了想说："我特别喜欢百合花，但是出不去。"小李拉着徐某的手："会有办法的，你安心治疗。"之后小李还与徐某的父母进行了交谈，并将患者目前的情况报告给护士长，还在病房里悄悄放了鲜花。经过小李的耐心劝导，患者睡眠质量有所改善，心情也放松了，情绪亦较之前稳定了。

1个月后，患者再入院放疗。一天早上当班护士发现徐某擅自外出后立即上报护士长及值班医生，通知保卫科，并立即与其家属外出寻找。家属情绪激动，徐爸怒吼道："人怎么会不见呢？我女儿要出了什么事，我让你们医院开不下去！"小李见状急忙安抚："徐某不见了我们有责任，我向您道歉，您的心情我能理解，但当务之急应该齐心协力找到人，事后有什么问题再处理。"徐妈拉住徐爸："护士说得对，你别激动，先抓紧把孩子找着，别耽误时间。"随后，在1号楼8楼的侧楼梯处找到了徐某，她情绪低落，言辞闪烁，刻意躲避护士及家人，小李耐心宽慰并将其带回病房。原来徐某试图跳楼自杀，但缺乏勇气未成功。她极度消极，抱头屈膝，恐惧放疗副反应，主诉睡眠障碍，自觉无力面对。小李请示护士长后，请心理卫生科对徐某进行干预，同时小李与徐某家属面谈，强调加强看护的重要性，并叮嘱将尖锐或伤害性物品收好。

治疗1周后徐某的睡眠质量明显提高，徐某露出了久违的笑容。出院前，徐爸徐妈拉着小李的手感激不已："真的非常感谢你，要不是你开导我女儿，我们恐怕就要失去她了，那天我太着急了，在这里向你道歉，你是个好护士！"小李说："这是我们应该做的，回去还要多多关注徐某的情绪，及时复查。"晨会时护士长重点表扬了小李："小李的行为体现了护士的专业素养，危急时刻冷静果敢、认真负责，化解了危机，希望大家都能向她学习。"

//　思考题　//

1.请对护士小李拒绝隐瞒病情的行为进行伦理分析。

2.护士小李的行为体现了哪些护理伦理学的基本范畴？

//  **知识精粹**  //

1.护理伦理学基本范畴的概念

护理伦理学基本范畴是反映护理道德现象及其特征和关系等普遍本质的基本概念，主要包括：权利与义务、尊严与价值、情感与理智、良心与荣誉、胆识与审慎。护理伦理学基本范畴有助于强化护士的伦理道德意识，帮助护士将护理伦理原则转化为护理伦理品质。

2.权利与义务

权利是道德主体所拥有的道义方面的权利和利益。义务则是道德主体在道德意识支配下，对他人、集体和社会所自觉承担的责任。在护理实践中，护患双方均有自己的权利和义务，但是不对等的。因此应坚持患者首位的原则，患者权利与护士义务冲突时，护士应妥善处理好各方利益关系，最大限度维护患者权利，尽好自己的义务。患者的权利与护士的权利发生冲突时，护士应以患者的最大利益为出发点处理问题，护士义务的履行绝不能以患者是否履行义务为前提。

3.尊严与价值

护士与患者都具有人格尊严。护士应维护自己的尊严，尊重患者的人格尊严，尊重同事的人格尊严，并有权得到患者的尊重。护士在护理活动中同样有特定的价值。护士的职业价值是当护士意识到护理活动的功用，并能够对护理活动性质做出善恶价值的判断。正确的职业价值观包括以人为本、患者利益至上、注重护理活动的社会价值和遵守伦理准则。

4.情感与理智

护理伦理情感是护士对护理活动中的个人行为或他人行为产生评价时所产生的情感体验。情感的内容主要包括同情感、责任感和事业感。理智是指一个人能够明辨是非、利害关系以及控制自己的能力。护士的理智包括较低层次的认知素质和自制能力，以及较高层次的决断能力和智慧素质。

5.良心与荣誉

护士的良心是指护士在履行对患者、集体和社会义务过程中，对自己行为应负道德责任的自觉意识和自我评价的能力。护理道德荣誉包括社会荣誉和自我荣誉，前者即社会对护士的肯定性评价，后者指护士对自我的肯定性评价以及对社会肯定性评价的认同。护士应树立正确的荣誉观，包括重视并爱惜名誉、正确认识名誉、合法合理追求荣誉。

6.审慎与胆识

审慎是护士在行为之前的周密思考和行为过程中的谨慎、细心操作。主要包括语言审慎、行为审慎。胆识是指护士在面临风险时敢于承担风险和善于化解风险的勇气和能力，可以帮助护士在患者损伤不可避免时，做出争取最大善果和最小恶果的合理选择。

## 案例分析

1.请对护士小李拒绝隐瞒病情的行为进行伦理分析。

案例中护士小李拒绝徐某父母的请求，并向徐某父母解释该做法主要出于尊重徐某的自主权和知情权的理由。在告知徐某实情后，小李持续关注其情绪反应和心理波动，及时运用伦理范畴化解多次危机。

（1）维护患者权利，履行护士义务

患者有权利了解自身疾病信息，了解疾病的真实情况和发展趋势，医护人员不得隐瞒任何相关信息。护士小李拒绝患者父母向患者隐瞒病情，履行自身告知义务并说明理由，避免了护患关系冲突的发生，同时将病情告知患者本人，也充分尊重了患者的知情权。

（2）坚持同情之心，考虑患者利益

医护人员不得隐瞒任何与患者健康有关的信息，但可以具体权衡患者的精神和健康状况，有选择性地告知患者疾病的相关信息，为患者留有逐步接受现实的空间。小李在权衡之后直接告知患者病情，面对徐某的一时难以接受而产生恐惧、抑郁心理，小李更是持续关注，履职尽责，充分考虑患者利益，运用情感、理智、胆识和审慎帮助徐某走出阴霾。

2.护士小李的行为体现了哪些护理伦理学的基本范畴？

小李在患者产生消极情绪之初，立即进行心理护理，充分展现了小李尊重并维护患者的人格尊严；小李从良心出发做事，在病房添置鲜花，满足了患者的情感需求；小李面对家属的怒气，保持理智，拥有善于化解风险的胆识与勇气，对患者高度负责，把挽救患者的生命当作首要职责。

（1）尊重人格尊严，体现职业价值

小李将患者看作是具有与自己平等的人格主体地位的伙伴，善于倾听且尊重她的想法，提供合理的优质服务，关心患者情绪变化，能够理解患者突然被确诊为癌症的痛苦与恐惧，针对患者固有的错误信念予以纠正，促进了患者对疾病正确信息的了解，帮助患者维持正向情绪，消除焦虑、恐惧、悲观、失望的情绪。

（2）良心引领行为，正确对待荣誉

小李没有以获得患者赞扬为目的，默默行事，在病房内放置鲜花，为患者营造良好的病房环境。小李遵循自己内心的情感召唤，依靠职业良心，做出符合护理伦理学道德规范的行为，并以自己的高质量服务和高尚的道德行为合理合法追求荣誉。

（3）坚持言行审慎，冷静应对风险

小李在患者家属情绪激动的情况下，坚持友好的态度，思路清楚，冷静沉着。面对家属的针锋相对，她不卑不亢，理性提供处理问题的方法，能够驾驭、调控自己的情绪。针对事情的轻重缓急有理有据地说服家属，避免了冲突发生，也及时挽救了患者生命。

（4）饱含生命情感，理智化解危机

小李找到患者后，发现其有自杀意向，马上告知护士长和患者家属，并耐心沟通，引导患者珍惜生命，密切关注患者的情绪变化，及时疏导，本着对患者高度负责的原则，把挽救患者生命作为首要职责。这种不计较个人得失、全心全意为患者的身心健康服务的精神，体现了小李具有丰富的生命情感，能理智冷静地行使特殊干预权，处理及时，有效阻止了悲剧的发生。

### 思政元素

1.矛盾与统一

护理伦理学的5对关系范畴——权利与义务、尊严与价值、情感与理智、良心与荣誉、审慎与胆识在小李的行为表现中均得到了充分显现。小李较好地处理了5对范畴的关系，5对关系范畴既相互矛盾，又相互统一，就像一枚硬币的两个面，在具体情景中需把握平衡。护士应始终坚持以尊重患者生命权利为首要原则，审慎、理智处理问题的同时也要体现丰富的道德情感，果敢坚毅，良心行事，并进而将其内化为宝贵的伦理品质。

2.辩证与统一

护士应不断提高素质，贯彻"以人为本"的整体发展理念，正确处理护理伦理学基本范畴的基本关系。案例中小李重视患者情绪的变化，深入了解患者内心深处的需要，以患者的需求为导向，将人看成有机统一的整体，为患者提供人性关怀与照顾；同时小李面对家属的质疑，能够辩证地看待问题，及时进行合理的干预，巧妙地化解冲突，进而避免了悲剧的发生。

（李艳　张宏晨）

# 第四章 护理人际关系的伦理道德

## 引 言

　　护士用勤劳、智慧的双手，为无数患者驱赶病魔，他们用无私奉献的精神为和谐的护患关系演绎出一个个感人的故事。然而，在社会主义市场经济和医疗卫生体制改革大潮中，护患之间也出现了一些不和谐因素和决策困境，唤起了人们对护患之间伦理道德关系的重新思考。在护理工作中，应当明晰护患双方各自的权利和义务，坚守护理道德底线原则，提高护士的思想境界和道德修养，护患之间才能和谐共处。

### 学习目标

　　1.知识目标：识记护患关系的概念、基本内容、性质与特征以及模式类型；阐述护患冲突的概念。

　　2.能力目标：总结护患关系的基本现状及发展趋势；深刻分析护患冲突发生的原因；应用护患关系的道德规范约束和指导护患冲突的化解，走出护理人际关系的伦理困境。

　　3.情感、素质和思政目标：尊重患者权利，强化法律意识；树立关爱、奉献、忠诚的职业观；养成整体、系统、辩证的评判性思维和决策思维。

## 【案例6】护患关系的伦理道德

### 如果做得不够好

### 案例介绍

　　这天的骨科病区跟往常一样，早上9：00已经是一片繁忙景象。

　　护士站挤满了人，3个患者同时入院。其中"骨盆骨折、肾挫裂伤"的62岁男性急诊患者老王被送到病房，他面露痛苦，陪同的儿子也非常着急，儿子小王问："我们是急诊送来的，住几号房间？我爸现在很疼，先来帮我们解决一下床位啊！快点啊！"责任护士小李见状，立即走过来将老王带到3床，对儿子小王说："家里人赶紧把患者抬上床去，不要站在那里不动，患者躺在床上不要乱动，要绝对卧床休息，包括在床上大小便，规章制度我和你们说一下哦，病房里不许大声喧哗，不许抽烟喝酒，贵重物品自己放好，吃饭都要统一在病房吃……"此时，小王站在一旁已经表现得很不耐烦了，"你跟我们讲这些东西干什么，我爸都那么疼了，快把医生叫来，我们是来看病的，不是来听你们讲什么规章制度的！"小王很生气，说话语气也比较重，小李说："管床的医生都在手术室还没回来，现在没医生，你们先把患者放床上躺着吧，等医生手术完了会来看的。"此时，忍了许久的老王也和小李吵了起来："你们怎么回事啊，病房里没医生，医生都去手术就不管我死活了是吧，你们是什么破医院！我是交了钱的，还不管不顾！要让我疼死啊！我要投诉你们！"

小李看到这对父子这么难商量就没理他们，悻悻地走出了病房，回到了护士站。

### 思考题

1.小李和老王父子产生冲突的原因是什么？

2.基于护患权利和义务的角度，分析小李在案例中的履职情况如何。

3.基于小李的情况，应为其提出哪些建立良好护患关系的措施？

4.新时代背景下护患人际关系的道德要求有哪些？

### 知识精粹

1.护患关系与护患冲突

护患关系是护士与患者之间通过护理活动形成的一种帮助与被帮助的人际关系，是护理实践活动中最主要的一种专业性人际关系。由于护患双方存在利益、文化素质、道德修养等方面的差别，对护理行为方式的理解和要求存在差异，双方会产生各种矛盾和争执，即护患冲突。以道德关系为核心的护患关系要求护士不断加强道德修养，规范护理行为，加强业务学习，铸造信任、平等、尊重的互动关系，化解冲突，提高护理质量。

2.护患关系的基本内容

护患关系主要表现在技术性和非技术性关系两个方面。技术性关系是以护士拥有相关专业知识与技术为前提的一种帮助与被帮助的关系。非技术性关系是除护理技术关系以外的在情感、心理等具体护理行为中一切非技术因素所构成的互动关系，包括道德、经济、价值、法律和文化关系等。

3.护患双方的权利和义务

根据我国法律，患者享有基本医疗权、隐私保密权、医疗监督权、医疗诉讼权、免除社会责任权、被照顾和被探视权等；患者的义务包括配合医疗护理的义务、尊重医护人员的义务、保持和恢复健康的义务、遵守医院规章制度的义务、缴纳医疗费用的义务等。护士的权利包括自主护理权、特殊干涉权、人格尊严不受侵犯权、职业卫生防护权等；护士的义务包括及时救治患者的义务、向患者解释和说明的义务、尊重和保护患者隐私的义务、正确执行医嘱的义务等。

4.护士处理护患关系的道德要求

一方面，护士要支持和维护患者的权利和利益。作为护士应关注的是患者的权利和护士的义务，并对自己的行为担负伦理责任和法律责任；另一方面，护士应遵循尊重、有利、不伤害和公正的伦理原则，指导其正确处理护患关系。尊重原则是护士应承认患者享有人的尊严和权力，平等待患。有利原则是护士始终把患者健康利益置于首位，并将其作为选择护理行为的首要标准。不伤害原则是指护士努力使患者免受各种不应有的身体、精神与经济伤害。公正原则表现为护患拥有平等的人格权力和尊严，以及护士应坚持公平优先，优化配置和合理使用医疗卫生资源。

## 案例分析

1.小李和老王父子产生冲突的原因是什么？

案例中的护患冲突为护士小李在为一位急诊患者进行入院护理时，与其家属发生了言论冲突和纠纷，错过了建立和谐、良好护患关系的黄金时期，进而会影响科室的护理质量以及医院的文化建设。从整体论而言，尽管护患关系是组成社会关系的单一元素，但却是社会文化环境和社会主义核心价值观建设大局的关键影响因素和主要矛盾所在，因此应秉持系统思维和辩证思维看待护患关系，就该案例而言，分析其冲突原因如下：

（1）人文素养缺乏，激化矛盾

案例中患者老王病情较重，急诊入院，骨盆骨折，疼痛剧烈，此时患者及其家属内心十分焦灼，忧虑、焦躁情绪明显，迫切需要镇痛和医生诊治，因此语气态度不够温和。小李面对该患者的病情特点和家属的情绪特点，缺乏同情心和责任感，仍然常规入院宣教，对患者疼痛问题没有进行有效处理，对患者疑问没有进行充足解释，对患者情绪没有进行及时安抚。

（2）业务素养缺乏，忽视关键

小李专业知识不足，没有针对老王现存的首要护理问题进行处理，而是机械地进行入院宣教，忽视了患者及其家属的迫切需求，因而家属的负面情绪迅速积累、爆发。同时，小李也忽略了老王是一位肾损伤的老年患者，有失血性休克的潜在风险，即使此时医生不在病房，也应立即电话通知医生，并给予必要的缓解疼痛、保暖、体位的处理，做好休克指征观察，安抚患者及其家属的情绪等。否则将导致患者病情恶化，延误抢救时机。

因此，由于小李人文素养和业务素养的缺乏，面对新入院的老王只顾完成入院护理的任务，忽略沟通技巧，忽略主要护理问题和患者及其家属的需求，言语和行为均不够理性、审慎，促使护患冲突发生，影响了和谐护患关系的建立和护理质量的提高，甚至埋下了延误患者病情的重大隐患。

2.基于护患权利和义务的角度，分析小李在案例中的履职情况如何。

由于护患之间掌握医学护理知识的不对等，使患者处于脆弱和依赖的地位，因此在处理护患关系时，护士尤其应该关注患者的权利和护士的义务。该案例中的深层次伦理问题涉及了老王作为患者的权利被侵犯，以及护士小李未充分履职。

（1）患者的权利受到侵犯

案例中老王作为患者，已经交付了住院费用，办理了住院手续，护患关系中的利益关系、价值关系、法律关系均得以建立，老王享有被救治和被照顾的权利，享有医疗诉讼和医疗监督的权利，有权利获得病痛缓解、身心康复，但小李未及时提供救治和照顾，如若老王因此而延误病情导致伤残或者致死，则有权诉诸法律，追究小李及主管医生的责任。

（2）护士的义务履行不足

护士有及时救治患者的义务，以及向患者解释、说明的义务和尊重保护患者的义务。护士小李急于完成入院护理的常规工作，没有认真评估老王目前的病情，没有及时解决家属提出的需求，只是用较差的语气交代入院事宜，回应医生不再需要等待。她将个人利益放在了首位，没有充分履行尊重患者、向患者充分解释和说明的义务，更未及时履行评估患者、救治患者的义务。

3. 基于小李的情况，应为其提出哪些建立良好护患关系的措施？

构建和谐的护患关系需要护士坚守护理伦理原则，不断完善自我，加强道德修养和业务素质水平，小李更需要借此途径来重铸信任、和谐的护患关系。

（1）加强道德修养，规范护理行为

护士应该有高尚的职业道德。首先，小李应遵循尊重原则，尊重老王父子的就医权益、权利，理解老王的疼痛和疾苦，同理家属的焦灼和忧虑，时刻将患者及其家属的感受、安危、需求放在心上。而当父子言语激烈，发生矛盾时，也要有意识、有目的地控制自己的情绪，做到理智、耐心、宽容。其次，小李应遵循不伤害原则。小李忽略了老王的疼痛和可能发生的休克，对其身体造成了伤害；言语生硬，态度较差，对其心理造成了伤害。小李应深刻反省，不伤害原则为护理伦理的底线原则，游走在渎职边缘十分危险。最后，小李应遵循有利原则。小李尽管工作繁忙，也应把患者的健康利益置于首位，并将其作为选择护理行为的首要标准，应解决其首优护理问题后，再行入院制度介绍。

（2）转变服务理念，提高沟通技巧

随着医学模式的转变，护士的工作内容得到了极大的丰富和扩展，护士不仅要关注疾病的治疗，还要满足患者心理、社会方面的需求。案例中小李面对老王父子疼痛、焦虑的护理问题，不仅没有给予足够的解释和安抚，还忽视了病情评估，更缺乏沟通技巧。小李应注意多使用礼貌用语，语气和蔼，切忌使用"不要站着不动"等生硬、呵斥、命令的用词，而是要耐心倾听，真实理解老王父子的想法，实现有效沟通。

（3）加强业务学习，提高专业水平

扎实的专业知识、精湛的技术可以增强患者对护士的信任感，更是确保患者安全、避免护患冲突的关键。护士小李应该加强骨科相关专科护理理论的知识学习和技能训练，针对老王的病情及其特点，应准确评估，及时告知医生，紧抓首优护理问题，做好病情观察和专科处理。同时，小李也应该加强人文科学知识的学习，同情理解患者所需，耐心答疑，认真审慎对待患者，不断提高自身的专业技术水平和综合素质，从而满足患者的合理需求，发展良好的护患关系。

4.新时代背景下护患人际关系的道德要求有哪些？

健康中国战略和新时代的健康观对和谐护患关系的构建提出了更高的要求，也对护士品格提出了更高的要求。护士须具备医者仁心的职业精神和行为品格，不断塑造护理美德，成为有温度、情怀深、人格正的新时代健康卫士，才能为建立和谐护患关系、建设和谐社会贡献一己之力。

（1）爱岗敬业，业务精良

护理事业和人民健康利益息息相关，只有爱岗敬业，才能真正认识护理工作的价值和意义，才能真正爱护和尊重患者，才能牢固树立为护理事业献身的道德理想，激发强烈的责任感，自觉承担护士的义务。新时代护理的内容和范围不断扩大，对护士的知识结构、专业技能提出了新的挑战。护士必须刻苦钻研，业务精良，才能为患者提供优质的护理服务。案例中小李的职业信念如何不得而知，但其爱岗敬业和业务素养水平亟须提高，否则她与患者的冲突和纠纷将频频发生。

（2）同情理解，耐心解疑

随着社会和民众对护士角色期望的提升，良好的护患关系也成为护士职业成功的重要特征。新时期护患关系朝着平等化、法治化、多元化方向发展。患者更加关注精神享受和生活质量，且其维权意识增强，这就要求护士对患者及其家属的询问，要耐心答疑解惑，学会换位思考，同情和理解患者及其家属出现的各种负性情绪，维护患者的知情同意权，消除患者及其家属的忧虑和不安。案例中小李面对护患冲突草率离开，未将患者的健康利益放于首位，更没有与其进行有效沟通，耐心解疑，使护患关系降至冰点，甚至招来维权投诉。

（3）甘于奉献，敬佑生命

护理工作具有服务性强、服务面广的特点，工作平凡、琐碎、繁重，但意义重大，任劳任怨、无私奉献、全心全意为患者服务是护士的崇高职责。缺乏甘于奉献的精神，对生命漠视，忽视患者的迫切需求和首要问题，只关注自身工作的完成进度，或因某项操作每天重复多次而懈怠，甚至为节省时间而投机取巧，终将铸成大错。护士应时刻提醒自己，生命无小事，务必审慎、耐心对待每项工作，认真负责，敬佑生命，默默奉献。

### 思政元素

**1.弘扬社会主义核心价值观**

社会主义核心价值观对指导人们树立正确的价值观，对精神文明创建等有着积极的引领作用。其内容包含富强、民主、文明、和谐、自由、平等、公正、法治、爱国、敬业、诚信、友善。护患关系构建的核心在于和谐、平等，护士构建和谐护患关系的要义在于爱岗敬业、诚信、友善、公正等，和谐护患关系的构建对营造良好的就医环境意义重大，将促进社会和谐发展。

2. 培育医者精神

良好护患关系的构建需要护士秉持"敬佑生命、救死扶伤、甘于奉献、大爱无疆"的医者精神，坚持将患者健康利益放在首位，具备医者仁心的深厚情怀和精益求精的职业品格。建议护理教育者以该案例中的护患冲突阐析和护患关系构建知识为融入点，加强护士医德医风教育，培育其医者精神。

3. 树立法律意识

小李法律意识不强，矛盾引发了患者不满，甚至有被投诉的可能。通过该案例学习，应进一步牢固树立护士的法治观念，明晰护患交往中存在的法律问题，提高运用法治思维维护自身和患者权利、化解纠纷矛盾的意识和能力。

4. 锻造思辨能力

该案例中体现了多种思维逻辑，如整体与部分关系：拥有良好的护患关系以及人际关系是评估护士职业发展的重要指标之一，因此人际交往能力与自身发展的关系是部分与整体的关系，也是影响自身发展的主要矛盾和关键点所在，紧抓主要矛盾则能促成整体事物的快速发展。如权利与义务关系：护士与患者的权利和义务的实现和履行情况影响了护患关系的发展，只有实现两者的辩证统一方能促进护患冲突的化解。如个人主义与集体主义的关系：护士应牺牲小我，识大局，顾大体，将患者健康利益置于首位，方能促进护患关系的和谐构建。

（张宏晨）

# 第五章 临床护理实践中的伦理道德

**引 言**

工作在临床一线的护士若以仁爱为本，关爱照顾患者，就能帮助患者在病魔中依然保持尊严，使患者在每一刻都能最大限度地恢复健康。在急危重症、围手术期及妇产科、儿科、老年科、肿瘤科等各临床护理实践领域中，不同的专科护理有其独特的复杂性和特殊性，也对应了独特的护理伦理道德标准和要求。护士应洞悉患者各维度的需求，恪守护理道德规范，以严谨的科学态度、扎实的业务水平、慎独的敬业精神，最大限度地保护患者安全，确保其隐私、利益不受侵犯，高质量地完成各临床实践领域的护理工作。

## 学习目标

1.知识目标：识记急危重症、围手术期及妇产科、儿科、老年科、肿瘤科护理的基本概念和特殊性；描述各临床实践专科领域的护理伦理要求；理解急危重症、围手术期及妇产科、儿科、老年科、肿瘤科护理的基本现状。

2.能力目标：梳理急危重症、围手术期及妇产科、儿科、老年科、肿瘤科护理的发展趋势；深刻分析各临床实践专科领域的护理伦理难题及影响因素；提出解决护理伦理问题的建议及对策。

3.情感、素质和思政目标：尊重患者权利，强化法律意识；锻造道德判断能力及对伦理困境的分析、推理、决策能力；养成生命至上、爱岗敬业、严谨求实的工作作风和慎独品行；培育和践行社会主义核心价值观。

# 【案例7】急危重症护理的伦理道德

## 生命的承载

### 案例介绍

49岁的米某在家做饭时突然头痛、恶心、呕吐、左侧肢体无力，被家人送至某医院急诊科就诊。头颅CT提示：右侧基底节区脑出血，出血量约70 mL。经家属同意签字后，完善术前相关检查，在全麻下为患者实施了"颅内血肿清除术"，术后当日送至重症监护室。重症监护室护士小郭认真仔细护理患者，严密观察其病情变化，随时监测其生命体征，并及时、准确地做好记录。次日凌晨5:00，护士小郭发现患者突然呼吸急促，呼吸达35次/分，脉搏快而弱，血压低至55/40 mmHg，双侧瞳孔不等大。她果断判断患者可能再次出现了颅内出血，于是迅速向值班医生报告，并准备好呼吸机等设备，为二次手术做好准备，二次"颅内血肿清除术"进展及时、顺利，患者脑部确又发生一处动脉破裂出血，由于小郭发现及时，病情变化监测到位，且对患者病情判断准确，医护密切配合，手术成功，患者得救。

### 思考题

1.请对案例中护士小郭的护理行为做出道德评价。
2.结合案例思考，新时代背景下急危重症护理的伦理道德要求有哪些？

### 知识精粹

1.急危重症护理的特点

急危重症患者能否获得及时、准确、有效的抢救，不仅关系患者的生命安危，也是医院管理水平和整体医疗护理水平的硬性评价指标，更是考验医护人员救死扶伤、践行人道主义的道德标准。急危重症患者抢救的特殊性决定了护理的特殊性：第一，急危重症患者的护理操作技术难度高，任务艰巨；第二，急危重症患者的抢救工作需要护士具备全面的综合素质；第三，急危重症患者抢救护理的伦理决策较为困难。

2.急危重症护理的伦理要求

（1）争分夺秒，冷静果断

急危重症患者发病急，病情变化快，诊治护理要求急，能否进行及时有效的治疗，往往是抢救成功与否的关键。护士作为急危重症患者管理中最主要的专业人员，必须要有敏锐的观察力，利用仪器及视、触、嗅、听等各种感官，严密观察转瞬即逝的病情变化，及时掌握病情并准确判断意外情况。同时，护士要养成沉着、冷静、忙而不乱、快速敏捷的工作作风，一旦患者病情突变，应立即投入抢救。抢救过程应突出一个"急"字，密切配合医生，争分夺秒、全力以赴挽救患者生命。

（2）技术精湛，精益求精

急危重症护理岗位与其他科室的护理岗位相比，风险更大，技术含量要求更高，对护士理论知识、实践能力等要求也更严格。急危重症护士需要不断学习新知识、新理论、新技术、新方法，丰富医疗护理知识，熟练掌握各种先进、复杂监护仪器的使用方法，为危重患者抢救及恢复创造良好的条件。

（3）高度负责，平等相待

抢救生命、减轻痛苦、促进健康，既是对急危重症护士的具体要求，又反映了急危重症护理工作的职责和义务。作为急危重症专科护士，必须将救护生命、促进健康作为自己的天职，时刻将患者的健康和生命放在首位，以高度负责的态度、严谨求实的作风，切实做到对所有患者平等相待、一视同仁，挽救其生命。

（4）慎独关爱，协同合作

慎独是个体在内心信念指导下不受外力干涉的自愿行为。作为急危重症专科护士，即使在独处情况下，也应该自觉抑制私欲，凡事择善而行，待患者似亲人，设身处地想患者之所想，急患者之所急，以爱心、同情心感染患者，以实际行动帮助患者，践行协同合作与慎独关爱。

## ▌案例分析▌

1.请对案例中护士小郭的护理行为做出道德评价。

护理道德评价是指在护理道德活动中，他人或护士自身对护理行为的道德价值评判，能引导护士明辨善恶，增强护士的道德责任感。结合案例中护士小郭的护理行为，从动机与效果、目的与手段、平等与协作三方面展开评价：

（1）符合动机与效果的统一

动机是指护士自觉实行某一行为前的主观愿望或意向。效果是护士行为所产生的客观结果。评价护理行为时必须从效果检验动机，从动机上看效果，并把动机与效果统一到实践中进行具体分析。动机与效果相统一是护理道德评价的重要依据之一。一般而言，护士好的动机会产生好的结果，坏的动机会产生坏的结果。但护理行为受多方因素的影响，有时动机与效果会不一致甚至矛盾，好的动机不一定得到好的效果，不良动机可能"阴差阳错"出现好的效果。这就需要将动机与效果相联系，不可简单地以效果判断动机，也不能机械地以动机代替效果。当良好的动机产生坏的效果时应客观分析原因，避免以效果否定动机的片面性，并在实践中总结经验不断改进，最终达到动机与效果的统一。总之，评价护士的动机与效果，要坚持动机与效果的辩证统一。护士小郭有救治患者的良好动机，行动后又产生了好的效果，符合动机与效果的统一。

（2）符合目的与手段的统一

目的是护士经过努力后期望达到的目标。手段是护士为达到这一目标所采取的措施、方法和途径。目的规定手段，手段服从目的，两者相互制约、相互联系，目的与手段的统一应遵循以下原则：①有效性原则，即护士所选用的护理手段应经过实践检验，并证明对患者是有效的。②一致性原则，即护士选用的护理手段与治疗目的相一致。③最优原则，即护士选用的护理手段必须是最优的。最优的护理手段是在当时当地的护理设备和技术条件允许下痛苦小、花费少、安全性高、效果好的手段。④知情同意原则，即护理方案要告知患者或其家属并征得其同意。⑤社会原则，即护理手段须考虑社会效果，权衡患者个人利益和社会利益，二者矛盾时，患者利益应服从社会利益，做到既对患者个人利益负责，更要对社会整体利益负责。护士小郭不仅有抢救的目的，而且一边迅速向值班医生报告，一边准备呼吸机，做好术前准备，手段也十分妥当，符合目的与手段的统一。

（3）符合平等与协作的原则

一方面，医护虽然分工不同，但两者的目标是一致的、地位是平等的，双方应相互尊重。护士主动协助医生，及时通知医生病情变化，维护医生威信；医生应重视护士提供的病情信息，理解护士的辛勤劳动和无私奉献，尊重护士的人格和尊严。另一方面，医生的诊疗和护士的护理既有区别又有联系，既有分工又有合作。医生主要负责疾病的诊断并制定合理的治疗方案、下达医嘱，护士负责及时、准确执行医嘱，动态观察患者的病情变化、治疗效果和不良反应等。医护双方虽任务和职责不同，但有着共同的服务对象和目标，医护应团结合作、密切配合。护士小郭头脑机敏，能及时发现患者的病情变化，分析监测数据，对病情做出准确判断，果断采取应对措施，并迅速进行抢救。由于发现早，医护密切配合，二次手术顺利，患者得救，符合平等与协作的原则。

2.结合案例思考，新时代背景下急危重症护理的伦理道德要求有哪些？

急危重症患者发病急，症状多，病情变化快，后果难以预料，护士所担负的责任更重大，常会面临比较复杂的伦理问题。要求护士应遵循以下道德要求：

（1）机警和敏捷

抢救急危重症患者时护士必须头脑机警，严阵以待。对于可以预见的险情熟练应变，一旦发现情况，要按预定计划与步骤行动，使患者转危为安。案例中护士小郭及时发现患者病情变化，分析监测数据，对病情做出准确判断，并做好了二次手术的一切准备工作，从而赢得了抢救时间，体现了小郭在护理急危重症患者过程中手、脚、眼、耳、脑同时运转，反应迅速、敏捷。

（2）果断和勇敢

急危重症患者病种复杂，病情常常瞬息万变，这就要求护士遇事能果断判断和冷静处理，不怕危险和困难，争分夺秒，全力以赴抢救患者生命。案例中护士小郭在判断患者出现脑出血状况后，没有怠慢或迟缓，从而避免了严重后果的发生。

（3）慎独和审慎

慎独是在无人监督的情况下，也能严格按照某种道德规范去行动。审慎是周密用心地处理好各种关系以便达到预期目的。慎独的修养和审慎的工作作风极为重要。案例中护士小郭在护理急危重症患者时，工作态度始终如一，尽职尽责，自觉主动地进行精心护理，没有因无人监督且患者意识不清而做出有损患者的事。

## 思政元素

### 1.生命至上

急危重症患者护理工作任务重，要求高，困难多。需要护士牢固树立"时间就是生命"的观念，养成严谨、果敢的工作作风，具有"急而不躁""快而不乱"的品质修养。护士还应重视患者的病情变化，做到生命至上，敢于承担责任，秉持救死扶伤的职业精神，满腔热忱地做好本职工作。

### 2.工匠精神

"工匠精神"作为一种职业精神，它是职业道德、职业能力、职业品质的体现，是一种职业价值取向的行为表现。"工匠精神"的基本内涵包括敬业、精益、专注、创新等。任何行业或领域，必有攀登高峰的精益匠人。作为急危重症专科护士，应怀有对该行业的敬畏和专注，不断追求完美，从而突破急危重症护理的未知和极限。

# 【案例8】围手术期护理的伦理道德

## 迷途的"羔羊"

## 案例介绍

17岁的小杨在学校早操后突然腹痛急诊入院，入院后患者要求使用止痛药。接诊护士小刘因需马上抢救心搏骤停的危重患者，仅告知小杨暂时不能使用止痛药，并未进行过多的解释。小杨父母赶到急诊科后看见女儿疼痛难忍却无人照护，非常气愤。护士小刘知情后连忙向家属解释道："二位先别着急，因为现在检查结果还没出来，我们不能盲目使用止痛药，这会掩盖病情的。"小杨父母表示了理解，20分钟后，检查结果提示：绒毛膜促性腺激素高，附件区包块。小杨以"腹痛待查"将患者转入了妇产科。

转入妇产科的小杨被进一步确诊为宫外孕。入院第2天，小杨因阴道不规则流血量增加，绒毛膜促性腺激素进行性升高，附件区包块增大，需要进行患侧输卵管切除手术。由于小杨尚未成年，父母代替小杨签署了术前知情同意书。术前当晚，小杨父母希望进一步了解手术流程，向护士小王询问，而小王以不清楚为由，未向小杨父母详细解释。小杨因为害怕，与父母哭闹争吵，也影响了同病房其他患者，而小王仅仅让他们不要吵闹，并未与小杨深入交流。

术日当天，手术室护士小张接小杨入手术室。小张让小杨脱掉衣物，并耐心解释了这是手术需要。小杨脱掉衣物后手术室进来了一批见习护生，小张迅速给小杨遮盖，并让小杨不要紧张。手术缝合前，器械护士和巡回护士发现少了一枚缝合针，再次清点还是少一枚，随后手术室的医务人员都开始寻找。最后巡回护士在地上找到了缝合针，医生在确保器械齐全后进行了缝合。

术后次日查房，医生在交班时无意说出了患者一侧输卵管被切除的消息。小杨知道后情绪低落，不愿与父母交谈。小杨父母寻求护士小梁的帮助，小梁陪小杨在病区活动时，通过聊天得知小杨十分担心手术会影响她今后的生育，且害怕同学会嘲笑她。小梁耐心安慰，如实客观讲解宫外孕的相关知识和手术影响，并鼓励小杨："一次的迷失不要紧，重要的是以后，无论什么时候都要爱护好自己，而且要与父母多交流。"住院期间护士小梁持续动态关注小杨的情况，坚持为小杨做心理疏导，小杨的情绪有所改善。

**思考题**

1.患者入院后，护士小刘的履职情况如何？

2.本案例中，白班护士小王应遵循哪些护理伦理要求？

3.结合护士小张的表现，试分析手术室护士应具备哪些护理伦理道德。

4.分析护士小梁的行为蕴含着哪些护理伦理启示。

**知识精粹**

1.围手术期和围手术期护理

手术是治疗疾病的重要、常用手段之一，手术虽然具备疗效快、根治性强等优势，但也具有损伤性与风险性大的不足。手术是外科治疗的中心环节，手术的成功与否直接关系到患者的安危和恢复。围手术期是指自确定手术治疗时开始，直至与手术有关的治疗基本结束为止的一段时间，包括手术前、手术中和手术后三个阶段，各阶段均有相应的伦理道德要求。围手术期护理是指护士在围手术期为患者提供的全程护理，通过全面评估患者的身心状况，正确地判断患者对手术和麻醉的耐受力，为患者提供整体护理，以增加手术的安全性，保证手术的顺利实施，减少术后并发症。

2.围手术期的护理特点

（1）缜密性

手术对患者而言，是一种有创性、侵入性的操作治疗手段。护士必须遵循最优化原则，综合考虑患者的生理、心理等指标，通过对近期疗效和远期效果的预判、局部损伤和整体效果的权衡，严格缜密、全面细致地考虑方案的制定。

（2）风险性

手术存在不可避免的风险，伴随着局部和整体的损伤。同时，由于人体结构的复杂性和差异性，医护人员承担着更大的风险，而这种风险和不确定性也将贯穿护理的各个环节。这就要求护士应具备扎实的理论基础和娴熟的业务能力，积极控制手术的未知风险，做到早预防、早发现，最大限度降低手术对患者的创伤。

（3）衔接性

在患者的术前、术中、术后的各阶段，均有其相应的负责护士，而不同护士的分工也不尽相同。护士要主动对接各阶段患者的基本情况、治疗方案、手术方式和病情指标等，尤其应注意各阶段交替中的护理衔接。

（4）协作性

手术需要团队的精诚合作，护士在手术过程中与医生、麻醉师之间不是从属关系，而是平等的合作关系。手术各环节离不开医生、护士、麻醉师及其他工作人员的密切配合。

3.围手术期护理的伦理道德要求

手术是一种重要的治疗手段，但手术和麻醉创伤会加重患者的生理负担。同时，手术对家属而言是陌生的，患者和家属容易产生不同程度的心理问题，这些不确定的主客观因素，决定了护士在手术护理中需要具备更高的伦理道德。护士在手术前要掌握患者情况，熟悉手术方案；调节患者心理，减少患者负性情绪；创造良好的环境，确保患者知情同意；严格执行查对制度。手术中需保持环境安静，尊重患者隐私，理解患者难处，团结协作。手术后应严密观察患者体征，减少患者痛苦，促进患者康复。

## 案例分析

1.患者入院后，护士小刘的履职情况如何？

护士应秉承爱岗敬业的精神，运用良好的临床决策和情绪管理能力，解决各类突发的护患问题。本案例中，护士小刘一方面能够做到积极抢救危重患者，另一方面还尽力、有效地安抚了小杨父母的情绪。

（1）爱岗敬业，全力挽救生命

敬业是社会主义核心价值观的具体要求。案例中小刘积极投入心搏骤停患者的抢救，从容面对工作中的紧急情况，掌握了重要的抢救时机，从而挽救了患者生命。同时，在小杨父母情绪激动时，小刘能够控制情绪，第一时间向小杨父母解释不能用药的原因，体现了良好的业务水平和敬业精神。

（2）耐心解释，理智化解冲突

小杨父母对急诊科的情况不了解，看到小杨疼痛难忍却无人照护，与护士小刘发生了争吵。但小刘并没有因为家属争吵而与其发生矛盾，而是耐心解释，理智化解冲突，及时取得了家属的理解，体现了良好的沟通和情绪管理能力。

2.本案例中，白班护士小王应遵循哪些护理伦理要求？

本案例中，护士小王没有做好患者及其家属的知情同意工作，没有为患者提供一个安静、舒适的环境，没有及时缓解患者焦虑的情绪。小王应遵循如下护理伦理要求：

（1）知情同意，尊重权利

知情同意权是患者在医疗服务中的核心、基本权利，该权利与患者的生命权、人格权、健康权、隐私权和医疗行为的合法性等密切相关。知情同意权的实现需要信息告知、信息理解和自由同意。手术前患者的知情包括手术的目的、原因、过程、成功率、可能发生的危险与并发症等，患者充分了解后才能签署知情同意书。因此，知情是患者的权利，详细讲解和告知患者手术的相关情况是医务人员的义务。尽管向患者解释相关手术信息并取得患者同意是医生的职责，但是护士的责任也包括主动询问患者对手术的了解程度。案例中小杨父母对手术方案不清楚，询问护士小王相关的手术流程，而小王以对小杨的手术方案不清楚为由，未告知相关信息。同时，也未请医生向小杨父母澄清手术相关疑点，该做法显然没有做到维护患者的知情权及家属的知情同意权。

（2）优化环境，调整心态

术前患者因疾病痛苦以及对手术未知的惧怕，容易出现一系列不良情绪，产生焦虑、紧张、烦躁不安等心理问题。护士的主动关心和询问，能有效安抚患者情绪和减少患者顾虑。小王仅要求小杨和父母不要吵闹，却没有主动了解他们的需求。护士应及时发现患者的术前心理问题并做出有效应对，如通过介绍手术的相关知识和耐心解释，消除患者的顾虑；还可以指导患者进行肢体放松训练，分散患者的注意力，帮助患者以乐观、积极、稳定的心态接受手术。

3.结合护士小张的表现，试分析手术室护士应具备哪些护理伦理道德。

手术室护理与患者生命息息相关，任何疏忽和处理不当都可能带来不可挽救的损伤，因此护士的体贴关爱、严谨认真、团队协作必不可少。

（1）严谨认真，团队协作

手术是手术医生、器械护士、巡回护士、麻醉师相互协作配合的技术活动。案例中，手术结束清点时，护士发现少了一枚缝合针，随后所有的医护人员均加入了寻找，表明了医护人员相互支持、密切配合的职业精神，也体现了医护人员的严谨认真。这样不仅确保了患者安全，也促进了手术室的护理质量。

（2）体贴患者，尊重隐私

保护患者隐私的原则应贯穿护理的全过程，妇科手术更应注重患者的隐私要求，注意言辞勿损伤患者自尊心，确保手术室的严肃性。案例中护士小张在患者褪去衣物后及时遮盖，并解释安抚，保护了患者的自尊心，缓解了患者因陌生的手术室环境而产生的紧张、焦虑、不安等情绪，关注了护理中的细节问题。

4.分析护士小梁的行为蕴含着哪些伦理启示。

术后护理是指从手术结束到患者出院期间的护理。手术结束并不意味着手术治疗的终结，术后护理对患者的恢复和并发症预防至关重要。

（1）维护尊严，减轻痛苦

案例中护士小梁面对小杨消极的情绪状况，积极开展心理护理，引导患者纠正错误的观念和认知，尊重了患者的尊严，维护了患者的自尊心。下班后小梁及时看望患者，与患者多次交流，满足了患者的情感需要，减轻了患者因患侧输卵管被切除而出现的焦虑、自卑、恐惧等痛苦情绪。小梁的行为充分体现了她高度的责任感以及对术后护理的重视。

（2）严密观察，秉持同理心

本案例中，小杨术后情绪低落，不愿与父母交流。护士小梁理解家属的难处，及时与患者沟通，满足了家属的需求，能够做到换位思考，富有同理心。小梁耐心地与小杨交谈，了解其心理状况，并在术后持续关注小杨的状态，充分履职，帮助小杨疏导负性情绪的同时教导其树立正确的价值观，缓解其内心痛苦，也建立了良好的护患关系。

（3）充分告知，健康教育

本案例中，护士小梁将疾病知识、病情信息、手术方案和手术影响等均如实客观告知，并鼓励其树立正确的认知态度积极面对，使小杨深入了解自身状况，缓解了小杨的不良情绪。

### 思政元素

**1.践行社会主义核心价值观**

社会主义核心价值观是我国共同的思想道德基础。社会主义核心价值观承载着一个民族、一个国家的精神追求，体现着一个社会评判是非曲直的价值标准。社会主义核心价值观倡导"富强、民主、文明、和谐、自由、平等、公正、法治、爱国、敬业、诚信、友善"。护士小刘在面对急危重症患者时能够从容镇定抢救患者，又能稳定小杨父母的情绪，表现出良好的敬业精神；手术时，护士小张保护小杨隐私，维护小杨自尊心，提倡医患平等；护士小梁在术后密切观察小杨的状况，缓解小杨的焦虑情绪，与其进行多次交流，减轻小杨的痛苦。同时，护士小梁能够秉持同理心，满足患者家属的需求，友善、平等对待家属和患者。

**2.树立正确的人生观、价值观**

提高和完善未成年人性教育，做好未成年人的情感教育，事关未成年人的健康成长和发展。护士应承担起治病育人的职责，引导未成年人正确处理性问题和恋爱问题，维护性健康，以利于新时代社会和谐和家庭幸福美满。

# 【案例9】妇产科护理的伦理道德

## 无知又无助的青春

### 案例介绍

"医生，医生，快帮帮我吧！"一位母亲声嘶力竭的哭叫声划破了产科病房的宁静。平车上躺着一位年轻的女子，面露痛苦，大口喘息，捂着隆起的小腹，被护士急匆匆地推进病房……

平车上的小洁今年19岁，是某企业的员工，与男友相识相恋，但遭男方家人反对。5个月前，小洁怀孕，想要留下孩子，便向所有人隐瞒，考虑等生下孩子再告知家里。

今早在单位办公室里，小洁突然下腹部剧烈疼痛，但为了不引起其他人的注意，她强忍疼痛直至晕厥。同事们见状立即拨打了120，前往医院的路上小洁出现了浑身乏力、四肢湿冷、下体流血不止等症状。随后，小洁的母亲也赶到医院。入院后小洁被初步诊断为"先兆流产"，母亲这才知道情况。

　　母亲一边痛哭打骂小洁，一边向身边的助产士求助，希望助产士能为小洁的以后做打算，协助她规劝小洁终止妊娠。但小洁听到要打掉孩子，悲伤难抑，表示自己深爱男友，一定要留住孩子，并且拒绝一切治疗，怕伤害胎儿。面对此情此景，助产士小胡握着小洁的手说："你别怕，先配合输液治疗，你现在的情况有可能对你和胎儿都有影响，我做的所有治疗都会告知你的，不要担心，我会一直陪着你。"小洁逐渐平静了，小胡紧张有序地做着各项治疗。小洁的母亲此刻依旧悲痛欲绝，认为"小洁还小，不懂为以后做打算，未婚生子这辈子就完了"。助产士小王对小洁的母亲说道："阿姨，现在小洁的情况也不乐观，但是关于保胎还是终止妊娠，我们要尊重小洁的意愿，您女儿如果非要生下这个孩子，我们也不能给她打胎。"听到这句话，母亲大骂小王，认为她不懂得体谅关心作为母亲的心情，对患者不负责任。

### 思考题

1. 小洁母亲和助产士小王产生冲突的原因是什么？
2. 助产士小王的护理道德践行情况如何？
3. 当前医疗背景下妇产科护士提升围产期伦理道德的主要措施有哪些？

### 知识精粹

1. 妇产科护理的特点

（1）服务对象的年龄跨度大

　　妇产科的服务对象呈现了年龄跨度大的特点。因月经失调、妇科炎症或肿瘤来就诊的患者，从青春少女到老年妇女均有可能。而不同年龄段女性的身心特点差异较大，需要接受个性化、针对性的照护。

（2）心理护理的难度大

　　妇产科疾病涉及生殖系统，关乎女性隐私、生育问题，对女性的家庭生活、婚姻质量有重大影响。因此，妇产科女性就诊时往往伴有明显的焦虑、抑郁、无助等负性情绪，甚至合并系列神经症和心理问题。护士面临着较大的心理护理难题和挑战，需要护士具备较强的心理护理能力，从而为患者提供有效的心理支持。

（3）护理质量的高要求

　　妊娠和分娩对于女性而言，是非常重要的生活事件。由于女性妊娠和分娩的转归存在一定的未知性，病情瞬息万变，这就对妇产科护理提出了高质量、高水平的要求，护士具备娴熟专业技能和高尚的道德素养才能更好地适应岗位角色。

（4）护理决策的全面性

　　妇产科工作往往涉及两代人的安危，这就要求护士在进行护理决策时，应以母婴的安全为重，同时不仅要考虑丈夫和产妇其他家庭成员的心理支持，更要兼顾妇产科护理蕴含的人文属性和关怀精神，以及对社会生育观念的正确引导，充分彰显护理决策的社会效益。

2.妇产科患者护理的伦理道德要求

第一，要有对患者、家庭和社会高度负责的责任心。护士应有高度的责任感，任何疏忽、拖延和处理不当均会给母婴、家庭及社会带来不良的影响。第二，要有不怕脏、不怕累的吃苦精神。妇产科工作量大，护士夜班多，常不能按时就餐和休息，护理任务重。第三，要有严密观察、冷静果断的工作作风。一旦发生紧急情况，护士应冷静、果断地配合医生处理和抢救。第四，要有深厚的同情心，加强心理护理。面对妇产科护理对象的不同心理，护士应充分地给予理解、同情和关心，消除患者的思想顾虑和心理压力。

3.加强围产期护理伦理道德的主要措施

第一，保护患者隐私，尊重患者知情同意权。围产期的各种治疗和检查应让孕产妇知情同意，并对孕产妇的相关病史信息进行保密，保护孕产妇隐私。第二，提供人性化的就医环境。孕产妇面对医院的特殊环境，生理上的痛苦与心理上的恐惧、焦虑等交织在一起，以及为其经济能力、病情转归等情况的担忧，均对其带来不利影响。提供人性化的就医环境有利于缓解孕产妇的焦虑，提高就医依从性。第三，护士的人性化服务。护士认真的态度和耐心的解释，有助于孕产妇获得正确认知和进行正确决策。第四，加强护士的专业技能。在新时代背景下，护士更要提高专业技能，积极学习专业知识，不断提高自身专业素养。

### 案例分析

1.小洁母亲和助产士小王产生冲突的原因是什么？

案例中小洁母亲前期哭诉求助时，助产士小王错过了建立和谐、良好信任关系的最佳时期，导致后期小洁母亲对助产士产生误解。分析其冲突原因如下：

（1）伦理道德欠缺，激化矛盾

案例中小洁未婚先孕又出现先兆流产，身体健康受到威胁，小洁母亲内心焦灼，情绪焦躁，而助产士小王面对小洁的病情特点与家属的情绪特点，缺乏责任感和同情心，对小洁母亲的情绪没有进行适当安抚。

（2）业务素养缺乏，忽视关键

案例中助产士小王面对小洁的突发状况，没有及时处理，而是被动地与小洁母亲进行沟通，忽视了患者及其家属的迫切需求。同时，小王也忽略了小洁是先兆流产的患者，有大出血的潜在风险，不进行及时处理可能导致患者的病情进一步恶化，延误治疗时机。

面对紧急情况的小洁，小王忽略了患者的主要护理问题及患者与家属的需求，语言行为不够审慎，导致了护患矛盾的发生，带来了病情可能被延误的重大隐患。

2.助产士小王应如何践行妇产科护理伦理道德？

护理伦理作为一种道德规范，既是从人类最高尚的情操出发，也是从道德的底线出发，对护理行为提出的要求。作为一种专业伦理，护理伦理能够发挥规范护士行为、协调护患关系、维护职业声誉、确保护理质量的作用。本案例中，助产士小王未充分维护患者权利，未保护患者隐私，她应该从以下方面践行妇产科护理伦理道德。

（1）保护隐私，尊重患者

2014 年我国颁发的《护士伦理准则》第四条明确指出了"关爱生命，无论何时，救护生命安全第一。尊重人格尊严、知情同意权、自主权、个人隐私权和文化背景"的伦理要求。保证患者的知情同意权和尊重患者的隐私是首要伦理学原则，知情同意意味着任何治疗必须经过当事人的同意授权。面对小洁的紧急情况，助产士应尊重小洁本人的意愿，与其母亲进行沟通说明，并争取小洁与母亲达成一致意见。

（2）强化技能，人性化照护

新时代医疗背景下，护士更要提高专业技能，积极学习专业知识，提高自身专业素养。精湛的护理技能可以促进良好护患关系的建立。助产士小王用扎实的专业知识为患者进行解答，可以增加小洁的安全感和信任度。

（3）同情理解，耐心解疑

于无声处显关怀，于有声处显真情。护士要耐心，要学会换位思考，同情理解患者及其家属出现的各种负性情绪；要充分如实解答患者及其家属的疑问，维护患者的知情同意权，消除患者及其家属的忧虑和不安。案例中的助产士小王面对小洁母亲的哭诉，缺乏换位思考的同情理解，没有站在小洁母亲的立场去安抚，属于无效沟通，进而导致后期的关系紧张；面对先兆流产且拒绝治疗的小洁，不仅没有给予足够的解释，更未及时履行评估患者、救治患者的义务。

（4）提高修养，规范言行

护士应具备高尚的职业情操，持续加强道德修养。助产士小王首先应将小洁带到安静、舒适的单人病房，提供私密的交谈环境；其次，在小洁母亲向助产士小王哭诉时，小王应做到尊重、有耐心，及时地安抚、劝慰她，时刻关注患者及其家属的感受、安危、需求，自觉将人文关怀意识落到实处，而不应言语不慎，激化矛盾；再次，小洁由于先兆流产生命健康受到威胁，小王应向同事小胡学习，将患者的生命安全放在首位，规劝患者接受治疗，珍爱生命。因此，助产士需重视自身言行，在细节中体现对患者的关爱和尊重，加强专业知识和临床经验的积累，并努力提高自身的道德修养。

3. 新时代背景下妇产科护士践行护理道德的内涵有哪些？

面对医学模式的转变和社会大众对医疗服务的高要求形势，道德引导对积极应对医学人文领域中的诸多复杂社会问题，尤其是护理伦理问题将发挥重要的作用。

（1）仁心出发，关爱先行

在为患者提供技术服务的基础上，全面提供心理的、精神的、情感的安慰和援助。案例中的助产士小王应进一步注重对患者的关心、关爱，在心理和情感方面为患者提供安慰。

（2）推己及人，体现博爱

护士应做到从推己及人到推患者到家人、友人，甚至到患者所联系的群体。从关注到关怀，从关怀到关爱，从关爱到博爱，不仅关注患者的身心，还应关注患者周边人群的心理及医学相关的社会问题。案例中的助产士小王应该关注小洁母亲的心理波动，安抚好患者家属的情绪。

（3）嘉言善行，臻于至善

在患者就医的全过程中，护士应以热情的服务、耐心的沟通、充分的尊重等投入工作。案例中助产士小王没有及时耐心解答患者的疑问，缺乏站在患者的角度体察患者的感受，容易造成患者对医务人员的不信任，不利于后续治疗护理的开展。

（4）严于律己，体现至美

专业技能与技巧美、服务行为美，以及为维护、塑造富有生命活力的医学人体美是护士不断追求的护理"至美"境界。案例中助产士小王对患者及其家属的服务行为未满足服务美的要求，导致患者家属与小王的沟通出现了问题。

（5）谨言慎行，耐心细致

护士应避免做出有悖于科学、危害患者和社会最大利益的决策，应充分运用知识为患者提供优质服务。助产士小王没有及时为患者提供耐心、细致的解答，也没有帮助患者做出利益最大化的决策，导致患者家属认为助产士小王有推卸责任的行为。

### 思政元素

1.培养法治观念

由于案例中患者出现了先兆流产，涉及了患者的身体和心理隐私，而在采集病史中患者也有可能会隐瞒真实情况，所以医护人员在问诊中应注意询问的态度，并保护患者隐私。为避免护患冲突，护士应树立法治意识，规范自己的言行和技术操作，规范护理记录书写，依法行医。

2.自尊自强

教师是学生的榜样，想要学生树立正确的人生观、世界观、价值观，教师必须学为人师，行为规范，引导学生知行合一，爱惜自己的名誉。护理教师应引导学生自尊自强。只有自己尊重自己，才能获得别人的尊重；只有自己爱自己，才能获得别人的关爱。

# 【案例10】儿科护理的伦理道德

## 绽放的小花

### 案例介绍

5岁的孩子本应在父母的爱护下，快快乐乐地长大。但并不是每个孩子都能那般幸运。

小花又流鼻血了，不知道这已经是她这个月第几次流鼻血了，而且她的身上也冒出了很多血点。小花妈妈感觉不对，就带着她到医院检查。在等号时小花鼻子又突然流血不止，可当时正值就诊高峰，小花爸爸就去跟护士小夏商量看看能不能提前就诊，小夏说："不就是流个鼻血吗？如果给你提前了，大家都想提前怎么办？"小花爸爸就与小夏吵了起来。好不容易排到了诊室，医生问诊后初步诊断小花为急性白血病，并马上安排她住院接受进一步检查。住院后小花看见穿白大褂的医护人员就很恐惧，对治疗十分抗拒，不停地哭闹。今天小刘护士来给小花输液，小花一如既往地大哭，小刘让小花妈妈强行抓紧她胳膊，并对小花说："你如果不配合，警察叔叔就来抓你了！"但最后还是穿刺失败了。小花父母吵着说："技术不行换人吧！"此时，护士长闻声赶来了解情况后，安慰小花及其父母，并摸着小花的头说："小花最勇敢了，闭上眼睛大声数10个数，大家一起帮你打败怪兽，好不好？"在父母的安抚下，护士长和小刘共同配合，终于穿刺成功。

2天后，骨髓穿刺结果确诊了小花患的是急性淋巴细胞白血病，治疗费用大概30多万，这对小花一家来说简直是天文数字，小花父母感觉天要塌了，时常躲起来哭泣。护士长知道后，马上号召大家募捐。护士小夏得知小花的病情后，感到十分懊悔，时常来病房看望小花，并鼓励小花及其父母要有信心，要坚持下去。最后小花经过骨髓移植和多次化疗，临床痊愈后回归了正常生活。

### 思考题

1.小花爸爸与护士小夏冲突的原因是什么？
2.结合案例思考，新时代背景下儿科护理的伦理道德要求有哪些？

### 知识精粹

1.儿科护理的特殊性

（1）病情表达不准确

儿童免疫系统发育不成熟，防御能力差，患病时常常起病急、来势凶。年幼儿童的语言表达和理解能力有限，往往不能准确、及时、完整地表述病情和治疗反应。这些特点决定了儿科护理工作需要更加严谨，护士应注意观察病情变化，及时配合医生开展诊疗工作，提供安全有效的护理措施，防止并发症，促进患儿康复。

（2）护理操作要求高

儿科病种多样，护理内容复杂。儿科护士需要掌握各系统疾病的护理知识和专科技能。儿童适应及满足需要的能力较差，依赖性强，合作性差。刚入院的孩子，对新的环境容易产生惧怕。陌生的病房，穿着白大褂的医护人员，吃药、打针以及其他带来痛苦的治疗方法，对儿童心理均有较大影响。患儿往往靠哭闹等外观形式表达抗拒，还有一些抗拒严重的孩子会对医护人员产生敌对等，无疑为护理工作增加了难度。

（3）护患关系的多重性

在护理工作中充分考虑儿童的心理特点，对与患儿建立良好的关系将发挥事半功倍的效果。例如在进行护理操作时，遇到不配合的患儿，要善于转移其注意力，而不是拘泥于常规的护理操作技术。当患儿吵闹哭泣时，护士更要肩负起呵护者和教育者的责任，成为患儿的好朋友和好老师。儿科护士与患儿家长的关系是儿科护患关系中的重要组成部分。一名患儿可能由多名家长陪伴就诊，家长往往心情焦虑，容易产生不满情绪。值得注意的是，护士与患儿家属的关系不仅会影响护理措施的顺利实施，还可能改变患儿对护士的态度。

### 2.儿科护士的角色与素质要求

儿科护士的角色是多元化的，包括儿童的专业照护者、健康教育者、护理计划者、健康协调者、健康咨询者、儿童及家庭代言人等，肩负着保护和促进儿童健康的责任，还肩负着教育儿童的使命。因此对儿科护士有着高素质要求：

（1）道德品质高尚

儿科护士已由单纯的疾病护理者转变为具有专业知识和技能的多元化角色，也对其品格提出了更高的要求。儿科护士需要拥有强烈的责任感，工作要细心、耐心，态度要和蔼，拥有较高的慎独修养，关爱儿童，以平等、真诚和友善的心态，为儿童及家庭提供帮助，保护儿童及家庭的隐私。

（2）业务知识丰富

儿科护理是运用现代护理理论和技术对儿童进行整体护理，促进儿童健康发育的一门专科护理。儿科护士不仅需要系统地掌握护理专业理论知识，还要掌握基本的自然科学、社会科学及人文科学等多方面的知识。

（3）身心素质良好

儿科护士的责任重，职业压力大，护士应将责任和压力转化为自觉认真工作的动力，拥有乐观、开朗、平和的心态和宽容的胸怀，掌握与儿童及家庭有效沟通和交流的技巧，尽最大努力为儿科患者提供最佳的护理服务。

### 案例分析

1.小花爸爸与护士小夏冲突的原因是什么？

案例中小花突然鼻出血不止，小花爸爸非常担心，想要为女儿提前就诊，然而护士小夏没有及时处理并认为流鼻血是件小事情，直接拒绝了小花爸爸的诉求，导致了冲突的发生。

（1）责任感缺失

护士小夏面对小花的突发情况，忽视患儿及其家属的情感和健康需求，表现出淡漠、生硬的态度，影响了自己在协作性伦理决策中的作用，没有发挥联系患儿及其家庭和其他卫生保健人员之间的桥梁作用。此时护士即使不能提前安排患儿就诊，也应认真倾听患儿家属的需求，解答其问题，为其提供治疗和护理的有关信息，并给予健康指导，纠正儿童及其家属对健康问题的模糊认识，安抚患者及其家属情绪。

（2）人文关怀不足

案例中小花一家人此时内心焦灼，忧虑情绪明显。面对突发情况下的患儿和家属，小夏忽略家属情绪，不能很好地换位思考，缺乏同情心。人文关怀精神素养将有效改善护患关系，避免纠纷发生。因此除了对护士进行常规的服务培训外，还要在病区构建人文关怀的文化氛围，强调人性化服务，潜移默化培养护士的共情能力，使护士学会从患儿家属的角度看待问题，理解患儿家属的情绪和想法，从而更好地服务患儿。

2.结合案例思考，新时代背景下儿科护理的伦理道德要求有哪些？

儿童的心理尚处于发育阶段，未建立稳定的道德观和价值观，儿科护士需要遵循护理道德规范，正确处理护患关系。

（1）密切观察，审慎护理

儿童免疫系统及各器官功能尚在发育过程中，机体抵抗力较差，起病急，病情变化快，并且儿童不善于主动准确叙述病情变化，这些特点均决定了儿科照护工作的紧迫性。护士应配合医生尽快诊断，采取安全有效的措施，促进康复，防止并发症的发生。案例中护士小夏对小花流鼻血这件事欠缺敏锐的观察能力，忽略了其鼻出血可能引发的危险以及可能的原因。因此，儿科护士应具有敏锐的观察能力、综合分析的判断能力、快速敏捷的反应能力，能准确、有效、及时地解决问题。

（2）精益求精，恪守慎独

儿童的解剖生理与成人的有较大的差别，而且儿童在治疗过程中配合程度差，易哭闹，儿科护理操作专科性强、难度大，护士一旦操作失败，可能引起患者家属的误解和不满。案例中护士小刘独自为小花穿刺，在小花不配合的情况下，采取生硬的态度强行操作，结果穿刺失败，遭受小花父母的质疑。护士长闻声赶来后先安慰小花父母，接着和小花建立了良好的信任关系，最后与小刘共同配合成功完成护理操作。因此，儿科护士应慎独自律，具有熟练运用护理程序对儿童实施整体护理的能力，且具有结构合理的专业理论知识和精湛的护理实践技能，能以高标准的要求完成各项操作。

（3）体贴关爱，治病育人

儿童在成长阶段特别需要得到关爱和照顾，患病儿童对爱的需求更为强烈，他们遭受着疾病的痛苦，这些痛苦可能给儿童心理留下难以磨灭的印象，对其身心发展构成威胁。护士的言行是患病儿童在就医环境中观察的重点，护士要时刻谨记自己的言谈、举止、行为、作风对儿童潜移默化的影响，要随时运用发展心理学、儿童教育学的科学观点教育、照护患病儿童。案例中护士小刘说："你如果不配合，警察叔叔就来抓你了！"这种说法除了加剧儿童的恐惧和护患隔阂外，没有任何积极效果。护士应尽可能采取鼓励和表扬的方法，如案例中护士长的"小花最勇敢了"，一句话拉近了与患儿的距离，也有利于提高操作依从性。因此，护士应认识到培养儿童诚实、自信、勇敢等优秀品质对儿童未来发展的重要影响。

（4）理解家属，耐心解惑

儿童患病牵动全家人的心，儿童的就诊行为实际上是一种家长行为。家长对孩子健康成长的重视程度越来越高，儿童患病后家长往往表现出紧张、焦虑的情绪。例如对儿童过分照顾，认为自己孩子的疾病理应首先被诊治；家长过分关注并监督护士的操作，对护士操作的容忍度低等。护士应理解患儿家属焦虑不安的心情，及时主动与家属沟通，实施人性化护理服务。根据患儿病情做好健康教育，指导家属开展疾病的预防保健，主动关心和了解患儿及其家属的心理承受能力及应对方式，在漫长的诊疗过程中提供必要的心理支持和信息支持。

### 思政元素

1.育人为本，德育为先

儿童是祖国的未来与希望，儿童的健康事关国家、民族和家庭的利益，关怀儿童、爱护儿童是社会传统的道德风尚。《中国儿童发展纲要（2021—2030）》指出，要加强儿童心理健康成长发展。护士与患儿之间的关系不仅是一种医患关系，一定程度上还是一种师生关系。护士只有获得孩子的尊敬与喜爱，才能开展有效护理，这种尊敬与喜爱来自护士自身的知识与修养。如态度热情诚恳，和蔼温柔，礼貌待人，举止稳重大方，仪表端庄等。这不仅是护士高尚道德品质的表现，同时对患儿道德品质的形成也发挥着潜移默化的作用。护士要不断加强自身修养，治病又育人，为患儿的持续成长、发展发挥榜样作用。

2.共同参与，构建护患共同体

儿科的医患关系不是简单的医护人员与患儿的直接关系，而是医护人员、父母与患儿的三角关系。在这种三角关系中，父母的态度与情绪不仅对患儿产生影响，而且会对护士产生较大影响。尤其是父母的焦虑与不安会使护士产生巨大的心理压力。由此，护士、患儿、家属既是文化共同体，又是价值共同体。医学不是万能的，家属常常需要在疗效与代价之间做出决断，护士则需要得到患者与家属的理解和支持，遇到疑难问题，医、患、家属三方应基于共同体关系，保持信任和沟通，共同帮助患儿战胜病魔。

3.担当奉献，增强社会责任感

责任感作为一种道德情感，是一个人对国家、集体或他人所承担的道德责任。护士长得知患者的家庭条件不好时，组织捐款帮助其渡过难关，弘扬了"奉献、友爱、互助、进步"的志愿者精神。授人玫瑰，手留余香。一个人的爱心或许很渺小，但一群人却能汇集大爱，护士送出的不仅仅是一份爱心，更是一份担当，儿科护士应涵养社会责任感，塑造高尚的道德品质和情操。

## 【案例11】老年科护理的伦理道德

### 关怀让爱永不褪色

### 案例介绍

张爷爷是某养老院的自理老人，几年前老伴不幸去世，家里只有一个女儿，女儿平时工作忙又担心张爷爷出事，于是将张爷爷送到了养老院。女儿隔好久才来看望张爷爷一次，且每次草草讲几句话就又走了。刚到养老院时，张爷爷还偶尔跟身边的老人、护理员聊两句。时间久了，张爷爷变得沉默寡言，不爱说话，经常独处。

某日清晨，张爷爷跟护理员小李说："小李啊，你能帮我量个血压吗？""可以啊，您坐这里！"测量后，小李告诉张爷爷血压很正常。张爷爷叹了一口气，说："血压正常管什么用，身体好又有什么用，现在只有我一个人了，活着还有什么意思！"说完独自背着手，慢慢地向他经常坐的地方走去。从张爷爷的言行中，小李体会到了他的悲伤和孤独。小李想，张爷爷需要的不仅是生活照顾，还需要内心的陪伴与呵护。想到张爷爷退休前是一名教师，小李有了主意，对他说："张老师，您退休以前是一名光荣的人民教师，我能请您帮我一个忙吗？"张爷爷诧异地看着小李，说："我早就不是老师了，人也老了，能帮你什么忙？"小李说："因为我的护理技能和经验领导比较认可，这几天我们这里新招了几名护理员想让我带着培训，可是我没有相关经验，我想请您给我指导一下讲课技巧，可以吗？"张爷爷忙摇头说："不行不行，我就一个小学老师，哪能给你指导啊！"小李说："要不这样子，您给我讲几点老师怎么上课学生才爱听的技巧，好不好？您是专业老师，上课技巧一定懂很多，您就传授几点给我呗。""那好吧，那我就讲几点。"张爷爷刚开始还有点为难的样子，但在交流的过程中，小李适当附和，最后张爷爷好像换了个人一样，滔滔不绝地讲了1个小时。讲完后，小李向张爷爷竖起大拇指："张老师，您太棒了，我一定把您教我的这些用到培训里。非常感谢您今天给我上的这一课，我学了很多东西。以后有时间我还能向您继续请教吗？"张爷爷愣了一下说："可……可以啊，有什么不懂的，只要我知道的，都会教给你的。""那就一言为定了。我得去忙了，您到那边跟其他老人一起聊聊天吧，里边也有几位老人退休前是老师呢。"小李边说边拉着张爷爷走到了人群里。看着张爷爷在人群里重新谈笑风生，一改往日颓废，小李会心地笑了。

//　**思考题**　//

1.案例中张爷爷发生了哪些社会角色转变？

2.张爷爷的心理问题有哪些？护理员小李是如何应对的？

3.结合案例思考，新时代背景下老年护理的伦理道德要求有哪些？

//　**知识精粹**　//

1.老年人的心理特点

老年人因衰老而出现的心理特点包括：①感知觉减退，例如敏感度下降，视力、听力衰退；②记忆力下降，近期记忆能力差，远期记忆的保存效果较好；③接受新知识、学习新技能以及解决问题的能力均下降；④情绪趋向不稳定，表现为易兴奋、激怒，喜与人唠叨，好与人争辩等；⑤人格特征改变，常感到孤独、寂寞、焦虑，猜疑心及嫉妒心重，性情顽固，患病后对病情估计多为悲观，表现为精神过度紧张、瞻前顾后、焦虑、恐惧、沉默不语或拒绝治疗等。

2.老年护理的伦理要求

（1）体现尊重，鼓励自护

尊重老年人的生活习惯、人格尊严，诚意沟通；鼓励老年人自我护理，维护其尊严。

（2）理解关怀，有效沟通

老年人心理护理比躯体护理更重要；应注意观察老年人情绪和行为变化，耐心倾听，积极疏导，给予支持，合理使用非语言沟通技巧。

（3）细致观察，审慎护理

老年人感觉迟钝，症状体征不明显，且存在痛阈较高、多病并存、病情变化等难以预料的情况，应细致观察病情，审慎护理老人。

## 案例分析

1.案例中张爷爷发生了哪些社会角色转变？

社会角色是与个体的社会地位和身份相一致的行为模式、心理状态及相应的权利和义务，人们在社会中的一切行为都是与各自特定的角色相联系的。老年期角色转变是指个体进入老年期后为了使自己和环境保持平衡协调关系所进行的角色调试和改变，是个体社会化的最后阶段。张爷爷进入老年期，其面临社会角色转变主要包括以下几个方面：

（1）主体角色变为依赖角色

张爷爷在退休前作为家庭供给的重要支柱，有自己固定的工作、较稳定收入，可以自主把握社会资源而不需要依赖他人，因此在社会关系中扮演了独立的主体角色；退休后的张爷爷，一方面健康状况下降，认知能力衰退，另一方面收入逐渐减少，这些变化不可避免地使他需要得到女儿或社会的帮助，自身角色也逐渐从主体角色转为依赖角色。

（2）配偶角色变为单身角色

配偶角色是指一个人作为他人的丈夫或妻子，并享有作为丈夫或妻子的特定权利和义务的一种角色。单身角色则为丈夫或妻子因衰老、意外或疾病等原因死亡而自然成立的一种角色。因此，张爷爷的老伴去世后，他也从过去的配偶角色变成了目前的单身角色。

（3）居家生活角色变为集体生活角色

张爷爷老伴去世，女儿因工作忙无法照顾，将张爷爷送到了养老院这个大集体，和其他老人共同在养老机构安度晚年。至此，张爷爷多年养成的居家生活方式被打破，由过去的居家生活角色变成了需要适应与众多老人共同相处的集体生活角色。

（4）工作角色变为闲暇角色

张爷爷退休后，离开了原有的工作岗位，停止了与工作有关的社会活动，其长期扮演的工作角色中断，也就从工作角色转为了闲暇角色。

2.张爷爷的心理问题有哪些？护理员小李是如何应对的？

张爷爷因为老伴去世、女儿探望少等因素，产生了孤僻、厌世等负面情绪，言行充满了悲观和绝望。护理员小李在与老人交流过程中，抓住老人的心理状态，利用老人熟知的领域，进行积极正面沟通引导，并通过具体事情肯定了老人的价值，满足了老人的心理需求。

3.结合案例思考，新时代背景下老年护理的伦理道德要求有哪些？

由于老年人生理和心理上有其自身的特殊性，护理员在对老人进行照护时，除要遵循共同的道德规范和准则外，还有其特殊道德要求：

（1）专心细致，精心观察

老年人由于各组织器官老化，症状体征常常表现不典型，如疼痛阈值高，对疼痛反应不敏感，这就要求护士应以严谨的科学态度、高度负责的精神，认真细致观察病情变化，防微杜渐，时刻为老年人的安全和舒适着想。案例中护理员小李从张爷爷的言行中，观察到张爷爷的心理变化，经耐心沟通引导，使张爷爷一改往日颓废情绪，在人群里重新谈笑风生。小李没有因粗心、疏忽给老年人带来不应有的伤害，增加不应有的痛苦，符合老年护理道德要求。

（2）虚心诚恳，体现尊重

老年人自尊心强，照护要求高，这与他们阅历深、生活经验丰富、对社会和家庭有贡献等有关。护士在与老年人接触时，应虚心、诚恳，尤其应特别尊重老年人的人格尊严。案例中护理员小李在发现张爷爷情绪变化后，没有采取说教式的教育，而是通过行动肯定了张爷爷的价值，且在称呼张爷爷时用了敬称"张老师"，充分体现了护理员小李对张爷爷的尊重。

（3）因人而异，多措并举

照顾老年人，应根据每位老年人的年龄、职业、文化程度、性格特征、婚姻状况、亲情关系、慢性疾病及不同的心理状况，采取不同的护理方法。同时，养老院护士还应鼓励老年人做力所能及的事，以避免其产生无用感和自卑心理。案例中护理员小李针对张爷爷的心理状况，结合张爷爷的职业，帮助张爷爷学会情感自救，即让张爷爷传授讲课技巧，转移张爷爷的注意力，使其重新找回自我价值。

//  **思政元素**  //

1.敬老爱老

敬老爱老是中华民族的光荣传统。针对敬老问题进行讨论的著作《孟子·告子下》中记载："敬老慈幼，无忘宾旅。"敬老是对老人的赡养、尊重以及扶助行为，这是社会道德的基本要求，不仅是家庭层面的道德要求，更是社会公德层面的要求。敬老爱老不仅包含对老年人物质的关心，也包含对老年人精神上的关注。基于本案例中护理员小李的身体力行，一方面培养护士养老、敬老、爱老的社会主义美德，强化其从事老年护理工作的意愿，增强其社会责任感和服务意识；另一方面培养护士的职业精神和人文关怀能力，在工作中保持慎独、恪尽职守，做有温度的护士。

2.科学照护

快速老龄化引发的老年人健康问题是我国面临的突出社会问题之一，通过护理员小李对张爷爷不良情绪疏导的典型案例学习，一方面促使照护者思考自己的人生和专业价值，勇担促进老年人健康的重任；另一方面强调老年人照护的紧迫性和专业性，激发照护者寻求老年人照护有效措施的科学探索，促进科学照护精神的养成。

# 【案例12】 肿瘤科护理的伦理道德

## 别告诉他

### 案例介绍

　　65岁的老李1个月来反复咳嗽并咯血痰，入院检查被确诊为肺癌。儿子小李告诉医护人员："我爸性格敏感，感情脆弱，是否可以先不要告诉他真实的病情啊？"随后，医护人员和患者家属商量后决定向老李隐瞒病情，并且跟老李解释他仅患有"肺炎"。

　　在制订老李的化疗方案时，医护人员征求患者家属的意见，并建议其使用进口药培美曲塞二钠，家属了解到该药不属于医保报销范畴后，拒绝使用，也未与老李本人商量，便决定使用医保报销范畴内的国产药多西他赛进行化疗。经过2个周期的化疗，查房时老李告诉医生说："我这几天胃有点不舒服，吃饭没胃口，并且晚上肚子右侧时不时地会疼，有时候疼得让我难以忍受。"经进一步检查，老李被确诊为肺癌肝转移。

　　此阶段的老李每天只能卧床休息并口服镇痛药减轻疼痛，身体状况一天不如一天。老李似乎意识到病情严重，含泪向家属怒吼："我这病是肺炎吗？为什么这么长时间了还没好啊？你们是不是在骗我啊？"家属们一致沉默。之后，老李从病友那获知自己得了肺癌，情绪波动十分大，开始怨恨儿子，认为儿子和医护人员串通一起欺骗他。

### 思考题

　　1.该案例体现了肿瘤患者护理中的哪些伦理难题？

　　2.结合案例分析，肿瘤科患者的护理伦理道德要求是什么？

　　3.肿瘤科医护人员在告知患者真实病情时，应遵循什么原则？

### 知识精粹

　　1.肿瘤科护理的特点

　　肿瘤患者临床表现复杂，诊疗手段多样，治疗效果不确定，不良反应多且重，心理反应较强烈，呈现如下特点：

　　（1）护理难度大

　　肿瘤患者常被各种症状困扰，包括疲乏、疼痛、癌性发热等。这些症状在疾病发生发展过程中反复出现，影响患者生活质量，尤其到疾病晚期，治疗效果不明显，更加大了护理难度。在护理过程中，肿瘤科护士需要处理由于肿瘤发展引起的并发症以及由于治疗产生的各种不良反应。针对复杂的治疗过程，医护人员应重视预防、减轻放化疗所产生的不良反应。

（2）对护士素质要求高

随着社会进步及护理模式转变，肿瘤科护士不仅要为肿瘤患者提供外科手术治疗、放疗、化疗、生物免疫治疗等各种肿瘤治疗护理措施，还要提供肿瘤患者的心理护理、康复护理、社区护理及临终关怀。这就要求他们不仅要具备扎实的医学、护理学专科理论基础和熟练的操作技能，还需要肿瘤护理相关的社会学、心理学、伦理学、法律等多学科知识。肿瘤的发生发展对个体、家庭都会带来一定的健康、心理、经济及社会等多方面的影响。因此，肿瘤科医护人员须为患者提供全面护理，促进患者康复，提高患者生活质量。

（3）特需整体护理

通常情况下，肿瘤患者都有较长的治疗期，治疗后的连续护理必不可少。由于营养不良，机体对手术和放疗化疗的耐受性明显下降，不仅会缩短肿瘤患者的生存时间，而且会降低患者的生活质量。因此，合理营养和饮食在肿瘤患者的整个治疗和护理中都发挥着重要作用。同时，医护人员要指导患者进行手术后功能锻炼，使患者恢复正常的自理能力，帮助患者重新适应在家庭、社会中的角色，为重返社会和工作岗位创造条件，以尽可能帮助肿瘤患者恢复健康，提高其生活质量。

（4）重视职业防护

化疗和放疗是肿瘤患者治疗的重要措施。化疗中使用的抗肿瘤药物大多是细胞毒性药物，具有致突变、致畸形等作用，在杀伤癌细胞的同时，对人体的正常组织细胞也具有杀伤或抑制作用。医护人员因接触抗肿瘤药物可能会对其自身健康产生一定影响。因此，肿瘤科医护人员需提高职业防护意识，保护患者及其自身安全。

2.肿瘤患者的知情同意权

肿瘤患者的知情同意问题在临床中经常遇到，医护人员面对家属要求不告知患者病情时所采取的决策和行动，关乎患者的根本利益。医护人员要根据患者的病情及其承受能力，判断患者得知实情后的可能反应，综合权衡是否告知其实情。若将实情告知患者可能会影响治疗过程和效果，甚至对患者身心健康造成不良后果，此时医护人员为了患者的利益不得不隐瞒实情，则必须告知其家属实情。因此，在告知患者真实病情时，既要考虑患者的知情同意，又要考虑患者家属对病情的理解情况，从而选择最佳的告知方式。

3.肿瘤患者的治疗选择权

肿瘤诊疗大多是在多学科协作的模式下开展的综合治疗，涉及较多的治疗检查，且手段复杂，合理有序地制定诊疗决策是肿瘤患者临床获益的关键。由于肿瘤疾病的复杂性、肿瘤治疗的特殊性，诊疗方案需要家庭成员共同决定。加之许多家属不愿将病情如实告知患者，因此在临床实践中存在家属参与医疗决策制定的情况，他们多考虑的是亲情、社会舆论，以及经济代价。对于患者而言，受文化水平、经济条件、家庭情况、就医条件等的制约，有时也不能做出最有利于自己的决策。这些均容易使患者的治疗选择权被忽视。

**案例分析**

**1.该案例体现了肿瘤患者护理中的哪些伦理难题？**

肿瘤患者的护理伦理难题较多，如患者知情同意权、治疗选择权的维护等，医护人员应站在不同视角综合考虑判定，应用伦理原则应对伦理难题，为患者提供优质护理。

（1）肿瘤患者知情同意权的伦理难题

1）家属角度。出于保护患者的动机，案例中老李的家属请求医护人员一同向老李隐瞒病情，忽视了患者的知情权。原因可能是家属认为不告知老李真实病情是出于善意，"善意的谎言"能减轻老李的思想负担，使其安心养病。

2）医护人员角度。老李儿子事先告知医护人员，患者的性格敏感，感情脆弱。医护人员同意家属的隐瞒建议，一方面可能是担心将真实病情告知老李后，会加重他的身心负担，使其病情恶化；另一方面可能是担心真实病情告知不当会引起医疗纠纷，影响自身利益。

3）患者角度。老李前期虽不知晓真实病情，但根据病情进展，也感知到了自己的身体状况，对自己的病情有了诸多怀疑和猜测。在老李得知真实病情后内心充满了怨恨，对隐瞒病情的家属和医护人员产生了不满，不利于疾病的康复。

家属、医护人员、患者的三者视角冲突，构成了是否告知肿瘤患者病情的伦理难题。当患者要求知情时，家属和医护人员应综合考虑患者情况。根据临床观察，大多数患者得知真相后经过一段时间的调整，均能较好地调节和应对。家属被认为是最了解患者的人，由家属初步判断患者的承受能力，医护人员再确定是否告知患者实情似乎较为合理。若患者有强烈的知晓愿望，且其心理承受能力远比家属想象得好，隐瞒和欺骗给患者带来的心理煎熬远大于被告知实情所承受的压力时，医护人员应做好患者家属的思想工作，对患者讲出实情。与此同时，在告知患者真实病情后，家属和医护人员应更多地关注对患者的情感支持。

（2）肿瘤患者治疗选择权的伦理难题

1）家属角度。案例中，家属在没有与老李商量的情况下，因为进口药物不在医保报销范围，拒绝使用进口药而为老李选择了国产药进行化疗。老李的真实意愿未得到表达，治疗选择权未获得尊重。经调查，大部分肿瘤患者的医疗费用主要由家庭承担，经济话语权使得家属在患者临床决策中拥有较高的权威性，这也是肿瘤患者治疗选择权被剥夺的主要原因。

2）医护人员角度。案例中，医护人员并未与老李进行充分沟通，治疗方案未征得老李的同意，老李的治疗选择权被忽视。医护人员缺乏病情告知技巧，对真实病情告知存在障碍，大部分医护人员不认同将真实病情直接告知肿瘤患者，使得临床告知中家属忽略患者知情权的情况普遍存在。这种情况下的病情告知虽然规避了医疗风险，却是对患者权益的不尊重。

3）患者角度。面对复杂的病情时，患者情绪较为复杂。一方面，他们的求生意志使其希望使用最好的药物；另一方面，经济负担使其不得不考虑人财两空的悲凉结果，以及为家庭带来的长期影响。同时，部分患者由于文化程度和认知能力的限制，对治疗方案理解不充分，这些不仅促使患者一时很难做出理性决策，还可能影响患者充分行使治疗选择权。

治疗选择权是肿瘤患者享有的基本权利，一味地阻碍患者行使选择权，不仅使患者的情感体验缺失，也会造成其疾病的转归和发展。家属应多与患者沟通，尊重患者的治疗选择权，保障其尽可能按照自己的意愿接受治疗。医护人员应及时与患者和家属沟通，避免对患者提供不准确的信息，影响患者治疗方案的选择。

2.结合案例分析，肿瘤科患者的护理伦理道德要求是什么？

老李病程处于终末期，现有医疗水平无法完全治愈，临床治疗的重点已不再是仅仅针对疾病本身，而更多的是缓解老李的生理、心理痛苦，采取有效措施，最大限度地改善老李的生活质量。

（1）关怀照顾，引导适应

案例中老李质疑病情时，医护人员选择了沉默，未给予老李适度关怀。作为医护人员，应以热情友好的态度主动与患者沟通，耐心倾听患者诉说，了解患者的心理状态，向患者讲解肿瘤治疗的过程、治愈的可能性，介绍成功的实例，减轻患者的焦虑与恐惧心理，帮助其树立战胜疾病的信心。

（2）尊重患者，减轻疼痛

案例中老李病情恶化，发生了肝转移，每日依靠口服镇痛药缓解疼痛。由于需要住院化疗、放疗，老李不得已与亲人朋友暂时分离，且很多生活习惯因为住院而不得不改变，容易引起强烈的无助感。此时老李更需要亲人朋友及医护人员的尊重、关心关爱、支持理解。疼痛影响肿瘤患者的生存质量，使晚期肿瘤患者产生恐惧、痛不欲生，甚至自杀念头。摆脱疼痛是肿瘤患者的基本权利，有效镇痛是对患者最人性化的护理之一。因此，肿瘤科医护人员应尽量减轻患者疼痛，提高其疼痛阈，增进其自制力，强化其支持系统功能。

（3）尊重自主，施治有度

由于家属和医护人员一同向老李隐瞒真实病情，在治疗方案选择时也未征得老李同意，老李自主权未得到尊重。在患者对自己的病情完全知情的情况下，让患者参与选择治疗方案，是对其自主权尊重的有力体现。肿瘤科医护人员应遵循尊重生命、减轻伤害、尊重自主权的伦理原则。对于为肿瘤患者提供的每一种治疗措施，医护人员应权衡其利弊得失，从患者利益出发，做出合理可行的治疗决策。

3.肿瘤科医护人员在告知患者真实病情时，应遵循什么原则？

对疾病真相的知晓是肿瘤患者应有的权力，有助于患者主动适应疾病带来的后续生活变化。医护人员在告知老李病情前，若不考虑老李的承受能力和心理反应，以直接的方式告诉老李实情，可能会增加负性信息带来的不利影响。因此，在告知肿瘤患者实情前，医护人员和患者需要进行谨慎沟通，采取适当的方式，以期达到既满足患者对疾病的知情权，又不引发患者出现突然和严重的心理应激反应的目的。肿瘤科医护人员告知患者真实病情时应遵循以下基本原则：

（1）提供情感支持的环境

肿瘤患者一旦被确诊，护士和家属应尽早协助患者做好面对病情的心理准备。在告知患者病情前，护士应营造充满情感支持的环境及氛围；告知病情的同时，应详细介绍病情可能的积极愈后和良性转归，增强患者的治疗信心。

（2）医护协同告知

在告知肿瘤患者实情时，需要高年资且有丰富交流经验的医生和护士一起进行，相互配合。医生对患者病情有充分的了解和专业判断，而护士则能为患者提供所需的情感支持和必要信息，两者协作对患者的心理反应进行有效应对。

（3）告知恰当病况内容

大多数肿瘤患者希望能了解疾病的诊断、治疗及副反应，能参与治疗方案的选择。医护人员在诊疗活动中应当向患者说明病情和医疗措施，对需要实施手术、特殊检查、特殊治疗的，应当及时向患者说明医疗风险、替代医疗方案等情况，并取得患者的书面同意，不宜向患者说明的，应当向患者的近亲属说明，并取得亲属的书面同意。

（4）采取循序渐进的方式

在告知肿瘤患者实情前，护士应针对患者的情况，包括心理反应、承受能力及应对方式进行评估，尽量采取患者能够接受的方式告知，并给患者一定时间让其做出反应。在观察到患者的反应较好时，可进一步给予部分告知或完全告知，关心患者的想法和担忧，并提供心理安慰。

（5）提供专业支持和安慰

医护人员根据患者的反应，给患者提供相应的专业支持和安慰，与患者讨论疾病治疗方案和可能的预后，回答患者对病情及治疗方案的疑问，让患者切身感到不是其一个人在战斗，而是有充足的支持力量同他在一起。

## 思政元素

1.提倡预防为主

近年来，随着经济发展和社会进步，疾病谱发生了很大的变化，肿瘤的发病率、死亡率居高不下且呈现上升趋势。因此，肿瘤的一级预防相较于治疗能实现更高的价值。通过对肿瘤预防知识的健康教育，鼓励人们改变不良行为和采取健康的生活方式，提倡肿瘤的早发现、早诊断、早治疗，帮助民众树立正确的健康观和预防观。

2.秉持矛盾观

肿瘤患者的临床表现复杂多样，涉及多个系统。作为肿瘤科的医护人员，应秉持矛盾观，注重患者的主要症状，解决患者最主要的核心健康问题，促进患者最大程度的舒适，从而有效提高患者的生活质量。

3.保持坚韧和乐观

一方面，肿瘤患者的心理状态与疾病的发生、发展有着密切的关系，积极乐观的心态有利于疾病的转归。因此，培养乐观、坚强的性格能增强肿瘤患者治疗的信心，促进患者康复；另一方面，肿瘤科的医护人员要持有坚韧乐观的职业心态和道德情感，积极应对工作和生活中的压力，不断进行自我调整，促进职业心理素质的提升。

（胡俊平　李艳　张宏晨）

# 第六章　公共卫生服务的伦理道德

**引言**

　　近年来，国内外突发公共卫生事件时有发生，如2003年发生的传染性非典型肺炎、2008年发生的禽流感、2009年发生的甲型流感（H1N1）、2014年发生的埃博拉病毒感染，以及2019年发生的新型冠状病毒肺炎……突发公共卫生事件往往伴随着重大的健康安全隐患，严重危害着人民群众的身体健康，影响着社会的安定。医护人员作为人类健康的守护者，第一时间总会出现在事发现场实施防疫和救治工作。因此，探讨突发公共卫生事件应急护理的伦理问题，对于护士做好特殊事件和特殊情况下的应急护理工作有着重要的指导意义。

## 学习目标

　　1.知识目标：识记突发公共卫生事件的概念、特点；陈述突发公共卫生事件的应急护理内容，理解突发公共卫生事件应急的护理伦理责任和伦理要求。

　　2.能力目标：灵活应用突发公共卫生事件发生时的抢救原则和技能；归纳事件发生后妥善处理的重点任务。

　　3.情感、素质和思政目标：尊重患者权利，强化法律意识；树立保护公众的健康职责；树立关爱、奉献、忠诚的职业观；养成整体、系统、辩证的评判性思维和决策思维。

## 【案例13】突发公共卫生事件应急的护理伦理道德

### "疫"不容辞

## 案例介绍

己亥年末，庚子鼠年，新型冠状病毒肺炎疫情爆发。

护士小张，是一名在一线坚守了无数个日日夜夜的抗疫护士。她和同事们密切配合、团结协作、沉着应对，在生死边缘奋力抢救每一位新型冠状病毒感染患者。小张是一名护士，也是一个女儿。一天夜幕降临时，汗水和泪水夹杂着流过忙了一天的小张的面庞，她忍不住啜泣道："从去年12月底一直到现在，每天都是这样，从没有离开这个病区。看看我这满脸的伤痕，每天都心惊胆战，我怕自己被感染，我真想逃离这个可怕的地方！还有我爸妈身体不好，也不知他们怎么样了！"这段话让大家都怔住了，片刻沉默后，一位同事说："你看看我的脸，你再看看周围同事的脸，哪个和你不一样？哪个不是从那个时候到现在都没回过家？你再看看外面众多生命垂危的患者，我们不管他们，谁管他们？你看，专家组也在积极地攻坚克难，我相信，高效的治疗方案很快就能投入临床，我们有祖国作为强大的后盾，一定能打赢这场没有硝烟的战争！"此时，另一位同事轻声说："她爸爸也感染了，患者太多了，没床位……"大家都不说话了，而小张也陷入了久久的沉思。她深知责任重大，继续含着眼泪，嚼着方便面，毅然选择继续坚守在抗疫一线。

小张仅仅是众多抗疫人员中的一个平凡缩影。没有从天而降的英雄，只有挺身而出的凡人。疫情爆发以来，广大医护人员逆向前行，他们放弃春节和家人的团聚，有的留下未成年的孩子，留下年迈的老人，有的推迟了婚期，主动请缨，执甲逆行。他们承受着巨大的心理压力，挑战着身体的承受极限，为患者提供紧急救治和专业护理，以及全方位的人文关怀，用医者仁心守护人民群众的生命安全和身体健康，只因他们的名字叫"白衣天使"。

### 思考题

1. 突发公共卫生事件应急中护士的责任和权益是什么？
2. 如何看待护士小张最终决定继续坚守在抗疫一线的行为？

### 知识精粹

1. 突发公共卫生事件

突发公共卫生事件是指已经发生或者可能发生的、对公众健康造成或者可能造成重大损失的传染病疫情和不明原因的群体性疫病，包括人数众多的重大食物中毒和职业中毒事件，以及其他危害公共健康的突发公共事件。

2. 突发公共卫生事件应急护理的特点

（1）群体性

受灾遇难的人数较多，涉及面广。护士在完成日常护理工作的同时，需要配合其他医护人员对感染者或伤残人员群体进行心理治疗和精神抚慰，应运用专业知识积极宣传防治知识和应对措施，努力消除患者恐慌，维护生活秩序和社会稳定。

（2）风险性

突发公共卫生事件发生后，医护人员往往是最先进入事件现场的施援人员之一，护理工作具有高风险性。护士必须快速决策，紧急施救，及时现场控制。

（3）协作性

护士不仅负责现场抢救的紧急任务，还应保持护理工作良好的连续性和协同性，做好与医生、救援指挥人员、志愿者等其他工作人员的协同配合，确保各项抢救工作的无缝衔接。

（4）责任性

护士不仅要协助医生抢救危重患者，做好伤、病、疫情观察，配合各种手术，同时还要做好基础护理和专科护理，以及现场防疫消杀等，对保卫人民生命健康安全和控制疫情播散责任重大。

（5）紧迫性

人们对事件发生的时间、地点、影响程度等均难以准确预估和把握。突发公共卫生事件事发突然，情况紧急，危害严重，如不能迅速采取处置措施，事件的危害将进一步加剧，造成更大范围的影响。护士在最初阶段予以的紧急处理和科学预测意义重大，护士应迅速决策，采取针对性措施将事件危害控制在最低程度。

3. 突发公共卫生事件对护士的道德要求

（1）救死扶伤，甘于奉献

在突发公共卫生事件应急护理中，护士往往身处危险和艰苦的工作环境，甚至会威胁自身生命安全。这就要求护士应具有高度的责任心和自我牺牲精神，始终把患者和群众的生命安危和健康利益放在首位，甘于奉献、敢于承担、自我牺牲。

（2）大局为重，先公后私

为维护多数人的生命健康和公共安全，可能会触及护士个人利益，护士应以大局为重，先公后私，最大限度防止突发事件的进一步扩大。

（3）沉着应对，科学处置

突发公共卫生事件发生时，往往会在短时间内涌现出大批患者。忙乱的工作不仅要求护士技术精湛，而且要临危不乱、头脑机警、动作敏捷，及时处理各种突发事件。

（4）密切配合，团结协作

突发公共卫生事件的处理是一项复杂的社会工程，需要各部门相互支持、协调和共同处理，护士应与各部门及其他专业人员密切合作、团结一心，共同应对。

### 案例分析

1. 突发公共卫生事件应急中护士的责任和权益是什么？

"理者，物之固然，事之所以然也。"无论是民间有言，"三分医，七分护"，还是医护人员耳熟能详的"有时是治愈，常常是帮助，总是去安慰"，无不说明护士在患者治疗、治愈过程中的重要地位。尤其面对诸如新型冠状病毒感染等重大的突发公共卫生事件，更需要护士恪尽职守、勇于担当、奋不顾身。

（1）身兼重任，甘于奉献

案例中护士小张的同事说："哪个不是从那个时候到现在都没回过家？你再看看外面

众多生命垂危的患者，我们不管他们，谁管他们？"当发生严重威胁公众生命安全的自然灾害、公共卫生事件时，护士应服从卫生主管部门或所在医疗卫生机构的安排，立即奔赴现场或临床一线，全力参与伤员救治，这是护士神圣的职责。护士必须将生死置之度外，奋不顾身地紧急救护，不能有丝毫的犹豫和退缩。无论何种情况，都要有自我牺牲的献身精神。

（2）保障护士的合法权益

案例中的护士小张连续工作几个月，满脸的伤痕，每天都心惊胆战地担心被感染，也忧心父母的身体。因此在突发公共卫生事件发生时，护理管理者要遵守行政伦理、管理伦理，履行管理职责，维护护士权益。高度关注和关爱一线护士的身心健康，及时向上级部门反映护士的需求和疫情防控中护理管理存在的问题、建议或寻求帮助，合理安排人力资源及工作时长，确保疫情防控护理质量安全、高效、优质、满意。长期坚守抗疫一线的护士，有权接受完整的传染病救治、消毒隔离、严密防护和心理疏导的教育、培训和支持，以防因防护物资不到位、心理援助不及时而造成的感染、恐慌、心理危机甚至生命财产损失。建议管理部门应建立强制性的休息和轮休制度，保障护士身心健康。

2. 如何看待护士小张最终决定继续坚守在抗疫一线的行为？

案例中护士小张在抗击疫情期间想离开本职工作岗位，回家照顾生病的父亲。作为女儿的她有照顾父亲的责任，因此萌生了放弃抗疫的想法。但在同事的鼓励和带动下，她重塑了大局为重、先公后私的观念和意识，又一次坚定了信念，毅然选择救死扶伤，坚守抗疫一线。护士小张"舍小家顾大家"的精神值得我们学习。社会主义集体原则认为集体利益与个人利益是辩证统一的关系，集体利益高于个人利益，必要时个人应为集体利益做出牺牲。护士个人为了维护社会的最大利益，需要放弃或牺牲自身部分利益，增强服务意识，最大程度地投身抗疫一线。

//// **思政元素** ////

**1. 弘扬抗疫精神**

面对疫情，医护人员秉持救死扶伤、护佑生命的光荣传统，传承医学精粹，勇于探索实践，敢于攻坚克难，创新技术手段，不断提高专业技能水平。以实际行动践行社会主义核心价值观，以自身模范行动引领社会风尚。医护人员应坚定政治方向，执着理想信念，增强"四个意识"，坚定"四个自信"，做到"两个维护"，立足本职岗位，秉持优良传统，把自己的理想同祖国的前途、民族的命运紧密联系在一起，用医者仁心守护人民群众的生命安全和身体健康。

**2. 铸就团结力量**

面对突如其来的严重疫情，广大医护人员白衣为甲，逆行出征，救死扶伤。一线护士践行着南丁格尔誓言，他们之所以值得托付和信赖，靠的是崇高的职业道德、扎实的专业知识和娴熟的专业技能。面对肆虐的传染疫情和严重的病情，他们承受着巨大的心理压力，秉持着生命至上的价值追求，为每一位患者提供优质的护理。同时，高效的疫情防控充分展现了中国共产党领导和我国社会主义制度的显著优势，充分展现了中国人民和中华民族的伟大力量，极大增强了全党全国各族人民的自信心和自豪感、凝聚力和向心力。

3.彰显科学精神

疫情发生后，我国在没有特效药的情况下，实行中西医结合，先后推出八版全国新型冠状病毒感染诊疗方案，筛选出"三药三方"等临床有效的中药西药和治疗办法，被多个国家借鉴和使用。无论是抢建方舱医院，还是多条技术路线研发疫苗；无论是开展大规模核酸检测、大数据追踪溯源和健康码识别，还是分区分级差异化防控、有序推进复工复产，都是对科学精神的尊崇和弘扬，也为全球抗击疫情贡献了中国智慧和力量。

（胡俊平）

# 第七章　特殊医疗技术活动中的伦理道德

**引　言**

　　特殊医疗技术的应用为人类诊治疾病、延长寿命、提高生命质量、改善人类素质带来福祉，但同时也引发了人们行为方式的改变，以及与传统道德观念之间的矛盾冲突，尤其是器官移植、辅助生殖技术等特殊医疗技术的兴起，引起了诸多伦理道德的争议，也成为近年来护理伦理学研究的热点。目前，人类已开展了包括肾脏、心脏、肺脏、骨髓等多种重要器官的移植，成为20世纪最重要的医学成就之一，但随之产生的伦理学问题也日渐突出，并成为器官移植技术发展的严重阻碍。同样，辅助生殖技术的发展，为不孕不育夫妇带来了福音，但该技术的发展也带来了诸多伦理难题。特殊医疗技术活动中的伦理道德要求护士须以有利于患者为原则，保护其合法生命权、生育权，规范特殊医疗技术管理的同时防止其滥用。只有具备良好伦理道德的护士才能促使特殊医疗技术这把双刃剑，发挥其解除人类病痛、提高人口素质、造福人类的作用。

**学习目标**

　　1.知识目标：识记器官移植、生殖健康、辅助生殖技术的概念及伦理原则；理解器官移植中的伦理责任与难题、选择标准，优生的具体措施及伦理要求，辅助生殖技术的伦理价值。

　　2.能力目标：能在器官移植、生殖健康、辅助生殖技术实践中，运用基本伦理准则和道德规范分析临床实践中的具体伦理问题。

　　3.情感、素质和思政目标：树立法律意识，强化职业道德，培育医者精神，践行公益论，依法行医。

# 【案例14】器官移植的护理伦理道德

## 哥哥也想健康地活着

### 案例介绍

我跟别人不太一样，从小到大别人看到我就笑话我，说我傻呵呵的。我弟弟比我小4岁，但是爸爸妈妈和别的人都比较喜欢我弟弟，因为他啥都会。

最近弟弟老是肚子疼，今天爸爸妈妈带我们去医院了，做了好多检查，给我也做了检查，最后医生说："兄弟俩的指标吻合，你们再好好考虑一下。"我们就去休息了，过了一会爸爸跟妈妈说："再没有其他办法了，他哥小时候脑膜炎留下智力障碍后遗症，也不能正常学习生活，但是老二原来好好的啊，总得有一个好好活着的。"看着爸爸很难过的样子，妈妈哭了："让老大这样我已经很对不起他了，怎么能再让他受苦呢？"爸爸说："一个肾也能活的啊，不然老二就要没了。"妈妈说："有没有卖的咱们去买一个也行啊。"爸爸说："你不要胡说，那是犯法的。"爸爸妈妈说完哭了好久，护士看到爸爸妈妈过来了，赶紧上前询问道："好好想一想，不着急，有什么需要及时跟我讲。"并跟我们说了器官移植对我们俩的利弊关系。爸爸对护士说："我们决定好了，让老大给老二供肾，进行肾移植。"

我在旁边一直看着护士和爸爸妈妈商量，见护士安慰了难过的爸爸妈妈，并且问道："哥哥知道吗？"爸爸说："没关系，他肯定愿意，我哄哄他就行了。"护士说："那可不行，你得把所有情况都让他知道。"护士小声问我："你愿意给你弟弟捐肾吗？"我特别害怕："我也要活着，捐给他我会死的，我不给。"护士对我说："不会的，你不会死，但是生活质量可能会受到影响。"然后护士对爸爸说："你看他不愿意，必须尊重其本人的意愿，完全同意了才能移植。"

### 思考题

1.护士是否维护了哥哥作为供者的权益？

2.本案例中有哪些违背器官移植的伦理道德的行为，如何改正？

### 知识精粹

1.活体器官移植供者选择的伦理问题

从理论上来讲，成年人在完全自愿、无任何压力和利诱的情况下进行的活体器官捐献不涉及伦理问题，活体亲属之间的器官移植是被允许的。尽管如此，还是存在以下伦理问题：首先，在实践活动中，几乎不能保证捐献者完全不受家庭压力、经济压力等的影响；其次，活体器官的摘除可能会对捐赠者造成一定的健康损害；最后，器官移植给人带来希望，但也存在风险，手术不仅对患者家庭造成巨大的经济压力，而且面临手术失败的风险，也就涉及了卫生资源的分配问题。这些伦理问题是活体器官移植必须关注的问题。医护人员在选择供体时，应最大程度维护供者的权益。

2.器官移植受体选择的伦理问题

人体器官移植供者的公正分配在形式上表现为按需分配，但由于器官来源极其短缺，必然存在着分配是否公平的问题。目前主要是依据供者意愿、医学标准和社会价值标准进行综合判断。其中，供者意愿是首要标准，如果供者对受者有明确的捐赠意向，在不违背法律的前提下则首先根据供者意愿选择受者。此外，若供者无具体要求，可根据临床医学标准选择受者，即由医护人员根据医学发展水平和自身医学知识经验，对患者器官移植的适应证、禁忌证、免疫相容性、移植的迫切性、并发症对治疗与恢复可能的影响、身体条件及心理社会调整能力等方面进行全面的评估和判断；同时，大医学观标准，即根据受者的预期寿命、生命质量、个人行为和运动能力选择受体，也被大众所接受。最后，社会学标准即根据社会价值和经济能力等选择受者具有极大的争议。

3.新时代背景下器官移植的道德要求

新时代背景下，器官移植的道德要求是以恢复患者健康为首要目的，兼顾人道主义和功利主义原则，使得医疗资源分配合理化和最优化。器官移植的道德要求中，最重要的是严格遵守器官移植的伦理原则，主要包括知情同意原则、公正原则、保密原则、禁止商业化原则和伦理审查原则。知情同意原则即供者和受者都是出于自愿，必须做到对移植的目的、程序、措施、预后、费用、风险、代价和收益等各方面知情同意。公正原则即在器官移植存在严重的供需矛盾时，对可供移植的器官应遵循效用原则，使得受者利益最大化。保密原则即从事人体器官移植的医护人员应当对人体器官捐献人、接受人和申请人体器官移植手术患者的个人资料和病情信息保密。禁止商业化原则即禁止任何组织或者个人以任何形式买卖人体器官，从事与买卖人体器官有关的活动而获取人体器官来源的做法。伦理审查原则即医护人员在开展每一例器官摘取和器官移植手术前，必须接受伦理委员会的审查，并在伦理审查通过后方可实施。

## 案例分析

1.护士是否维护了哥哥作为供者的权益？

案例中的护士具有一定的共情能力，当护士看到患者的父母因儿子的问题极度悲伤，主动上前询问，使得护患双方建立信任关系，哥哥才能解除顾虑，告知父母及护士其真实想法。一般来说，自愿捐献是活体器官捐献的唯一形式，但捐献者可能受家庭、经济等多方面影响，做不到充分知情同意及自愿捐献，且活体器官的移除对捐献者的潜在影响是必定存在的。因此，医护人员不仅要救治被捐献器官者，更要维护供者的利益。案例中医护人员在关怀弟弟及父母的同时，也询问了哥哥的意见，充分体现了器官移植的知情同意、公正等原则，保证了器官移植的公平公正。

358

2.本案例中有哪些违背器官移植的伦理道德的行为，如何改正？

本案例中父母忽略了供者的知情同意原则，医护人员违反了保密原则，在处理人体器官移植的具体伦理问题中，应注意以下两点：

（1）知情同意

哥哥作为供者虽最终知晓弟弟需要器官捐献，自己也符合供体的要求，但他并未同意进行器官捐献，因此父母不能强迫哥哥作为器官移植的供体。人体器官移植中，无论是供者还是受者，都必须让双方充分知情，并得到其理性同意，签署知情同意书的前提下，才能进行器官的摘取和移植。器官作为人的私有财产受法律的保护，无论是死者还是活着的人的器官，任何人都不能随意摘取。同时，医护工作者也应时刻意识到，自己的行为和实践必须在法律许可的范围内进行。

（2）尊重保密

本案例中无论医护人员，还是供者和受者双方父母，都在透明公开地谈论患者的疾病问题。尤其是医务人员未完全掌握器官移植的伦理原则，对患者家属的健康宣教不到位，导致患者及患者的哥哥对手术的情况均不知晓。案例中哥哥虽目前未同意器官捐赠，但父母及兄弟均已知晓，且希望哥哥捐赠，很难避免之后哥哥在家庭压力下捐献器官。器官移植的保密原则要求相关医护人员应当对人体器官捐献者、接受者和申请人体器官移植手术者的个人信息和病情保密。即使是活体之间的器官捐赠，医护人员对其亲属的医学检查结果（如组织配型等）应绝对保密，才能保证捐赠者在没有任何家庭压力或其他外界压力下自愿捐赠。

## 思政元素

1.坚守法律底线

在器官移植创造奇迹的同时，也带来了令人困扰的诸多社会伦理问题。本案例中只揭示了诸多伦理问题中相对常见的一种，国家也出台了相关规定和法律来杜绝器官移植带来的伦理问题，但仍然存在错综复杂的矛盾和障碍。人体器官移植的公平公正需要遵守底线。古人云："没有规矩，不成方圆。"其中就蕴含着有底线、讲规则的真谛。传统文化的传承和弘扬，每一代人有自己独特的方式与风格，但是也需要有亘古不变的坚守与原则，要知道什么可为，什么不可为。中华文化博大精深，我们需要在正确的道路上守正创新。

2.培养伦理情感

护士应遵循的基本护理伦理要求是尊重患者、有利于患者、不伤害患者和公平对待患者。该案例从最开始描述父母的矛盾心理，之后给出错误的解决方法，到最后护士予以纠正，多处展示了护士的职业精神，体现了护士的职业道德价值理念。这种护理道德情感将直接影响其工作态度和履职行为。因此，良好的护理道德情感的养成至关重要，是护士职业发展的重要影响因素，离不开护理伦理道德的熏陶、培养和教育。

# 【案例15】生殖健康的护理伦理道德

## 要求供精助孕的近亲结婚者

### 案例介绍

王某的母亲与李某的父亲是亲兄妹，王某和李某夫妇为姑表亲，属于三代以内近亲结婚。两人虽然知道近亲不宜婚配，但奈何自小一起长大，青梅竹马，感情深厚，加上双方家长"亲上加亲"的传统思想，最终结为连理。

婚后2年，生育的头等大事摆在了夫妇二人面前。尽管听说过近亲结婚的不良影响，但考虑到双方身体健康，家族中并无遗传病史，抱着侥幸的心理怀孕了。喜悦之余，他们也开始真正担心近亲结婚后代会出现遗传病的问题。夫妇俩阅读了相关书籍和报道，看到近亲结婚可能生育缺陷儿的信息，出于对未来孩子健康的忧虑与担心，最终在李某怀孕50天时，夫妇俩下决心前往医院选择了人工流产，终止妊娠。

夫妇二人既渴望拥有一个健康孩子，又无法面对近亲婚配有生育不健康孩子的可能，于是萌生了借助人类精子库的精子来完成生育的愿望。怀着这种期望，夫妇俩前往某院的生殖医学中心要求供精助孕。

### 思考题

1.王某和李某夫妇是否可以行使生育权？

2.该医院是否应通过王某和李某提出的供精助孕的要求？为什么？

### 知识精粹

1.生育控制应遵循的伦理原则

生育控制是对人的生育权的限制，主要针对特定人群的生育权的限制，是从优生的角度，为提高人口质量而对一些严重影响后代生命质量的特定育龄夫妇实行生育的社会限制和医学限制。实施生育控制的医护人员必须遵守有利原则，包括有利于当事人身心健康，有利于家庭生活质量，有利于促进社会发展；同时要坚持尊重当事人的原则、知情同意的原则及为当事人保密的原则。

2.优生的伦理问题

优生是人类应用遗传学的知识和原理，采取适当措施，防止在子孙后代中发生遗传病，改善遗传素质，提高人口质量。具体措施包括：婚前优生遗传、婚后优生措施及孕后优生措施。尽管优生的目的在于提高人口质量，但受社会行为和政府政策干预，生育者的个人生育愿望和生殖行为受到一定的限制。

### 3.实施优生措施时医护人员应遵循的伦理要求

我国现行的优生措施及伦理要求主要是：禁止患有某些严重遗传疾病、严重精神分裂症、智力严重低下、近亲结婚者婚育；提倡准备结婚的男女双方婚前进行医学检查与适龄生育；开展孕前遗传咨询；注重产前诊断及早发现异常、加强孕产期保健等。

#### 案例分析

**1.王某和李某夫妇是否可以行使生育权？**

公民的生育权是一项基本人权，应当给予尊重。但随着社会的发展，国际社会对生育权问题提出新的观点，就是自由且负责任地行使生育权，强调夫妻和个人对子女、家庭和社会的"责任"，强调夫妻在行使生育权时，要考虑到将来子女的需要和对社会的责任。因此，个人生育权的实现，必须以遵守国家法律、法规和计划生育政策为前提，优生政策将对特定人群生育权进行干预和限制，以减少个人应有的自由和权利。本案例中该夫妇为近亲结婚，违背了我国现行的优生措施及伦理要求，因此医护人员不能因尊重他们个人的生育权而为他们进行辅助生殖，这样不仅违背了社会公益原则，还会造成人们对法律、法规的蔑视，甚至使部分社会成员形成传统观念和习惯性道德大于法律的错误认知，进而影响人们的道德观、价值观。基于此，该对夫妇不可以行使生育权。

**2.该医院是否应通过王某和李某提出的供精助孕的要求？为什么？**

该夫妇的情况不符合原卫生部颁布的176号文件《关于修订人类辅助生殖技术与人类精子库相关技术规范、基本标准和伦理原则的通知》规定的供精适应证范围。《人类辅助生殖技术伦理原则》中保护后代的伦理原则也明确规定，医护人员不得对近亲间及任何不符合伦理、道德原则的精子和卵子实施人类辅助生殖技术。

《中华人民共和国民法典》第一千零四十八条中规定，直系血亲或者三代以内的旁系血亲禁止结婚。禁止结婚的亲属之间形成的婚姻关系属于无效婚姻。《人类辅助生殖技术伦理原则》中社会公益原则第一条指出，"医护人员必须严格贯彻国家人口和计划生育法律法规，不得对不符合国家人口和计划生育法规和条例规定的夫妇或单身妇女实施人类辅助生殖技术"，即只能为符合计划生育法规和条例规定的夫妇提供人类辅助生殖技术。

该夫妇双方系姑表近亲结婚，这一行为虽然维系了传统观念中"亲上加亲"的习惯性做法，但是违背了我国法律的禁止性规定，造成了事实与法律的冲突。该夫妇因为违背法律的禁止性规定而形成的婚姻关系，属于无效婚姻。如果医护人员对他们实施辅助生殖技术，实际上是违背了法律法规的禁止性行为。因此，该医院生殖医学中心不能为其实施供精助孕。

#### 思政元素

##### 1.树立法律意识

特殊医疗技术的应用中充满了伦理道德的争议和安全隐患。通过该案例学习，应进一步牢固树立医护人员法治观念，深化对重要法律概念的认识，明确特殊医疗技术中存在的法律问题，增强分辨能力，提高运用法治思维、维护自身和患者权利、提高解决现实与法律矛盾的能力。

2.强化职业道德

特殊医疗技术必须以患者为中心，以最大限度有利于患者为原则，只有具备良好医德医风的医护人员才能用好特殊医疗技术这把双刃剑。深刻理解医疗行业职业精神和规范，增强职业责任感，坚持"爱岗敬业、无私奉献、诚实守信、公道办事、开拓创新"的职业品格和行为习惯。

3.培育医者精神

医护人员应秉持"敬佑生命、救死扶伤、甘于奉献、大爱无疆"的医者精神。在培养精湛医术的同时，应始终把人民群众生命安全和身体健康放在首位，尊重患者，善于沟通，提升综合素养和人文修养，做党和人民信赖的好医生、好护士。

# 【案例16】辅助生殖技术的护理伦理道德

## 我的胚胎我做主

//// **案例介绍** ////

刘某和杨某结婚4年一直未孕。眼看两人都已而立之年还无子女，双方家长也再三催促，后来迫于各种压力，双方前往某生殖医学中心进行诊治。女方被诊断为双侧输卵管间质部梗阻，无法自然受孕，医生建议其接受试管婴儿技术助孕。夫妻双方商议后，决定听从医生的建议，经过系列治疗他们获得优质胚胎14枚。此时夫妻双方终于感到一丝安慰，殊不知经过2次移植均未成功受孕。经临床医生和胚胎室研究员讨论后，考虑该夫妇胚胎质量良好，但子宫内膜薄，建议等女方子宫内膜条件改善后再行解冻移植。

经过半年的综合治疗，女方子宫内膜改善效果不明显。此时夫妇仍有5枚冷冻胚胎尚未安排再次解冻移植的具体时间。而2次胚胎移植的失败，让这对夫妇感到十分受挫和沮丧，不愿再次承受助孕过程的巨大压力，也无法再次面对失败的结果。他们准备放弃继续助孕治疗，并要求带走自己剩下的5枚胚胎。

医院拒绝了他们的要求，并明确告知该夫妇，现行的辅助生殖技术管理条例不允许助孕夫妇自行带走胚胎。但该对夫妇仍坚持带走胚胎，并进一步质疑：胚胎是他们自己花费金钱、时间，并使用自己的卵子、精子获得，为什么不能自己做主带走？

//// **思考题** ////

1.医院拒绝该夫妇的要求合理吗？

2.该夫妇违背了哪些伦理原则？

### 知识精粹

**1.人类辅助生殖技术**

人类辅助生殖技术是指对配子、胚胎或者基因物质体内外操作而获得新生命的技术，它不仅可以治疗不孕症，而且可以观察胚胎发育过程，揭示生殖奥秘，实现了从源头阻断遗传性疾病，辅助生殖技术广义上包括人工授精技术（Artificial-Insemination，AI）和体外受精-胚胎移植术（In Vitro Fertilization and Embryo Transfer，IVF-ET）及衍生技术两大类。

**2.人类辅助生殖技术的伦理原则**

（1）有利原则

医务人员在患者充分知情的情况下有义务告知患者目前可供选择的治疗方案、利弊及其承担的风险，并且提出有医学指征的选择和最有利于患者的治疗方案；禁止以多胎和商业化供卵为目的的促排卵；不育夫妇对实施人类辅助生殖技术过程中获得的配子、胚胎有其选择处理方式的权利，技术服务机构必须有详细的记录，并获得夫妇双方书面的知情同意；患者的配子和胚胎在未征得同意的情况下，不得进行任何处理，更不得进行任何买卖。

（2）知情同意原则

人类辅助生殖技术必须在夫妇双方自愿同意并签署书面知情同意书后方可实施；医务人员须使人类辅助生殖适应证的夫妇了解：实施该技术的必要性，实施程序，可能存在的风险以及降低这些风险所采取的措施，技术服务机构稳定的成功率，每周期大致的费用及进口、国产药物选择等与患者做出合理选择相关的实质性信息；接受人类辅助生殖技术的夫妇任何时候都有权提出中止该技术的实施，并且不会影响对其今后的治疗；医务人员应告知接受人类辅助生殖技术的夫妇及其已出生的孩子随访的必要性；医务人员有义务告知捐赠者对其进行健康检查的必要性，并获取书面知情同意书。

（3）保护后代原则

医务人员有义务告知受者通过人类辅助生殖技术出生的后代与自然分娩的后代有相同的法律权利和义务，包括后代的继承权、受教育权、赡养父母的义务，父母离异时对孩子监护权的裁定等；医务人员有义务告知接受辅助生殖技术治疗的夫妇，他们通过对该技术出生的孩子（包括对有出生缺陷的孩子）负有伦理、道德、法律上的权利和义务；如果有证据表明实施人类辅助生殖技术将会对后代产生严重的生理、心理和社会损害，医务人员有义务停止该技术的实施；医务人员不得对近亲间及任何不符合伦理、道德原则的精子和卵子实施人类辅助生殖技术；医务人员不得实施代孕技术、胚胎赠送助孕技术。

（4）社会公益原则

医务人员必须严格贯彻国家人口和计划生育法规，不得对不符合国家人口和计划生育法规和条例规定的夫妇和单身妇女实施人类辅助生殖技术；根据《母婴保健法》，医务人员不得实施非医学需要的性别选择；医务人员不得实施生殖性克隆技术；医务人员不得将异种配子和胚胎用于人类辅助生殖技术；医务人员不得进行各种违反伦理道德原则的配子和胚胎实验研究及临床工作。

（5）保密原则

当夫妻双方实施供精人工授精时，供方和受方夫妇应保持互盲，供方与实施人类辅助生殖技术医务人员应保持互盲，供方与后代应保持互盲；机构和医务人员对使用人类辅助生殖技术的所有参与者有实施匿名和保护的义务；匿名是隐藏供体的身份；保密是藏匿受体参与配子捐赠的事实以及对受者有关信息的保密；医务人员有义务告知捐赠者不可查询受者及其后代的一切信息，并签署书面知情同意书。

（6）严防商业化原则

机构和医务人员对要求实施辅助生殖技术的夫妇，要严格掌握适应证，不能经受利益的驱动而滥用人类辅助生殖技术；供精、供卵只能是以捐赠助人为目的，禁止买卖，但是医院可以为捐赠者提供必要的误工、交通和医疗补偿。

（7）伦理监督原则

为确保以上原则的实施，实施人类辅助生殖技术的机构应该建立生殖医学伦理委员会，并接受其指导和监督；生殖医学伦理委员会应由伦理学、社会学、法学、生殖医学、护理学专家和群众代表等组成。生殖医学伦理委员会应根据上述原则对人类辅助生殖技术的全过程和有关研究进行监督，开展生殖医学伦理宣传教育，并对实施中遇到的问题进行审查、咨询、论证和建议。

### 3.医务人员在开展辅助生殖技术时的道德要求

辅助生殖技术的开展不仅要求医务人员具有丰富的专业知识和经验，还需具有高尚的医德修养。医务人员要支持和维护患者的权利和利益，一方面要遵循以患者为本的原则，尊重患者，平等对待患者，为每位患者精心制定个性化方案，尊重和保护患者的隐私，在保证疗效的前提下，选择对患者疗效最佳、痛苦最小、花钱最少、预后效果最理想、安全度最大、可操作性和可持续性最强的治疗方案；另一方面要配合协同，各科室之间、医生和医生之间、医生和实验室之间、医护之间、护士与护士之间应紧密配合，为患者提供最安全、优质的医疗服务。

///  **案例分析**  ///

1.医院拒绝该夫妇的要求合理吗？

我国原卫生部2003年颁布的176号文件《关于修订人类辅助生殖技术与人类精子库相关技术规范、基本标准和伦理原则的通知》明确禁止实施代孕技术；禁止以任何形式买卖配子、合子、胚胎。由于胚胎具有成为生命的潜在能力，故对胚胎的使用及处理应是在从事人类胚胎研究单位的伦理委员会监管下进行，对胚胎处理时不得违背公序良俗，不得获取报酬。

患者一旦带走胚胎，胚胎的去向就失去了监管，也就无法将行业法规落到实处，从而成为监管的盲区。此外，患者是否将胚胎用于不符合伦理原则的研究尚未可知，有可能引发买卖胚胎、代孕、克隆，甚至异种杂交等一系列违背人类本性、违反我国法律法规的行为。因此，医院拒绝该夫妇的要求合理合法。

2.该夫妇违背了哪些伦理原则？

人类辅助生殖技术是治疗不孕症的一种医疗手段。遵循各项伦理原则是安全、有效、合理地实施人类辅助生殖技术，保障个人、家庭以及后代的健康和利益，维护社会公益的基础。医务人员在尊重患者的自主原则，尊重其合法权益的同时，要保证患者自主性的选择和决定不会与他人利益、社会利益发生严重冲突。

（1）知情同意原则

不孕不育夫妇对实施人类辅助生殖技术过程中获得的配子、胚胎拥有选择处理方式的权利，技术服务机构必须对此有详细的记录，并获得夫妇双方签署的知情同意书。患者的冷冻胚胎在不准备移植的情况下，胚胎去向可以是继续冷冻或者放弃冻存胚胎，若放弃有两种处理方法：用医学方法处理后丢弃和捐赠胚胎进行科学研究。患者夫妇在接受人类辅助生殖技术前已签署《胚胎冷冻、解冻及移植知情同意书》，意味着患者在签署知情同意书时对胚胎的去向问题就已经和医院达成共识，现又要求自行带走胚胎，违背了原确认知情同意书的内容，这种违背诚信的行为不予支持。

（2）社会公益原则

医务人员在尊重患者的自主原则、合法权益的同时，要保证患者自主性的选择和决定不会与他人利益、社会利益发生严重冲突。执行自主原则需要医务人员的帮助和支持；医务人员在任何时候都应该承担起自主原则赋予的道德责任，医生不能应允患者的不合理要求，患者的自主原则是有相对性的。胚胎被带走后可能在不受监管的情况下开展不符合伦理原则、道德原则的医学实验，严重违背了行业法规中的社会公益原则。

（3）严防商业化原则

胚胎具有特殊性，胚胎所有权虽然是患者夫妇，但胚胎去向涉及许多的伦理问题。如果患者夫妇选择到其他生殖医学中心解冻胚胎，可以委托生殖医学中心运输胚胎到指定的卫健委批准的允许开展相关技术的生殖医学中心进行解冻移植，并由后者监管胚胎的使用情况及去向，以避免可能发生胚胎买卖等违背伦理原则的行为。

## 思政元素

1.践行公益论

个人是社会的一份子，自身权益的行使是以不违背相关法律法规且符合社会公认的道德标准为前提。在个人利益与社会利益相冲突时，医务人员要有良好的社会责任感，能从社会和全人类的长远利益出发，公正地解决医学活动中出现的各种利益矛盾，使医学技术不仅有利于患者，有利于社会，并有利于人类和后代。

2.依法执业

身为法治社会的一份子，每个个体的行为均受法律法规限制。胚胎一旦被带走，失去监控，极有可能引发系列违法事件和不良后果。因此，为防患于未然，该夫妇只能在胚胎受监管的前提条件下行使自己的权利。一方面，医护人员应充分理解该夫妇的情感需求和带走胚胎的意愿，给予其充分的解释和普法教育；另一方面，医护人员要依法合规执业，恪守医德，严格遵守卫生相关法律、法规，并忠于职守，信守承诺，爱岗敬业。

（胡俊平）

# 第八章　临终关怀与死亡的伦理道德

## 引 言

　　生与死是一个永恒的话题，人们对其探寻从未停止过。"生如夏花之绚烂，死如秋叶之静美"寄托了人们对生的崇高愿望和对死的安乐追求，也是对生命的完美诠释。现代文明的发展和医学的进步不仅丰富了生的绚烂色彩，也赋予了死的崭新价值。当生命生机盎然时，能够享受生命的多彩和丰富，在死亡来临时，能够沐浴在关爱和尊重的阳光中迎接生命的终结。护士应帮助患者树立正确的生命观，回归人生的价值和意义，帮助临终者舒适、有尊严地走向生命的终点，并安抚其家属。这需要护士进一步理解死亡的本质和内涵，提高死亡相关道德修养、临终关怀道德修养，使患者的每个生命阶段都得到关怀和照护。

## 学习目标

　　1.知识目标：复述脑死亡的概念及伦理意义；理解脑死亡立法的伦理困境；阐述科学死亡观的内涵；描述临终关怀的概念及道德要求。

　　2.能力目标：整理推进脑死亡通过立法的伦理观点依据；应用死亡相关伦理道德进行临终关怀，开展家属死亡教育；科学分析安乐死面临的伦理困境。

　　3.情感、素质和思政目标：树立尊老爱老敬老、爱岗敬业、无私奉献的职业观；养成正确的辩证思维方式，提高分析问题、解决问题和创新能力；培养为护理事业和人类健康奋斗的社会责任感、使命感。

## 【案例17】死亡标准的演变及伦理意义

### 是否该放弃治疗？

## 案例介绍

2003年2月23日，患者毛金生因脑干出血入住武汉同济医院，虽多方救治，仍深度昏迷，无自主呼吸，但心跳仍可借助仪器维持。医院征得家属同意，严格按照当时国际通行的脑死亡标准和我国《脑死亡判定标准（第三稿）》，对毛金生进行了3次脑死亡诊断，结果均为死亡。毛金生的妻子无法接受该现实，拉着医生说："他没有死，他还有呼吸和心跳呢，一定还有其他办法的，怎么就脑死亡了？我们不会放弃的。"毛金生的子女在旁安慰："妈，听医生的吧，爸现在也很痛苦，就让他平静地走吧。" 此时旁观者中有人认为："这家儿女真不孝，老人还有希望呢，就想放弃了，可以去北京看看啊。"也有旁观者"赞同"儿女的做法，认为："儿女也不容易，住院费用一天就得上万，谁受得了，可以理解。"

回到家后，为深入了解脑死亡的相关信息，毛金生的子女开始在网上查询相关资料，发现国内学者们对此也是各执一词。有的社会学家认为"脑死亡有些功利，为了节约医疗成本就罔顾伦理道德，无疑是对生命权的剥夺"。还有学者认为"脑死亡判定标准具有权威性，也能有效减少医疗资源的浪费，应大力推行"。最终，患者家属经过一番思考，在了解了脑死亡的科学性及其真正含义后，郑重地在放弃治疗协议书上签了字。2月25日23:05，帮助毛金生维持了30多个小时呼吸的呼吸机被撤除。21分钟后他的心脏也停止了跳动，医院正式宣告毛金生的死亡，这也是我国正式认定的首例脑死亡。

### 思考题

1.如何正确看待毛金生的死亡判定？
2.如何看待医护人员进行了3次脑死亡判定？
3.护士如何做好家属的死亡教育？

### 知识精粹

1.脑死亡概念及其判定标准

脑死亡是包括脑干在内的全脑功能丧失不可逆转的状态。成人脑死亡的判定标准为：首先，先决条件为昏迷原因明确和排除了各种原因的可逆性昏迷；其次，临床判定中，深昏迷、脑干反射消失和无自主呼吸均需满足；最后，确认试验中，正中神经短潜伏期体感诱发电位显示N9和（或）N13存在，P14、N18和N20消失，脑电图显示电静息和经颅多普勒超声显示颅内前循环和后循环呈震荡波、尖小收缩波或血流信号消失。以上3项中至少2项阳性，且临床判定和确认试验结果均符合判定标准者可首次判定为脑死亡。首次判定12小时后再次复查，结果仍符合标准者，方可最终确认为脑死亡。

2.脑死亡标准确立的伦理意义

脑死亡标准的确立不仅有合理的科学依据，还蕴含着丰富的伦理意义。

（1）准确、科学地判定死亡

为真死与假死的鉴别提供了科学依据，有利于从人的本质特征确立人的存在，更好地维护人权，维护个体尊严。

（2）节约医疗资源

当患者处于脑死亡状态时，宣布其死亡而不再实施无意义的救治，不仅节约了卫生资源，也减轻了家庭负担。

（3）有助于器官移植技术的发展

允许在脑死亡患者由人工维持心跳呼吸的情况下摘取器官，提高了捐赠器官的存活率，推动了器官移植技术的发展。

3.脑死亡立法的伦理困境

脑死亡在我国立法困难重重，与其面临的伦理困境密不可分。

（1）民众对脑死亡的认识尚存误区

大多数人更容易理解"心跳、呼吸停止"这一传统的死亡标准，易将"脑死亡"与"昏迷"和"植物人"等概念混为一谈。

（2）加重家属情感负担

脑死亡患者在技术支持下仍有心跳、呼吸，肝脏、骨骼肌肉等仍然存活，家属仍认为患者并没有死亡，如撤去医疗护理支持，如同"见死不救"，无疑会加重家属的情感负担。

（3）脑死亡判定的隐蔽性

普通人很难判断一个人是否发生了脑死亡，医生成为死亡判定的唯一因素，而医生能否坚守应有的道德规范准确判定，颇受质疑。

4.死亡教育及其伦理意义

面对死亡的不可逆性以及医学的有限性，人们应当珍惜生命，正视死亡，持有科学的死亡观。具体包括：树立自然归宿信念，正确认识死亡；充实人的生命价值，积极对待人生；消除迷信，理性面对死亡；减轻疾病痛苦，安详度过死亡。为此，医护人员应该重视死亡教育。一方面，适时对患者及其家属开展死亡教育，帮助其正确认识死亡、面对死亡；另一方面，医护人员也应进行自我死亡教育，提高死亡相关伦理道德修养水平。

////　**案例分析**　////

1.如何正确看待毛金生的死亡判定？

死亡判定经历了传统的心肺死亡标准和脑死亡标准两个阶段。心肺死亡是血液循环完全停止、脉搏和呼吸停止，是最易观察和确定的形式，因此对民众影响至深。脑死亡是包括脑干在内的全脑功能丧失不可逆转的状态。案例中的毛金生虽然心脏仍在跳动，但此时心跳是独立于整体生命存在以外的局部功能和现象。呼吸还存在并不意味着人还存活，自主意识丧失的患者，仍可借助人工技术维持呼吸。由此，"心肺死亡"标准判定死亡是不准确的，脑死亡是真正意义上的临床死亡。

2.如何看待医护人员进行了3次脑死亡判定？

脑死亡的概念被医学界接受，但由于缺乏法律对脑死亡的认可，医生缺乏用脑死亡标准宣布个体死亡的法律依据。在我国，脑死亡立法的障碍在于公众对其怀有的质疑态度以及情感上的难以接受。对于死亡判定标准这种带有革命性、广泛性的问题应持审慎态度，进行必要和缜密的论证，案例中3次重复判定，一方面体现了医护人员严谨、慎重的工作态度和职业精神。该医院脑死亡协作组在不违反任何现行法律条文的前提下，谨慎突破过时的医疗常规，推出新的科学概念，促进了我国脑死亡的相关立法。对毛金生进行死亡判定时，每一步都严格按照我国《脑死亡判定及技术规范（征求意见稿）》实施，每一步都经过专家组反复严格核查，体现了医护人员专业素质过硬和严谨的工作态度。另一方面正是充分考虑公众的接受程度和承载能力，是考虑家属需求、尊重家属意愿、减少家属情感负担之后的谨慎做法。该案例为我国首例脑死亡判定案例，首次用脑死亡标准判定患者的生死，颠覆了家属对死亡的固有认识，因而不易被家属接受。多次的，并且让家属在场的脑死亡判定能促进家属接受患者已经死亡的事实，也有利于医患双方信任关系的建立。

3.护士如何做好家属的死亡教育？

死亡教育是促进脑死亡立法进程的有效途径。受传统习俗影响，家属和公众对死亡的忌讳排斥以及对脑死亡的误解，使得他们不能正视死亡。一方面，护士应向家属充分讲解判断标准，对家属提出的问题做到有问必答、耐心倾听、解释到位，促进其重新审视死亡，消除家属由于无知而引发的忧虑和不安。案例中家属能够接受脑死亡的判定结果，对这一新的死亡概念和标准表示认同，与医护人员对其进行的有效沟通、耐心解疑、帮助家属树立正确的死亡观是分不开的。另一方面，护士应同情理解家属的各种负性情绪，对家属的哭喊等表现不应大声训斥，可劝慰或找一处适宜地点让其发泄，并适当让家属参与尸体料理，满足其为长者尽孝的需求，缓解其悲伤。

### 思政元素

1.增强法律意识

由于脑死亡判定标准尚未立法和广泛应用，所以在使用脑死亡标准判定死亡时，要严格遵守现行管理办法《脑死亡判定及技术规范（征求意见稿）》，启示医护人员时刻依法行事，尊重患者的知情同意权和生命权，避免纠纷。

2.培育同理心和乐观精神

同理心的实质是换位思考和推己及人。护士面对临终者及家属时，感同身受地理解其需求，才能更好地提供护理帮助。患者的死亡总会给家属带来悲伤，护士的乐观精神可能会感染家属尽快走出阴影，有利于后续工作顺利开展。因此，乐观向上的精神对护士和家属身心均十分重要。

3.尊重科学，探寻真理

对真理的探寻是值得被尊重的。人们对死亡的认识也经历了从心肺死亡到脑死亡的科学发展的进程，脑死亡是相对于传统死亡认识的一种超越和进步。同济医院大胆创新、敢于人先地做出首例脑死亡诊断，为我国死亡观念的更新和立法完善发挥了重要的先锋作用。科学不断发展，文明不断进步，医护人员在其中扮演了重要角色，尊重科学、勇于探寻真理是每个医护人员均应具有的宝贵品质。

# 【案例18】临终关怀的伦理道德

## 绝症患者最后的尊严

### 案例介绍

薛阿姨今年69岁，患有肺癌5年了，最近又入院化疗。严重的化疗反应令她痛不欲生，身上的各种管道使她动弹不得。但坚持治疗了一段时间后，薛阿姨的病情并没有好转。病房里3个患者，加上护工、家属，有时一个房间里有8个人，这让喜欢安静的薛阿姨十分难受，她不想治疗了，而是希望转到临终关怀医院。女儿犹豫不决，但看到母亲的状态，最后还是不忍心地答应了。

临终关怀病房环境很好，在女儿和护工的照料下，薛阿姨的心情好多了。早晨7:00，她疼痛难忍，呼吸困难，吃了止痛药后缓解了一些；8:00，护士晨间护理并询问情况，护理员清扫消毒；8:30她在护工的照料下洗漱擦身、吃早饭；接着护士为她输液、测血氧血压心率，评估睡眠、疼痛等并进行对症指导；10:00左右医生查房。薛阿姨用的都是止疼、调节神经的药，早晚各一次。11:00她会静静地坐着看会儿电视，看到喜欢的演员还和护工聊一聊；下午2:00，护士陪她聊天并给予心理疏导，鼓励她正确对待死亡，对薛阿姨的女儿也在精神上给予鼓励和支持，还指导她正确的拍背方法、放松呼吸、冥想等方法，交代了一些照顾患者生活起居的注意事项，并就现行的护理方案征求薛阿姨和女儿的意见，尽可能满足各方面的需求；下午5:00，女儿会推着薛阿姨到外面转转，或者到病房设的静心堂中休养；晚上7:00，外孙女也过来和她见面，薛阿姨感到很开心。薛阿姨经常和家人讲："我看得特别开，不怕死。"但女儿还是尽量不与她聊生死，只聊家常。

半年后薛阿姨安详离世，薛阿姨生前跟女儿提了几个心愿：一定要有人陪着她；要把老家的房子盖起来；要自己置办寿衣。最后这些心愿都一一实现了。女儿非常感激护士给予的极大照料和精神支持，帮助母亲尽量控制身体上的痛苦，使她在生命的最后能有尊严。

### 思考题

1.如何看待薛阿姨女儿思考是否将母亲转入临终关怀机构时的犹豫不决？
2.如何看待案例中临终关怀护士的做法？

### 知识精粹

1.临终与临终关怀

临终是由于各种疾病或损伤导致人体主要器官趋于衰竭，各种生命迹象显示生命活动趋于终结的状态。临终关怀是为缓解患者的痛苦，维护其尊严，使其以最小的痛苦安宁地走过生命的最后阶段，并对其家属提供生理和心理关怀的全面的社会卫生保健体系。

2.临终关怀的特点

医护人员作为临终关怀的主导力量和具体实施者，其关怀行为充分体现了以提高生命价值和生命质量为服务宗旨的高尚医护职业道德。

（1）以临终者为主要对象，家庭照料为中心

为临终者创造一个家庭般的环境，提供细致周到的照料是临终关怀的中心任务和重要特点。

（2）以提高生活质量为目的，全面照护为手段

为临终者提供全面的护理，尽可能满足其需要，提高其生活质量。

（3）以医护人员为主导，社会志愿者为辅助

医护人员掌握医学知识和技能，能最大限度地减轻临终者的痛苦；志愿者给予患者和家属以精神和情感支持，减轻其孤独和无助，并为其提供基本的生活照料。

3.临终关怀的伦理意义

临终关怀是人道主义精神在生命问题上的具体体现，使临终者在舒适环境中尽可能有尊严、无憾地离开人间，而家属的心理在患者临终期及死亡后也得到最大化的慰藉。其伦理意义体现了人道主义精神，彰显了生命的神圣，促进了患者及其家属对死亡的丰富认识，节约了医疗卫生资源以及推进了社会文明程度。

4.临终关怀的道德要求

医护人员在认识临终者的生理、心理特点及行为反应的基础上，对患者的某些行为失常、情绪变化要予以理解，以最真挚、亲切的态度对待他们；应高度尊重和保护患者的权利和利益，允许临终者保留自己的生活方式，参与治疗、护理方案的决定，在允许的范围内选择其死亡的方式，保护其隐私的权利等；应尽量营造一种整洁、舒适、温馨的环境，并提供足够舒适的空间给陪护的家属；应关爱临终者家属，给予其精神支持和鼓励，提供力所能及的帮助。

---

||| 案例分析 |||

1.如何看待薛阿姨女儿思考是否将母亲转入临终关怀机构时的犹豫不决？

薛阿姨的女儿在面对母亲提出希望转入临终关怀机构的要求时犹豫再三，与传统观念对其决策的影响密不可分，原因如下：

（1）传统死亡观的影响

我国传统的儒家、道家和佛家思想深刻影响了人们对死亡的看法，大多对死亡采取消极、逃避等负面态度，尤其忌讳在言语中提及死亡，更无法在生活中接受和善待死亡。很多家属认为进入临终关怀机构等同放弃治疗、承认死亡，"好死不如赖活着"的传统死亡观使得薛阿姨的女儿仍想要尽力延长母亲的生命以减轻自己的愧疚感。

（2）传统孝道的影响

自古以来"百善孝为先"，很多临终者的家属心存疑虑，如果不把患者治疗、服侍到

最后一息，不为患者多花钱，就会产生社会舆论和自责心理。因此临终家属即便明知治疗无效也要倾尽全力延长患者生命，但这往往导致患者痛苦加重和过度医疗。这种观念无疑忽视了临终者的生理和心理需求，降低了其生活质量。该案例中的患者女儿同样可能深受该观念影响，因而导致了决策时的犹豫不决。

（3）对临终关怀理念的认同

临终关怀充分体现了"以人为本"的理念。一方面，通过对患者实施针对性的心理疏导、疼痛干预和心理护理，最大限度减少疾病给患者生理和心理带来的痛苦，使患者可以感受到周边人的关爱，有尊严、安详地走完最后一程；另一方面，通过对患者家属进行死亡教育、悲伤辅助等让家属学会正确面对亲人离世的现实，同时良好的家庭氛围能让患者在温情中安宁离世，减轻患者家属的愧疚感。最终，薛阿姨的女儿基于临终关怀这一最优化理念，而选择了将母亲转到临终关怀机构。

2.如何看待案例中临终关怀护士的做法？

本案例中的临终关怀护士对患者的临终照护行为符合相关伦理道德要求，具体做法如下：

（1）理解临终者的行为情绪变化

案例中的临终关怀护士在了解到薛阿姨喜欢安静，就尽量不予打扰，为其提供充足的个人时空。面对临终者，护士应全面了解其生理、心理特点，对其某些行为失常和情绪变化予以理解，保持真挚、亲切、慈爱的态度，使其始终得到精神上的安抚和优良的照护，这是护士必须履行的道德义务。

（2）尊重临终者的选择

护士应该认识到临终者最后阶段生活的意义，并给予其安慰和鼓励，使其最后的生活充满爱和尊重。案例中薛阿姨得到了充分的尊重，生活安排遵照其意愿，护理方案考虑其意见。同时，薛阿姨最后的时光也是在家人和朋友的陪伴和关爱中度过的，临终前的心愿——被实现，没有带着遗憾离开。

（3）创造良好的休养环境

病区环境舒适、整洁，薛阿姨喜欢安静，护士尽可能不打扰她，患者有和家人相处的独立空间。同时，机构还设置了静心堂，为其创造了良好的休养环境。

（4）关爱临终者家属

临终者的家属既痛苦又辛苦，若情绪处理不当，可能会影响其死亡观，甚至对今后的人生造成重大负面影响。案例中，护士对薛阿姨的女儿给予精神支持，鼓励其参与照顾母亲的工作中来，并提供专业指导，教会她照顾患者的知识和方法。同时，护士还帮助家属解决了实际困难，如提供陪护方便，灵活调整探视时间等。

### 思政元素

1.树立正确生死观

死和生一样是人类存在和发展的一部分。人的生命是有价值的，而生命价值是在社会服务和奉献中体现出来的。一方面，要引导护士创造人生价值，珍惜生命，追求人生意义；另一方面，要引导护士在从业生涯中始终秉持敬畏的生命观，以忘我的工作态度拯救他人，始终以维护人民生命健康和提高患者的生命质量为毕生的理想和追求。

2.激发关爱情怀

临终关怀作为一项新生的社会事业，受传统价值观、传统孝道、传统医德的影响，在其发展过程中与传统文化之间产生了一定价值冲突和矛盾。充满同情与爱心的临终关怀是社会发展和进步的标志，护士作为临终关怀的主力军，肩负着保护患者生命健康，帮助患者安详、有尊严地离开人世的责任。应引导护士按照案例中的护士做法一样，积极投身临终关怀事业，心系社会弱势群体，胸怀大爱，做好患者最后一段旅途的健康守护神。

# 【案例19】安乐死的伦理道德

## 生命的尊严，死亡的权利

**案例介绍**

1986年6月23日，王明诚的母亲夏某因肝硬化晚期腹胀伴严重腹水，被送往汉中市传染病医院。望着熟睡中的母亲，王明诚想到母亲常常疼醒，自己却不知道能做什么，只能暗暗期待母亲这次能够睡得长一点，少遭一点罪。25日，王明诚的主治医生蒲连升说："你母亲的病情已经加剧，腹部出现了非常明显的积水，大小便也失禁了，但目前没有任何办法。"回到病房，王明诚发现母亲疼得正在撞墙，撞墙之后陷入昏迷，昏迷后再经医生抢救，如此循环，这样的事情已经重复多次了。

夏某坚持不下去了，她对儿子王明诚说："你如果心疼妈，就让妈走得干脆一点吧。"望着痛苦难耐的母亲，他多次找蒲医生询问怎样才能让母亲轻松地离开。再三追问之下，蒲医生将"安乐死"告诉了他："国外有一种死亡方式是安乐死，可以缓解患者痛苦，但这在国内是违法的。"蒲医生本想让王明诚放弃，然而王明诚仿佛看到了希望，他跪求医生，请求给母亲注射"安乐死"。蒲医生没有答应，王明诚知道蒲医生之所以拒绝主要是怕担责任。他说："我愿意承担所有责任。"这让蒲医生极为动容，看着孝顺的王明诚，想到痛苦呻吟的夏某，蒲医生犹豫再三决定冒险一试。他要求王明诚签署保证书后，为夏某开出了"安乐死"的医嘱。王明诚此刻的心情极其复杂，一方面他为母亲能够结束痛苦而开心，另一方面因为母亲不久就要离开人世而感到悲伤。但王明诚知道能够为母亲申请到这次机会实属难得，就这样6月29日夏某在安详、平静中离开了人世。

夏某死亡后，王明诚、蒲连升被夏某女儿一纸诉状告上法庭，并以故意杀人罪提起公诉，蒲连升拘留期间多次被取保候审。直至1992年，汉中市法院终审判决王明诚、蒲连升无罪。作为我国的首例安乐死事件，受到了社会的广泛关注。公众对蒲连升的行为也褒贬不一，他在2001年接受访问中直言自己非常后悔。而王明诚的生活也受到了极大影响，出狱不久后便查出了癌症，在痛苦难耐之时，他也想到了"安乐死"，但却无人敢为其注射"安乐死"。

**思考题**

1.如何看待案例中实施"安乐死"的行为争议？

2.基于案例分析，我国"安乐死"立法面临的伦理冲突有哪些？

**知识精粹**

1.安乐死

安乐死源于希腊文，本意指无痛苦、幸福地死亡，不治之症的患者或濒临死亡的人，不堪忍受躯体和精神的极度痛苦，在患者及其家属的要求下，经过医生的认可，用人为的方法使患者在无痛苦的状态下度过死亡阶段而终结生命的过程。

2.安乐死的分类

安乐死可以分为主动安乐死和被动安乐死。前者是指医护人员对确认无法挽救其生命且正在遭受痛苦的患者，根据其本人主观意愿，按照一定的程序，采取主动措施主动结束或加速结束患者的生命。后者是指对于确认无法挽救其生命且正在遭受极度痛苦的患者，根据其本人或家属的主观意愿，撤除治疗或仅给予维持治疗，缩短患者进入不可逆死亡过程所需的时间。

3.安乐死的伦理透视

安乐死关乎生命，涉及伦理、社会、宗教、医学等领域，对传统的死亡价值观念有着巨大挑战，存在颇多争议。

（1）支持安乐死的理论依据

支持安乐死的学者通常从以下几个方面论证其依据：首先，安乐死能为临终者解除痛苦，保护其尊严。临终者常存在呼吸困难、疼痛、意识障碍、恶心呕吐和大小便失禁等痛苦，随着死亡临近，症状控制越来越困难。当处于疾病医治无望且生命极度痛苦的状态时，人的尊严不复存在，在无尊严的状态下盲目维持生命是对生命的亵渎，安乐死是维护个人尊严的体现。其次，人有生命权，同样也有死亡权。当对生命的长度和质量必须做唯一的选择时，临终者选择了生命质量，安乐死是对临终者死亡权利的尊重。最后，安乐死是构建积极生死观的体现。安乐死能缩短人临终前苦苦挣扎的时间，使人在相对舒适安详的状态下离世，有助于减轻人类对死亡的恐惧，同时允许人对自己的生死做出勇敢选择，是构建积极生死观的重要组成成分。

（2）反对安乐死的理论依据

安乐死要求由临终者自己提出申请，而临终者"求死"的要求是现实逼迫造成的，选择安乐死亵渎了人的"自由意志"。安乐死可能在医生、家属、患者三方存在无法避免的被滥用的可能性。实施安乐死违反了"无伤"这条医学、护理学伦理准则，将会动摇人类历史长久以来形成的对医护人员信任的根基。要求对"现代医学技术无法治愈"的人实施安乐死，但随着时间的延伸，疾病治愈的转机可能出现，患者却带着绝望走向死亡，这种绝望还会印刻在活着的人的心中，在社会中形成浓郁的绝望气氛，同时仅仅以死亡应对无法治愈的疾病，医学进步的动力将会被摧毁。

**案例分析**

1.如何看待案例中实施"安乐死"的行为争议？

本案例中儿子和医生为夏某实施安乐死的行为存在以下争议：作为孝子，王明诚得知母亲求死的想法后，请求得到医生的帮助让母亲走得体面一些，却给王明诚带来了牢狱之灾，并牵连了医生蒲某。安乐死饱受争议，王明诚作为儿子尊重母亲的自主权，为其减轻痛苦，但却违背了孝道；蒲某作为医生维护患者的生命尊严，但却有悖职业道德。

（1）违背孝道，维护母亲生命尊严

王明诚的母亲病情加剧，躺在床上疼痛难耐，且当时的医疗手段已无力回天，夏某希望能够减少痛苦，有尊严地离开。此时母亲的尊严因为疾病的折磨而不复存在，生命也没有任何意义和价值而言。王明诚深知母亲的痛苦，为母亲实施安乐死的行为保护了母亲的尊严，尊重了母亲自主选择死亡的权利，痛苦得到了解除。但王明诚作为儿子，此行为的确是结束了母亲的生命，有违孝道。

（2）有悖医德，体现人道主义精神

案例中夏某因无法忍受疾病带来的疼痛，一心求死，蒲医生面对王明诚的请求和患者的痛苦，提出的安乐死为其生死抉择提供了一个选项，能够让患者在相对舒适状态下离世。而在面对生命质量和生命长度时，患者已经选择了生命质量，蒲医生在获得患者本人及儿子的知情同意以及免责声明的基础上，为患者实施了安乐死是对患者死亡权利的尊重，体现了人道主义精神。然而"无伤"是伦理准则之一，该准则要求医护人员绝对不能做有损于患者生命的行为。蒲医生在"安乐死"没有立法的情况下，为患者注射"安乐死"，有悖医德。同时医学的发展是一个从"不能"到"能"的过程，蒲医生面对患者无力回天的病情，没有坚持寻找解决办法，仅提出以"死亡"应对，不利于医学科学的发展。

因此，该案例中王明诚和蒲连升两人的做法并不能简单地一概而论，很多临床问题并不是非黑即白，护士应该始终秉持辩证思维看待。

2.基于案例分析，我国"安乐死"立法面临的伦理冲突有哪些？

（1）医道与人道的冲突

救死扶伤历来被从医者视为医道、医德的体现。但对于生命垂危、倍受病魔折磨的患者，是仍以现代科技手段维持其生命，眼睁睁看其受苦，还是以"安乐死"帮助患者提早结束痛苦，在宁静中与世长辞更人道呢？医护人员绝对不会做有损于患者生命的行为，实施"安乐死"违反这条伦理准则，将会动摇人类历史长久以来形成的对医护人员信任的根基。案例中蒲医生为王明诚母亲实施"安乐死"，放弃医学上的努力，有悖医生的职业道德，哪怕只是为其生命的延长提供微弱的帮助，也是一个医者应尽的责任。

（2）传统与现代的冲突

生命既是自然的规律，也是天地之大德。因此应当倍加珍惜生命。中国传统文化素有"天人合一"的思想：人的生老病死就像自然界四季交替变化，周而复始，人需要顺应自然规律，珍爱短暂而美好的时光。"安乐死"是一种悲观的人生态度，是用某种手段加速甚至造成死亡，两者价值取向明显相悖。案例中夏某请求儿子让自己解脱，只考虑个人的解脱，不顾后果，不顾亲友的感受，也不符合中国传统的生死观。但是现代观念主张人道主义，并十分强调个人自主原则。既然人有生的权利，就应有选择死的权力，"安乐死"尊重患者的死亡权利，缩短其承受痛苦的时间，使其得以有尊严地死去。

（3）生命神圣论与生命质量论的冲突

生命神圣论核心观点认为，每一个人的生命均是神圣且至高无上的，无论何种情况下均应该保障生命的延续，甚至在生命最后终结的一刻，杀人与自杀均不应该发生。生命是无价的，人不可能死而复生。通常把尊重人的生命，维护人的生命，反对任何形式侵害生命称为"生命神圣"。但是生命质量论的核心观点并不将生命存在作为人生的最高境界，生命价值更多的是指个人对他人、对社会能否做出贡献以及贡献的大小。而现代医学不仅是为了维持人的生命，也是为了保证人的生存状态和生命质量。案例中夏某痛不欲生，从生命质量论的角度出发，"安乐死"能够帮助患者脱离极度的痛苦和折磨，终结无意义的生命。

## 思政元素

1.公平公正，恪守慎独

恪守慎独是做人的道德自律要求，个体在无人监督的情况下，更需要一份工作责任心和个人的自觉行为，慎独就尤为重要。在"安乐死"的实践过程中，医护人员是操作主体，需要做出性命攸关的抉择。结合案例启示，护士要具备精深的专业知识、高尚的人品，只有恪守慎独，才能避免"安乐死"被滥用的可能性，才能赢得患者信任。

2.与时俱进，合理发声

"安乐死"与人的生命权直接相关联，绝对不仅仅是一个单纯的伦理道德范畴内的问题。只有法律制度保障才能将"安乐死"真正纳入人们视野，这就意味着"安乐死"首先要获得合法地位才能更好地推广和实施。结合案例，一方面，护士应与时俱进更新死亡理念，即"安乐死"不是生死选择，而是对良好死亡方式的选择；另一方面，护士应发挥自身职责，为处于病魔折磨得生不如死的濒死者发声，从医护角度积极探索"安乐死"立法的条件、程序和要求，维护濒死者的权利和尊严，同时应高度警惕、防范被别有用心之人滥用而造成危害社会的不良后果。

（张宏晨）

# 第九章　护理科研工作中的伦理道德

## 引　言

科学研究是指在实证精神和理性精神指引下用科学的方法进行探索、求知，以获得新的知识、理论以及对新知识、理论的应用。科研与学术规范是学术共同体根据学术发展规律，参与制定的有关各方共同遵守且有利于学术积累和创新的各种准则和要求。在护理科研活动中，研究者不仅面临着科研中的未知与难题，还面临着伦理与良知的挑战。因此，护士只有遵从护理科研的伦理道德，承担应有的责任，把握道德的罗盘，才能在护理科研领域中校准前行航向。

## 学习目标

1. 知识目标：识记护理科研原则、人体实验基本原则。

2. 能力目标：理解科研行为不端的具体表现、护理科研中应遵循的基本规范；能够正确辨别科研中的不端行为；运用科研的基本原则和规范开展护理科研活动。

3. 情感、素质和思政目标：倡导严谨学风，鼓励学术创新；严明学术纪律，规范学术行为，恪守学术道德，抵制学术不端。

## 【案例20】人体实验的伦理道德

### 免费体检还是人体实验？

## 案例介绍

一天，一辆满载医生的客车来到亚拉巴马州梅肯县，当地的非洲裔穷苦黑人原本以为生机从天而降，没想到从此落入痛苦的深渊。在这片医疗条件极为恶劣的地区，当地人将梅毒症状、贫血症状以及身体疲劳等一律称为"坏血病"。这些医生以免费体检、免费治疗所谓"坏血病"、免费提供丧葬保险等为由，招募了399名感染梅毒的黑人男子和201名没有感染梅毒的黑人男子，在其不知情的情况下将他们作为"实验品"。医生对这些黑人男性说："记住，这可是你能得到免费治疗的最后机会。"然而，所谓"治疗计划"的真正目的，他们却一无所知。

这个计划，就是美国公共卫生部为研究梅毒的传播及致死情况，授权塔斯基吉研究所启动的"塔斯基吉梅毒实验"，其全称为"针对未经治疗的男性黑人梅毒患者的实验"。实验目的是验证一个假设，即梅毒在黑人与白人体内的传播方式不同，梅毒会侵入白人"发达的"大脑，而会"放过"黑人"发育不完全的"大脑。时任美国公共卫生部负责人托马斯·默雷尔（Thomas Murrell）甚至试图用这项实验去证明："或许（梅毒）能解决黑人的（犯罪）问题。"该实验采取的主要手段是，观察梅毒患者在不接受治疗情况下的身体状况。如果"实验品"死亡，则解剖用以探究梅毒对身体脏器的损害情况。这项实验违背人性之处在于，研究人员隐瞒事实真相，有意不对这些梅毒感染者提供任何治疗。而1947年青霉素已经成为全美治疗梅毒的标准疗法，但是作为"实验品"，研究人员不对他们使用，而是给予安慰剂，从而观察不用药物作用下梅毒将如何发展。

1972年7月，美联社记者通过一名前公共卫生部官员提供的线索，首次揭开了该实验的黑幕。而此时，参与实验的患者中已有28人直接死于梅毒，大约100人因梅毒并发症而死亡，40人的妻子被传染，19人的子女在出生时染上梅毒。1994年，对塔斯基吉梅毒实验进行调查的专家小组成立。基于委员会的努力，1997年5月16日，梅毒实验幸存者受邀前往白宫，美国总统比尔·克林顿（Bill Clinton）代表政府向这项研究的幸存者致歉。

### 思考题

1.请对该实验做出伦理判断和伦理分析。

2.如何避免类似不道德的人体实验重演？

### 知识精粹

1.人体实验的类型

（1）天然实验

不受研究者控制，在天然条件（如战争、水灾、地震、瘟疫以及疾病高发区等）下进行的人体实验。该类实验的开始、发展、结束都是自然演进的结果，与研究者的意志无关，所以不负有道德责任。

（2）自体实验

研究者担心实验会对他人带来不利影响，试图通过实验亲自感受以获取第一手资料的实验。

（3）志愿实验

受试者在对实验目的、方法、意义、风险等信息充分知情的前提下自愿参加的实验研究。

（4）强迫实验

通常在一定的暴力或政治压力下，未经受试者同意或违背受试者意愿进行的人体实验。

（5）欺骗实验

明知实验有危险，但为达到某种目的，研究者利用受试者的某些欲望，采用引诱和欺骗受试者的方式所开展的实验。

（6）试验性治疗

病情严重患者在常规治疗无效时所采取的一种试验性尝试，或者诊断不明时通过试验性治疗的效果支持诊断。

2.人体实验的伦理原则

（1）维护受试者利益的原则

人体实验强调对受试者利益的考虑必须高于对科学和社会利益的考虑，必须以维护受试者利益为前提和出发点，力求使受试者最大程度受益和尽可能避免伤害，这是人体实验最基本的道德原则。具体包括：研究者对可能出现的意外有足够的预估和处理办法；实验全过程要有安全防护措施，尽可能确保受试者的健康不受影响；实验的研究全程需要有经验丰富的专家共同参与等。

（2）目的性原则

人体实验必须以研究人体的生理及病理机制，探索有关疾病的病因和发病机制，改进疾病的诊疗、预防和护理措施，促进人类健康为目的。

（3）科学性原则

人体实验设计必须严谨；必须以动物实验为基础；正确认识和使用对照。

（4）知情同意原则

人体实验应该在受试者完全知情同意、在没有任何压力和欺骗的情况下进行。首先必须使参加实验的人员知情，将实验目的、方法、预期效果、潜在危险等信息公开。在知情基础上，对表示自愿同意者履行承诺手续，对缺乏或丧失自主能力的受试者，由家属、监护人或代理人代表履行承诺手续。已参加人体实验的受试者，有随时撤销其承诺的权利，中途退出的受试者不能因此而影响其正常的治疗和护理。

---

### 案例分析

1.请对该实验做出伦理判断和伦理分析。

案例中，塔斯基吉梅毒实验通过对未治疗的非裔美国梅毒患者疾病进程进行终身追踪研究，获取了在正常情况下不能得到的梅毒患者生前和死后全身受累器官微观描述的科学资料，加深了人类对梅毒的了解，有助于控制梅毒。但是该实验完全没有将实验目的、方法和可能的不良结果告诉受试者，是一项严重违反人体实验伦理原则的实验。首先，违背了维护受试者利益的原则，在有明确治疗方法的情况下，为了得到梅毒发展的客观资料而牺牲受试者的身体健康；其次，违背了知情同意原则，该项目的研究者在进行研究之前没有告诉受试者研究的真实目的，没有签署知情同意书，以提供"坏血病"的"治疗"为由欺骗受试者。

2.如何避免类似不道德的人体实验重演？

人体实验是在基础理论研究和动物实验之后、临床运用之前的一个中间环节，是医学科研中不可缺少的一个环节。任何一种新技术、新药物，无论重复多少次动物实验，在推广运用到人体之前，都必须经过人体实验这一关键步骤。为避免案例中类似不道德的人体实验重演，需做到以下三点：

（1）做出正确的价值判断

人体实验可以帮助医学研究者在疾病的基础研究、预防、诊断、治疗、护理、康复等方面获得新的知识和技能，在进行人体实验时，科研人员应回答人体实验中的该与不该、正当与否之类的问题，并正确做出价值判断。

（2）遵循道德准则

人体实验需遵循由多层次的道德原则和准则构成的价值体系，从而约束医学科研人员选择正当行为。为了获得最佳的医学证据而开展的人体实验应自觉遵循伦理规范，接受机构伦理审查，解决好保障受试人群的权益、知情同意、负担和受益的公正分担等方面的问题。

（3）以史为鉴

历史上类似案例中的人体实验曾给人类带来了无法估量的灾难。国际社会对此也做出了诸多积极举措，先后制定了《纽伦堡法典》《赫尔辛基宣言》《涉及人类受试者的生物医学研究国际伦理准则》等文件，为人体实验确立了世界各国应当普遍遵循的道德原则。当代科学实验者应以史为鉴，使人体实验符合医学目的的正当性、实验行为的规范性以及尊重与维护受试者权利，真正达到造福人类的崇高目的。

### 思政元素

1.树立正确的科研伦理观

如果人生的第一粒扣子没扣好，就像发生基因突变，会导致个体人生道路的重大偏移。护士树立正确的科研伦理观是确保护理科研质量的前提和保障，是科研成果科学性、严谨性和实用性的基础。人体实验就像"双刃剑"，既可以发挥认识生命、改造生命、造福人类的功效，也可能带来损害人类尊严，打破自然平衡，甚至毁灭人类社会的后果。这些都启示护士应树立正确的科研伦理观，避免利益驱动，将科研伦理道德内化于心、外化于行，禁止逾越生命伦理底线。

2.敬畏生命

敬畏生命是指秉持既崇敬又畏惧的情感态度看待生命现象，尤其对人类生命既要有敬，更要有畏。护士只有对生命怀有敬畏之心，才能够科学认知善待生命的内涵，才能够如同珍爱自己生命那样去关爱他人生命。科学实验可以在不停地尝试和错误中寻找可行的道路，但以人体为对象的科学实验则完全不同。结合人体实验伦理案例，提醒并告诫护士，医学科学的发展应以敬畏生命原则为指导，万物有灵且美，在人体实验过程中应始终保持敬畏，培育护士关爱生命的人文理念。

# 【案例21】科研不端行为的伦理控制

## 日本干细胞学术论文造假

### 案例介绍

2014年1月，日本理化学研究所的小保方晴子（Haruko Obokata）等人在《自然》（*Nature*）期刊上发表了2篇干细胞研究领域的重磅论文，声称将从新生小鼠身上分离的细胞暴露在弱酸性的环境中，能够使细胞恢复到未分化状态，并使其具备分化成任何细胞类型的潜能，他们将这种细胞称为新型"万能细胞"STAP（Stimulus Triggered Acguisition of Plunipotenly，STAD）细胞。这些细胞具有和胚胎干细胞相同的特性，可以形成能够自我更新的干细胞系。这是继日本科学家山中伸弥和清华大学研究团队的成果之后，公开发表的第3种动物胚胎干细胞的获得方法。山中伸弥（Shinya Yamanaka）几年前为此摘得诺奖，而STAP的制备方法更为简易。

然而，论文发表当天（2014年1月29日），美国干细胞学者保罗·诺普夫勒（Paul Knoepfler）即提出了关于实验可重复性的疑问。2014年2月，《自然》期刊展开调查，发现有10位杰出的干细胞学家表示无法重现小保方晴子的研究结果。小保方晴子研究涉嫌造假的争议由此展开。2014年4月1日，日本理化学研究所经调查后宣布，论文第一作者，理化学研究所发育生物学中心研究室主任小保方晴子存在捏造、篡改等学术不端行为。此后，《自然》期刊撤回了2篇论文。

2015年11月2日，日本早稻田大学宣布正式取消小保方晴子的博士学位。

### 思考题

1.该案例中科研与学术不端行为发生的原因是什么？
2.结合案例思考，科研人员在科研与学术道德上应保持怎样的准则？

### 知识精粹

1.科研不端行为的概念及构成

科研不端行为是在科学研究和学术活动中出现的各种造假、抄袭、剽窃和其他违背学术共同体道德惯例的行为，其构成包括以下部分：

（1）学术造假

学术造假是指主观虚构和描述了不存在的事实，或将客观事实加以修饰，使其失去客观真实性，包括伪造、篡改和虚假陈述等。这些行为严重背离科学研究的基本准则，情形严重或造成重大后果的，可能触犯刑法，构成欺诈罪。

（2）学术剽窃

学术剽窃是指将他人的学术成果，包括学术出版物、学术思想、学术观点等进行使用并公开表述为自己的成果（如发表、发言等）；或虽未表述为自己的成果，但却不明确标注这些成果的真正所属。抄袭是最主要的学术剽窃行为。

（3）隐匿学术事实

隐匿学术事实是指有取舍地使用和发布各类本应充分使用和发布的信息，人为地隐匿一些重要事实，以谋取个人的不当利益。

（4）虚假学术宣传

科研人员为谋取个人利益和荣誉，对自身或其他利益关联方的学术水平、科研成果的学术价值、商业价值等以特定的方式进行包装、剪裁、夸大，从而误导评审人员、公众和投资人，并产生不良社会影响。

（5）学术侵权

学术侵权是指在科研活动中故意侵犯他人权益的行为，包括侵犯署名权、侵犯知情权、侵犯隐私权、侵犯科研合约、滥用学术权力。

（6）不遵守科研伦理规范

科研伦理是指科学研究过程中需要遵守的社会伦理规范和行为准则。对于应当进行伦理审查的科研活动来说，伦理审查是进行科学研究的前置性程序，其目的是审定科学研究内容和过程是否符合伦理要求。不履行伦理审查义务或不执行伦理审查意见的行为均可界定为科研不端行为。

2.护理科研的道德规范

（1）净化科研动机，淡泊个人名利

护理科研的根本目的在于寻求促进人类健康、预防疾病、减轻痛苦的途径和方法。护理科研的动机是否纯正，能否把解决人类疾病和健康问题放在第一位，是鉴别护理科研道德与否的试金石。

（2）尊重医学科学，坚持实事求是

尊重科学、实事求是、保证研究成果的科学性，是研究者的基本道德，也是其提高科研能力的基石；护理科研人员必须以严肃的科学态度、严谨的科学作风、严格的科学要求及严密的科学方法，探索科学的本来面目，进而反映客观事物的本质和内涵。

（3）相互团结协作，公平合理竞争

护理科研人员应注重平等待人、团结互助、合理竞争、公平公正，避免团队间因利益冲突做出不恰当的判断和违规行为。

（4）提倡资源共享，注重知识产权

在护理科研活动中，应提倡交流观点、互通情报；提倡资源共享，杜绝对有价值的研究原始资料和资源进行封锁垄断，据为己有；但是，为保证某项研究的知识产权，对研究工作和内容的暂时保密是允许的，也是符合科研道德的。

## 案例分析

1.该案例中科研与学术不端行为发生的原因是什么?

案例中科研与学术不端行为发生的原因可能包括自身学术能力有限、学术态度不严谨、研究方法运用不当、不良社会风气影响等。

2.结合案例思考,科研人员在科研与学术道德上应保持怎样的准则?

科研与学术道德准则是在长期的科学研究实践中形成的,指导科研人员处理个人与个人、个人与集体、个人与社会之间相互关系的行为准则。这是构建学术共同体必须遵循的基本原则。包括:①诚信准则,是指科研人员在从事科学研究活动中实事求是,诚实地提供信息,言而有信,遵守规则。②严谨准则,是指科研人员细心地设计和进行实验,准确无误地记录和报告结果,用事实说话,避免不适当的偏见,且科学论证和理论推导具有逻辑性和科学性。③尊重准则,是指科研人员尊重他人的知识产权,通过引证承认和尊重他人的研究成果和优先权;尊重他人对自己科研假说的证实和辩驳,对他人的质疑采取开诚布公和不偏不倚的态度。④公开准则,是指科研人员在基础研究中一旦取得成果,应该立即公布,让全人类享用,避免科学研究中的重复劳动。⑤公正准则,是指科研人员在同行评议中要力求公正,在评价他人的成果时应一视同仁,任何种族、民族、性别、年龄、社会地位等因素均不能作为评价标准;客观评价他人成果,具有合理的批判精神,对他人的研究成果不能盲从。⑥责任准则,是指科研人员应具有强烈的历史使命感和社会责任感,将科学研究与满足国家和社会需求结合起来,表现为科学报国;在科研活动中珍惜资源,力戒浪费,对社会和公众负责;遵守人类社会和生态的基本伦理,珍惜与尊重自然和生命。

## 思政元素

1.恪守学术诚信与学术道德

习近平总书记强调:"要营造良好的学术环境,弘扬学术道德和科研伦理。"学术有道,诚信为德。恪守学术诚信与学术道德,要求我们在科研实践中坚持诚信、公平、尊重、责任的准则,坚决杜绝任何学术不端行为的发生。通过对该科研与学术不端典型案例的剖析:其一,使护士树立明确的科研与学术是非观念,培养其道德自觉性和学术自律意识;其二,使护士充分了解相关科研与学术规范,引导其成为具有学术道德行为能力的践行者和良好学术风气的维护者。

2.坚守科学求真与求实精神

科学研究中的点滴进步都凝聚着无数科研工作者或成功或失败的研究经历。孟德尔豌豆杂交实验、摩尔根果蝇实验、噬菌体侵染实验等背后的故事,无不体现了科研工作者在科学研究探索过程中所发扬的求真务实精神。结合案例中的学术造假问题,告诫护士在科学研究中,必须扎实践行实事求是、严谨求真的科学精神。

(李艳)

# 【参考文献】

[1]程瑜,谢操.从道德体验到关怀照料:医学人文的理论与实践路径[J].中国医学伦理学,2017,30(6):16-21.

[2]程蔚蔚,高泳涛.妇产科医疗行为与人文关怀[M].上海:上海交通大学出版社,2014.

[3]崔金锐,陈英.护理人文关怀临床教学模式的研究进展[J].中华现代护理杂志,2017,23(20):2573-2576.

[4]邱淑珍,张学茹,司秋菊,等.安宁疗护视角下护理人文关怀的探索[J].中国护理管理,2018,18(3):302-305.

[5]佛罗伦斯·南丁格尔.护理札记[M].北京:中国人民大学出版社,2004.

[6]范玲.儿童护理学[M].北京:人民卫生出版社,2017.

[7]黄小玲,张双好,李家妮,等.脑性瘫痪患儿及其家属生存质量研究[J].中国妇幼保健,2012,27(21):3264-3266.

[8]姜小鹰,刘俊荣.护理伦理学[M].北京:人民卫生出版社,2017.

[9]姜洪池,阿克巴,王建奇.外科手术相关伦理学问题及遵循原则的初探[J].中华外科杂志,2018,56(10):721-724.

[10]金琳雅,王彧,尹梅.突发公共卫生事件中医务人员生命健康权的保障——以新冠肺炎疫情为例[J].中国医学伦理学,2022,35(1):66-70.

[11]李睿灵,乐思逸,吴伊凡,等.临终关怀国内外研究进展[J].护理研究,2021,35(23):4230-4234.

[12]柳琴,刘娜,张银玲.美国《护士伦理守则》介绍及对我国护理伦理实践的启示[J].护理研究,2017,31(6):655-657.

[13]李修英,王桂杰,叶杰.老年病科医疗护理的基本伦理道德要求[J].中国老年学杂志,2009(24):71.

[14]李惠玲,李雨宸,王亚玲,等.《重大传染病疫情防控护理伦理专家共识》解读[J].中国医学伦理学,2020,33(10):1243-1248.

[15]强万敏.终末期癌症患者尊严照护的研究进展[J].中国护理管理,2018,18(3):320-325.

[16]孙福川.医学伦理学[M].北京:人民卫生出版社,2013.

[17]孙传凤,朱玲玲.运用伦理学思想指导ICU护理实践的思考[J].中华现代护理杂志,2014(32):4123-4124.

[18]史瑞芬.护理人际学[M].北京:人民军医出版社,2010.

[19]宋莉娟,邱宇琳,李水静,等.社区安宁疗护护士关怀能力与职业认同的相关性研究[J].护理学杂志,2020,35(23):52-55.

[20]田伟.论手术室护士伦理素养的提升[J].中国医学伦理学,2018,31(6):708-711.

[21]唐凤平,单玉香.护士人文修养与沟通[M].郑州:河南科学技术出版社,2016.

[22]王敏,于作芳,张桂荣,等.临床护士法律风险防护意识现状调查及比较分析[J].现代预防医学,2011,38(5):884-885,893.

[23]王雪琴,肖启强,陈仙萍,等.新冠肺炎疫情处置的公共卫生伦理问题及对策研究[J].中国医学伦理学,2021,34(9):1218-1221.

[24]王卓,李莎莎.中国公众对安乐死的态度及其影响因素分析——基于2019年民意调查数据[J].人口学刊,2021,43(2):20-32.

[25]吴正一,陆尔奕,许锋.某医院构建科研伦理道德建设综合评估指标体系的研究[J].中国医学伦理学,2011,24(6):775-777,780.

[26]邢玉霞.辅助生殖技术应用中的热点法律问题研究[M].北京:中国政法大学出版社,2012.

[27]徐海英,刘筱凌,毛文君,等.国际标准化心脑死亡供肺评估及获取的护理配合[J].护理学杂志,2015,30(4):55-57.

[28]于修成.辅助生殖的伦理与管理[M].北京:人民卫生出版社,2014:13-18.

[29]赵晨杰,潘畅,隋凯欣,等.抑郁对我国老年人群疾病经济负担影响的实证研究[J].中国卫生经济,2021,40(10):69-73.

[30]张靖,白建英.传统文化中的生命哲学对现代护理人文关怀的影响[J].介入放射学杂志,2019,28(12):1247.

[31]赵小燕,房夏玲,陈宁,等.非语言沟通在儿科临床工作中的效果及其护理伦理思考[J].中国医学伦理学,2018,31(11):1438-1442.

[32]张浩然,夏晓虎.浅析未成年人器官移植的法律问题[J].法制与社会,2021(4):135-136.

[33]张善斌,李雅男.人类胚胎的法律地位及胚胎立法的制度构建[J].科技与法律,2014(2):276-295.

[34]Anne D. Essentials of teaching and learning in nursing ethics: Perspectives and methods[M]. Amsterdam: Elsevier Health Sciences, 2006.

[35]Benjamin M, Curtis J. Ethics in nursing: Cases, principles, and reasoning[M]. Oxford: Oxford University Press, 2010.

[36]Feenstra R A, Delgado López-Cózar E, Pallarés-Domínguez D. Research misconduct in the fields of ethics and philosophy: researchers' perceptions in Spain[J]. Science and Engineering Ethics, 2021, 27(1): 1-21.

[37]Holt J, Convey H. Ethical practice in nursing care[J]. Nursing Standard, 2012, 27(13): 51-56.

[38]Ivy A C. The history and ethics of the use of human subjects in medical experiments[J]. Science, 1948, 108(2792): 1-5.

[39]Jones T, Shaban R Z, Creedy D K. Practice standards for emergency nursing: An

international review[J]. Australasian Emergency Nursing Journal, 2015, 18(4): 190-203.

[40]Michael J D, Felicia S. Culture and consent in clinical care: A critical review of nursing and nursing ethics literature.[J]. Annual Revie of Nursing Resarch, 2018, 37(1):223-259.

[41]Notini L, Vasileva D, Orchanian-Cheff A, et al. Ethical issues associated with solid organ transplantation and substance use: a scoping review[J]. Monash Bioethics Review, 2019, 37(3):111-135.

[42]Rainger J, Ozolins J T. Foundations of health care ethics: Theory to practice [M]. Cambridge: Cambridge University Press, 2015.

[43]Sofronas M, Wright D K, Carnevale F A. Personhood: An evolutionary concept analysis for nursing ethics, theory, practice, and research.[J]. Nursing Forum, 2018, 53(4):406-415.

[44]Teófilo T J S, Veras R F S, Silva V A, et al. Empathy in the nurse-patient relationship in geriatric care: An integrative review[J]. Nursing ethics, 2019, 26(6): 1585-1600.

[45]Uhrenfeldt L, Sørensen E E, Bahnsen I B, et al. The centrality of the nurse-patient relationship: A Scandinavian perspective [J]. Journal of Clinical Nursing, 2018, 27(15-16): 3197-3204.

[46]Varcoe C, Doane G, Pauly B, et al. Ethical practice in nursing: Working the in-betweens[J]. Journal of Advanced Nursing, 2004, 45(3): 316-325.